Die Schule macht gesund

Monika Imboden

Die Schule macht gesund

Die Institutionalisierung des schulärztlichen Dienstes der Stadt Zürich und die Macht hygienischer Wissensdispositive in der Volksschule 1860–1900

CHRONOS

Publiziert mit Unterstützung des Schweizerischen Nationalfonds zur Förderung
der wissenschaftlichen Forschung, der Cassinelli-Vogel-Stiftung,
der Schweizerischen Akademie der Medizinischen Wissenschaften,
des Schul- und Sportamts der Stadt Zürich, Ressort Gesundheit & Prävention
(Schulärztlicher Dienst).

Die vorliegende Arbeit wurde von der
Philosophischen Fakultät der Universität Zürich
im Sommersemester 2002 auf Antrag von
Prof. Dr. Bruno Fritzsche und Prof. Dr. Philipp Sarasin
als Dissertation angenommen.

Umschlagbild: Sehprobengabeln, in: Steiger, Zweck, S. 64.

ISBN 3-0340-0597-0

Dank

Ich danke allen, die mich bei dieser Publikation unterstützt haben. Zunächst Bruno Fritzsche, der die Arbeit wissenschaftlich begleitet hat, und Philipp Sarasin, der mir als Korreferent wichtige Anstösse zu geben vermochte. Bruno Fritzsche und Philipp Sarasin haben mir mit der Anstellung als wissenschaftliche Assistentin zudem einen idealen Rahmen für die Erarbeitung dieses Buchs geboten.
Ein ganz besonderer Dank geht an Urs Kaiser. Er hat die einzelnen Etappen dieser Arbeit sehr nahe mitverfolgt. Mit seiner kritischen Lektüre und seinen ebenso analytischen wie konstruktiven Fragen hat er mich stets ermutigt und motiviert weiterzumachen. Ein grosser Dank geht auch an Nicole Wachter für das sorgfältige Lektorat und das Interesse, das sie meiner Arbeit entgegengebracht hat, sowie an Daniel Kurz, Sabine Lippuner und Franziska Meister, die mir durch ihre Diskussionsbereitschaft immer wieder zu neuem Schwung verholfen haben. Ebenfalls bedanken möchte ich mich bei Markus Brühlmeier, Markus Hany, Thomas Meyer, Yvonne Nünlist, Nadja Ramsauer und Carlo Wolfisberg. Meinen Eltern Hanni und Reinhard Imboden-de Senarclens, meinen Geschwistern und meinen Freundinnen und Freunden danke ich zudem für ihre vielfältige Unterstützung.
Den Mitarbeiterinnen und Mitarbeitern des Baugeschichtlichen Archivs Zürich, der Bibliothek des Historischen Seminars der Universität Zürich, der Grafischen Sammlung der Zentralbibliothek Zürich, der Medizinhistorischen Bibliothek der Universität Zürich, des Stadt- und Staatsarchivs Zürich, des Sozialarchivs Zürich sowie der Zentralbibliothek Zürich danke ich für ihre Auskünfte und Hinweise und ihre zuvorkommende Bedienung.
Die Stiftung Zürcher Schülerferien und die Kantonale Gehörlosenschule Zürich haben mir freundlicherweise ihr Bildmaterial zur Verfügung gestellt. Herzlichen Dank an Renate Raths Trudel sowie an Jan Keller.
Ein letzter Dank geht an Walter Bossard und Hans-Ruedi Wiedmer vom Chronos Verlag und an die Institutionen und Stiftungen, die die Publikation finanziell ermöglicht haben.

Inhalt

Einleitung

Wer erinnert sich nicht an die Tage, an denen der Schularzt oder die Schulärztin auf Visite kam: Den einen sind die Fluortabletten mit dem unangenehmen Geschmack noch präsent, während andere – gewissermassen als körperliche Erinnerungszeichen – auf die Narben verweisen, welche die Impfungen bei ihnen hinterlassen haben. Mir haben sich die sogenannten Reihenuntersuchungen am stärksten eingeprägt: das kalte Schulzimmer, wir Mädchen nur in Unterhosen schlotternd in einer Reihe, die Knaben vom Pausenplatz her ins Schulzimmer spähend. Warten, bis man endlich vorrückt zur Frau im weissen Kittel mit dem seltsamen Abhörgerät, die uns Kindern Brust und Rücken abhört, in den Mund schaut und uns eine Tafel mit verschiedenen Symbolen zeigt, aus einigen Metern Entfernung Zahlen zuflüstert, wägt, misst und den nach vorne gebeugten Rücken untersucht. Die endlosen Donnerstagabende, an denen wir, die wenigen Ausgesonderten, unsere Freizeit im Haltungsturnen verbringen müssen. Die Nervosität bei der Nachkontrolle, die Furcht, ein weiteres Jahr zu endlosem Kreislaufen in der Turnhalle verdammt zu werden, die Schultern nach hinten und das Becken nach vorne gepresst, die Arme locker baumeln lassend …

Solche Erinnerungsfetzen sind den meisten ehemaligen Volksschülerinnen und Volksschülern präsent. Dies weil sie mit Bestimmtheit im Lauf ihrer Schulzeit mit dem schulärztlichen Dienst in Kontakt gekommen sind. Was bei den Erinnerungen aus Kinderzeiten oftmals mitschwingt, ist das unterschwellige Wissen um die Deutungsmacht der Schulärzte und Schulärztinnen und die daran gekoppelte Befürchtung, in irgendeiner Weise von einer festgelegten Norm abzuweichen. Letzteres wiederum war nicht selten mit unangenehmen Konsequenzen verbunden.

Die Institution Schularzt wurde in der jüngsten Vergangenheit, zumindest in der Deutschschweiz, verschiedentlich kritisiert.[1] Nicht nur Eltern und Patientenorganisationen als direkt oder indirekt Betroffene dieser Einrichtung, sondern auch Schulärzte selber als die eigentlichen Akteure äusserten sich skeptisch gegenüber dem aktuellen Nutzen dieser «Institution aus dem letzten Jahrhundert».[2] Die von den Schulärzten vorgenommenen Abklärungen seien heutzutage zum Zeitpunkt der Einschulung schon längst durch den Kinderarzt erfolgt, so die Hauptkritik.

In keiner Weise in Frage gestellt wird indes in solchen Überlegungen die Notwendigkeit von Schulärzten zum Zeitpunkt ihrer Amtseinsetzung vor mehr als hundert Jahren. Die Anfänge dieser Einrichtung möchte ich im vorliegenden Buch aus verschiedenen Perspektiven beleuchten.
Die ersten Schularztstellen entstanden in der Schweiz gegen Ende des 19. Jahrhunderts; in Zürich war im Zug der Eingemeindung von 1893 zunächst noch der Stadtarzt für die Schulhygiene verantwortlich. Die Berechtigung und Notwendigkeit einer solchen Einrichtung aus sozialpolitischer Sicht soll hier in keiner Weise in Frage gestellt werden. Ein Grossteil der städtischen Kinder litt damals, schenkt man den zeitgenössischen ärztlichen Statistiken und Berichten Glauben, aufgrund von Fehl- oder Unterernährung an Mangelerscheinungen oder an chronisch verlaufenden Folgen sogenannter Kinderkrankheiten. In einer Zeit vor der Einführung kombinierter Schutzimpfungen und vor der Entdeckung der Antibiotika konnten sich diese heute meist relativ harmlos verlaufenden oder mit Medikamenten therapierbaren Krankheiten als lebensbedrohend erweisen. Prävention, welche ebenso eine Fürsorge zur Deckung der elementarsten Grundbedürfnisse der Kinder wie medizinische Reihenuntersuchungen umfasste, war um 1900 zweifelsohne angebracht.
In dieser Arbeit stellt sich aber weniger die Frage nach den Erfolgen der ärztlichen Tätigkeit in einem statistischen, demographischen oder epidemiologischen Sinn als diejenige nach den verschiedenen Interessen, welche sich im Zusammenhang mit der Ausformung dieser Institution in besonderer Weise verdichteten.
Am Ende dieses Institutionalisierungsprozesses steht das ausgehandelte Produkt: der Schularzt.[3] Er beziehungsweise seine verschiedenen Arbeitsbereiche sind Thema meiner weiterführenden Überlegungen. Der Schularzt war weit mehr als ein in der Schule tätiger Arzt. Er war in seiner Funktion auch wissenschaftlich ausgebildeter Hygieniker und Beamter. In Zürich war der Schularzt zunächst nicht dem Schulamt, sondern dem Gesundheitsamt unterstellt. Zwischen diesen beiden Verwaltungsabteilungen nahm er eine Scharnierfunktion ein.
Für meine Analyse gehe ich davon aus, dass die Verwaltung, insbesondere das Gesundheitswesen, in der zweiten Hälfte des 19. Jahrhunderts allmählich von wissenschaftlichen Konzepten durchdrungen wurde, was praktisch zu ihrer Verwissenschaftlichung führte. Für eine Annäherung an diesen Verwissenschaftlichungsprozess beziehe ich mich auf Lutz Raphaels Aufsatz «Die Verwissenschaftlichung des Sozialen als methodische und konzeptionelle Herausforderung für eine Sozialgeschichte des 20. Jahrhunderts». Raphael versteht unter der «Verwissenschaftlichung des Sozialen» die dauerhafte Präsenz von humanwissenschaftlichen Experten, deren Argumenten und Forschungsergebnissen in Verwaltungen und Betrieben, in Parteien und Parlamenten bis hin zu den alltäglichen Sinnwelten sozialer Gruppen, Klassen oder Milieus.[4]

In meiner Untersuchung grenze ich die Humanwissenschaften auf die Medizin ein und die Medizin wiederum auf einen sehr spezifischen Teilbereich, die Hygiene. Sie stellt mein Untersuchungsfeld innerhalb der wissenschaftlichen Disziplinen dar. Die Hygiene bietet sich deshalb an, weil sie sich als angewandte Wissenschaft verstand. Das Bedürfnis, kommunales und staatliches Handeln zu bestimmen, war geradezu konstituierend für sie.

Der von Raphael beschriebene Verwissenschaftlichungsprozess erstreckt sich über die vergangenen 170 Jahre. Innerhalb dieses Zeitraums stellt Raphael eine Entwicklungsdynamik der «Verwissenschaftlichung des Sozialen» in vier Phasen fest: In der ersten Phase, die sich ungefähr von 1830 bis 1860 erstreckt, konnten sich empirisch orientierte Modelle zur Untersuchung sozialer Phänomene gegenüber den bis dahin dominanten sozialphilosophischen Deutungsentwürfen durchsetzen. Die Wissenschaften entwickelten sich in dieser Phase zu der Instanz, von welcher die entscheidende Hilfe bei der Erfassung und Lösung der alles dominierenden «sozialen Frage» erwartet wurde. Die einzelnen Disziplinen stützten sich dabei hauptsächlich auf staatliche Enqueten und amtliche Statistiken. In der zweiten Phase, sie dauerte etwa von 1880 bis 1930, konnten sich die Wissenschaften in den Arbeits- und Handlungsfeldern der Wohlfahrtsstaaten etablieren. Die dritte Phase steht für den Ausbau des Wohlfahrtsstaates der Nachkriegszeit. In ihr entdeckte die empirische Sozialforschung neue Untersuchungsgruppen wie Konsumenten, Jugendliche und Rentnerinnen. Momentan, so Raphael, befinden wir uns in der vierten und vorläufig letzten Phase, derjenigen der «entzauberten Wissenschaft».[5]

Die vorliegende Studie bewegt sich vorwiegend im Bereich der ersten beiden Phasen. Diese zeitliche Konzentration scheint sinnvoll, da sich die auf die wissenschaftliche Hygiene abstützenden Diskussionen um die Einführung von Schulärzten in Übereinstimmung mit dem Phasenmodell seit den 1860er Jahren allmählich verdichteten. Den Schwer- und Endpunkt bildet jedoch die Zeit von den 1880er Jahren bis ca. 1900, als die ersten städtischen Schulärzte angestellt wurden. Wesentliche strukturelle Veränderungen sind im Schularztwesen, zumindest in Zürich, bis in die 1930er Jahre nicht zu verzeichnen. Erst im Rahmen der zweiten Eingemeindung von 1934 kam es im «roten Zürich» zu einer massiven Aufstockung des Personalbestands im Bereich der Schulgesundheitspflege.[6]

Erweitert man den Blick vom Gesundheitswesen auf die Schule als Institution, welche das Arbeitsfeld von Schulärzten darstellte, bieten sich für das 19. Jahrhundert verschiedene Ansatzpunkte an: Das Schulsystem beziehungsweise das Recht jedes Kindes auf Bildung war einer der grossen Erfolge des Liberalismus des 19. Jahrhunderts. Dahinter verbarg sich die zentrale Idee, dass Bildung das Mittel zur Hervorbringung mündiger Bürger sei. Gemäss Michel Foucault war die Schule neben den Fabriken, Internaten und Kasernen (seit dem 17. Jahrhundert) aber auch eine der Instanzen für die «sorgfältige Verwaltung der Körper und

die rechnerische Planung des Lebens».[7] Diese kritische Sicht soll ebenfalls Berücksichtigung finden.
Während das erste Kapitel zunächst eine internationale Perspektive eröffnet (allerdings bereits mit einer starken Ausrichtung auf die Diskussionen im damaligen Deutschland, welche in der Deutschschweiz stark rezipiert wurden), steht in den weiteren Kapiteln ausschliesslich die Stadt Zürich im Zentrum des Interesses. Eine solche geographische Eingrenzung auf die Stadt Zürich drängte sich insofern auf, als die Durchsetzung schulhygienischer Massnahmen in der Schweiz erstens den einzelnen Kantonen übertragen war und deshalb stark variierte. Zweitens bestanden innerhalb der einzelnen Kantone zwischen ländlichen und städtischen Gebieten grosse Unterschiede, wobei insbesondere die ländlichen Gemeinden den Städten hinterherhinkten. Und schliesslich war Zürich eine der ersten Schweizer Städte, in der Amtsärzte in der Schule tätig wurden.
Aus der Prämisse, dass der Schularzt einerseits ein Ergebnis hygienisch begründeter Bemühungen war, andererseits aber selber als ausführendes Organ hygienischer Konzepte fungierte, lässt sich die Fragestellung ableiten. Zunächst soll der Frage nachgegangen werden, wie es der wissenschaftlichen Hygiene gelingen konnte, ihren Interessen und Anliegen innerhalb einer neuen städtischen Sozialbeziehungsweise Gesundheitspolitik in Form von Schulärzten Gestalt zu geben. Die weitere Untersuchung widmet sich der Wirkungsmacht der Schulärzte. Konkret verfolge ich die Frage, für welche Bereiche die Ärzte in der Schule verantwortlich waren und welche Folgen ihre Arbeit für die Schulkinder hatte. Gleichzeitig möchte ich aber auch versuchen, die Akzeptanz ihrer Arbeit und ihrer hygienisch-medizinischen Konzepte auf der Nachfrageseite zu eruieren.
Die *ersten beiden Kapitel* behandeln den Prozess der Institutionalisierung von Schularztstellen im Kontext des oben erläuterten Verwissenschaftlichungsprozesses. Dieser Verwissenschaftlichungsprozess verläuft gemäss Raphael entlang dreier Untersuchungsfelder: der Wissenschaft (szientistisches Sendungsbewusstsein), der städtischen Verwaltung als Produkt der kommunalen Politik (Verwaltungshandeln) und der berufsständischen Profilierungsinteressen der Ärzteschaft.[8]
Übertragen auf meinen Untersuchungsgegenstand, nämlich die Hygiene, und noch spezifischer auf ein Postulat der Hygiene, das Einsetzen von Schulärzten in den städtischen Verwaltungen, bedeutet das, dass eine Kontextualisierung der zeitgenössischen «Schularztfrage» folgende Aspekte berücksichtigen muss. Erstens: Das *szientistische Sendungsbewusstsein* der Hygieniker als selbsternannte Experten in Fragen der öffentlichen Gesundheit wird im Zusammenhang mit den Entwicklungslinien der Hygiene als Wissenschaft deutlich. Denn Lösungsansätze für soziale Probleme wurden seit den Sozialmedizinern der späten 1840er Jahre und der Verankerung der experimentellen Hygiene als akademisches Fach seit den 1860er Jahren auch im deutschsprachigen Raum in der Verbesserung der Lebensverhältnisse, vor allem in umwelthygienischen Massnahmen wie etwa der

Assanierung von Städten und dem Bau von Kanalisationen gesehen. Zweitens: *Staatliches Handeln* kommt in Gesundheitsfragen in der zweiten Hälfte des 19. Jahrhunderts vor allem im städtischen, sozialpolitischen Kontext in der *kommunalen Leistungsverwaltung* zum Tragen. Die in einem immensen Wachstum begriffenen Städte standen aufgrund der spezifisch urbanen Probleme unter einem enormen Handlungsdruck. Kommunale, wissenschaftlich begründete, sozialpolitische und sanitäre Massnahmen sind nicht zuletzt Ausdruck dieses Handlungsbedarfs. Die Städte erwiesen sich als weit innovativer in der konkreten Umsetzung wissenschaftlicher (also in diesem Fall aus der Hygiene hervorgegangener) Forderungen als der sich erst zögerlich etablierende schweizerische Sozialstaat. Drittens: *Profilierungs- und Professionalisierungsbestrebungen von Ärzten* müssen thematisiert werden, da im Endeffekt Ärzte in den Verwaltungen als ausführende Organe der hygienisch begründeten Konzepte fungierten. Diese Ärzte wiederum nahmen eine wichtige Funktion in der Sicherung und Erweiterung des medizinischen Marktes wahr. Damit öffnet sich für den *Institutionalisierungsprozess* von Schularztstellen ein Spannungsfeld zwischen städtischer Verwaltung beziehungsweise kommunalem Handeln, szientistischem Sendungsbewusstsein und verschiedensten Professionalisierungs- und Profilierungsbestrebungen. In diesem Spannungsfeld bewegen sich die ersten beiden Kapitel.

Im *ersten Kapitel* wird der Weg der wissenschaftlich begründeten Forderung nach Schulärzten in einem internationalen Kontext und entlang den Entwicklungslinien der Hygiene als Wissenschaft nachgezeichnet.

Im Zentrum des *zweiten Kapitels* steht der Prozess, in dem die von Hygienikern erhobene Forderung nach Schulärzten in der Stadt Zürich umgesetzt wurde. Dazu ist es nötig, sowohl die politische Dimension der Verwaltungsebene als auch Professionalisierungsbestrebungen von (organisierten) Ärzten und die Medikalisierung der Bevölkerung in die Untersuchung einzubeziehen. Ihnen wird je ein Unterkapitel gewidmet.

In den darauffolgenden vier Hauptkapiteln geht es um die *Tätigkeit von Ärzten in der Zürcher Volksschule von 1893 bis 1905* und um die daraus resultierenden Folgen für die Betroffenen.

Das *dritte Kapitel* befasst sich mit der klassischen Schulhygiene, welche vor allem der Verhütung von Epidemien durch bauhygienische Massnahmen diente. Die Bekämpfung von Läusen, die ähnlichen Interventionsmustern folgte wie die Bekämpfung von ansteckenden Krankheiten, sowie die «Überbürdungsfrage» sind weitere Themenbereiche, in welchen Ärzte, sich auf unterschiedliche wissenschaftliche Konzepte berufend, aktiv wurden. In diesem Kapitel geht es darum aufzuzeigen, wie medizinische beziehungsweise hygienische Vorstellungen nicht zuletzt durch das ärztliche Engagement den gesamten Schulraum zu durchdringen begannen, um mittels gezielter Handlungsdispositive in das Elternhaus der Kinder weiterzudiffundieren.

Die *Kapitel vier bis sechs* stehen im Kontext der *Schülerhygiene*. Schülerhygienische Massnahmen, so die darstellerische und methodische Klammerthese dieser Kapitel, zielten bis zu einem gewissen Grad auf eine Normalisierung der schulpflichtigen Jugend. Was unter Normalisierung verstanden werden soll und wie Normalität in den jeweiligen ärztlichen Untersuchungsfeldern konstruiert und definiert war, wird in den einzelnen Kapiteln aufgrund eingehender Quellenanalysen dargelegt werden. Die drei Kapitel fokussieren Abweichungen von einem Normalzustand auf einer körperlichen, einer geistigen und einer sozialen Ebene.

Das verbindende Element der drei Kapitel besteht darin, dass sich die Ausdifferenzierung des Schulsystems (Spezialklassen oder spezielle Einrichtungen für Kinder, welche als nicht normal erachtet wurden) und ein gewisser Normalisierungsanspruch der Schule gegenseitig bedingten. In diesem Ausdifferenzierungsprozess nahm der Schularzt mehrere Aufgaben wahr. Er verfasste sowohl Gutachten über auffällige Schulkinder als auch über den hygienischen Nutzen sozialer Einrichtungen.

Im Sinn einer Erweiterung des Sozialdisziplinierungsansatzes, der von einem «Vermachtungsprozess» beziehungsweise von einem Prozess der «Diskursivierung und Unterwerfung» ausgeht,[9] sollen soweit als möglich auch die Objekte der ärztlichen Einflussnahme, die Kinder als direkt von schulhygienischen Massnahmen Betroffene, ins Blickfeld gerückt werden.

Allerdings stösst man mit diesem Anspruch, das sei hier bereits vorweggenommen, schnell an Grenzen. Eine davon ist die Quellenlage. Es stehen lediglich offizielle, im Verwaltungsapparat produzierte Quellen zur Verfügung, welche kaum Selbstzeugnisse der Kinder und deren Erzieherinnen und Erzieher enthalten. Diese Quellen vermögen dennoch bis zu einem gewissen Grad Auskunft über eine mögliche Nachfrage nach medizinischen Leistungen zu geben, nicht zuletzt indem sie auf mögliche Konflikt- und Konkurrenzfelder zwischen Pädagogen und Ärzten einerseits, zwischen Eltern und Ärzten andererseits verweisen. Ausserdem existieren für diese Zeit statistische Erhebungen, welche Auskunft über die Inanspruchnahme ärztlicher Leistungen geben.

Eine weitere Grenze stellen die in dieser Arbeit erörterten Fallgeschichten dar. Sie werfen lediglich kurze Schlaglichter auf verschiedenste Schicksale und lassen sich im einzelnen nicht weiterverfolgen. Was in diesen Geschichten zum Vorschein kommt, ist die Schnittstelle, an der die Kinder mit dem Arzt in Kontakt traten oder in eine spezielle Institution verwiesen wurden.

In diese drei letzten Kapitel ist jeweils ein Unterkapitel mit dem Titel «Institutionen» integriert. Diese weiterführenden Unterkapitel sind kurz gehalten und haben einen stark informativen Charakter. Sie ermöglichen einen Ausblick auf den weiteren Verbleib derjenigen Kinder, die aus der Volksschule ausgeschlossen waren. Die Darstellung der Einrichtungen erhebt aber keinen Anspruch auf Vollständigkeit in der Geschichte der Heil- beziehungsweise Sonderpädagogik oder in einer Institutionengeschichte von Heimen um die Jahrhundertwende.

Gerade in diesen letzten drei Kapiteln stand ich vor grossen sprachlichen Herausforderungen. Ich folgte dem Prinzip, eher zeitgenössische Begrifflichkeiten zu übernehmen als einen heute zwar politisch korrekten, aber nicht exakt denselben Inhalt umfassenden Begriff zu verwenden. Solche Begriffe wie beispielsweise «schwachsinnig» erscheinen im Text in Klammern (« »).

Mit Schulärzten oder mit der Schulhygiene haben sich bis anhin verschiedene Forschungsrichtungen und -traditionen auseinandergesetzt. In der jüngsten Forschung existieren meines Wissens aber keine *Monographien* zum Thema Schulärzte. Schulärzte werden immerhin hier und da erwähnt, etwa im Zusammenhang mit der Entstehung der kommunalen Leistungsverwaltung, der Ausbildung des Sozialstaates, eines Sozialdisziplinierungs- oder Medikalisierungsprozesses.

Die aktuellsten Fallstudien sind bestenfalls rund 60 Jahre alt: In der Schweiz sind Schulärzte zunächst in ihrer Institutionalisierungsphase um 1900 und danach in den 1930er Jahren thematisiert worden. Bei den Arbeiten um die Jahrhundertwende handelt es sich um kurze, von Ärzten verfasste Abhandlungen, welche in erster Linie als Überblick über die ärztliche Tätigkeit in der Schule dem Nachweis des Bedürfnisses nach schulärztlichen Einrichtungen und deren Konsolidierung dienen sollten.[10] Auch die rund 30 Jahre später erschienenen Schriften sind im wesentlichen *deskriptive, institutions-, rechts- und ergeignisgeschichtliche sowie organisationstechnische* Erläuterungen zum Schularztwesen. So liefert beispielsweise Ernst Kopp 1939 die rechtlichen Eckdaten für die Verankerung von schulhygienischen Anliegen.[11] Seine Übersicht über die gesetzlichen Grundlagen für die Schulgesundheitspflege erleichterte die Archiv- und Quellenrecherchen. Ein weiterer Überblick stammt von Schularzt Ernst Braun.[12] Er verfasste eine gesamtschweizerische Bestandesaufnahme der bis zu jenem Zeitpunkt gewährten schulärztlichen Leistungen und Tätigkeiten anlässlich der Landesausstellung von 1939 in Zürich. Als dritte exemplarische Studie bietet sich Erwin Walthers Dissertation zur Geschichte des Schularztwesens in Basel an.[13] All diese Schriften sind, je nach den an sie herangetragenen Fragen, gleichermassen als Quelle und Fachliteratur zu verstehen. Sie geben zwar, wie bereits erwähnt, wertvolle Anhaltspunkte für institutionelle Rahmenbedingungen und weitere Recherchen, sind jedoch in ihrem Charakter modernisierungsorientierte Erfolgsgeschichten.

Konzeptionell Erhellenderes bietet ein anlässlich der Hundertjahrfeier der deutschen Sozialgesetzgebung von 1981 verfasster *sozialhistorischer* Artikel von Adelheid zu Castell Rüdenhausen. «Die Überwindung der Armenschule» ist eine der wenigen Veröffentlichungen im deutschsprachigen Raum, die sich explizit mit Schulärzten und Schülerhygiene auseinandersetzt. Castell Rüdenhausen sieht die Schülerhygiene an den öffentlichen Volksschulen im Zweiten Kaiserreich und die Institution der Schulärzte in einer kommunalen Fürsorgetradition verankert,

welche auch nach der Bismarckschen Sozialgesetzgebung weiterverfolgt wurde. Die Autorin spricht in ihrem kurzen Aufsatz einige Punkte an, die in meiner Arbeit eine wichtige Rolle spielen werden. Ihre These vom sich in den 1890er Jahren abzeichnenden Perspektivenwechsel in der Schularztfrage beispielsweise nimmt im ersten Kapitel dieser Arbeit einen zentralen Stellenwert ein.
Ebenfalls mit der Schulhygiene, allerdings aus einer vorwiegend der Pädagogik verpflichteten Perspektive, befasst sich Jürgen Bennack in seiner Habilitationsschrift.[14] Der Autor verfolgte eine «ideen- und realgeschichtliche»[15] Darstellung der Schulhygiene im preussischen Volksschulwesen über den Zeitraum von 1794 bis 1947. Schulärzte werden in seiner Untersuchung unter dem Titel «Institutionen der Schulhygiene» vor allem hinsichtlich der sich verändernden, den Ärzten zuerkannten Kompetenzen behandelt.[16]
Wertvolle Impulse für meine Arbeit liefert auch die neuere *Medizingeschichte*.[17] Susanne Hahn verweist beispielsweise auf eine wechselseitige Beeinflussung der Schulhygiene und der Augenheilkunde.[18] Dieser Artikel war insofern von Bedeutung für mich, als Hahn die Entwicklungslinien in der Augenheilkunde entlang der wissenschaftlichen Diagnose- und Forschungsmethoden aufrollt.
Methodisch und konzeptionell am meisten verpflichtet ist meine Arbeit der *Sozialgeschichte der Medizin*. Diese stellt Fragen nach der wechselseitigen Beeinflussung und Prägung von Medizin und Gesellschaft, nach dem Verhältnis von Ärzten zu Patienten und Patientinnen oder nach der Gesundheitspolitik auf verschiedenen gesellschaftlichen Handlungsebenen (unter anderem Stadt und Gesundheit etc.). Ebenso zentral ist für sie die Frage, wieweit und auf welche Weise die Medizin als wissenschaftliche Disziplin und als Praxis ärztlichen Handelns in ein gesellschaftliches, ökonomisches, soziales und kulturelles Umfeld eingebettet ist.[19]
Seit den späten 1980er Jahren sind in einer sozialgeschichtlichen Tradition zahlreiche Studien zum Gesundheitswesen im Sozialstaat, zur Professionalisierung der Ärzte und Medikalisierung der Gesellschaft und vielen anderen Themen veröffentlicht worden.[20] Wenngleich sich diese Studien nur selten explizit den Schulärzten widmen, dienen sie stark der Kontextualisierung und theoretisch-methodischen Verankerung.
In die 1980er Jahre fallen auch jene Publikationen, die unter dem Einfluss von Max Weber, Gerhard Oestreich und vor allem Michel Foucault einen *(Sozial-) Disziplinierungsansatz*[21] verfolgen und sich teilweise in der obengenannten sozialgeschichtlichen Tradition bewegen.[22]
Fokussiert auf das Thema Schulhygiene und auf die Schweiz, möchte ich in diesem Zusammenhang kurz auf drei Studien eingehen. Für die Stadt Zürich von Bedeutung ist Franz Kosts «Volksschule und Disziplin», worin Kost auf die Techniken der Disziplinierung von Volksschülerinnen und Volksschülern eingeht. Er zieht dazu Foucaults Theorie der Formierung der Disziplinargesellschaft

und Norbert Elias' Zivilisationstheorie bei. Im Zentrum der Untersuchung steht der Umgang mit dem kindlichen Körper, das heisst Themen wie körperliche Ertüchtigung, Körperhaltung sowie inner- und ausserschulische Verhaltensvorschriften für Kinder. Während Schulärzte bei Kost überhaupt kein Thema sind, widmet er der «Schulhygienebewegung» einen ganzen Teil seiner Untersuchung. In diesem Zusammenhang hat Kost der Aufarbeitung einer Geschichte der wissenschaftlichen Hygiene – und der Schulhygiene im besonderen – aber nur wenig Aufmerksamkeit geschenkt. Hygiene wird lediglich in ihrer popularisierten Form, in Form einer «hygiène privée», betrachtet. Kosts Definition der Hygiene bezieht sich auf die Durchsetzung einer «normalen» Lebensführung als ausschliesslich «normalisierende» Instanz. Dem ganzen wissenschaftsgeschichtlichen Kontext (hier zunächst einmal ganz banal als eine Geschichte der wissenschaftlichen Disziplinen verstanden), der Rolle der Wissenschaft in diesem Disziplinarisierungsprozess, wird keine Aufmerksamkeit zuteil.

Zwei weitere Studien zum Thema Schulhygiene stammen aus der Romandie: Geneviève Hellers «Tiens-toi droit!» zum Kanton Waadt und Emilia Carrupts Lizentiatsarbeit zur Situation in Genf.[23] Heller begreift die Schule nicht nur als Ort der Bildung und Erziehung, sondern ebenso als Ort der Kontrolle und der privaten Hygiene. Die Grundpfeiler der Schulhygiene ortet sie zunächst in einer «gesunden» Architektur, in einer diesbezüglichen Überwachung der Schullokale oder in einer regelmässigen Gymnastik für Schulkinder. In ähnlicher Weise verfolgt Carrupt im Genfer Schulwesen (körper)formende Instanzen wie das Schulturnen, die Schulbänke oder die Schularchitektur und bewegt sich hierbei quasi entlang den zeitgenössischen schulhygienischen Inhalten. In beiden Arbeiten spielen Schulärzte eine untergeordnete Rolle.

Vor diesem Hintergrund vermag die vorliegende Arbeit sicher eine Forschungslücke zu schliessen.

Nebst diesen sozialhistorischen Studien sind zwei weitere für meine Untersuchung wichtige Forschungsrichtungen zu nennen: die *Stadtgeschichtsforschung* und die *Wissenschaftsgeschichte*.

Die Geschichte von Schulärzten und der Schulhygiene ist in ihren Anfängen eine genuin städtische.[24] Sie spielt sich in einer Zeit ab, in der sich die Städte in ihrer heutigen Form auszubilden begannen und sich die städtischen Verhältnisse und Lebensformen enorm veränderten. Diesem Umstand soll in der vorliegenden Arbeit stets Rechnung getragen werden.

Im Zentrum einer Wissenschaftsgeschichte, welche sich seit den 1960er und 1970er Jahren aus der Tradition der «sociology of scientific knowledge» entwikkelt hat, steht der Prozess der Konstruktion/Formung/Herstellung von Wissen.[25] In dieser Tradition sind bezüglich der Themen Gesundheit oder Hygiene verschiedene Studien entstanden: Einem sozial-konstruktivistischen Ansatz verpflichtet zeigten sich etwa Stolberg, Jordanova oder Labisch,[26] während neueste

Studien, wie etwa diejenigen von Sarasin oder Gradmann, sich mit der Prägungskraft kultureller Praktiken, insbesondere der Sprache, auseinandersetzen.[27]
In meiner Arbeit geht es aber weniger um die *Produktion* von wissenschaftlichem Wissen als um dessen *Anwendung* in der städtischen Verwaltung und in der Schule. Der Wissensproduktion wird nichtsdestotrotz in den letzten drei Kapiteln eine gewisse Aufmerksamkeit zuteil, etwa wenn dieses Wissen hygienisch wertvolle Einrichtungen legitimieren soll. Mein Erkenntnisgewinn aus der Wissenschaftsgeschichte besteht darin, dass neue Untersuchungstechniken oder neue Apparaturen die Definition dessen, was normal ist und was nicht, enorm verändern konnten.
Die genannten Forschungsrichtungen und -ansätze sollen methodisch unter der Klammer des Verwissenschaftlichungsprozesses vereint werden.
Es steht nun aber weniger die eben besprochene Fachliteratur im Vordergrund als das Quellenmaterial, das die eigentliche Grundlage für meine empirische Arbeit liefert. Zum Themenkomplex Hygiene existieren Unmengen von Quellen, insbesondere zur Schulhygiene und zur sogenannten Schularztfrage. Da sich die Hygiene als Wissenschaft in den 1880er und 1890er Jahren immer noch in einer Konsolidierungsphase befand, geben einige der Quellen Auskunft über das wissenschaftliche Selbstverständnis dieses relativ neuen Fachgebiets.[28]
Berichte zu Hygienekongressen vermitteln zunächst einen Einblick in die international geführte Diskussion um den Einsatz von Ärzten in der Schule.[29] Zudem erwies sich die systematische Durchsicht verschiedener Zeitschriften als ergiebig: Die 1888 erstmals in Leipzig erschienene «Zeitschrift für Schulgesundheitspflege» hat sich thematisch vor allem der «körperlichen Ausbildung der Jugend»[30] verschrieben. Die bereits zwei Jahre länger existierende, von Robert Koch und Carl Flügge herausgegebene «Zeitschrift für Hygiene» beschäftigte sich im Zeichen der Bakteriologie vor allem mit der Ätiologie verschiedener Krankheiten und in diesem Zusammenhang mit der Untersuchung von Mikroorganismen. Sie enthielt jedoch auch einige übergreifende Artikel zur Schulgesundheitspflege.[31]
Für die Schweiz von grosser Bedeutung sind die mit der Gründung der «Schweizerischen Gesellschaft für Schulgesundheitspflege» 1900 erstmals erschienenen «Jahrbücher der Schweizerischen Gesellschaft für Schulgesundheitspflege» (seit 1921 «Schweizerische Zeitschrift für Gesundheitspflege», seit 1929 «Schweizerische Zeitschrift für Hygiene», seit 1934 «Gesundheit und Wohlfahrt») und die «Schweizerischen Blätter für Schulgesundheitspflege und Kinderschutz» (seit 1916 «Jugendwohlfahrt», seit 1920 «Pro Juventute»). In ihnen finden sich etliche Abhandlungen von Schulärzten, Hygienikern und Politikern zur Schulhygiene.
Das «Schweizerische Zentralblatt für Staats- und Gemeinde-Verwaltung» diente dem «Schweizerischen Städteverband» seit 1902 als Publikationsorgan. Sinn und Zweck dieser Zeitschrift bestand im interkommunalen Austausch spezifischer

verwaltungstechnischer und rechtlicher Fragen. Ein prominent vertretenes Thema stellte die öffentliche Gesundheitspflege der Stadt Zürich dar. Eine weitere Quelle aus der Sparte der Zeitschriften ist das «Correspondenz-Blatt für Schweizer Aerzte», die offizielle Publikation der organisierten Ärzte.

Bei den spezifischen Quellen zu Zürich haben sich einige Probleme eröffnet. Die ärztliche Tätigkeit in den Zürcher Volksschulen ist nicht in einem einheitlichen Korpus dokumentiert. Dementsprechend schwierig gestaltete sich die Quellensuche.

Die Protokolle des Stadtrates, der Zentralschulpflege und der einzelnen Kreisschulpflegen der Stadt Zürich sowie dazugehörende Akten ermöglichten es, die Tätigkeit der Ärzte in der Volksschule zu verfolgen.[32] Ausserdem geben ärztliche Gutachten Auskunft über die damaligen Diagnoseverfahren.[33] Den Geschäftsberichten der Zentralschulpflege konnten weitere wichtige Informationen und statistisches Material entnommen werden.[34] Um die Tätigkeit der einzelnen Ärzte und der Vertreter von gemeinnützigen Institutionen analysieren zu können, stütze ich mich auf zahlreiche in den oben erwähnten Organen und Zeitschriften veröffentlichte Aufsätze.

Der «Versorgung» der Kinder in spezielle Einrichtungen kann schliesslich anhand der entsprechenden Jahresberichte nachgegangen werden.

1 Die Schule: Domäne der Wissenschaft

Um die Idee der ärztlichen Überwachung der Schulen bis zu den Anfängen zurückverfolgen zu können, ist ein Rückblick ins ausgehende 18. Jahrhundert erforderlich. Zu Beginn des liberalen Zeitalters stand die Frage, wie stark sich der Staat in die Belange seiner Bürger einmischen sollte und durfte beziehungsweise welche Pflichten der Staat gegenüber seinen Bürgern zu erfüllen habe, wiederholt im Zentrum der Diskussionen. Die in der Helvetischen Republik (1798–1803) ausgearbeiteten Entwürfe für einen obligatorischen Schulunterricht, um ein Beispiel zu nennen, konnten unter anderem aus finanziellen Gründen noch nicht auf gesamtschweizerischer Ebene realisiert werden. Die folgenden Jahrzehnte waren in erster Linie geprägt von der konservativen Reaktion, welche Schulreformen eher hemmte denn förderte. Ab den 1830er Jahren wurde das Schulwesen im Zug der Regeneration in den einzelnen Kantonen allmählich neu gestaltet. Der Kanton Zürich institutionalisierte 1831 die neue staatliche Volksschule und erklärte den Schulunterricht mit seiner fortschrittlichen Reform für obligatorisch.[1] Letzteres stiess bei vielen Eltern, die auf den Verdienst ihrer schulpflichtigen Kinder angewiesen waren, sowie bei den einzelnen Gemeinden, welche die finanzielle Hauptlast der Reform zu tragen hatten, auf Unverständnis.[2]

Zu einer gesamtschweizerischen Angelegenheit wurde das Bildungswesen erst mit der Bundesverfassung beziehungsweise deren Revision. Während sich die Bundesverfassung von 1848 lediglich mit dem Hochschulwesen befasst hatte, hielt die revidierte Verfassung von 1874 fest, dass der Volksschulunterricht obligatorisch sei und unentgeltlich zu erfolgen habe. Die Kompetenzen für das Volksschulwesen lagen indes weiterhin bei den einzelnen Kantonen.[3] Jedes Kind hatte aber in der Schweiz fortan das durch die Verfassung garantierte Recht, die Schule zu besuchen; umgekehrt waren die Eltern verpflichtet, ihre Kinder der Schule zu überantworten. Dies sollen sie ab der zweiten Hälfte des 19. Jahrhunderts vermehrt getan haben.[4] Für den Staat auf der anderen Seite hatte die Einführung der Schulpflicht nicht zu unterschätzende Konsequenzen, indem er sich eine enorme Verantwortung gegenüber seinen künftigen Bürgern auflud. Dies thematisierte auch der erste offizielle Schularzt der Stadt Zürich, Adolf Kraft: «Der Staat, welcher durch Einführung des obligatorischen Schulbesuchs die Aufgabe übernommen hat, für die geistige und körperliche Entwicklung des

Kindes zu sorgen und den Eltern einen Teil der Erziehung abzunehmen, geht damit auch eine weitere Verpflichtung ein, zu verhüten, dass durch den Unterricht oder das Leben in der Schule überhaupt die geistige und körperliche Gesundheit gestört oder dauernd geschädiget werde.»[5]
Die neue Verantwortlichkeit oder «ethische Haftpflicht»,[6] wie sie ein Nürnberger Schularzt bezeichnete, wurde zunächst weniger von Politikern und Verwaltungsbeamten wahrgenommen als von seiten der Wissenschaft. Insbesondere Ärzte beziehungsweise Hygieniker versuchten, den entsprechenden staatlichen Organen über Jahrzehnte hinweg klarzumachen, dass im Bereich der Schule angesichts des bedenklichen Gesundheitszustands vieler Schulkinder ein akuter Handlungsbedarf bestand. Die international diskutierte Schularztfrage war Ausdruck dieser Bemühungen.

1.1 Die Schularztfrage

In der umfangreichen Literatur des ausgehenden 19. und frühen 20. Jahrhunderts zur Schularztfrage wird der Arzt Johann Peter Frank[7] übereinstimmend als erster Verfechter einer wissenschaftlich begründeten ärztlichen Beaufsichtigung der Schulen genannt.[8] Franks mehrere Bände umfassendes «System einer vollständigen medicinischen Polizey» erschien zwischen 1779 und 1788. Es richtete sich an die staatlichen Organe mit dem Ziel, diese von regulierenden Massnahmen zur Gesunderhaltung der Bevölkerung zu überzeugen. Franks Vorschläge müssen als idealistisches Programm vor dem Hintergrund einer absolutistischen «Peuplierungspolitik» begriffen werden. Der Arzt ging davon aus, dass die ökonomische Prosperität eines Staates von der Anzahl und der Produktivität der Untertanen (und deshalb letztlich von deren Gesundheit) abhängig sei. In diesem Kontext erarbeitete Frank seine Vorschläge für eine utilitaristische Gesundheits- und Medizinalpolitik.[9] Der zweite Band des «Systems einer medicinischen Polizey» enthält ein Kapitel über die Schulen. Unter dem geradezu revolutionären Motto «Ihr lehrt sie Religion, Ihr lehrt sie Bürgerpflicht, Auf ihres Körpers Wohl und Bildung seht Ihr nicht»[10] wies Frank auf Missstände im Schulsystem hin. Nebst einer ärztlichen Aufsicht der Schüler forderte er vor allem allgemeine hygienische Massnahmen in den Bereichen Schulhausbau und Unterrichtsgestaltung.[11]
Ein weiterer in der Literatur der Jahrhundertwende viel zitierter Verfechter schulhygienischer Massnahmen war Ignaz Lorinser. Der Arzt, Regierungs- und Medizinalrat im heutigen südpolnischen Opole (damals Oppeln) beschrieb die Schüler 1836 als «Gewächse, denen Licht und Luft entzogen sind, als siechhafte Geschöpfe von bleichem Antlitz, mattem Auge und trägem Wesen, ohne geistige Frische, jugendliches Feuer und Unbefangenheit».[12] Dies sei Resultat eines Missverhältnisses von geistiger und körperlicher Betätigung der Kinder in der Schule.[13]

Bis in die zweite Hälfte des 19. Jahrhunderts blieben Franks schulhygienische Rufe und Lorinsers Schulkritik jedoch weitgehend ungehört;[14] ab dann sind vor allem in bauhygienischer Hinsicht zögerliche Neuerungen zu verzeichnen.[15] Im ausgehenden 19. und frühen 20. Jahrhundert gelangten Franks und Lorinsers Frühklassiker der Schulhygiene schliesslich zu neuer Bedeutung. In den immer zahlreicheren Abhandlungen zur Geschichte der Schulhygiene[16] wurden sie herangezogen, um den zunächst vergeblichen, im letzten Drittel des 19. Jahrhunderts aber allmählich erfolgreicheren Kampf von Ärzten und Wissenschaftlern um eine vermehrte Einflussnahme auf die Schule zu dokumentieren. Solche Abhandlungen können zu einem guten Teil als endlos perpetuierte Erfolgs- beziehungsweise Leidensgeschichte wissenschaftlicher und ärztlicher Einflussnahme gelesen werden.[17] Die über hundert Jahre verbürgte Geschichtsträchtigkeit schulhygienischer Anliegen bot Schulhygienikern der Jahrhundertwende wie Georg Leubuscher ein gewichtiges Argument, die Forderung nach Schulärzten endlich in die Tat umgesetzt zu sehen: «Man kann bei der Lektüre des Frankschen Buches ein bitteres und niederdrückendes Gefühl kaum vermeiden, wenn man sich überlegt, wie wenig wir im Laufe der vielen Jahre auf dem Gebiete der Schulgesundheitspflege eigentlich erreicht haben.» Und: «Aus diesen kurzen Angaben [über die schulhygienische Literatur], die nur zum Teil die erschienenen Arbeiten berücksichtigen, kann man ersehen, dass langsam und stetig der Wunsch nach einer Mitwirkung der Ärzte an den Aufgaben der Schule hervortritt. Damit beginnt die letzte Phase der Schulgesundheitspflege, in deren Entwicklung wir uns heute [1914] noch befinden, der Anstellung von Schulärzten und dem Ausbau der schulärztlichen Tätigkeit.»[18]

Wie lässt sich nun diese Verzögerung der Amtseinsetzung von Schulärzten erklären, und welche Momente können auf der anderen Seite verantwortlich gemacht werden für die allmähliche Akzeptanz von Ärzten in der Schule?

Der erwähnte Umstand, dass in der zweiten Hälfte des 19. Jahrhunderts in vielen europäischen Staaten die Schulpflicht eingeführt worden war, genügt nicht als Erklärung für die allmähliche Umsetzung schulhygienischer Forderungen. Hinter einer solchen juristischen Argumentationsweise, welche sich gewissermassen auf ein Haftpflichtprinzip berief, verbirgt sich eine weitere: diejenige wissenschaftlich hervorgebrachter Tatsachen. Denn der Nachweis für die schädigende Wirkung der Schule auf die Kinder bedurfte wissenschaftlich hergestellter Fakten.

Auf breiter Basis setzten schulhygienische Diskussionen im deutschsprachigen Raum in einer Zeit ein, in der die Interdependenz zwischen Gesundheit und Umwelt neu wahrgenommen wurde,[19] der Gedanke einer *«öffentlichen Gesundheit»* mehr und mehr Konturen annahm und sich neue Wissenschaftszweige, insbesondere die *Hygiene,* etablieren konnten. Dieser tiefgreifende Wandel zeitigte Konsequenzen für die verschiedensten Lebensbereiche. Er lässt sich gemäss Lutz Raphael als Teil einer «Erklärungskonstellation» verstehen, in der «grund-

legende Institutionen unserer Gegenwart und die dazugehörigen kulturellen Praktiken»[20] entstanden sind.
Im folgenden soll die Schularztfrage – als ein Aspekt der öffentlichen Gesundheitsprophylaxe und als sozialstaatliches Handlungsdispositiv – in den Kontext eines modifizierten Wissenschafts- und Gesundheitsverständnisses gestellt werden. Dies geschieht in der Annahme, dass die Wissenschaft zwischen 1860 und 1880 massgebende Impulse für die Begründung und Umsetzung hygienischer Programme auf politischer und verwaltungstechnischer Ebene lieferte. Nach dieser Phase verwischten sich gemäss der Wissenschaftsforschung die Grenzen zwischen Staat (Politik/Verwaltung), Universität (Bildung/Forschung) und Industrie (Ökonomie) zunehmend. Denn seit den 1880er Jahren fand staatliche Forschung überwiegend als «Ressortforschung» statt. Sie stellte vor allem eine Entscheidungshilfe für die verschiedenen Ministerien dar und wurde so zu einem Mittel für die Erfüllung der durch Politik, Gesetzgebung und Verwaltung vorgesehenen staatlichen Aufgaben durch Experten.[21] In der Mitte des 19. Jahrhunderts hingegen waren die Wissenschaftler gerade in entgegengesetzter Richtung aktiv geworden, indem sie sich bemüht hatten, ihre Forschungsergebnisse handlungsweisend umzusetzen. Diese Zeit vor den 1880er Jahren ist in wissenschaftsgeschichtlicher Hinsicht sehr interessant. Nicht unbedingt ökonomische Interessen, so möchte man aufgrund der Quellen und der Fachliteratur meinen, leiteten zunächst die Forschung beziehungsweise die Wissenschaft – die Wissenschaftler verfolgten mit ihren Untersuchungen vor allem im medizinischen Bereich vielmehr aktiv sozialpolitische Ziele und Anliegen, wie noch aufzuzeigen ist. Auf einer weit subtileren Ebene handelte es sich aber vor allem um Bemühungen verschiedener wissenschaftlicher Disziplinen, Fuss zu fassen und sich zu institutionalisieren, sowie um den Kampf der Ärzte um eine verstärkte Einflussnahme in der Verwaltung.
Wenn in den folgenden Unterkapiteln vor allem der deutschsprachige Raum mit dem Schwerpunkt Preussen untersucht wird, so liegt der Grund darin, dass die in der Deutschschweiz stattfindende Diskussion nicht von der deutschen zu trennen ist. Sowohl auf einer allgemeinen Ebene der Hygienedebatten als auch in der sehr spezifischen Frage um die Einführung von Schulärzten ist bei (Deutsch-)Schweizer Zeitgenossen die ausgeprägte Rezeption deutscher Literatur und Forschung unverkennbar. Umgekehrt aber erhielten schweizerische Wissenschaftler, Verwaltungsbeamte und Ärzte in deutschen Fachzeitschriften immer wieder die Möglichkeit, ihre (schul)hygienischen Konzepte und deren Umsetzung auf kommunaler Ebene in publizierter Form darzulegen.
Vor dem Hintergrund, dass die Schule im 19. Jahrhundert zunehmend zu einer Domäne der Wissenschaft wurde, erlangt die Hygiene als Wissenschaft, die für sich in Anspruch nimmt, im Bereich der Gesundheit übergreifende handlungsweisende Konzepte entwickelt zu haben, eine besondere Bedeutung.

1.2 Hygiene: die Lehre von der Erhaltung der Gesundheit

Im 19. Jahrhundert wurden die entscheidenden Weichen für unser heutiges Gesundheitssystem gestellt, ein System, das immer noch, man denke hier zum Beispiel an den staatlichen Umgang mit dem HI-Virus, einen stark präventiven, auf Aufklärung der Bevölkerung basierenden Charakter hat. Dieses System kann auf die wissenschaftlich eruierten Erkenntnisse zur Verhütung von Krankheiten respektive zur Erhaltung von Gesundheit nicht verzichten. Die Wissenschaft, welche sich umfassend mit Fragen der Gesundheitserhaltung beziehungsweise Krankheitsverhütung befasst, ist die Hygiene. Als Teilbereich der Medizin wird sie heute als angewandte Physiologie begriffen, die auf die Ergebnisse medizinischer und naturwissenschaftlicher Forschung baut.
Der etymologische Ursprung des Wortes Hygiene ist in der Antike zu suchen. «Hygieia» ist der Name der griechischen Göttin der Gesundheit, die seit dem 5. Jahrhundert vor Christus in Athen verehrt wurde. Verschiedene Konzepte einer gesunden Lebensführung, welche in der Literatur zuweilen als frühe hygienische Massnahmen und Lebensanweisungen figurieren, verweisen ebenso auf die Antike. Von einer modernen Form der Hygiene, wie sie in dieser Arbeit verstanden werden soll, lässt sich jedoch erst von dem Moment an sprechen, als sich die *experimentelle Hygiene*[22] als wissenschaftliche Disziplin zu etablieren begann und sich das System «öffentliches Gesundheitswesen»[23] auf kommunaler Ebene durchsetzte. Seit den späten 1860er Jahren umfasst denn der Begriff einer wissenschaftlich betriebenen Hygiene im wesentlichen auch das, was wir noch heute in einem aktuellen Lehrbuch der Hygiene lesen können: «Hygiene ist die Lehre von der Verhütung der Krankheiten und der Erhaltung und Festigung der Gesundheit. Sie befasst sich mit den belebten und unbelebten Faktoren, die auf die Gesundheit in fördernder oder schädigender Weise einwirken. Sie untersucht diese Faktoren vor Ort und im Laboratorium, klärt ihre Wirkungsweise auf und bewertet sie aus ärztlicher Sicht. Sie entwickelt Grundsätze für den Gesundheitsschutz und erarbeitet vorbeugende Massnahmen für die Allgemeinheit und den Einzelnen. Hierzu bedient sie sich einer Vielzahl wissenschaftlicher Methoden aus den Gebieten der Medizin, der Naturwissenschaften und der Technik.»[24]
Der Entstehungszusammenhang der wissenschaftlichen Hygiene, der sie erst zu diesem gemäss Definition ebenso umfassenden wie komplexen Gebilde machte, ist von besonderem Interesse für die weitere Betrachtung der Schularztfrage. Mit den Entwicklungen in der Medizin, insbesondere mit der Hygiene haben sich bereits Generationen von Wissenschaftlern und Wissenschaftlerinnen beschäftigt.[25] Doch ist der Begriff der Hygiene in diesen Betrachtungen meist nicht deutlich umrissen. Handelt es sich bei der Hygiene um ein akademisches, wissenschaftliches Randgebiet der Medizin oder um eine eigenständige Disziplin?[26] Handelt es sich um eine popularisierte Form wissenschaftlicher Erkenntnisse

im Sinn einer Handlungsanleitung für eine gesunde, moralische Lebensführung mit all ihren «sozialdisziplinierenden»[27] Konsequenzen für den Alltag, den Körper[28] sowie für eine «medikalisierte»[29] Gesellschaft? Oder verbergen sich hinter der «Hygiene» im Zusammenhang mit einer aufkommenden kommunalen Sozialpolitik städtebauliche Massnahmen wie das Erstellen von Wasserleitungen, Kanalisationen, Zentralfriedhöfen, «gesunden» Wohnungen?[30]

Gerade weil sich die Hygiene – wie aus der oben zitierten Definition ersichtlich – als *angewandte Wissenschaft* versteht, deckt sie gleichermassen sämtliche angeführten Aspekte ab. Doch bleibt es ein relativ schwieriges Unterfangen, die einzelnen Schritte der wissenschaftlichen Erkenntnisbildung – bei der Hygiene eine überaus interdisziplinäre Angelegenheit –, der Anwendung dieser Erkenntnisse[31] und ihrer (Aus-)Wirkung auf die Betroffenen auseinanderzudividieren. Dieser Komplexität der Hygiene war man sich bereits im 19. Jahrhunderts bewusst. Die Überlegungen, die sich der Leipziger Professor für Medizin, Carl Reclam, 1869 zum damals als Synonym für «Hygiene» verwendeten Ausdruck «Gesundheitslehre» machte, soll der obigen aktuellen Definition von Hygiene gegenübergestellt werden: «Die Gesundheitslehre ist für ihre Arbeiten abhängig von der Vorarbeit anderer Wissenschaften. Sie wird sich befreien müssen von dieser Abhängigkeit, soweit dieselbe ihr hemmend ist, indem sie die zur Durchführung ihrer Aufgaben nöthige Lösung gewisser Fragen selbstständig in die Hand nimmt. Zur Bearbeitung derselben haben die anderen Wissenschaften kein Bedürfnis, folglich hat für dieselben die Lösung jener Fragen zur Zeit geringen Werth. [...] Die öffentliche Gesundheitspflege weiss aber, dass alles theoretische Wissen erst dann aus dem Schlummer erwacht, wenn es sich dem allgemeinen Wohle dienstbar zu machen vermag [...]. Für diese Ausführungen [hygienischer Massnahmen] müssen sich Alle verbünden, welche an dem Baue der Gesundheitspflege als selbstständige Wissenschaft Interesse haben und welche auf einem Gebiete derselben Fachkenntnisse besitzen. Die Physiologen, Physiker und Chemiker liefern die Vorarbeiten: die Ärzte, Verwaltungsbeamten, Ingenieure, Bautechniker, Offiziere, Schiffscapitaine, Lehrer, Fabrikanten haben dieselben zu verwerthen und durch ihre Einzel-Erfahrungen auszubauen. Ein geistiger Mittelpunkt fasst die Einzelnheiten zusammen; eine oberste Gesundheitsbehörde sorge für ihre stetige Verwerthung.»[32]

Reclams zeitgenössische analytische Unterscheidung verschiedener Diffusions- und Modifikationsetappen wissenschaftlich begründeter Forderungen soll in den folgenden Ausführungen als Interpretationsraster dienen, innerhalb dessen sowohl die Entwicklungen der Hygiene als auch die Schularztfrage thematisiert wird. Dass die Grenzen zwischen den einzelnen Schritten und zwischen den Interessengruppen jedoch weit fliessender waren, als hier von Reclam dargestellt, sei an dieser Stelle bereits vorweggenommen.

Ein kurzer medizinhistorischer Überblick soll nun zunächst die Rahmenbedingungen der hygienischen Erkenntnisbildung, das heisst den Aufschwung der Hygiene zur Wissenschaft, nachzeichnen.

1.3 Die Ausbildung der Hygiene zur Wissenschaft

Im Zug der Aufklärung ist ein zunehmender Einfluss der Naturwissenschaften auf die Medizin zu verzeichnen, der diese vor allem im 19. Jahrhundert nachhaltig prägte und umgestaltete. Deutschland begann aber beispielsweise im Gegensatz zu Frankreich erst in den 1840er Jahren vermehrt naturwissenschaftliche Disziplinen wie Chemie und Physik in die *medizinische Grundlagenforschung* einzubeziehen. Dies führte in Deutschland mit einer Zeitverzögerung gegenüber anderen europäischen Staaten zu einer tendenziellen Verdrängung der spekulativen Naturbetrachtungen durch die induktiven Methoden der experimentellen Naturwissenschaften.[33]

Seit den 1850er Jahren ist eine Tendenz zur stärkeren Ausdifferenzierung einzelner Disziplinen im Sinn einer zunehmenden Spezialisierung feststellbar. Die Spezialisierung innerhalb der Medizin konnte sich hierbei auf Erkrankungen bestimmter Organe wie beispielsweise der Augen beziehen. Ihr Ausdruck ist die Etablierung der Ophthalmologie an den Universitäten. Eine andere Spezialisierung betraf die Kundschaft: Mit dem Aufkommen der Pädiatrie oder Gynäkologie stellten deren Alter oder Geschlecht die Unterteilungskategorien dar.[34]

Vor diesem Hintergrund mutet die Etablierung der Hygiene als Wissenschaft geradezu anachronistisch an, liegt doch der massgebliche Kern der Hygiene im allgemeinen Einbezug des Menschen und seiner Umwelt sowie in ihrer ausgesprochen interdisziplinären Arbeitsweise. Die auf verschiedenen Ebenen aufzeigbare Polyvalenz der Hygiene wirkte lange Zeit hemmend auf deren Institutionalisierung: Anlässlich der Diskussionen um die Gründung eines deutschen Reichshygieneinstituts in den 1880er Jahren galt es zu überlegen, ob dafür je eine chemische, physikalische, mikrobiologische, veterinärhygienische und statistische Abteilung mit entsprechend kostspieligen Laboratorien eingerichtet werden müsste. Das geplante Reichshygieneinstitut fiel schliesslich den hohen Kosten, die ein solches Projekt erfordert hätte, zum Opfer.[35] Zeitgenossen wie Rudolf Virchow bemängelten zudem an der Hygiene, dass sie keine eigenständige Methode besitze und somit ihre Erkenntnisse aus anderen Wissenschaftszweigen ziehe.[36]

Was aber verhalf der Hygiene trotz Kritik in den Stand einer wissenschaftlichen Disziplin?

Die Hygiene etablierte sich zu einer Zeit, in der die Medizin in verschiedensten Gebieten, insbesondere in der Erforschung von Krankheitsursachen, zwar enorme

Erkenntnissprünge vollzog, jedoch bezüglich kausal-therapeutischer Behandlungsformen, die auf diesen Erkenntnissen basierten, noch weitgehend im dunkeln tappte. Damit tat sich eine enorme Kluft auf zwischen dem zunehmend experimentell gesicherten Wissen und den tradierten ärztlichen Behandlungs- und Therapieformen, welche weiterhin stark von Vorstellungen der holistischen Humoralpathologie geprägt waren: Bis ins 19. Jahrhundert hinein war der auf die Antike zurückzuführende Entwurf der Humoralpathologie das wichtigste Fundament der europäischen Medizin. Gemäss den Vorstellungen der Humoralpathologie war ein Ungleichgewicht der vier Körpersäfte Blut, Schleim, schwarze und gelbe Galle für sämtliche Krankheitszustände verantwortlich. Aufgabe des Arztes war es, dieses Ungleichgewicht durch therapeutische Massnahmen wie das Ableiten schädlicher Körpersäfte, beispielsweise durch einen Aderlass, zu beheben und den «Säftehaushalt» wieder ins Lot zu bringen. Einen ebenso grossen Stellenwert hatte in der Humoralpathologie die Diätetik, welche die gesamte Lebensführung der Menschen mit einbezog und die Ausgewogenheit der menschlichen Tätigkeiten und Verhaltensweisen im Alltagsleben anstrebte.[37]

Konnten sich solche Vorstellungen im Alltag noch lange halten, begann die Schulmedizin sich von ihnen zu entfernen. Die «therapeutische Revolution»,[38] die sich im 19. Jahrhundert vollzog, fand in den 1880er Jahren ihren Abschluss. Dann nämlich konnte sich die chemische Heilmittelindustrie etablieren, und es entwickelte sich ein «produktives Verhältnis zwischen Ätiologie und Arzneimitteltherapien».[39] Bis es aber soweit war, herrschte, wie Jakob Tanner es ausdrückt, noch weitgehend eine «Asymmetrie zwischen theoretischen Einsichten und praktischen Anforderungen, zwischen naturwissenschaftlichen Erkenntnissen und medizinischer Praxis».[40] Aus dieser Asymmetrie wuchs zwangsläufig die Erkenntnis, dass es angesichts fehlender wirksamer therapeutischer Möglichkeiten einfacher war, Krankheiten vorzubeugen, als sie zu kurieren: «Wissenschaft und praktische Erfahrung führen mehr und mehr darauf hin, dass es leichter und wichtiger ist, Krankheiten zu verhüten, als vorhandene Krankheiten zu heilen. – Die Hygiene, die Sorge für private und mehr noch für öffentliche Gesundheitspflege, gewinnt dadurch in unseren Tagen [1869] eine Bedeutung, wie sie dieselbe nie in früheren Zeiten gehabt hat.»[41]

Das augenfälligste Indiz für die wachsende Bedeutung der Hygiene liefert ihre universitäre Verankerung. Die Einrichtung von Lehrstühlen für Hygiene scheint anfänglich wenig systematisch vonstatten gegangen zu sein. Max von Pettenkofer, der Begründer der *experimentellen Hygiene,* verdienter Chemiker und Physiologe, besetzte 1865 den ersten Lehrstuhl für Hygiene im deutschsprachigen Raum in München.[42] Ein eigentlicher Boom zur Schaffung neuer Lehrstühle setzte aber erst einige Jahre später, in den 1880er Jahren, ein.[43]

Der Medizinhistoriker Hans-Heinz Eulner führt den Boom der 1880er Jahre auf die Entwicklungen innerhalb der Bakteriologie zurück. Erst die Bakteriologie, die

ebenfalls zu Beginn der 1880er Jahre zum Durchbruch kam, habe die Hygiene in den «akademischen Sattel» gehievt und sie «zugleich für eine Zeit förmlich verschlungen».[44] Eulner hatte nämlich festgestellt, dass die 22 neuen Lehrstühle der 1870er, 1880er und 1890er Jahre im deutschsprachigen Raum auffallend häufig (insgesamt zehn Mal) von Schülern Robert Kochs beziehungsweise vom Bakteriologen[45] selber besetzt worden seien. Dagegen hätten es nur acht von Pettenkofers ehemaligen Studenten geschafft, auf die neuen Hygienelehrstühle berufen zu werden.[46] Diese Aussage relativierend, muss jedoch in Betracht gezogen werden, dass der Wirkungsradius von Pettenkofers Schülern nicht auf den deutschsprachigen Raum beschränkt blieb: Der spätere Zürcher Stadtrat Friedrich Erismann, ebenfalls ein Pettenkofer-Schüler, hatte zum Beispiel seit 1881 den Lehrstuhl für Hygiene in Moskau inne.[47] Eulners Überlegungen weisen dennoch auf zwei markante Sachverhalte hin. Der erste betrifft den Umstand, dass die neuen Hygienelehrstühle hauptsächlich an zwei verschiedene Denkschulen gingen, diejenige der experimentellen Hygiene Max von Pettenkofers und diejenige der Bakteriologie Robert Kochs. Daran anknüpfend muss zweitens festgehalten werden, dass die Bakteriologie – nicht zuletzt durch die starke Präsenz von Koch-Schülern an deutschsprachigen Universitäten – zum integralen Bestandteil der wissenschaftlichen Hygiene wurde.[48] Nichts beschreibt diese Tendenz anschaulicher als der Bericht über einen Besuch im Berliner Hygieneinstitut in der beliebten Familienzeitschrift «Die Gartenlaube» aus dem Jahr 1891: «‹Hygienisches Institut› – so steht über dem Eingange des grauen, verwitterten, aus dem vorvergangenen Jahrhundert stammenden zweistöckigen Gebäudes in der Klosterstrasse [geschrieben], [...] im ersten Stockwerk befinden sich die Hörsäle und die Arbeitsräume der chemischen Abtheilung, das ganze zweite Stockwerk aber ist den bakteriologisch-mikroskopischen Untersuchungen eingeräumt. Hier ist denn auch das eigentliche wissenschaftliche Heim Professor Kochs, aus seinem Arbeits- und Sprechzimmer und aus seinem Laboratorium bestehend [...]. Unsere Anfangsvignette zeigt uns auf dem Regal rechts oben Gläser mit weissen Mäusen, auf dem Tische einen Kasten für ein Kaninchen, daneben Glasröhren mit Watteverschluss, Lymphe enthaltend. Noch zahlloser aber finden wir die vielgestaltigen Geräthe der Wissenschaft im benachbarten Laboratorium und den sich an dieses anschliessenden schmalen Sälen, in welchen die Schüler Kochs, zumeist freilich Schüler in vorgerückterem Alter, ihre Untersuchungen anstellen, um ihrem Meister über dieselben Bericht zu erstatten.»[49]
Die Vereinnahmung der Hygiene durch die Bakteriologie lässt sich, wenn auch weniger ausgeprägt, in Zürich feststellen. Hier wurde Bakteriologie seit dem Sommersemester 1885 im Fachbereich Pathologie gelesen.[50] Mit der Einrichtung des Hygieneinstituts 1887 wurde die Bakteriologie dann der Hygiene unterstellt. Damit hielt die Bakteriologie in Zürich verstärkt Einzug ins universitäre Leben. Leiter des neuen Instituts war Oscar Wyss, seit 1878 ordentlicher Professor der

propädeutischen Klinik und praktischen Hygiene in Zürich.[51] Nach seinem Medizinstudium in Zürich war Wyss einige Jahre als Leiter des pathologischen Laboratoriums und Assistent für Chemie und Physik in Wroclaw (damals Breslau) tätig gewesen. 1869 kehrte er nach Zürich zurück, um hier seine Stelle als ausserordentlicher Professor – er hielt Vorlesungen zur inneren Medizin – und Direktor der Poliklinik anzutreten.[52]
Der *experimentell-wissenschaftliche* Teil der Hygiene war bis 1887 noch der Physiologie angegliedert gewesen. Die Eröffnung des Hygieneinstituts vereinigte dann die beiden Teilgebiete der Hygiene unter demselben Dach. Nachdem ein Pettenkofer-Schüler in München für die neu geschaffene Assistentenstelle in Zürich abgesagt hatte, konnte Otto Roth,[53] der sich zu jener Zeit in Berlin bei Robert Koch in Bakteriologie weiterbildete, als Assistent des Hygieneinstituts gewonnen werden. Als Otto Roth schliesslich 1894 zum ersten Ordinarius für Hygiene an die Eidgenössische Technische Hochschule Zürich berufen wurde, übernahm William Silberschmidt die bakteriologischen Aufgaben seines Vorgängers Roth am universitären Hygieneinstitut. Das Institut entwickelte sich im Lauf der Zeit immer stärker zu einem Dienstleistungsbetrieb mit offiziellem Charakter. Es führte sowohl Routineuntersuchungen für Kliniken und Spitäler als auch Untersuchungen für praktische Ärzte durch. Ausserdem war ihm bis 1911 das Pestlaboratorium angegliedert.[54]

1.4 Hygiene: ein interdisziplinäres Unterfangen

Dass die Hygiene ihre Erkenntnisse mit Hilfe der Naturwissenschaften gewann, ist bereits verschiedentlich zur Sprache gekommen. Von besonderer Wichtigkeit waren dabei die Chemie und die Physik. In einer zunehmend «entzauberten» Welt liessen sich immer mehr Lebensvorgänge als chemische Reaktionen oder physikalische Vorgänge beschreiben. Und das machte sich auch die eigentliche Leitwissenschaft des 19. Jahrhunderts, die Physiologie, zunutze. Die *Physiologie* befasst sich mit den Grundlagen und Gesetzmässigkeiten der Lebensvorgänge. Sie vermochte sich nach und nach, das heisst seit den 1850er Jahren, vor allem aber im zweiten Drittel des 19. Jahrhunderts, von einer politisch motivierten «Oppositionswissenschaft»[55] (im Vormärz) zur «Königin der Wissenschaft»[56] aufzuschwingen. Ihre Wirkung auf die Hygiene ist nur schwierig abzuschätzen. Der Historiker Philipp Sarasin unterscheidet in seiner Publikation «Reizbare Maschinen» den physiologischen Diskurs stark vom hygienischen. Er spricht in diesem Zusammenhang von der «Logik der zwei Wege». Die Logik des physiologischen Weges ging vom Primat des «milieu intérieur» aus: die Physiologen konnten das Regulationsgleichgewicht innerer organischer Reize und Funktionen in einem «milieu intérieur» verorten, ohne auf ein «milieu extérieur» verweisen zu müssen. Die Logik des hygienischen Weges hingegen fokussierte auf das «milieu extérieur»: die Hygieniker, so Sarasin, hätten nach wie vor eine humoralpathologische Grundstruktur beibehalten, welche die Umwelt in die Erklärungsmuster von Krankheit und Gesundheit mit einbezog. Diese Logik der zwei Wege sei allerdings nie ganz trennscharf gewesen.[57]

Dass sich die Hygieniker gegenüber der Physiologie zumindest allmählich zu öffnen begannen, soll ein Zitat von Carl Reclam aus dem Jahr 1869 illustrieren. Die Physiologie befasste sich im Gegensatz zur Pathologie nicht mit Abweichungen von einem Normalzustand, sondern mit ebendiesem «Normalzustand». Deshalb waren die Erkenntnisse der Physiologie gemäss Reclam grundlegend für die Hygiene: «Nur mit Hülfe der von der jetzigen Physiologie gegebenen Unterlage vermag sie [die Hygiene] die normale Höhe der ‹Leistungsfähigkeit› zu ermessen und die Bedingungen festzustellen, welche gegeben sein müssen, damit unter im Übrigen normalen Verhältnissen die normale Leistung ausgeführt werden könne. – Die Summe derjenigen Bedingungen, welche zur Gewinnung, Erhaltung und Erhöhung des normalen Zustandes (also der Gesundheit und normalen Leistungsfähigkeit) des Menschen erforderlich sind, macht unser ‹Naturbedürfnis› aus.»[58]

Mit diesen Worten wies Carl Reclam darauf hin, dass die Hygiene als Lehre von der Erhaltung der Gesundheit auch vom Wissen darum ausgehen müsste, was ein «normaler» Lebensvorgang sei. Die Physiologie ist in diesem Sinn als Deskriptionsmodus des «normalen Körpers» und seiner «normalen» Funktionen zu verstehen. Sie war normsetzend, indem sie nach Regelmässigkeiten, normalen Funktionszusammenhängen, durchschnittlichem Leistungsvermögen usw. suchte,[59] um davon ausgehend Unregelmässigkeiten, Abweichungen, Krankheiten feststellen zu können. Die Physiologen zogen ihre Erkenntnisse aus dem wissenschaftlichen Experiment.[60] Sie experimentierten, wie später die Bakteriologen im Laboratorium, vornehmlich mittels Vivisektion. Die Hygieniker hingegen stützten ihre Erkenntnisse zunächst noch stark auf quantitative Erhebungen.[61]

Deutschland holte zu dieser Zeit – insbesondere auf dem Gebiet der Physiologie – seine Forschungsrückstände gegenüber anderen europäischen Ländern auf; es bildeten sich eigentliche Schulen aus. Eine der bedeutendsten Forschergruppen für Physiologie war seit den 1850er Jahren die Münchner Schule unter der Leitung von Justus Liebig. Ihr gehörte Max von Pettenkofer, der später den ersten Lehrstuhl für Hygiene besetzte, an.

Der enorme Entwicklungsschub der Physiologie war zu einem Grossteil dem deutschen Hochschulsystem zu verdanken, das – wie das schweizerische – Forschung und Lehre in ein und derselben Institution zusammenfasste und über genügend Ressourcen verfügte, um eine rasche Verbreitung neuer Erkenntnisse zu ermöglichen.[62] Es wird weiter unten noch gezeigt werden, wie stark physiologische Überlegungen in die schulhygienischen Diskussionen einflossen, etwa wenn es um die «Überbürdungsfrage» der Schulkinder ging.[63]

Wenn nun die Hygiene als *angewandte Wissenschaft* begriffen wird, rücken neben den wissenschaftlichen Rahmenbedingungen weitere Aspekte ins Blickfeld. Von besonderem Interesse sind hierbei die Interdependenzen zwischen wissenschaftlicher Erkenntnisbildung und staatlichem Handeln. Das Durchsetzen von Massnahmen zur Erhaltung der Gesundheit, zum Beispiel Quarantänemassnahmen bei Seuchen und Epidemien von staatlicher Seite, war lange Zeit Aufgabe der allgemeinen polizeilichen Organe gewesen. Im 19. Jahrhundert vollzog sich in dieser Frage ein markanter Wandel. Gesundheitsspezifische Aufgaben wurden den neu geschaffenen kommunalen Gesundheitsämtern übertragen. Diesem Prozess soll anhand der wissenschaftlich begründeten Krankheitsverhütungs- und -bekämpfungskonzepte und den staatlichen Interventionsformen bei ansteckenden Krankheiten nachgegangen werden.

1.5 Die öffentliche Gesundheit: Interdependenzen zwischen Staat und Wissenschaft

Der zunehmende Einfluss der Naturwissenschaften auf die Medizin veränderte die wissenschaftlichen Erklärungsmuster in bezug auf die Ursachen von Krankheiten und mit ihnen das staatliche Handeln im Umgang mit ansteckenden Krankheiten. Die im 19. Jahrhundert mehrmals grassierenden Choleraepidemien, die eine hohe Zahl an Opfern forderten, setzten Wissenschaftler und politische Entscheidungsträger unter akuten Handlungszwang. Die Cholera gelangte bis in die 1830er Jahre von Indien her, wo 1817 eine starke Epidemie grassierte, nach Europa. Hier verbreitete sie sich in wiederholten Schüben. Nach der Pest, die letztmals im beginnenden 18. Jahrhundert massiert aufgetreten war, hatte keine Krankheit mehr die Bevölkerung und Behörden in vergleichbarer Weise beunruhigt – obwohl die Sterblichkeitsrate geringer als beispielsweise bei Scharlach oder Typhus war.[64] Die grosse Verunsicherung, die sie in der Bevölkerung hervorrief, ist ein Thema in Verena Conzetts Autobiographie. Die Autorin, welche in Zürich aufwuchs, erinnert sich an das Jahr 1869, als die Cholera die Stadt erreichte: «Neugierig eilte ich die Anhöhe hinauf und sah, wie alle die Buben und Mädchen kleine, weisse Beutelchen unter den Kleidern hervorholten [...]. Ich konnte nicht verstehen, dass diese plumpen Anhänger mit solcher Wichtigkeit behandelt und von so vielen Kindern getragen wurden. Das sagte ich ihnen auch; da war das Erstaunen gross. ‹Ja – aber – das sind doch Amulette, und wir tragen sie wegen der Cholera!› [...] Aus dem Durcheinander der Stimmen hörte ich dass die Cholera ein furchtbar böses Weib sei – eine gruselige, schwarze Frau, welche die Menschen tötet, sie erwürgt, und nur wer ein solches Amulett trägt, dem kann das Choleraweib nichts antun.»[65]

Eine solche Flucht in abergläubische Praktiken ist sicherlich weniger auf ein spezifisch kindliches Verhaltensmuster zurückzuführen als vielmehr darauf, dass die Ärzte der Cholera therapeutisch wenig Wirksames entgegenzusetzen hatten. Die Krankheit erwies sich als weitgehend resistent gegenüber allen Heilmethoden, mit der man sie zu bekämpfen trachtete. Über die Erklärungsansätze ihrer Ursachen herrschte Uneinigkeit.[66] Während fast des gesamten 19. Jahrhunderts prallte die Meinung der Kontagionisten[67] auf diejenige der Verfechter einer modifizierten Miasmatheorie, obwohl diese beiden Positionen gar nicht immer sauber zu trennen waren.[68] Die Kontagionisten vertraten vereinfacht gesagt die Auffassung einer direkten Übertragung von Krankheiten via Krankheitskeimen, während Miasmatiker die Witterungseinflüsse und faulige Dünste, das heisst im weitesten Sinn Umwelteinflüsse, als Ursache von Krankheiten vermuteten. Ein Ende dieser Meinungsverschiedenheiten zeichnete sich erst in den 1880er und 1890er Jahren ab, als sich mit der Bakteriologie das Paradigma durchsetzte, dass spezifische Krankheitserreger für den Ausbruch bestimmter Krankheiten verantwortlich seien. Die kommunalen Reaktionen auf die Cholera bestanden zunächst immer noch in traditionellen, mit dem kontagionistischen Ansatz durchaus zu vereinbarenden Absonderungs- und Quarantänemassnahmen («Cordon sanitaire»). Solche Vorkehrungen gründeten auf den Erfahrungen, die man noch im 18. Jahrhundert mit der Pest gemacht hatte. Sie waren in den Anfangszeiten der Choleraepidemien des 19. Jahrhunderts, wie Richard Evans betont, «eine Art herkömmlicher Verwaltungsreaktion».[69]

Einzig in England und Frankreich hatten die Kommunalbehörden bereits in den 1830er Jahren mit der Assanierung ihrer Industriestädte begonnen. Hier begründeten sich *Sozialreform* und *Antikontagionismus* gewissermassen gegenseitig. Die Antikontagionisten suchten die Ursachen für Infektionskrankheiten nicht in der belebten Natur, in ansteckenden Keimen, sondern in den miserablen Lebensbedingungen wie der übergrossen Wohndichte, in Schmutz oder schlechter Ernährung eines Grossteils der Bevölkerung. Quarantänemassnahmen erschienen aus dieser Perspektive bis zu einem gewissen Grad wirkungslos; was hier Not tat, waren eine umfassende Gesellschaftsreform und spezifische Massnahmen, um die elenden, unhygienischen Verhältnisse, in denen die zunehmend industrialisierte Bevölkerung zu leben gezwungen war, zu verbessern. In England wurden zu diesem Zweck ganze Stadtteile abgebrochen und nach neuen hygienischen Standards, beispielsweise neuen Systemen der Wasserver- und -entsorgung, wieder aufgebaut.[70] Das englische «Sanitary Movement» wurde von umwelthygienisch argumentierenden Wissenschaftlern sowie Architekten, Ingenieuren, Kommunalpolitikern und später auch Ärzten getragen; die Idee der *«public health»* hatte Fuss gefasst.[71] In Frankreich entwickelte sich parallel dazu die *«hygiène publique»*.[72]

In Deutschland hingegen war bis zur Jahrhundertmitte auf dem Gebiet des Städtebaus noch kaum etwas zur Verbesserung der hygienischen Verhältnisse unter-

nommen worden.[73] Die sozialreformerische Gesundheitsbewegung setzte dementsprechend etwas später ein. Sie war Teil der liberalen Bewegung des Vormärz, thematisierte den Zusammenhang zwischen Gesundheit und Politik neu und trug somit zu einer Politisierung der öffentlichen Gesundheit bei.[74]
Die *medizinische Reformbewegung,* aus der die Sozialmedizin hervorging, war zunächst eine standespolitische Interessengruppe. Mit der Zeit entwickelte sie sich zu einer politischen Oppositionsbewegung, die 1848/49 soziale und demokratische Forderungen erhob.[75] Drei Prinzipien standen gemäss dem Medizinhistoriker George Rosen im Zentrum der Sozialmedizin: Erstens sei die Gesundheit des Menschen eine Angelegenheit von direktem sozialem Belang. Deshalb habe die Gesellschaft die Pflicht, ihre Gesundheit zu sichern. Zweitens hätten soziale und wirtschaftliche Bedingungen eine zentrale Wirkung auf Gesundheit und Krankheit. Diese Beziehungen müssten zum Gegenstand wissenschaftlicher Forschung gemacht werden. Die logische Konsequenz aus den beiden Postulaten sei – und das entspricht dem dritten Prinzip –, dass alle möglichen Schritte unternommen werden müssten, um die *Gesundheit zu fördern und Krankheiten zu bekämpfen.* Die daraus abgeleiteten Massnahmen müssten sowohl medizinischer als auch sozialer Art sein. Zum konkreten Forderungskatalog gehörten deshalb etwa das Recht auf Bildung und Arbeit, die gesetzliche Regelung von Arbeitsbedingungen und in wissenschaftlicher Hinsicht der Ruf nach verlässlichen Statistiken, um Kausalzusammenhänge zwischen den sozialen Verhältnissen und medizinischen Problemen zu erforschen.[76]
Vertreter der Reformbewegung waren unter anderem Salomon Neumann und Rudolf Virchow. Neumann schrieb 1847, in der Hoffnung auf einen kommenden demokratischen Verfassungsstaat, eine von der Obrigkeit zensurierte Begründung für eine öffentliche Gesundheitspflege. Zentral war seine Idee des *Rechts auf Gesundheit.*[77] Neumanns Mitstreiter, Rudolf Virchow, wurde im Frühjahr 1848 in amtlicher Mission Zeuge der Typhusepidemie in Oberschlesien. Er war überzeugt, dass soziale Ursachen für die Verbreitung des Typhus verantwortlich gewesen seien: «Denn daran lässt sich jetzt nicht mehr zweifeln, dass eine solche epidemische Verbreitung des Typhus nur unter solchen Lebensverhältnissen, wie sie Armuth und Mangel an Cultur in Oberschlesien gesetzt hatten, möglich war. Man nehme diese Verhältnisse weg, und ich bin überzeugt, dass der Typhus nicht wiederkehren würde.»[78]
Zwar vertrat Virchow im Hinblick auf die oberschlesische Typhusepidemie an anderer Stelle durchaus auch eine Miasmatheorie[79] und bezog sowohl die Wohnungsverhältnisse als auch das Klima, die Nahrung etc. in seine Untersuchung mit ein.[80] Doch deutete er die Epidemie letztlich als Folgeerscheinung der sozialen und politischen Verhältnisse. Der darin enthaltene Kerngedanke einer sozialen Ätiologie sollte um die Jahrhundertwende in der *Sozialhygiene* noch zur weiteren Ausreifung gelangen.

Die politische Reaktion auf 1848 setzte den ärztlichen Bemühungen, im demokratischen Rechtsstaat ein *Recht auf Gesundheit* durchzusetzen, vorerst ein Ende.[81] Trotzdem lässt sich feststellen, dass sich viele der ehemals der demokratischen Opposition angehörenden Wissenschaftler nach der Revolution von 1848/49 allmählich ins wissenschaftliche und politische System einzufügen wussten. Dieses Eingebundensein von Wissenschaftlern in die Politik kann in gewisser Weise als Katalysator für die Realisierung wissenschaftlich begründeter Forderungen interpretiert werden. Rudolf Virchow zum Beispiel war von 1849 bis 1856 Professor in Würzburg, danach hatte er in Berlin den Lehrstuhl für pathologische Anatomie inne. Berlin war auch der Ort, wo er als Abgeordneter der Stadtverordnetenversammlung amtete und in zahlreichen kommunalen Kommissionen mitarbeitete. Virchow war Mitglied des preussischen Parlaments, später des Reichstags.[82] In wissenschaftlicher Hinsicht bemerkenswert war die Ausformulierung seiner Zellularpathologie.[83]

Die Schweizer Historikerin Beatrix Mesmer vertritt die These, dass in Deutschland staatliche Investitionen in die naturwissenschaftliche und in die medizinische Forschung nach der Revolution von 1848 letztlich dazu verhelfen sollten, einen politischen Konsens herbeizuführen. Es erschien nicht widersprüchlich, Wissenschaftler, welche noch ein paar Jahre zuvor zur Opposition gehört hatten, als «neue Verbündete» anzuwerben.[84] Diese These widerspiegelt mögliche Strategien einer staatlichen Gesundheitspolitik nach 1848, welche stark von einer staatlichen Nachfrage nach wissenschaftlich hervorgebrachtem Wissen ausging. Das Einspannen von Wissenschaftlern als Experten für staatstragende und staatsstabilisierende Massnahmen beziehungsweise Theorien kann als politisches Programm begriffen werden.

Das Verhältnis zwischen Politik und Wissenschaft konstituierte sich aber durchaus nicht nur entlang der Linie von der Politik zur Wissenschaft, sondern zeichnet sich durch Interdependenzen dieser beiden Momente aus. Aus dem entgegengesetzten Blickwinkel, seitens der Wissenschaft, zeigt Timothy Lenoir am Beispiel der physiologischen Schule auf, dass geschickte Karrierestrategien, welche die inneren institutionellen Mechanismen des deutschen akademischen Systems auszunutzen wussten, den «Angriff auf den Gipfel der Wissenschaft» zum Erfolg führten.[85] Deshalb waren die Wissenschaftler selber stark darum bemüht, mit ihren Forderungen das politische Geschehen zu beeinflussen; vor allem wenn es um solch brisante Themen wie «öffentliche Gesundheit» ging. In diesem Spannungsfeld zwischen Wissenschaft und Politik lässt sich die experimentelle Hygiene ansiedeln.

1.6 Experimentelle Hygiene

Neue Impulse für die Idee einer «öffentlichen Gesundheit» im deutschsprachigen Raum lieferte seit den 1850er Jahren Max von Pettenkofer, der eigentliche Begründer der *experimentellen Hygiene*[86] und, wie bereits erwähnt, Mitglied der Münchner physiologischen Schule. Die experimentelle Hygiene kombinierte die Disziplinen Physik, Chemie und Epidemiologie in der wissenschaftlichen Disziplin der «öffentlichen Gesundheit».[87] Im Bereich der Epidemiologie entwickelte Pettenkofer anlässlich der Choleraepidemie von München 1854 seine *Bodentheorie,* welche von einem ökologischen Verständnis von Krankheitsursachen ausging und zu einem wichtigen Pfeiler seiner Experimentalhygiene wurde.[88] Pettenkofers Choleratheorie basierte auf der Annahme, dass das Absinken des Grundwasserspiegels in der durchnässten Erde einen Gärungsprozess[89] verursache, welcher giftige Miasmen freisetze. Die durch den Gärungsprozess freigesetzte verunreinigte Luft übertrage Krankheiten. Pettenkofer akzeptierte zwar die Idee der Existenz eines ansteckenden Elementes, das die Übertragung der Cholera von einem Ort zum anderen bewirken könne. Dennoch negierte er die Möglichkeit einer direkten Ansteckung über das Trinkwasser beziehungsweise die Vorstellung, dass die Isolierung Kranker die Verbreitung der Krankheit eindämmen könne.[90] Ursache von Krankheiten war, seiner Theorie folgend, ein «dynamisches Zusammenwirken von Boden, Grundwasser und Krankheitskeimen».[91] Möglichkeiten der Prophylaxe sah Pettenkofer in sanitären Massnahmen (auch Wohnungsreformen), Sauberkeit, frischer Luft und richtiger Ernährung.[92]
Ihre Legitimationsgrundlage fand die experimentelle Hygiene vorwiegend in der Nationalökonomie. So verstand Pettenkofer die Hygiene als eigentliche Gesundheitswirtschaftslehre: «Ich fasse die Hygiene als Wirtschaftslehre von der Gesundheit auf, ganz ähnlich wie die Nationalökonomie die Güterwirtschaft betrachtet. Wie in der Nationalökonomie nicht bloss die Furcht vor der Einbusse, sondern vielmehr das Streben nach höherem Gewinne die treibende Kraft ist, so muss es auch in der Hygiene als Gesundheitslehre werden. Die Hygiene hat die Werthigkeit aller Einflüsse der natürlichen und künstlichen Umgebung des Organismus zu untersuchen und festzustellen, um durch diese Erkenntniss dessen Wohl zu fördern.»[93] Pettenkofers Hygienevorstellungen basierten demzufolge auf der Idee, dass Gesundheit ein Gut sei, in welches letztlich der Staat investieren sollte, um eine Gewinnmaximierung zu erzielen – eine Argumentationslinie, die Ärzte und Hygieniker vor allem dann herbeizogen, wenn es ganz konkret um die finanzielle Sicherung und die kommunale Umsetzung hygienischer Massnahmen ging.
Die experimentelle Hygiene verlagerte Gesundheitsfragen von der sozialen (Sozialmedizin) auf eine weit umfassendere technische Ebene, die auf verschiedene Wissenschaftszweige rekurrierte. Sie wurde zum Programm einer einflussreichen

Bewegung für die öffentliche Gesundheitspflege, bei der Ärzte und Techniker eng zusammenarbeiten mussten[94] und bei welcher die Interdependenz zwischen Mensch und Umwelt wieder vermehrt ins Zentrum der Überlegungen rückte.
Die Hygieniker versuchten ihre Anliegen sowohl durch verschiedene Organisationsformen und Publikationsorgane als auch durch die Einsitznahme in politische Gremien und Kommunalverwaltungen durchzusetzen. Ihre konkrete Umsetzung fanden solche Anliegen zunächst in bauhygienischer Hinsicht. Bereits in den 1850er, 1860er und 1870er Jahren begannen einige deutsche Städte im Bereich der Wasserentsorgung mit dem Bau von Entwässerungskanälen. Doch mussten diese schon nach wenigen Jahrzehnten ersetzt werden durch die sogenannte Schwemmkanalisation. Ihre Wasserversorgung brachte die Mehrzahl der grösseren und bedeutenderen Städte Deutschlands im Zeitraum zwischen 1870 und 1880 auf den neuesten Stand.
Für die aufkommende Schulhygiene von zentraler Bedeutung waren die Sanierung und der Neubau von Schulhäusern, welche hygienischen Standards genügten. Die Kommunen konnten auf Studien von Hygienikern zurückgreifen, falls sie gewillt waren, «gesunde» Schulhäuser zu erstellen. Diese Studien gaben Auskunft über den idealen Bauplatz und die Ausrichtung des Schulgebäudes, die Grösse der einzelnen Zimmer, die Heizung, die Toiletten oder Ventilation.[95]
Nebst ihren politischen Strategien zur Umsetzung hygienischer Postulate setzten Hygieniker viel daran, die Bevölkerung für hygienische Fragen zu sensibilisieren und ihr alltägliches Verhalten ihrem Körper gegenüber grundlegend zu ändern. Die Popularisierungsbestrebungen der Hygieniker fanden ihren Niederschlag in den sogenannten Unterhaltungs- und Belehrungsblättern und Volkskalendern, die sich ab den 1850er Jahren zunehmender Beliebtheit erfreuten.[96] Sie verdeutlichen ebenfalls, dass sich die Hygiene stets als eine *angewandte* Wissenschaft verstand, die sich einerseits auf interdisziplinär-experimentell gewonnenes, andererseits auf statistisch-empirisches Wissen abstützte. Auf institutioneller Ebene hatte die Hygiene den Anspruch, als Bindeglied zwischen Wissenschaft, Verwaltung und Bevölkerung zu wirken.
Abschliessend lässt sich festhalten, dass der Paradigmenwechsel in der Medizin, der sich unter dem Einfluss der Naturwissenschaften um die Mitte des 19. Jahrhunderts im deutschsprachigen Raum abzeichnete, die Wahrnehmung der Gesundheit grundlegend veränderte. Gesundheit wurde zu einem Politikum, zu einer öffentlichen Angelegenheit, wobei aus wissenschaftlicher Perspektive – nicht zuletzt aufgrund des therapeutischen Vakuums – insbesondere prophylaktische, gesundheitserhaltende Massnahmen im Vordergrund stehen mussten. Die Wissenschaft, die sich mit solchen Fragen beschäftigte, war die Hygiene. Der zeitgenössische Entstehungszusammenhang ihres Teilbereichs Schulhygiene kann in einer reduzierten Form unter dem Motto «Die Schule macht krank» zusammengefasst werden.

1.7 Die Schule macht krank

Exakt in die wissenschaftliche Umbruchphase der 1850er und 1860er Jahre fallen umfangreiche empirisch-wissenschaftliche Studien, in welchen Abertausende von Schülerinnen und Schülern in ganz Europa untersucht wurden. Solche Massenuntersuchungen sollten den wissenschaftlichen Beweis erbringen, dass sich der jahrelange Schulbesuch schädigend auf die Kinder auswirke. Die Erkenntnisse basierten hier jedoch weniger auf experimentell hervorgebrachtem Wissen als auf statistisch erhobenen Daten.

So verfasste zum Beispiel der Zürcher Arzt Hans Conrad Fahrner 1865 eine viel beachtete Publikation über Schulbänke, die, zusammen mit thematisch ähnlich gelagerten Schriften,[97] eine Jahrzehnte andauernde «Schulbankdebatte» auslöste. Die Autoren versuchten aufzuzeigen, dass *Wirbelsäulenverkrümmungen* und die konstatierte *Kurzsichtigkeit* eines Grossteils der Schulkinder auf die fehlerhafte Konstruktion der Schultische und das dementsprechend falsche Sitzverhalten zurückzuführen seien und nicht, wie bisher angenommen, auf die Nachlässigkeit und mangelnde Disziplin der verkrümmt dasitzenden Kinder.[98] Fast zeitgleich, nämlich 1866/67, führte der aus dem schlesischen Breslau stammende Hygieniker und Augenarzt *Hermann Cohn* eine für diese Zeit mit enormem Aufwand verbundene Studie durch.[99] Die Auswertung der Daten von 10'060 Schulkindern bezüglich deren Sehvermögen liess Cohn zum Schluss kommen, dass Kinder mit fortschreitendem Alter und entsprechend höherer Klassenstufe zunehmend zur Myopie (Kurzsichtigkeit) neigten. Er machte dafür nicht mehr einzig die Schulbank verantwortlich, sondern vorwiegend die zu hohen Anforderungen an das Auge durch den Unterricht, die besorgniserregenden Lichtverhältnisse in den Klassenzimmern, die ungeeignete Schrift in den Lehrbüchern, ganz besonders aber eine falsche Augenstellung bei krummer Körperhaltung[100] – allesamt äussere Faktoren, die direkt auf Versäumnisse der Schulverantwortlichen zurückgeführt werden konnten. Cohn knüpfte seine pathogenetischen Erklärungsmuster der Kurzsichtigkeit an die noch humoralpathologisch begründete Kongestionstheorie an, gemäss der ein Blutstau im Auge für die Kurzsichtigkeit verantwortlich gemacht werden müsse, und erweiterte sie mittels physikalischer Drucktheorien.[101] Dabei kam er zum Schluss, dass die Überfüllung des Augapfels mit Blut den Druck im hinteren Teil des Augapfels erhöhe. Eine solche Überfüllung der Adern und der Netzhaut werde hervorgerufen durch eine Rückflusshemmung des Blutes vom Auge, die jedes Mal bei geneigter Haltung des Kopfes eintrete. Im Lauf der Zeit könne daraus Kurzsichtigkeit resultieren.[102] Aufgrund dieses Befundes mass Cohn der geraden Schreibhaltung der Kinder grossen Wert bei.

Auch der bereits zitierte Rudolf Virchow befasste sich 1869 in seinem «Über gewisse die Gesundheit benachteiligende Einflüsse der Schulen» mit schulhygienischen Fragen.[103] Virchow rezipierte darin Cohns Studie und bestätigte dessen

Resultate bezüglich der mit höherer Klassenstufe zunehmenden Neigung zur Myopie.[104] Dieser wissenschaftliche Text war, wie Cohn im nachhinein bemerkte, in einem politisch wenig zuträglichen Klima verfasst worden: «Nur wer wie ich vor einem Menschenalter die Zeit durchlebt hat, in welcher die schulhygienischen Anforderungen der Ärzte an die Behörden noch ganz von oben herab behandelt und ihre Klagen als Übertreibungen belächelt wurden, nur der kann beurteilen, welch grosses Verdienst sich der als so skeptisch und kritisch bekannte *Virchow* durch seine kleine, 1869 erschienene Schrift erworben.»[105] Cohns Äusserung weist darauf hin, dass die politischen Gremien in den späten 1860er Jahren die noch junge Hygienewissenschaft und vor allem die aus den Studien abgeleiteten schulhygienischen Forderungen mit grösster Zurückhaltung aufnahmen respektive gar abwiesen.
Eine weitere Studie soll an dieser Stelle Erwähnung finden, nicht zuletzt weil sie Friedrich Erismann, der spätere Stadtrat und Vorsteher des Gesundheitsamtes der Stadt Zürich, verfasste. Der Arzt Erismann verbrachte längere Zeit in St. Petersburg, bildete sich 1872–1877 in München bei Max von Pettenkofer in Hygiene weiter und gelangte schliesslich nach Moskau, wo er 1881 zum Professor für Hygiene ernannt wurde. In die St. Petersburger Zeit fällt seine Untersuchung «Ein Beitrag zur Entwicklungsgeschichte der Myopie, gestützt auf die Augen von 4'358 Schülern und Schülerinnen» aus dem Jahr 1871. Bei den von Erismann untersuchten Kindern bestätigte sich Cohns These abermals, wonach die Kurzsichtigkeit mit ansteigender Klassenstufe zunehme. Erismann stellte fest, dass 41,3% aller Schüler und Schülerinnen der Abschlussklassen kurzsichtig waren, und das obwohl ein Grossteil von ihnen zur Zeit des Schuleintrittes noch übersichtig gewesen sei.[106]
Solche Ergebnisse und die daraus abgeleitete Forderung nach Schulärzten sorgten zunächst nur an wissenschaftlichen Kongressen für eine gewisse Aufregung. Die zuständigen kommunalen Behörden blieben davon, wie bereits angedeutet, noch weitgehend unbeeindruckt. Der zitierte Augenarzt Hermann Cohn musste das in seiner Heimatstadt Breslau am eigenen Leib erfahren. Auf seine langjährige Tätigkeit als politisch engagierter Ophthalmologe zurückblickend, stellte er um die Jahrhundertwende resigniert fest: «An immer erneuten Vorträgen und Schriften habe ich es seit fast 40 Jahren nicht fehlen lassen, um hier Schulärzte zu erreichen. Es gelang mir allerdings im Jahre 1886 57 Kollegen zu gewinnen, die sich bereit erklärten, freiwillig, unentgeltlich und ehrenamtlich die Arbeit von Schulärzten zu übernehmen, und die hygienische Sektion der schlesischen Gesellschaft hat dies damals unserem Magistraten mitgeteilt. Ich will die Streitaxt, die ich Jahrzehnte gegen die hiesige städtische Schuldeputation unermüdet geschwungen, nicht wieder ausgraben; aber es ist für die Geschichte der Schularztfrage äusserst interessant, dass der damalige Magistrat unser Anerbieten abgelehnt hat [...].»[107]

Die Forderung nach einer ärztlichen Überwachung der Schulen wurde mehrheitlich in Publikationen und an wissenschaftlichen Versammlungen und Kongressen formuliert, zunächst 1869 an der «Versammlung Deutscher Naturforscher und Ärzte»[108] in Innsbruck. Bemerkenswert ist, dass sich die Wissenschaftler stets Gedanken über die praktische Ausgestaltung ihrer Forderungen machten und den kommunalen Verwaltungen eigentliche Umstrukturierungsprogramme antrugen. Dass der Ärztestand vermehrt Einzug in die Verwaltungsgremien halten sollte, war für die ärztlichen Standesvertreter klar. Eine der Thesen, die Carl Reclam am Innsbrucker Kongress aufstellte, zielte darauf, dass Ärzte Einsitz in die Schulbehörden nehmen sollten, um sich dort aktiv an Entscheidungsprozessen zu beteiligen.[109]
Allmählich kristallisierte sich in der Schularztfrage die deutliche Auffassung heraus, dass die physische Überwachung der Schulkinder unbedingt Aufgabe eines approbierten Arztes sein sollte.[110] Die eigentlichen Transmissionsriemen einer solchen Vorstellung waren internationale Hygienekongresse. Die Hygienekongresse bezweckten nicht nur den Wissens- und Forschungsaustausch unter Wissenschaftlern, sondern auch die Information städtischer Politiker, Beamter und Ärzte sowie Personen, die in neuen wissenschaftlich-technischen Berufen im Bereich der öffentlichen Gesundheitspflege tätig waren. Ein weiteres Anliegen war, durch die Einbindung an hygienischen Fragen interessierter Politiker Einfluss auf die kommunale Gesundheitspolitik zu nehmen.[111]

1.8 Hygienekongresse als Transmissionsriemen der Wissenschaft

Hygienekongresse bedingten organisatorische Meisterleistungen, bedenkt man die Fülle an Vorträgen, die hohen Teilnehmerzahlen[112] und die umfangreichen, jeweils mehrere hundert Seiten umfassenden Tagungsbände.
Die Schularztfrage war vor allem ein Thema an zwei internationalen Kongressen für Hygiene, demjenigen in Genf und demjenigen in Wien. Der Kongress in Genf fand vom 4. bis 9. September 1882 statt.[113] Er war bereits der fünfte internationale Anlass dieser Art,[114] und wiederum nahm mit rund 530 Personen eine stattliche Anzahl Interessierter aus Wissenschaft und Praxis daran teil. Der Kongress war in fünf Sektionen gegliedert, in denen die verschiedensten Aspekte der öffentlichen Gesundheitspflege zur Sprache kamen. Die vierte Sektion befasste sich explizit mit der «Hygiene des Kindesalters».[115] Sie bot dem Augenarzt Hermann Cohn Gelegenheit, 18 Thesen zur Schularztfrage vorzustellen, deren Relevanz in der zeitgenössischen Literatur einhellig betont wird.[116] Die Versammlung stimmte den Thesen in üblicher Manier ohne weiteres zu; erst fünf Jahre später, in Wien, sollten dieselben zu grösseren Diskussionen führen.

In seiner ersten These forderte Cohn eine «hygienische Revision» aller öffentlichen und privaten Schullokale.[117] Ein Regierungsschularzt mit einem nicht zu unterschätzenden Machtpotential sollte diese Forderung in die Tat umsetzen: «Bei Beginn der hygienischen Reform muss der Regierungs-Schularzt sämmtliche Schulen seiner Provinz revidiren und *unbarmherzig alle Klassen schliessen,* welche zu finster oder sonst der Gesundheit schädlich sind, falls sich nicht sofort ausreichende Verbesserungen ausführen lassen.»[118] Nebst dem mit bauhygienischen Aufgaben betrauten Regierungsschularzt sollten sich zusätzliche, vom Schulvorstand gewählte Schulärzte um die Kinder kümmern – und zwar in jeder Schule einer. Dabei sollten nicht mehr als 1000 Knaben und Mädchen auf einen Arzt fallen. Der den Ärzten zugedachte Aufgabenbereich erstreckte sich vom Messen jedes Kindes zu Semesterbeginn über die Zuweisung der seiner Grösse entsprechenden Schulbank bis hin zu einer Augenkontrolle. Um einer «Überbürdung»[119] der Kinder vorzubeugen, sollte der Schularzt in die Gestaltung des Lehrplanes einbezogen werden. Zudem wollte Cohn die Ärzte beauftragen, Kinder mit einer ansteckenden Krankheit vom Schulbesuch zu dispensieren und diese erst wieder zuzulassen, nachdem sie sich selber überzeugt hätten, dass die Ansteckungsgefahr beseitigt und sämtliche Bücher, Hefte und Kleider des Kindes gründlich desinfiziert worden seien.[120] Cohn wollte den Schularzt verpflichten, jede Klasse, in der mehr als ein Viertel der Kinder aufgrund einer ansteckenden Krankheit zu Hause bleiben musste, bis auf weiteres zu schliessen.[121]
Zusätzliche Ordnungsfunktionen hatte der Arzt wahrzunehmen, indem er ungeeignetes Schulmobiliar und «schlecht gedruckte» Schulbücher beschlagnahmte.[122]
Um seine Aufgaben in die Tat umsetzen zu können, sollte der Schularzt innerhalb der Schulbehörde zu dem Mann avancieren, der, zumindest in hygienischen Belangen, das Sagen hatte: «Der Schularzt muss *Sitz* und *Stimme* im Schulvorstand haben; seine hygienischen Anordnungen müssen ausgeführt werden. Stossen dieselben auf Widerstand, so hat sich der Schularzt an den *Regierungs-Schularzt* zu wenden, welcher die Schule schliessen kann.»[123]
Aus dem Dargelegten sollte klar geworden sein, dass das Cohnsche Schularztmodell weit mehr war als das Konzept eines Arztes, der seiner Zunft ein neues Tätigkeitsfeld eröffnen wollte. Mit dem Wissen um die in den oben erwähnten Massenuntersuchungen wissenschaftlich erhärteten und statistisch belegten Fehlentwicklungen der Schüler wie Seh- und Haltungsschäden liessen sich schlüssige Argumente aufbauen, welche verschiedene Auswirkungen haben konnten. Erstens garantierte das Cohnsche Schularztmodell, dass Ärzte in allen massgebenden Positionen vertreten waren. Es war gewissermassen ein Doppelarztmodell, das die ärztlichen Kompetenzen im Schulbereich gleichzeitig auf *praktizierende Ärzte* mit einem grossen Wissen in Hygiene und auf den *Regierungsschularzt* als hohem Verwaltungsbeamten und Mann an einer politischen Schaltstelle verteilte. Durch die Befugnis, aus Gründen der Hygiene ganze Schulen zu schlies-

sen, hätten die Ärzte die Gemeinden in arge Bedrängnis bringen können. Denn letztlich waren die Gemeinden dafür verantwortlich, dass der gesetzlich verankerte, obligatorische Schulunterricht nicht zum Erliegen kam.
Das Bewusstsein des schulärztlichen Machtpotentials kam am Hygienekongress von 1887 in Wien zum Ausdruck, als ein Kongressteilnehmer Cohn die Frage stellte, was aus dem Unterricht der Kinder würde, deren Klassen geschlossen worden seien. Cohns Antwort darauf lautete: «Dasselbe, was aus dem Unterricht der Kinder wird, deren Schulhaus abgebrannt oder durch Überschwemmungen oder sonstige elementare Ereignisse unbrauchbar geworden. Die Vorstände finsterer Anstalten müssten eben gezwungen werden, entweder die Fenster zu vergrössern, wie dies ja allen Kaufleuten möglich, die in den allerältesten Häusern die grössten Schaufenster einsetzen lassen und die Mauern durch eiserne Träger stützen, oder die Beleuchtung zu verbessern, indem sie grosse Spiegel vor den Fenstern anbringen, die das Himmelslicht in die Klassen hineinreflektieren und so, wie ich mich photometrisch überzeugt habe, die Beleuchtung fast verdoppeln. Ganz schlechte Klassen müssten anderwärts eingemietet werden, bis gute Neubauten da sind.»[124]
Cohn legitimierte das Machtpotential der Ärzte als eigentliche Ausführer und Überwacher hygienischer Forderungen gewissermassen mit der höheren Macht der Hygiene. Diese setzte er in Analogie zur Gewalt von Naturereignissen. Hygienische Katastrophen wie dunkle Klassenzimmer und Naturkatastrophen hatten vieles gemeinsam, etwas Grundlegendes unterschied sie jedoch voneinander: Hygienische Missstände konnten mit relativ einfachen, wenn auch mit beträchtlichem finanziellem Aufwand verbundenen Mitteln aus dem Weg geräumt werden.
Zweitens ist im Cohnschen Modell mit den Reihenuntersuchungen ein Novum angelegt. Cohn verstand unter der ärztlichen Aufsicht in den Schulen eine jedes Semester stattfindende medizinische Überwachung sämtlicher Schulkinder. Dass solche Reihenuntersuchungen aufgrund der allgemeinen Schulpflicht nach einer gewissen Zeit eine ärztliche Erfassung der gesamten Bevölkerung zur Folge gehabt hätten, ist unschwer zu berechnen. Die auf diese Weise zustande kommende ärztliche Kontrolle der Gesamtbevölkerung wiederum wäre in den frühen 1880er Jahren ein Unterfangen gewesen, das durch andere ärztliche Einflussmöglichkeiten wie beispielsweise das Krankenversicherungswesen, zumindest in der Schweiz, noch nicht einmal in Ansätzen denkbar gewesen wäre.[125]
Drittens erweiterte Cohn den traditionellen und umwelthygienisch begründeten baulichen Massnahmenkatalog um die Idee der unmittelbaren ärztlichen Untersuchung der Schulkinder. Sein Schularzt war ein eigentlicher *Schülerarzt,* und seine Vorstellung über Schulhygiene umfasste immer auch *«Schülerhygiene»*. Mit dieser konzeptionellen Erweiterung beziehungsweise Fokussierung des Hygienebegriffs auf den menschlichen Körper war Cohn zeitlich zwar eher früh,

jedoch keineswegs Einzelkämpfer. Die Tendenz, Gesundheitsprophylaxe nur auf rein technische und bauliche Massnahmen zu beschränken, war bereits in breiteren Kreisen auf heftige Kritik gestossen.[126]
Da sich die Kongressteilnehmer in Genf mit Cohns Thesen einverstanden erklärten, kam es 1882 zu keiner weiterführenden Diskussion mehr. Zu einer eigentlichen Debatte führten die Thesen dagegen fünf Jahre später, als 1887 in Wien der übernächste Hygienekongress stattfand.[127]

Der Wiener Kongress 1887

Am 27. September 1887 wurde die Schularztfrage im Rahmen des siebten internationalen Kongresses für Hygiene und Demographie in Wien wieder aufgenommen.[128] Es referierten Dr. Hermann Wasserfuhr,[129] Ministerialrat und Generalarzt in Berlin, Dr. N. Napias, Inspecteur général des services administratifs du Ministère de l'intérieur in Paris, und Dr. Hermann Cohn.
Im Lauf der Diskussionen kam es zwischen Wasserfuhr und Cohn zu Unstimmigkeiten. Ihr kleinster gemeinsamer Nenner war die Überzeugung, dass «sachverständige Ärzte» in der Schulverwaltung und -beaufsichtigung tätig werden müssten. Einig waren sie sich zudem darin, dass Schulärzte niemals als *behandelnde* Ärzte auftreten dürften, sondern die Kinder stets an weitere Ärzte überweisen müssten. Als überaus problematischer Punkt erwies sich hingegen die Frage nach der genauen Ausgestaltung der ärztlichen Tätigkeit. Während Cohn weiterhin auf seinen bereits in Genf formulierten Thesen beharrte, verleiteten diese Wasserfuhr zu heftiger Kritik. Wasserfuhr hatte Bedenken, die Behörden mit zu hohen Forderungen seitens der Ärzteschaft «kopfscheu»[130] zu machen und damit den ärztlichen Einfluss zu gefährden, anstatt ihn zu vergrössern: «Glaubt man wirklich, dass irgend eine Regierung oder Volksvertretung die Hand dazu bieten würde, einen solchen monströsen Beamten, wie jenen ärztlichen Schuldiktator, einzusetzen [...].»[131] Diese übrigens in der Folge gerne zitierte Äusserung Wasserfuhrs verdeutlicht, dass es zunächst im Hinblick auf die Durchsetzung der Schularztforderung reines politisches Kalkül war und nicht etwa eine inhaltliche wissenschaftliche Debatte, welche die Gemüter in Wien so erhitzte.
Der zweite Punkt im Zusammenhang mit der geschicktesten Umsetzungsstrategie schulhygienischer Forderungen betraf die Frage nach der Finanzierung schulhygienischer Massnahmen. Und auch hier standen sich Wasserfuhrs und Cohns Meinung diametral gegenüber. Wasserfuhr, der als Ministerialrat selber politisch eingebunden war, stellte die rhetorische Frage, woher das Geld kommen solle, um Cohns Forderungen zu realisieren. Interessant ist Cohns Antwort, weil sie die Idee einer *kommunalen Leistungsverwaltung* widerspiegelt, gemäss der es im Interesse der Gemeinden liegen muss, die für die Allgemeinheit notwendigen Aufgaben –

kurzfristig gesehen gewinnbringend oder nicht – zu übernehmen: «Nun, so gut bei der Cholerainvasion Geld für den Bau von Baracken, von Krankenwagen etc. geschafft werden muss, so auch bei dieser Kalamität – und eine unleugbare Kalamität ist es, wenn mittag um 11 Uhr Kinder an Plätzen schreiben müssen, die noch nicht eine Meterkerzen-Helligkeit haben! Und die hier nötigen Ausgaben sind immerhin verschwindend klein im Verhältnis zu den Unsummen, welche die Kanalisation, die Beleuchtung und andre sanitäre Werke kosten.»[132]

Cohn berührte mit seinem Votum ein heisses Eisen. Er sprach vor allem jene Folgekosten an, die durch die ärztliche hygienische Überwachungstätigkeit erst entstehen würden, beziehungsweise er spielte bereits akzeptierte Folgekosten gegen noch ausstehende Kosten aus.[133] Aus finanzieller Sicht dürfte der effektive Arbeitsaufwand der Ärzte weit weniger ins Gewicht gefallen sein als ebensolche Folgekosten. Deshalb erstaunt es nicht, dass die Breslauer Behörden nicht auf das von Cohn unterbreitete Angebot der ärztlichen Gratisarbeit eingestiegen sind.

Das System der ärztlichen Gratisarbeit stand in Wien implizit nochmals zur Debatte, indem man klären wollte, ob beamtete Ärzte (Physici) oder nebenamtliche Privatärzte für die Schule zuständig seien.[134] Grundsätzlich vertrat Wasserfuhr die Auffassung, dass der amtliche Physikus eher für einen Schularztposten qualifiziert sei, da er wie der Bezirksarzt oder Staatsarzt eine Prüfung in allgemeiner Hygiene ablegen müsse.[135] Darauf entgegnete Cohn, es sei auch durch eine Prüfung in allgemeiner Hygiene nicht gewährleistet, dass die Ärzte etwas von schulhygienischen Fragen verstünden. Vielmehr solle doch darauf geachtet werden, dass die Ärzte Interesse zeigten, sich (schul)hygienisch weiterbilden zu lassen. Und: «Die Hygiene wird von Jahr zu Jahr vervollkommnet; wer nicht weiter studiert, wird trotz abgelegten Examens bald zum Dilettant werden.»[136]

Anhand dieser widersprüchlichen Positionen lassen sich einige Entwicklungslinien bezüglich Stellung und Aufgaben von Medizinalbeamten im 19. Jahrhundert aufzeigen. Zur Zeit des Kongresses in Wien war ein (preussischer) «Physicus» ein beamteter Arzt, der eine spezielle Physikatsprüfung abgelegt hatte. Er hatte indes in seiner Funktion als Amtsarzt keine regulierenden Kompetenzen. Jene lagen noch ausschliesslich bei der Ortspolizeibehörde. Sie allein konnte im Fall von ansteckenden Krankheiten Reisebeschränkungen anordnen, Schulen und Wochenmärkte schliessen oder verdächtige Waren konfiszieren. Der Kreis-Physikus erhielt höchstens den Auftrag festzustellen, ob es sich bei den eingegangenen Krankheitsanzeigen um eine Seuche handelte oder nicht. Diese Aufgabe konnte jedoch jedem anderen Arzt gleichermassen übertragen werden. Sein Auskommen fand der Physikus deshalb auch weniger in der behördlichen Anstellung als in seiner Privatpraxis, die er in der Regel zusätzlich zu führen gezwungen war. Erst mit dem Einbezug der Erkenntnisse der Hygiene und der experimentellen Wissenschaft in die Medizin veränderte sich das Berufsbild des Physikus. Die Historikerin Claudia Huerkamp stellt vor allem für die 1880er Jahre in Preussen eine enorme Ausweitung des Aufgabenkatalogs beamteter Ärzte fest. Aus den Physikern wurden Kreisärzte, die sich als Experten auf dem Gebiet der öffentlichen Gesundheitspflege betätigten.[137]

Dass die Gegenüberstellung Physikus/Hygieniker/Wissenschaftler versus Privatarzt/Mediziner/Praktiker eine rein theoretische war, lässt eine Äusserung Friedrich Erismanns vermuten. Er stellte fest, dass «die strengere wissenschaftliche Behandlung von Fragen, die mit der Gesundheit und deren ursächlichen Bedingungen verknüpft sind, [...] auch auf den medizinischen Ideenkreis eine immer stärkere Wirkung ausüben [musste], die schliesslich soweit ging, dass die Mediziner anfingen, sich selbst als Hygieniker zu fühlen und diese Seite ihres Denkens und Handelns immer entschiedener hervorzuheben.»[138]

Am Ende des zweiten Diskussionstages in Wien einigten sich die Sektionsteilnehmer – unter ihnen befanden sich übrigens die Schweizer Ärzte Custer aus Zürich und Guillaume aus Neuenburg –, dass die hygienische Schulaufsicht «sachverständigen»[139] Ärzten – ob Amtsarzt oder nicht, blieb in der Formulierung (bewusst) offen – übergeben werden müsse. Damit versuchte man wohl auch einen Interessenkonflikt zwischen den einzelnen Ärztegruppen zu vermeiden.[140]

1.9 Erste Umsetzungsversuche schulhygienischer Anliegen

Da die Realisierung von Schularztstellen auf Gemeinde- beziehungsweise Bezirksebene angegangen wurde, existierten die unterschiedlichsten Lösungsansätze. Dies erinnere an das Bild einer «vielköpfigen Hydra», meinte ein Zeitgenosse lakonisch, der sich einen Überblick über das europäische Schularztwesen zu verschaffen versuchte.[141] Wie zeitgenössischen Quellen zu entnehmen ist, standen in einzelnen Gemeinden verschiedener europäischer Länder bereits ab den 1870er Jahren Schulärzte im Einsatz.[142] Führend war Belgien, wo in Brüssel seit 1874 ein Schularzt angestellt gewesen sein soll.[143] Dieser habe mit einer «somatologischen Karte» für Schulärzte gearbeitet, auf welcher neben den Personalien der Kinder auch für Anthropologen, Hygieniker und Physiologen interessante Daten notiert gewesen sein sollen: Grösse, Gewicht, Kopfumfang, Kopfdurchmesser, Brustumfang, Brustdurchmesser, Lungenkapazität, Zugkraft, Haarfarbe, Augenfarbe. Zudem, und hier wurde es nach der Jahrhundertwende für Eugeniker interessant,[144] sollte die Karte Aufschluss geben über angeborene und erworbene Verletzungen oder Krankheiten, über die Sehschärfe, den Zustand der Zähne und über getätigte Impfungen.[145]

In Antwerpen arbeiteten zur Zeit des Kongresses in Wien bereits vier Schulärzte, die von der Kommunalbehörde beziehungsweise von einer Unterrichtskommission eingesetzt worden waren.[146] Ihr Aufgabenbereich war umfangreich; unter anderem «revaccinierten» sie die Schulkinder zweimal im Jahr mit animalischer Lymphe gegen Pocken, ein Unterfangen, das in der Schweiz kaum denkbar gewesen wäre, da der Impfzwang in einzelnen Kantonen bereits wieder aufgehoben worden war.[147] Die Schulärzte Antwerpens waren ohnehin mit Kompetenzen ausgestattet, die anderswo unter die Nichtbehandlungsklausel gefallen wären, indem sie zum Beispiel schwächlichen Kindern «präventive Medikamente» wie Eisen, Phosphorsäure und Lebertran verabreichten.[148]

In Frankreich konnte sich der schulärztliche Dienst zunächst ebenfalls in den grösseren Städten etablieren. Im «Département de la Seine» waren gemäss Cohns Angaben seit 1879 insgesamt 114 Ärzte auf Schulvisite. Sie besuchten jede Schule ihres Bezirks zweimal monatlich. In Paris selber waren lediglich drei städtische Schulärzte unterwegs. Die Aufgabe dieser Ärzte habe darin bestanden, die an ansteckenden Krankheiten leidenden Kinder vom Unterricht zu dispensieren und hygienische Mängel an den Schulhäusern festzustellen.[149]

Die späten 1870er Jahre waren auch für Schweden die Jahre der Einführung von Schulärzten. Diese Ärzte sollen unbemittelte Kinder gratis behandelt haben.[150]

In der Schweiz waren in den 1880er Jahren in Basel[151] und Lausanne[152] je ein Schularzt tätig. Bemerkenswert ist die Tatsache, dass die Schulhygiene in Basel das Ressort des jeweiligen Professors für Hygiene und eines Adjunkten war.[153] In Genf legte das «Règlement des inspections sanitaires des écoles» von 1884 die Funktion der Schulärzte fest.[154] Die Westschweiz konnte, so die Meinung der Historikerinnen Geneviève Heller und Emilia Carrupt, in bezug auf die Etablierung von Schularztstellen in direkter Weise von der schulhygienischen Aufbruchstimmung des Hygienekongresses in Genf von 1882 profitieren.[155] Offenbar vermochte der Genfer Hygienekongress auf die restliche Schweiz zunächst keine initiale, geschweige denn eine vereinheitlichende Wirkung auszuüben. Gemäss Informationen, die der Augenarzt Hermann Cohn bei einem Genfer Arzt eingeholt hatte, wirkte sich der eidgenössische Föderalismus nicht gerade günstig auf einheitliche Lösungsansätze bezüglich der Schularztfrage aus: «Von einem ‹Cantönli› zum anderen wechseln Gebräuche, Gesetze und Einrichtungen. In einigen Cantonen mag diese Einrichtung mehr oder minder bestimmte Formen angenommen haben; in den meisten besteht sie überhaupt nicht als allgemeine Maassregel. [...] Es giebt kein Bundesgesetz und keine Bundesinstruction über diese, den 25 Einzelstaaten unseres Staatenbundes noch ganz überlassenen Sache.»[156]

Eine mehr oder weniger flächendeckende schulärztliche Überwachung in allen Kantonen kam erst im Zug des 1929 in Kraft gesetzten Tuberkulosegesetzes zustande. Von einer Vereinheitlichung kann indes auch nach 1929 nicht gesprochen werden. Trotzdem zeichnen sich in der schweizerischen Schulgesundheitspflege gewisse Entwicklungstendenzen ab. Standen die späten 1910er und die 20er Jahre noch im Zeichen der Kropf- und Kariesbekämpfung, so wurde der Bekämpfung der Tuberkulose seit den späten 20er Jahren erhöhte Aufmerksamkeit geschenkt.[157]

In Deutschland und Österreich gab es gemäss Cohn 1888 noch keine eigentlichen Schulärzte. Österreich hatte eine durch die Sanitätsverwaltung eingesetzte sanitäre Schulaufsicht.[158]
In bezug auf die für diesen kurzen Überblick verwendeten zeitgenössischen Quellen muss nachdrücklich betont werden, dass die Quellen weder einen systematischen Überblick zu bieten vermögen, noch dass in ihnen ein einheitliches Verständnis des Begriffs «Schularzt» zum Ausdruck kommt. Was die einen bereits als Schularzt bezeichneten, machte für andere noch längst keinen Schularzt aus. Hier herrschte ein akuter Definitionsnotstand. Ein Beispiel aus dem Handbuch für Schulhygiene von 1914 soll dies verdeutlichen. Darin wird berichtet, dass der erste Schularzt in Frankfurt am Main 1883 eingesetzt wurde, gefolgt von Breslau (1888), Leipzig (1891), Dresden und Zittau (1893), Nürnberg und Königsberg (1897).[159] Die Hauptaufgaben dieser Ärzte hätten vor allem in der Hygiene des Schulhauses und seiner Einrichtungen, noch nicht jedoch in der Untersuchung des allgemeinen Gesundheitszustandes der Kinder bestanden.[160]
Der Augenarzt Hermann Cohn hingegen streitet ab, dass es in Breslau vor der Jahrhundertwende Schulärzte gegeben habe.[161] Er verstand unter ärztlicher Schulaufsicht nämlich immer auch die ärztliche Überwachung der Kinder, wie bereits aus seinem Schularztmodell, das er in Genf formuliert hatte, deutlich geworden ist.
Die Konsequenz daraus ist, dass jedes kommunale Schularztsystem mittels eines einheitlichen Kriterienkatalogs analysiert werden müsste, um Vergleichswerte zu schaffen. Die zeitgenössischen Abhandlungen zur Schularztfrage, die mangels aktueller Fachliteratur beigezogen wurden, geben in der Regel leider keine Auskunft darüber, ob Schulärzte beamtete Hygieniker, praktische Ärzte oder die Kombination von beidem im Sinn einer aufgabenspezifischen Doppelstelle waren.
Die Situation klärt sich, zumindest für Deutschland, zusehends in den 1890er Jahren, als Wiesbaden sein Schularztsystem lancierte.

1.10 Perspektivenwechsel in der Schularztfrage und das Wiesbadener Modell 1896

Die Stadt Wiesbaden führte 1896 ein Schularztsystem mit Modellcharakter ein. Die nach Wiesbaden delegierte Kommission des preussischen Ministers der geistlichen Unterrichts- und Medizinalangelegenheiten bewertete das Wiesbadener Schularztsystem als mustergültig und empfahl es zur Nachahmung.[162] Charakteristisch für das Wiesbadener System war die nebenamtliche Schulaufsicht durch mehrere praktizierende Ärzte.
Der Aufgabenbereich der Schulärzte Wiesbadens hob sich in einigen Punkten von dem am Genfer Kongress skizzierten Tätigkeitsfeld ab. Hermann Cohn hatte

beispielsweise in Genf verlangt, alle Schüler und Schülerinnen jährlich einer Augenuntersuchung zu unterziehen. In Wiesbaden hingegen wurde weit umfassender die «Körperbeschaffenheit» und der «Gesundheitszustand» aller in die Schule eintretenden Kinder untersucht. Neu war hier also die Praxis der gezielt betriebenen *Eintrittsuntersuchungen*. Diese umfassten aufgrund der Begrenzung der Untersuchungen auf die Erstklässler und Erstklässlerinnen zwar einen kleineren Personenkreis, in der Ausführung hingegen reichten sie weiter als die Augenuntersuchungen.
Ein zusätzlicher Unterschied zu Cohns Forderungen war, dass die Wiesbadener Schulärzte Kinder von einzelnen Unterrichtsfächern dispensieren konnten. Und die Schulärzte mussten im Fall von Unterrichtsversäumnissen gar Hausbesuche abstatten.[163] Folglich waren die Kompetenzen des Schularztes im Wiesbadener Modell nicht auf den Schulraum beschränkt, sie reichten vielmehr bis in den Privatraum der Familie hinein.
Die Unterschiede zwischen dem von Cohn geforderten und dem in Wiesbaden realisierten Schularztsystem mögen auf den ersten Blick minimal erscheinen. Sie sind jedoch bezeichnend für einen grundsätzlichen Perspektivenwechsel in der «Schularztfrage», der sich gemäss der Historikerin Adelheid Castell Rüdenhausen kurz vor der Jahrhundertwende vollzogen hat.[164] In den 1880er und 1890er Jahren versuchten neue wissenschaftliche Untersuchungen zu belegen, dass viele der beobachteten körperlichen Gebrechen der Schulkinder gar nicht in der Schule entstanden, sondern von den Kindern bereits in die Schule mitgebracht worden waren. Axel Keys in schwedischer Sprache verfasste Studie erschien 1889 in deutscher Übersetzung unter dem Titel «Schulhygienische Untersuchungen».[165] Key hatte für diese Studie 11'210 schwedische Schulkinder untersucht. Er gelangte zum Ergebnis, dass fast die Hälfte, nämlich 44,8%, keinen normalen Gesundheitszustand aufwies.[166]
Der Arzt Axel Hertel befand einen grossen Prozentsatz der 30'000 untersuchten Kinder in Dänemark als kränklich, nämlich 41% aller Mädchen und 20% der Knaben.[167] Der massive Unterschied zwischen Mädchen und Knaben sei der Tatsache zuzuschreiben gewesen, dass Mädchen weit öfter an chronischen Krankheiten litten als Knaben.[168]
Für Deutschland war vor allem der Kinderarzt Karl Alexander Schmid-Monnard massgebend, der die körperliche Entwicklung der Halleschen Volksschülerinnen und Volksschüler sowie ihre akuten und chronischen Krankheiten in einen Zusammenhang mit schulischen, aber auch ausserschulischen Bedingungen wie Witterung, Geschlecht, Jahreszeit und häusliche Verhältnisse stellte.[169]
Die Brisanz solcher Studien lässt sich anhand damals laufender Forschungsdebatten um die Entstehung der Kurzsichtigkeit verdeutlichen. Susanne Hahn unterscheidet zwei Hauptlinien dieser Debatte: Die erste definierte Kurzsichtigkeit als eine Krankheit, die durch Einwirkungen *exogener Faktoren* hervorgeru-

fen werde. Zu den Vertretern dieser Theorie sind unter anderem Hermann Cohn und Friedrich Erismann in ihren Studien der 1860er beziehungsweise 1870er Jahre zu rechnen, wobei Erismann, der Sozialdemokrat, die Myopie vor allem als milieubedingt betrachtete.[170] Ob die exogenen Faktoren, das Milieu, in der Schule oder im Elternhaus zu suchen sind, bleibt bei diesem Erklärungsansatz offen. Eine Konsequenz der exogenen Begründung aber war die Vorstellung, der Myopie durch hygienische Massnahmen vorbeugen zu können.
Die zweite Richtung fokussierte ihr Hauptinteresse auf die Frage, ob Kurzsichtigkeit eine Erbkrankheit sei und ob sie eine *ererbte, angeborene oder erworbene Disposition* zu ihrer Ausbildung nötig habe. Namhafte Ophthalmologen[171] vertraten die Ansicht, dass die «angeborene Anlage zur Dehnung der Sklera ein unbedingtes Erfordernis sei, damit schliesslich die Form- und Gewebeanomalie des Augapfels, deren funktioneller Ausdruck die Myopie ist, zustande kommen könne».[172] Diese Dispositions- und Erbtheorien begriffen die Myopie nicht mehr als Anklage gegen ein ungesundes Milieu, sondern als ein «medizinisches und gesellschaftlichen Einflüssen weitgehend unzulängliches Schicksal, für das vor allem die Vorfahren der Betroffenen eine Schuld treffe, indem sie die Krankheit von Generation zu Generation weitergereicht hätten».[173] Dieser Ansicht zufolge wären schulhygienische Massnahmen zur Bekämpfung der Kurzsichtigkeit weitgehend obsolet gewesen.[174] Weiteren Auftrieb erhielt die Vererbungstheorie in der Ophthalmologie durch eine Verfeinerung ihrer Diagnosetechniken. Mit Hilfe des sogenannten Ophthalmometers konnten die Augenärzte Astigmatismus (Hornhautverkrümmung) diagnostizieren. Für Massenuntersuchungen war der Ophthalmometer aber zunächst nicht geeignet, da der zeitliche Diagnoseaufwand zu hoch war. Seit 1881 schliesslich begann der neu entwickelte Javalsche Ophthalmometer, welcher den diagnostischen Aufwand erheblich reduzierte, in die einzelnen Arztpraxen zu diffundieren.[175] Astigmatismus wurde als angeborener, nicht als durch äussere Umstände erworbener Fehler des menschlichen Auges begriffen. Die spätestens seit den 1880er Jahren gängige Meinung, er sei eine der Hauptquellen für Kurzsichtigkeit,[176] entlastete die Schule vom Vorwurf, sie berge die eigentliche Ursache für die Kurzsichtigkeit.
Zudem begann man in den 1880er Jahren den «Einfluss der Nationalität» auf die Entstehung von Kurzsichtigkeit zu untersuchen. Das Hygieneinstitut der Universität Berlin lancierte in den 1880er Jahren eine Studie, welche die Vermutung äusserte: «So wenig wirklich vergleichbar diese Zahlen sind, so sind die Unterschiede doch gross genug, um den Gedanken an einen Einfluss der Nationalität zu rechtfertigen. Dor in Bern, neuerdings besonders Stilling in Strassburg legen denn auch diesem Umstande eine grosse Bedeutung bei, der Letztere geht sogar so weit, zu behaupten, dass ‹die Myopie aller Wahrscheinlichkeit nach eine entschiedene Rassenfrage ist›.»[177] Stabsarzt Martin Kirchner, der die Untersuchung auf persönliche Anregung von Robert Koch durchführte, nutzte den hohen Anteil jüdischer

Schüler im Berliner Friedrichs-Gymnasium, um sich selber ein Bild darüber zu verschaffen, ob Schüler «jüdischer Abstammung» ein anderes Profil von Kurzsichtigkeit lieferten als die «germanischen». Die Erklärung dafür, dass die von ihm untersuchten Juden tatsächlich häufiger zu Kurzsichtigkeit neigten als Nichtjuden, leitete Kirchner von der Behauptung ab, «dass der Orientale sich körperlich wie geistig früher entwickelt als der Germane und daher etwaigen auf den Bau des Auges einwirkenden Momenten früher unterliegen muss als dieser».[178]
Das Aufeinanderprallen der ungefähr seit den 1870er Jahren kursierenden Dispositions- und Erbtheorien mit der Krankheitstheorie führte gemäss Hahn zu einer Krise der schulhygienisch orientierten Ophthalmologie.[179] Interessanterweise zeichnete sich die Krise gerade zu dem Zeitpunkt ab, als einzelne Gemeinden begannen, Schulärzte anzustellen. Dieser Widerspruch ist aber nur ein scheinbarer: Aufgrund der erschreckenden Resultate der sich auf die Gesamtkonstitution der Schüler beziehenden Massenuntersuchungen und der unterschiedlichen Interpretationen über die Ursache der typischen Schülerkrankheit Kurzsichtigkeit lieferten Eintrittsuntersuchungen den idealen Beleg für die These, dass die Kinder bereits mit einer schwächlichen Konstitution beziehungsweise kurzsichtig eingeschult worden waren. Und dies wiederum diente den Behörden in zweierlei Hinsicht: Einerseits konnten solche Untersuchungen die Schule ganz generell vom Vorwurf entlasten, sie sei allein für die Entstehung von Krankheiten im allgemeinen und Kurzsichtigkeit im speziellen verantwortlich. Andererseits dienten sie als Legitimationsgrundlage für die Ausdehnung des ärztlichen und behördlichen Tätigkeitsfeldes in den familiären Raum. Dabei konnte das «Milieu» bequem weiter studiert werden, nicht zuletzt auch im Hinblick auf die Frage, ob gewisse Krankheiten nun vererbbar waren oder nicht.
Den schweizerischen Zeitgenossen blieben die sich im Wiesbadener Modell abzeichnenden Veränderungen der Aufgaben des Schularztes nicht verborgen. Friedrich Stocker,[180] ein Augenarzt aus Luzern, meinte zum Wiesbadener Modell: «Mit der Wiesbadener Schularzteinrichtung wurde man nun vor allem der Forderung gerecht, dass eine eigentliche sanitarische Eintrittsmusterung der Schulkinder nicht nur nach der Richtung der Sehorgane, sondern des gesamten Körpers von Nöten sei, die ‹Hygienische Überwachung des Schulkindes› nahm damit in Deutschland ihren Anfang.»[181]
Aus dem ursprünglich geforderten Schularzt war in Wiesbaden definitiv ein eigentlicher *Schülerarzt* geworden.[182] Im Vordergrund des Wiesbadener Schularztmodells stand nun in verstärktem Mass das Kind an sich, «das lebende Material»,[183] wie sich ein Schularzt nach der Jahrhundertwende ausdrückte. Der «kundige Blick des Arztes» bleibe nicht mehr nur an Mauern, Heizungs- und Ventilationsvorrichtungen haften, er sei nun auf die Schulkinder hinübergeschweift.[184]
Bauhygienische Anliegen wurden zwar weiterhin vorgebracht, hatten jedoch etwas von ihrer einstigen Dringlichkeit eingebüsst. Das lag zu einem grossen Teil

daran, dass in dieser Hinsicht in den grösseren Städten schon einiges unternommen worden war, galten doch die Schulhäuser als richtiggehende Renommierbauten der stetig wachsenden Städte.[185] Die Gemeinden dürften deshalb, so Schularzt Adolf Kraft, mit «Stolz auf solche Zeugnisse ihres Opfersinns für die Zwecke einer richtigen Volksausbildung hinweisen».[186]

Von 1896, dem Jahr der Einführung des Wiesbadener Schularztsystems, bis 1900 stellten mindestens 20 weitere deutsche Städte Schulärzte ein. 1903 hatten bereits 18 Grossstädte mit 100'000 oder mehr Einwohnerinnen und Einwohnern Schulärzte für alle Volksschulen angestellt. Insgesamt waren in 33 Städten 200 Schulärzte des Wiesbadener Typs aktiv.[187] Diese anhaltende Tendenz veranlasste Friedrich Erismann,[188] den zukünftigen Vorsteher des Gesundheitsamtes der Stadt Zürich, zur Aussage: «Ich möchte beinahe sagen, die Schulärzte seien in Deutschland Mode geworden, denn es vergeht in der letzten Zeit kein Städtetag, an welchem nicht die Frage der Schulärzte beraten und in zustimmendem Sinne entschieden wurde.»[189]

Auch die Zürcher Behördenvertreter diskutierten das Wiesbadener Modell: Am 24. Januar 1899 stellte Stadtarzt Gottfried Leuch den Antrag an die Kommission für Schulhygiene, die schulärztlichen Funktionen künftig 20 praktischen Ärzten zu übergeben gemäss dem «in Wiesbaden durchgeführten Systeme».[190] Wie noch aufzuzeigen ist, hat man sich in Zürich schliesslich für ein amtsärztliches System entschieden, das mit privaten Augen- und Ohrenärzten ergänzt wurde.[191] Dieses System war demjenigen, das Cohn vorgeschlagen hatte, in seiner Organisationsform ähnlicher als dem Wiesbadener System.

Hierzulande verfolgte man die Entwicklungen in Deutschland mit grösstem Interesse; die verschiedenen schulhygienischen Interessengruppen aber wurden teilweise aufs heftigste kritisiert: Die deutschen Interessengruppen wiesen zwar einen hohen Organisationsgrad und eine enorme publizistische Produktionstätigkeit auf, an ihren Strukturen hingegen sei einiges nicht optimal gewesen – dies monierte, wie noch aufzuzeigen ist, zumindest Friedrich Erismann.

1.11 Verlust der Wissenschaftlichkeit?

Die um die Jahrhundertwende entstehenden schulhygienischen Vereinigungen waren Organe, in denen das von Hygienikern produzierte Wissen eine weitere Diffusionsetappe erreichte. Praktiker wie Lehrer oder Verwaltungsbeamte nahmen dieses Wissen auf und versuchten es aufgrund eigener Erfahrungen in ihren Arbeitsalltag zu integrieren. Diese überregionalen Vereinigungen entstanden zu einem Zeitpunkt, als die Hauptforderung der Schulhygieniker, nämlich die Einführung von Schulärzten, im deutschsprachigen Raum bereits realisiert war. Sie dienten demnach nicht, wie man meinen könnte, als Katalysator für die Realisierung schulhygienischer Forderungen, sondern ihrer Konsolidierung. Mit der Gründung der schulhygienischen Vereine war der Punkt erreicht, an dem die Wissenschaft die Kontrolle über die Diffusion des von ihr produzierten Wissens zu verlieren drohte. Dementsprechend schieden sich die Geister anfänglich an der Frage, welchen wissenschaftlichen Ansprüchen solche Vereine genügen mussten. Ein vehementer Verfechter wissenschaftlicher Prinzipien war Friedrich Erismann. Er veröffentlichte seine Kritik an schulhygienischen Vereinigungen in entsprechenden Fachzeitschriften. Diese boten neben den internationalen Hygienekongressen eine zusätzliche Plattform für die Verbreitung schulhygienischen Gedankenguts. Die deutsche «Zeitschrift für Schulgesundheitspflege» erschien erstmals 1888. Wie dem Editorial ihrer Erstausgabe zu entnehmen ist, wollte sie der Flut pädagogischer Medienerzeugnisse entgegentreten, indem sie für einmal nicht die geistige, sondern die «körperliche Ausbildung» der Schuljugend ins Zentrum rückte. In der zeitgenössischen Metaphorik ausgedrückt, kämpfte sie für ihre Ziele «mit jenen geschärften Waffen [...], wie sie die hochentwickelte moderne Naturwissenschaft den Hygienikern in die Hand giebt».[192] Dass diese vom Redaktor der Zeitschrift verwendete Kampfmetapher durchaus ernst gemeint war, wird weiter unten ersichtlich.[193]

Thematisch deckte die Zeitschrift sämtliche Aspekte der Schulhygiene ab, so zum Beispiel bauhygienische Überlegungen zur Lage und Grösse von Schulhäusern, zur Beleuchtung, Lüftung und Heizung der Schulzimmer, zu Spielplätzen und Aussenanlagen. Weitere Themenkreise stellten etwa der Einfluss des Unterrichts auf die Gesundheit der Schulkinder oder ansteckende Krankheiten dar. Mit besonderer Sorgfalt sollte die «hygienische Überwachung der Schulen durch Schulärzte»[194] diskutiert werden.

Die Zeitschrift setzte, wie viele andere Presseerzeugnisse zu Hygienefragen, seit ihrer ersten Nummer auf eine Zusammenarbeit zwischen Wissenschaft und Schulpraxis; die Diffusion wissenschaftlicher Erkenntnisse in den Schulalltag war geradezu ihr Programm: «Verbinden sich so die Techniker, Mediziner und Schulmänner zu gemeinsamer Arbeit und wird hierbei von allen Seiten *der Standpunkt exakter Wissenschaftlichkeit und massvoller Besonnenheit* gewahrt, so dürfen wir hoffen, auch unsererseits zu der Erreichung des Ideals aller wahren Jugenderziehung beizutragen. Dieses Ideal aber sehen wir darin, die *dreifache Entwickelung des Körpers, des Geistes und Gemütes zu pflegen* und nach den Grundsätzen nicht allein der *Pädagogik,* sondern auch der *Physiologie* und *Hygiene* zu harmonischer Gestaltung zu bringen.»[195]

Friedrich Erismann, seit 1897 Redaktor der Zeitschrift, nahm seine redaktionelle Freiheit zum Anlass, um sich kritisch zu bereits unternommenen Umsetzungsversuchen schulhygienischer Anliegen zu äussern. Gegenstand seiner Kritik war zunächst die zweite Jahresversammlung des «Allgemeinen Deutschen Vereins für Schulgesundheitspflege» 1901 in Wiesbaden. Der Verein war 1899 aus der «Versammlung Deutscher Naturforscher und Ärzte» in München hervorgegangen mit dem Zweck der «Verbreitung der Lehren der Hygiene in den Schulen» und der «Verhütung der durch die Schule verursachten gesundheitsschädigenden Einflüsse auf Lehrer und Kinder».[196]

Aus Erismanns Vereinskritik lässt sich dessen Positionierung als Vertreter einer wissenschaftlichen Hygiene unschwer rekonstruieren. Der ehemalige Professor für Hygiene in Moskau bekundete Mühe, sich mit den Popularisierungsformen hygienischen Wissens, wie er sie im «Allgemeinen Deutschen Verein für Schulgesundheitspflege» anzutreffen meinte, abzufinden. Ihn störte nicht nur die Beliebigkeit und Breite der Themenauswahl an den schulhygienischen Tagungen,[197] sondern vielmehr die seiner Meinung nach zu unwissenschaftliche Zusammensetzung des Vereins: «Es waren nicht die Leute, die sich speziell mit wissenschaftlicher und angewandter Hygiene befassen, es waren nicht die Schulhygieniker (Ärzte und Pädagogen) in erster Linie, welche zusammentraten, um den Verein zu gründen, sondern es waren wesentlich die Realschulmänner, denen daran lag, die so natürliche Verbindung ihrer Reformbestrebungen mit der Schulhygiene im Interesse ihrer Sache zu benutzen.»[198] An der Versammlung selber sei «weder wissenschaftlich noch praktisch etwas Wesentliches für die Schulhygiene geleistet worden».[199] Dies mag damit zusammenhängen, dass schulhygienische Koryphäen wie etwa Hermann Cohn (Breslau), Paul Schubert (Nürnberg), Adolf Baginsky (Berlin) oder Karl Alexander Schmid-Monnard (Halle)[200] nicht als Mitglieder angeworben worden waren – laut Erismann ein schwerwiegendes Versäumnis, dem unbedingt abgeholfen werden müsse: «Es darf z. B. nicht, wie das jetzt geschehen ist, dem Zufall überlassen werden, ob dieser oder jener bekannte Schulhygieniker dem Vereine beitritt, sondern es müssen direkte Schritte gethan werden, um alle Kräfte, welche auf dem Gebiete der Schulhygiene arbeiten und namentlich diejenigen, welche hierin schon etwas geleistet haben, an den Verein zu fesseln und sie seinen Zielen dienstbar zu machen.»[201]

Es scheint hier stark um einen Interessenkonflikt zwischen Pädagogen und Ärzten beziehungsweise Hygienikern gegangen zu sein. Deren Verhältnis zueinander war delikat, fürchteten doch beide Seiten um ihren hart erkämpften Expertenstatus.[202]

Erismann hatte als Hygieniker, Arzt und Politiker ganz konkrete Vorstellungen über die Diffusion wissenschaftlicher Erkenntnisse in das öffentliche Leben. Eines seiner Hauptanliegen war, dass die Wissenschaftler in diesem Prozess die Hauptrolle übernahmen und im gesamten Diffusionsprozess behielten. Es ist sicherlich kein Zufall, dass seine Kritik in dem Moment einsetzte, in dem die Schularztforderungen in den deutschen Gemeinden allmählich eingelöst wurden. Jetzt, da die wissenschaftliche Legitimationsgrundlage gegeben war und der Kreis derer, die sich selber als Schulhygieniker bezeichneten, sich fast beliebig vergrössert hatte, war es besonders wichtig, das schulhygienische Feld nicht den Pädagogen und Lehrern zu überlassen. Das Entstehen immer neuer (populär)hygienisch ausgerichteter Vereine erschwerte es, im Prinzip vorhandene Synergien zu nutzen. Erismann kritisierte in diesem Zusammenhang beispielsweise, dass der «Allgemeine Deutsche Verein für Schulgesundheitspflege» ein weiteres schulhygienisches Organ – die «Gesunde Jugend» – lanciert hatte, ohne sich zuvor mit den Verantwortlichen der «Zeitschrift für Schulgesundheitspflege» in Verbindung gesetzt zu haben.[203] Der Hygieniker befürchtete wohl auch hier einen Verlust an Wissenschaftlichkeit in einem weiteren, praxisorientierten schulhygienischen Presseerzeugnis. Die Devise der «Zeitschrift für Schulgesundheitspflege» dagegen lautete klar, «dass jeder Meinungsäusserung über einschlagende Fragen, wenn sie auf wissenschaftlicher Grundlage oder auf sorgfältiger Beobachtung beruht, die Spalten der Zeitschrift offen stehen werden».[204]

Eine weit weniger radikale Position als Erismann in der Frage nach der wissenschaftlichen Ausrichtung schulhygienischer Vereinigungen nahm der erste offizielle Zürcher Schularzt, Adolf Kraft, ein. Kraft hatte zwar sehr wohl eine Ausbildung in Hygiene genossen, war aber ein Mann der Praxis. Anlässlich der fünften Jahresversammlung der «Schweizerischen Gesellschaft für Schulgesundheitspflege»,[205] eines Pendants zum «Allgemeinen Deutschen Verein für Schulgesundheitspflege», äusserte er sich zum Verhältnis von Wissenschaft und Praxis: «Wir betrachten es als selbstverständlich, dass die Wissenschaft in unseren Bestrebungen einen hervorragenden Platz einnehme und befruchtend auf die praktische Tätigkeit einwirken solle, aber trotzdem wird die Zahl der Mitglieder sich mehren und das Interesse wachsen, wenn unsere Versammlungen nicht allzusehr in resultatlose theoretische, akademische Vorlesungen ausarten. Es sollen verschiedene Ansichten sich geltend machen können, es soll der Praktiker mehr zu Worte kommen, denn wir wollen nicht bloss die mehr oder weniger experimentell gestützten subjektiven Ansichten einzelner Forscher Jahr für Jahr vorgetragen haben. [...] Wenn wir also nicht das Schicksal gelehrter Körperschaften teilen wollen, die zwar viel gutes und schlechtes Material in Folianten aufstapeln, aber sich nie einen Platz im öffentlichen Leben erobern, dann muss auch in unser Haus ein etwas anderer Geist einziehen.»[206] In der Folge setzte sich Kraft vehement für eine grössere Beteiligung der Lehrerschaft an den jährlichen Versammlungen ein. Seitens der Wissenschaft verlangte er, dass sie ihr Wissen in populärer Weise und für alle Beteiligten verständlich vermittle, «ohne an wissenschaftlichem Wert zu verlieren».[207] Nur so sei es möglich, dass Hygieniker, Ärzte, Lehrer und Verwaltungsbeamte sich gegenseitig beeinflussen könnten und die Versammlungen «zu einer Quelle praktischer Nutzanwendung des Gehörten»[208] würden.

Das wahrscheinlich effektivste Mittel dazu war die bewusste, vor allem aber in geregelten Bahnen verlaufende Zusammenarbeit mit den Pädagogen, zum Beispiel in internationalen schulhygienischen Kongressen. Der erste fand 1904 in Nürnberg statt.

1.12 Der erste internationale Kongress für Schulhygiene in Nürnberg 1904

Kongresse für Schulhygiene sollten nicht «bloss einen Meinungsaustausch auf diesem oder jenem Gebiete» und die allgemeine Forschungstätigkeit anregen. Vielmehr sollten sie, «direkt praktische Ziele» verfolgend, «Fragen aus irgendeinem Gebiete des öffentlichen Lebens, der Technik usw.» zur Diskussion stellen und aufgrund der Erfahrung diese Fragen lösen, um «denselben sodann in der Praxis Geltung zu verschaffen».[209]

Generalsekretär des Kongresses war der bekannte Arzt und Hygieniker Paul Schubert.[210] Der ehemalige Assistent Hermann Cohns hatte es geschafft, «Hygieniker von Fach oder hervorragende Gelehrte und Schulmänner»[211] nach Nürnberg zu bringen; für Prominenz aus der Wissenschaft war diesmal ausreichend gesorgt. Es freute Erismann – einmal mehr war er Kongressberichterstatter –, dass ein «Spezialkongress auf scheinbar so beschränktem Gebiete eine derartige Teilnahme auf allen Seiten»[212] hervorgerufen hatte. Insgesamt waren 1247 Personen in Nürnberg anwesend. Das waren weit mehr als am allgemeinen Hygienekongress in Genf, wo sich ca. 550 Personen eingefunden hatten, und fast so viele wie ein Jahr zuvor am allgemeinen Hygienekongress in Brüssel mit 1500 Teilnehmern. In Nürnberg seien sogar 82 Damenkarten ausgegeben worden, wie Erismann speziell hervorhob.[213] Dies erstaunt nicht weiter, da sich nach der Jahrhundertwende gerade im Bereich der Kinder- und Jugendfürsorge neue Berufsfelder für Frauen eröffneten und sich eine starke Professionalisierung in diesem Fürsorgebereich abzeichnete.[214]

Anhand des Kongressberichts lässt sich die These vom Perspektivenwechsel in der Schularztfrage nochmals exemplarisch nachzeichnen und um eine Komponente erweitern. Die neuen Untersuchungen an Schulkindern der 1880er und 1890er Jahre waren, wie bereits erwähnt, zum Ergebnis gelangt, dass nicht die Schule allein für den schlechten gesundheitlichen Zustand der Kinder verantwortlich gemacht werden könne. Solche Studien dienten unter anderem als Legitimationsgrundlage, in den privaten, familiären Raum der Kinder einzugreifen. Schon vor der Jahrhundertwende hatte demnach die Schulhygiene den Anspruch, «über das Gebiet des Schulhauses und dessen, was im Schulhause vorgeht, hinauszugreifen, auch die sozialen Verhältnisse der Schüler zu berücksichtigen und das Leben und Treiben der Kinder ausserhalb der Schule in ihren Wirkungskreis einzubeziehen».[215] Die Schulhygiene sollte deshalb explizit zur «sozialen Hygiene»[216] werden. Der erste internationale Kongress für Schulgesundheitspflege habe diesen Gedanken nun gewissermassen «sanktioniert» und ihm «sozusagen seinen offiziellen Stempel aufgedrückt».[217] Um die Relevanz dieser Aussage zu verdeutlichen, sollen nochmals kurz die Entwicklungslinien der Hygiene seit den 1880er Jahren aufgerollt werden.

Hygienischer Exkurs

Die neuen Erkenntnisse der *Bakteriologie* in den 1880er Jahren bedeuteten eine markante Zäsur innerhalb der sich mit Krankheit und Gesundheit auseinandersetzenden Wissenschaften. Die Bakteriologie führte Krankheiten auf spezifische Mikroorganismen zurück.[218] Diese Tatsache stellte endlich eine kausal-therapeutische, das heisst eine die Krankheitsursache beseitigende Lösung des Problems «Krankheit» in Aussicht. Auf der Basis der Bakteriologie entwickelten sich gegen Ende des Jahrhunderts die Virologie und die Serologie, aus der die Serumtherapie hervorging. Diese wiederum war Wegbereiterin für weitere moderne Therapien.[219]

Die Bakteriologie stellte den umwelthygienischen Begründungszusammenhang der experimentellen Hygiene und ihres bürgerlich-liberalen Umfeldes zunehmend in Frage.[220] Denn die Ursache der Krankheit musste gemäss den bakteriologischen Erkenntnissen nicht mehr in der Umwelt gesucht werden, sondern in einem spezifischen, von blossem Auge nicht sichtbaren Erreger, welcher sich auch im menschlichen Körper befinden konnte.[221]

Doch die Hoffnungen, die in die Bakteriologie gesetzt worden waren, erwiesen sich, wie bereits erwähnt, schon bald als zu hoch angesetzt. Erfolge im Kampf gegen die Bakterien, die «unsichtbaren Feinde»,[222] zeigten sich weniger rasch als erwartet. Das Vakuum zwischen Diagnose und Therapie blieb einstweilen bestehen. Obwohl beispielsweise der Choleraerreger seit 1883 bekannt war, gelang es noch nicht, spezifische therapeutische Mittel gegen die Krankheit zu entwikkeln. Die Cholera grassierte weiter, 1892 mit ausgeprägter Zerstörungskraft in Hamburg.[223] Ebensowenig gelang es, die Tuberkulose mit Hilfe eines Impfstoffes zu immunisieren oder mittels eines Medikamentes zu therapieren.[224] Und auch die Frage, warum längst nicht alle mit dem Tuberkulosebazillus Infizierten in der Folge daran erkrankten, blieb ungeklärt.

Dieses Erklärungsdefizit versuchte die *Sozialhygiene* auszugleichen. Die Sozialhygiene nahm den durch die Bakteriologie verdrängten gesellschaftlichen Begründungszusammenhang von «Gesundheit» neu auf und verwissenschaftlichte nun auch ihn. Gemäss Alfred Grotjahn, einem der bedeutendsten Vertreter der sozialen Hygiene, richtete sich das Interesse der Sozialhygiene auf das eingehende Studium der «sozialen Milieus», in denen die Menschen lebten: «Der Mensch hat es verstanden, sich von dem unmittelbaren Einflusse der Natur unabhängig zu machen. Zwischen ihm und der Natur steht die Kultur, und diese ist gebunden an die gesellschaftlichen Gebilde, in denen allein der Mensch wirklich Mensch sein kann, an Horde, Stamm, Familie, Sippe, Gemeinde, Staat, Volk und Rasse mit ihren historisch und geographisch so überaus verschiedenen Wirtschaftsformen, der Natural- und Geldwirtschaft, der Haus-, Stadt-, Volks- und Weltwirtschaft. Die Hygiene muss daher auch die Einwirkungen dieser gesellschaftlichen

Verhältnisse und der sozialen Milieus, in dem die Menschen geboren werden, leben, arbeiten, geniessen, sich fortpflanzen und sterben, eingehend studieren. Sie wird somit zur sozialen Hygiene [...].»[225]
Die Sozialhygiene sollte nicht nur die gesellschaftlichen Verhältnisse studieren, sondern, wie jeder andere hygienische Ansatz auch, konkrete Handlungsanleitungen liefern. Sie sollte als «Lehre von den Massnahmen, welche die Verallgemeinerung hygienischer Kultur unter der Gesamtheit von örtlich, zeitlich und gesellschaftlich zusammengehörigen Individuen und deren Nachkommen»[226] bezweckten, verstanden werden. Die Sozialhygieniker formten deshalb mit Rückbezug auf die Nationalökonomie neue gruppen- und verhältnisspezifische Interventionsmöglichkeiten aus, deren Zielgruppe hauptsächlich die städtischen Unterschichten darstellten. Olivier Faure beschreibt diesen Prozess sehr anschaulich: «Bestärkt durch die Ideale der Aufklärung, gefördert von den bitteren Enttäuschungen der Therapeutik, vorangetrieben vom Wunsch nach sozialem Aufstieg und von der Schwere der sozialen Probleme (Pauperismus und soziale Frage), hatte die Sozialhygiene bereits früh eine enge Verbindung zwischen Medizin und Politik geknüpft. Die Entdeckung der Infektionsherde und der Durchbruch der neuen medizinischen Wissenschaft gestalteten diese Beziehung noch enger und vergrösserten die ärztlichen Ambitionen. Als sie sich mit Infektionskeimen konfrontiert sahen, die sie wohl aufspüren, nicht aber vernichten konnten, beanspruchten die Ärzte mehr Macht auf den Menschen – und dehnten damit gleichzeitig ihren Einfluss schrittweise auf alle Gesellschaftsbereiche aus.»[227]
Einer dieser Gesellschaftsbereiche war die Schule. Die in ihr praktizierten hygienischen Bestrebungen passten sich zu einem gewissen Grad den neusten Entwicklungen der Hygiene an. So fanden auch sozialhygienische Elemente Eingang in den Schulbereich, womit sich eine wissenschaftliche Einflussnahme auf die Schule festhalten lässt.
Auf der anderen Seite aber wäre es spannend zu verfolgen, inwiefern die praktische Umsetzung hygienischer Anliegen in der Schule begünstigend auf die Ideen der Sozialhygiene wirken konnte. Eine solche Wechselbeziehung war zwar im Kerngedanken der Hygiene als angewandte Wissenschaft nicht beabsichtigt, lässt sich aber als logische Konsequenz daraus ableiten: Das bewusste Einbeziehen beziehungsweise die Einmischung von Fachleuten in schulhygienische Gremien, die sich nicht aus einer wissenschaftlichen, sondern aus einer alltagsbezogenen, pädagogischen oder sozialen Perspektive mit dem Bereich der Schule befassten, musste zur Folge haben, dass das soziale Umfeld der Kinder in gesundheitsrelevanten Fragen stärker ins Zentrum rückte. Und in diese Nische mussten sich die Experten aus der Hygiene wiederum einbringen, um ihren Expertenstatus wahren zu können. Damit setzte gewissermassen ein selbstbeschleunigender Prozess ein, der bewirkte, dass die Schulärzte an ihrer Schnittstelle zwischen Wissenschaft und Schulpraxis tatsächlich ein viel grösseres Tätigkeitsfeld unter sich

hatten, als ihnen anfänglich, das heisst in den 1860er Jahren, seitens der Wissenschaft zugesprochen worden war.
Dies mag ein ausschlaggebender Grund für den bereits angesprochenen Konflikt zwischen Wissenschaft und Praxis im Bereich der Schule gewesen sein. Dieser Konflikt ist Gegenstand des nächsten Abschnitts.

1.13 Die Schule: Domäne der Wissenschaft?

Der Machtkampf zwischen Hygienikern beziehungsweise Ärzten einerseits und Lehrern andererseits ist in der schulhygienischen Literatur breit dokumentiert.[228] Die Hygieniker und Ärzte waren sich darüber im klaren, dass sie auf die Kooperation des Lehrpersonals angewiesen waren, um die angestrebten schulhygienischen Anliegen im Alltag durchzusetzen. Umgekehrt waren sie als Fachmänner im Bereich der Schulhygiene keineswegs bereit, ihr hart erkämpftes, neues Tätigkeitsfeld den Lehrern zu überlassen. So sprach zumindest der Nürnberger Augen- und Schularzt Paul Schubert Klartext: «Die Aufgaben des Schularztes dem Lehrer übertragen, das heisst doch wohl nichts anderes als den Fachmann durch den Dilettanten ersetzen. [...] Der Lehrer als Schulhygieniker wird sehr oft einem wurzelkranken Baum gleichen, der zwar zuweilen recht üppige Wassertriebe emporschiessen lässt, aber doch nicht recht zum Früchtetragen kommt, und an dem das Auge des Gärtners keine Freude erlebt. Die wenigen Schulmänner, die in zäher Arbeit auch in das hygienische Gebiet tief eingedrungen sind, bieten keinen Gegenbeweis.»[229]
Selbstkritische Töne seitens der Ärzte waren selten zu vernehmen und wurden wohl nur dort laut, wo es galt, aufgewühlte Wogen zu glätten. In einem Vortrag vor der Lehrerkonferenz des Kantons Aargau gestand Friedrich Erismann der versammelten Lehrerschaft ein, dass die Ärzte mit ihren Forderungen mancherorts «zu stürmisch vorgegangen» seien. Es sei durchaus verständlich, dass die Lehrer «den Anprall von ärztlicher Seite, namentlich wenn er in etwas brüsker Form stattgefunden hat, abzuweisen suchten».[230] In einem Aufsatz in der «Zeitschrift für Schulgesundheitspflege» zeigte Erismann weit weniger Verständnis für die Lehrer und Lehrerinnen, indem er erklärte, das Lehrpersonal und die Behörden hätten die «heilige Pflicht», die schulärztlichen Forderungen anzuhören. Doch leider hätten diese Organe «die richtige Linie den bescheidenen Wünschen der Ärzte gegenüber nicht überall und nicht immer gefunden».[231]
Ein Mittel, die Kluft zwischen Lehrerschaft und Schulärzten zu überbrücken, sahen die Ärzte in der Ausbildung der Lehrerinnen und Lehrer in Hygiene, obwohl sie gleichzeitig betonten, dass selbst ein solcherart gebildeter Lehrer niemals den Arzt ersetzen könne.[232] Unterricht und Aufklärung in Hygiene schienen auch deshalb angebracht, weil sich einige Lehrer zu intensiv mit der weitverbrei-

teten parawissenschaftlichen Literatur beschäftigt hätten: «Man wird vielleicht einwenden, es sei gefährlich, den Lehrern noch mehr Hygiene zu bieten als bisher; es werde dabei doch nur ein Halb- oder Scheinwissen herauskommen, das einen nicht unbedeutenden Teil der Lehrerschaft nach wie vor in das Lager der Naturheilkünstler, Impfgegner und wie alle diese sonderbaren medizinischen Heiligen sonst noch heissen, treiben werde. Dem ist nicht so. Nicht weil die Lehrer zu viel, sondern weil sie zu wenig in Anthropologie und Gesundheitslehre eingedrungen sind, stehen manche derselben in medizinischen Fragen so häufig im Gegensatz zu den Ärzten, und es wird sicher auch der von einem Arzt am Seminar erteilte Hygiene-Unterricht viel beitragen zum Ausgleich dieser Gegensätze.»[233]

Die Ärzte und Wissenschaftler begannen bewusst in die ureigensten Gebiete der Pädagogik einzudringen. Diese Tatsache wurde von Zeitgenossen denn auch klar als «Betreten eines Grenzgebietes», eines «Territoriums, auf dem die Ärzte anfänglich Neulinge waren»,[234] bezeichnet. Mit diesem Territorium war die konkrete Gestaltung des Unterrichts gemeint, die Frage, wie die Kinder in der Schule behandelt werden müssten hinsichtlich einer körperlich und geistig «normalen» Entwicklung.[235] Und auch dieser traditionell den Lehrern übertragenen Frage gingen die Hygieniker mit experimentell gesicherten, wissenschaftlichen Studien nach und traten somit in ein direktes Konkurrenzverhältnis zu den Pädagogen.[236] Physiologische Ermüdungsmessungen an den Kindern[237] waren beispielsweise die Grundlage für aus wissenschaftlicher Perspektive sinnvolle und kindergerechte Stundenplanvorschläge.[238]

Der Gedanke, dass Schreibtischtheoretiker die Macht in der Schule im Sinne eines «Schulvogtes» übernehmen wollten, war wohl dem einen oder anderen Lehrer bereits einmal durch den Kopf gegangen. Darauf hätte Friedrich Erismann zu entgegnen gewusst: «Und was hat denn die sog. ‹Praxis› der Pädagogen diesen auf unmittelbare wissenschaftliche Beobachtungen sich stützenden Forderungen der Ärzte gegenüberzustellen – da, wo sie sich ablehnend verhält? Verfügt sie etwa über gegenteilige Beobachtungen? Hat sie Untersuchungen angestellt, die zu anderen Resultaten führen und die Vorschläge der Ärzte paralysieren könnten? Nichts von alledem.»[239]

Doch hatten Hygieniker und Ärzte ihre Position nicht nur gegenüber der Lehrerschaft zu verteidigen. Auch die Schulbehörden sollen ihre Bedenken gegenüber Schulärzten und der Wissenschaft im allgemeinen geäussert haben. Diese Bedenken waren nicht nur finanzieller Art. Paul Schubert, der Nürnberger Schularzt, stellte fest, dass manche Schulbehörden Deutschlands ihre Dienstordnungen für Schulärzte so ausrichteten, dass sich die Ärzte ausschliesslich in beratender Funktion in den Schulen betätigen konnten. Sie sollten die beobachteten Missstände zwar an die Behörden weiterleiten, «dabei aber niemandem einen Befehl erteilen [...], nicht einmal dem Hausmeister oder Schuldiener».[240] Die

bereits am Hygienekongress in Wien vorgebrachten Bedenken gegenüber dem Konzept des «diktatorischen» Schularztes hatten sich also in der Praxis als begründet erwiesen.
Für das Verhältnis zwischen den Behörden und der Wissenschaft ist ein weiterer Aspekt bezeichnend. Gemäss Schubert wollten die Schulbehörden die Schule auf keinen Fall zu einem Tummelfeld wissenschaftlicher Studien verkommen lassen. Er erachtete das Verbot, Schüleruntersuchungen zu rein wissenschaftlichen Zwecken vorzunehmen, sowie die Weisung, während des Unterrichts ein Klassenzimmer nur mit vom Rektor eingeholter Erlaubnis zu betreten, als «Abwehr gegen befürchtete Übergriffe des Schularztes».[241]
Nicht nur in Deutschland, auch in der Schweiz mussten Studien, welche Wissenschaftler an Schulkindern unternehmen wollten, bewilligt werden. So wandte sich der Dozent und spätere Professor für Anthropologie der Universität Zürich, Rudolf Martin, am 19. Juni 1896 in einem Brief an den Vorsteher des Schulamts, Stadtrat Johann Caspar Grob. Martin fragte in seinem Schreiben an, «ob es nicht im Interesse der Schule wäre, in hygienischer Weise anthropometrische Erhebungen anzustellen».[242] Mit Hilfe regelmässiger Wachstumsmessungen wollte Martin die Frage nach allgemeingültigen Gesetzen der Entwicklung des jugendlichen Körpers beantworten. Unter dem Deckmantel physiologischer Untersuchungen hegte Martin die Absicht, sich des «Schülermaterials» aber noch in ganz anderer Weise zu bedienen: Aufgrund der von ihm ausgearbeiteten, dem Gesuch beigelegten Musterbeobachtungsblätter wird klar, dass er durch die genaueste Vermessung der Kinder einen Beitrag zur «schweizerischen Rassenkunde» leisten wollte.[243] Gefragt war nämlich nicht nur die Körpergrösse der Kinder, sondern ebenso ihre Schädelmasse, aus denen verschiedene Indizes[244] berechnet werden sollten; zudem ihr Geburtsort, die «Herkunft» des Vaters und der Mutter und die «Abstammung der Grosseltern resp. früherer Generationen».[245] Dem Formular ist auch zu entnehmen, dass Martin gedachte, jedes Kind zu fotografieren. Zweifellos hegte Martin zu diesem Zeitpunkt bereits die Idee seines 18 Jahre später erschienenen Lehrbuchs der Anthropologie, welches er als eigentliche Anleitung zur «Rassenkunde» verstand. In diesem Lehrbuch bezeichnete Martin die Schulen neben den Kasernen als ergiebigsten Ort der «Materialgewinnung».[246]
Stadtrat Grob leitete Martins Vorschlag weiter an die Kommission für Schulhygiene,[247] die sich in einer Sitzung der Zentralschulpflege klar für die Durchführung der Studie aussprach. Die Zentralschulpflege war sich der Brisanz solcher Studien wohl bewusst, denn sie vertagte den definitiven Entscheid einstweilen und leitete die Angelegenheit in Anbetracht der «Schwierigkeit der Materie» weiter an die Kreisschulpflegen.[248] Am 27. November 1897 verfügte schliesslich der Stadtrat, mit den Untersuchungen noch zuzuwarten, bis ein Amtsarzt genügend Kapazitäten frei habe, die Untersuchungen selber vorzunehmen.[249]
Auf diese Weise glaubten die Schulbehörden die gesetzlichen Bestimmungen

einhalten zu können, wäre doch diese erweiterte Untersuchung in die übliche, gesetzlich festgelegte Eintrittsuntersuchung integriert worden.[250] Ausserdem wollten sie die zusätzlichen Untersuchungen als freiwillig erklären. Den Eltern sollte es gestattet sein, ihre Kinder zu begleiten.[251]

Martin zeigte sich in der Folge enttäuscht über den Ausgang seiner Bemühungen. Im nachhinein versuchte er, bei Schulvorstand Grob seine hehren wissenschaftlichen Absichten nochmals hervorzuheben: «Ich habe dieselbe [die Anregung zur Studie] gewiss nicht, wie man mir unterzuschieben scheint, aus wissenschaftlichem Exotismus gemacht, sondern ich glaubte mit der Ausführung dieser für mich mühsamen Untersuchung neben der Lösung wissenschaftlicher Fragen auch etwas wirklich Nützliches zu schaffen. [...] Dass jetzt schulische Bedenken oder andere Gründe – wie so oft im Leben – die Oberhand gewonnen haben, ist mir leid [...].»[252]

Ob Martin zu einem späteren Zeitpunkt seine Studie doch noch durchführen konnte, ist nicht klar. Fest steht hingegen, dass er sich in seinem 1914 erschienenen Lehrbuch auf zahlreiche Messungen an Schweizer Schulkindern bezog.[253]

Das Beispiel illustriert das Spannungsfeld zwischen Wissenschaft und Behörden. Untersuchungen, die zu Studienzwecken an Schülern und Schülerinnen vorgenommen wurden, bewegten sich stets in einer Grauzone der Legalität. Während die Wissenschaft die Volksschule als ideales Untersuchungsfeld betrachtete, in dem im Gegensatz zur Kaserne nicht nur der männliche Teil der Bevölkerung repräsentiert war, blieben den Behörden in vielerlei Hinsicht die Hände gebunden. Neben den rechtlichen Rahmenbedingungen mussten diese mit den Eltern der betroffenen Kinder einen weiteren Akteur im Schulgefüge in ihre Überlegungen mit einbeziehen.

Bedenken gegenüber elterlichem Widerstand waren seitens der Wissenschaft bereits im Vorfeld der Einführung von Schulärzten verschiedentlich geäussert worden. Das beste Mittel, diese Bedenken aus dem Weg zu räumen, sei in den Anfangsjahren der Schulärzte die Aufforderung an die Eltern gewesen, an den ärztlichen Eintrittsuntersuchungen teilzunehmen, meinte Paul Schubert, der aus eigener Erfahrung schöpfen konnte.

«Die Anwesenheit der Mutter oder einer elterlichen Vertrauensperson bei den Untersuchungen der Schulneulinge ist aus mehr als einem Grunde erwünscht. Die Schüchternheit und Ängstlichkeit der Kleinen wird so am besten überwunden. Das Aus- und Ankleiden der Kinder, besonders der Mädchen, geht in diesem zarten Alter noch nicht gut ohne fremde Hilfe von statten, und wenn auch die Gegenwart des Lehrers bei Knaben, und der Lehrerin bei Mädchen überall vorgeschrieben ist, so erscheint es doch zweckmässiger, diese Hilfskraft zur Aufrechterhaltung der Ordnung und zur Schreibhilfe für den Arzt zu verwenden, als diesen nicht jedem Lehrer geläufigen Handreichungen.

Wichtiger noch ist, dass dem untersuchenden Arzt die Möglichkeit geboten wird,

Fragen an Angehörige des Kindes zu richten, vertrauliche Mitteilungen entgegenzunehmen und allgemeine hygienische (nicht therapeutische) Ratschläge zu erteilen.
Die schulärztlichen Jahresberichte vieler Städte heben die Zweckmässigkeit der Beziehung der Eltern hervor. Ein Schularzt, der auf der Höhe seiner Aufgabe steht, findet bei diesem Anlass eine selten in gleichem Masse sich bietende Gelegenheit, die Grundsätze der Hygiene des kindlichen Alters wirksam im Volke zu verbreiten.»[254]

Auch die letzte Diffusionsetappe hygienischen Wissens, nämlich diejenige von der Schule ins Elternhaus, sollte so gestaltet werden, dass wissenschaftliche Erkenntnisse durch die Ärzte, als Mittelspersonen der Wissenschaft, an die Eltern vermittelt werden.

*

Eine kurze Zusammenfassung soll nun die wichtigsten Punkte dieses ersten Kapitels nochmals zusammenführen. Äusserungen zur Notwendigkeit einer ärztlichen Aufsicht von Schulen finden sich bereits ausgangs des 18. Jahrhunderts. Doch es dauerte fast hundert Jahre, bis die ersten Schulärzte ihre Tätigkeit aufnehmen konnten. Die Realisierung von Schularztstellen ist das Resultat eines jahrzehntelangen Kampfes der Wissenschaft um die Plazierung wissenschaftlich ausgebildeter Experten in der Verwaltung. Es lässt sich festhalten, dass die Wissenschaft ab den 1860er Jahren im Zusammenhang mit der Schularztfrage statistisch erhobene Fakten und pathogenetische Erklärungsmuster lieferte. Vor der breiteren Institutionalisierung der Hygiene als Wissenschaft in den 1880er Jahren waren es vor allem an Hygiene interessierte Augenärzte, welche diese wissenschaftlichen Tatsachen herstellten und sich für hygienische Verbesserungen in den Schulen einsetzten. Die wissenschaftlichen Studien wurden an internationalen Hygienekongressen rezipiert. Die Kongresse waren zugleich Orte, an denen Wissenschaftler ihre Strategien für eine konkrete wissenschaftliche Einflussnahme auf die Verwaltung entwickelten. Erfolg hatten ihre hygienischen Konzepte und entsprechenden Umsetzungsstrategien nicht zuletzt aufgrund des therapeutischen Vakuums und der daraus resultierenden Erkenntnis, dass Prävention weit wirkungsvoller sei als das Behandeln und Heilen von Krankheiten. Die Forderung nach Schulärzten war aber nicht allein vom Expansionsbedürfnis von Wissenschaftlern in neue Betätigungsbereiche geprägt. Sie steht ebenso deutlich für ein szientistisches Sendungsbewusstsein der Hygieniker, welches in seiner Breitenwirkung hygienische Verhaltensregeln mittelfristig in das Elternhaus der Schulkinder tragen sollte. Der wissenschaftliche Ruf nach schulhygienischen Massnahmen kann zudem auf die sozialpolitische Aufbruchstimmung der Sozialmedizin von 1848 zurückgeführt werden. So vermischten sich die Ebenen der Wissenschaft und Politik in der Schularztfrage in zunehmendem Mass.

Die rund 40jährige Entwicklung in der Schularztfrage korrelierte eng mit dem sich verändernden Wissenschaftsverständnis und den Entwicklungslinien der Hygiene. Die grundsätzliche Meinung von Hygienikern, dass Schulärzte eine unabdingbare Notwendigkeit darstellten, vermochte sich dabei den jeweiligen wissenschaftlichen Entwicklungen anzupassen.
Die erste Phase seit den 1860er Jahren fällt mit der Institutionalisierung der experimentellen Hygiene als Wissenschaft zusammen. Die Anwendung hygienischer Erkenntnisse manifestierte sich in dieser Phase vor allem in baulicher Hinsicht. Dementsprechend stand in der Schularztfrage das Schulhaus, der Raum, in dem sich die Kinder täglich bewegten, im Vordergrund. Die Schulärzte sollten dafür sorgen, dass die Gefahren, welche die räumlichen Verhältnisse mit sich brachten, beseitigt würden.
Die zweite Phase begann in den 1880er Jahren. Sie steht gleichermassen für den einsetzenden Schularztboom wie für den grundlegenden Perspektivenwechsel in der Schularztfrage. Die Revision der ursprünglichen Meinung, dass der Schulbesuch an sich schädigend sei, und die neuen Erkenntnisse, dass viele Schulkinder bereits mit gesundheitlichen Problemen in die Schulen einträten, machte die Mitarbeit von Ärzten in der Schule nicht etwa obsolet, im Gegenteil: Die Ärzte, die sich ab den 1890er Jahren zunehmend in der Schule engagierten, begannen vermehrt die Kinder selber und ihre familiären Verhältnisse ins Auge zu fassen. Dieser Prozess wiederum ging einher mit neuen Entwicklungstendenzen innerhalb der Wissenschaft der Hygiene, insbesondere der Ausbildung der Sozialhygiene.
Die wissenschaftliche Einflussnahme auf den Schulbereich stiess zunächst nicht überall auf Gegenliebe: In einer Anfangsphase waren sich die Wissenschaftler selbst nicht einig, ob Amtsärzte oder praktizierende Ärzte für die Schulhygiene zuständig sein sollten. Die städtischen Verwaltungen auf der anderen Seite fürchteten sogar noch zur Zeit, als die Schule vom Vorwurf der Alleinschuld als Krankheitsverursacherin freigesprochen war, die hohen Folgekosten hygienischer Postulate und ärztlicher Einflussnahme. Ein weiterer kritischer Punkt aus deren Perspektive war, dass sie sich nicht dem Vorwurf aussetzen durften, die Schule zu einem wissenschaftlichen Experimentierfeld umzufunktionieren.
Zwischen Pädagogen und Wissenschaftlern schwelte lange Zeit ein grosses gegenseitiges Misstrauen, hatten sich doch die Wissenschaftler, gerade mit den Erkenntnissen aus der Physiologie, in das für sie neue Gebiet der Unterrichtsgestaltung einzumischen begonnen. Und schliesslich waren auch die Eltern Ärzten gegenüber anfänglich grundsätzlich skeptisch eingestellt.
Aufgefangen wurden all diese Bedenken mittels einer verstärkten Kooperation zwischen Wissenschaft, pädagogischer Praxis, Verwaltung und in letzter Instanz den Eltern der Kinder. Diese Kooperation steht für die Idee der öffentlichen (Schul-)Gesundheitspflege. Die Diffusion wissenschaftlicher Erkenntnis in den

Schulalltag wurde dabei seitens der Hygieniker als bewusst gesteuerter Prozess begriffen, bei welchem sie die Kontrolle über die einzelnen Etappen möglichst lange behalten wollten. Dies entsprach wiederum der Idee der Hygiene als angewandte Wissenschaft.

Durch diese Kooperation musste die Wissenschaft ihren Hegemonialanspruch über die Schule zu einem guten Stück zurückbuchstabieren, vor allem, als in einzelnen Städten offizielle Schulärzte zu agieren begannen. Der Kreis derer, die sich selber als Schulhygieniker verstanden, erweiterte sich zunehmend auf nicht im universitären Rahmen in Hygiene unterrichtete Laien. Dementsprechend wenig goutierten Wissenschaftler wie Friedrich Erismann neu gegründete schulhygienische Vereinigungen, welche, einer eigenen Dynamik folgend, aus nicht mehr rein wissenschaftlicher Initiative hervorgegangen waren.

Die Schule war und blieb ein heftig umstrittenes Feld. Akteure in diesem diskursiven Verteilungskampf waren Wissenschaftler, Ärzte, Politiker, Behördenvertreter, am Rande die Eltern der Kinder, nie aber die Betroffenen selber – die Volksschülerinnen und Volksschüler. Sie werden durch die Quellen erst sichtbar als «Fälle», als Objekte wissenschaftlicher Studien, ärztlicher Untersuchungen und kommunaler Sozialpolitik.

Nachdem dieses Kapitel vor allem die Sicht der Wissenschaft widerspiegelt hat, soll im nächsten Kapitel vermehrt auf die (praktischen) Ärzte als Vertreter einer aufstrebenden Profession, auf Verwaltungsaspekte im Zusammenhang mit der kommunalen Leistungsverwaltung und auf die kommunale Politik betreffend eine institutionelle Verankerung von Schulärzten eingegangen werden. Der geographische Fokus liegt hierbei auf der Stadt Zürich. Die nachfolgenden Kapitel versuchen dann durch das Aufzeigen der konkreten ärztlichen Tätigkeit in den Schulen auch den Schülerinnen und Schülern, wo dies anhand der Quellen möglich ist, ein gewisses Gewicht zu geben.

2 Der zähe Institutionalisierungsprozess des Zürcher Schularztsystems

Bevor nun auf die Zürcher Verhältnisse eingegangen werden kann, soll der Fokus kurz auf eine schweizerische Vereinigung gelegt werden, die sich ganz der Schulhygiene verschrieben hatte. Die «Schweizerische Gesellschaft für Schulgesundheitspflege» (SGS) steht für die nationale Zusammenarbeit der verschiedenen Interessenträger zur Durchsetzung schulhygienischer Postulate. Parallel zum gleichzeitig gegründeten «Allgemeinen Deutschen Verein für Schulgesundheitspflege» vergrösserte sich mit der Gründung der SGS auch in der Schweiz der Kreis derjenigen, die sich als Schulhygieniker bezeichneten: Nicht mehr Wissenschaftler fungierten als Mentoren der Schulhygiene, sondern vornehmlich Verwaltungsmitarbeiter und Praktiker.[1]

2.1 Die «Schweizerische Gesellschaft für Schulgesundheitspflege»

Am 8. Oktober 1899 fand in Bern die erste konstituierende Sitzung der «Schweizerischen Gesellschaft für Schulgesundheitspflege» statt. Die Initiative zu ihrer Gründung hatten sechs vorwiegend zürcherische Behördenvertreter beziehungsweise Verwaltungsmitarbeiter ergriffen: Neben dem städtischen Schulsekretär Friedrich Zollinger[2] waren dies der Zürcher Erziehungsrat Friedrich Fritschi, der kurz zuvor von seinem Amt zurückgetretene Stadtarzt Gottfried Leuch und H. Schinz, Präsident der Kreisschulpflege Zürich V. Seitens der Wissenschaft bekundete Otto Roth, Professor für Hygiene an der Eidgenössischen Technischen Hochschule Zürich, sein Interesse. Der sechste im Bund war Friedrich Schmid,[3] Direktor des eidgenössischen Gesundheitsamtes in Bern.[4]

Die SGS bezweckte einen «Meinungsaustausch über schulhygieinische Fragen und die Verbreitung und Förderung der Schulhygieine in der Schweiz».[5] An den geplanten Diskussionsrunden sollten sich explizit verschiedene Interessengruppen beteiligen; vor allem aber legten die Initianten Wert auf die Einbindung von Verwaltungsmitgliedern als Ausführer der Schulhygiene, um «das Gebiet der Schulhygieine [...] nicht einseitig nur im Kreise der Hygieiniker und Ärzte oder der Pädagogen»[6] zu behandeln.

Die Möglichkeit einer breit angelegten Diskussion wurde von Anfang an rege genutzt. Bereits 1900, nur ein Jahr nach der Gründung, konnte die Gesellschaft 477 Einzel- und Kollektivmitglieder verzeichnen, davon allein 135 aus dem Kanton Zürich. Mitglieder waren, wie beabsichtigt, vorwiegend Repräsentanten der Behörden und der Verwaltung, Lehrer und Lehrerinnen, Ärzte und Pfarrer.[7] Wissenschaftler hingegen waren kaum mehr vertreten. Von den 135 Mitgliedern aus dem Kanton Zürich lassen sich gerade vier eindeutig als Wissenschaftler identifizieren.[8]

Als Kollektivmitglieder der SGS figurierten die kantonale Erziehungskommission und, in Vertretung des Schulamtes, der Schulvorstand der Stadt Zürich.[9] Die Gründer der SGS versuchten die von ihnen angestrebte nationale Vernetzung mit jährlich stattfindenden Mitgliederversammlungen zu realisieren. Die dort gehaltenen Referate wurden im «Jahrbuch der Schweizerischen Gesellschaft für Schulgesundheitspflege»[10] publiziert. Ein weiteres Organ der SGS stellte seit 1903 die Zeitschrift «Schweizerische Blätter für Schulgesundheitspflege und Kinderschutz» dar.[11] Bis 1909 hatte diese Beilage der «Schweizerischen Lehrerzeitung» eine Auflage von 8'000 Exemplaren.[12]

Die Publikationen der SGS deckten das ganze schulhygienische Spektrum ab: auf Bewertungen neu erstellter Schulhäuser folgten Abhandlungen über die Notwendigkeit von Schulduschen und des Turnunterrichts oder Berichte über internationale Kongresse für Schulhygiene. Die «Schularztfrage» stellte nur einen Aspekt der viel breiter abgehandelten Schulhygiene dar, war aber für die Gründung der Gesellschaft von beachtlicher Bedeutung gewesen.[13] Wo sie thematisiert wurde, dominierte der Gedanke, dass sich der Staat mit dem Schulobligatorium verpflichtete, die möglicherweise durch den Schulbesuch entstandenen gesundheitlichen Schädigungen in Grenzen zu halten.[14]

Die Argumente, welche die Idee von Schulärzten unterstützten, wurden nach der Jahrhundertwende zudem oftmals (national)ökonomisch begründet. Besonders explizit brachte dies der Luzerner Augenarzt Friedrich Stocker in seinem 1905 im Jahrbuch der SGS erschienenen Artikel «Die Schularztfrage auf Grund bisheriger Erfahrungen» zum Ausdruck. Er stellte in seiner Argumentationskette einen direkten Bezug zwischen der Gesundheit eines Volkes, seiner Arbeitsfähigkeit und Produktivität her.[15]

Die Gesundheit des Individuums als kleinstmögliche Einheit eines «Volkes» wurde seit der zweiten Hälfte des 19. Jahrhunderts immer stärker zur «bürgerlichen Pflicht».[16] Einerseits war sie für das Individuum von herausragender Bedeutung, um sich in einer vorsozialstaatlichen Welt eine Existenz sichern zu können. Gute Gesundheit und permanente Leistungsfähigkeit gewannen andererseits im gesamtgesellschaftlichen Zusammenhang zunehmend an Bedeutung, ging es doch aus volkswirtschaftlicher Perspektive um die langfristige Sicherung des Bruttosozialprodukts.[17]

Eine politische Dimension erhielt die Schularztfrage in Stockers Ausführungen insofern, als dieser die Tätigkeit von Schulärzten als sozialpolitisches Mittel zur Entschärfung der «sozialen Frage» begriff. Er malte sich dies 1905 in einem Szenario folgendermassen aus: «Die Hütte des Armen ist [...] die Stätte, wo der Tod unter den Kindern die reichste Ernte hält. [...] Vater und Mutter gehen vom frühen Morgen an dem Erwerbe nach, die Kinder, sich selbst überlassen, wachsen in den schlechten Verhältnissen auf, wenn sie nicht von einer Seuche dahingerafft werden. [...] Beim Eintritt in die Schule wird das Kind vom Arzte untersucht. Er findet ein Gebrechen irgendwelcher Art. Den Eltern wird hievon Mitteilung gemacht. Das Kind wird sofort in rationelle Behandlung gegeben; das arme Wesen wird eventuell einer Krankenanstalt zugeführt und auf diesem Wege einem langen Siechtum entzogen und dem Leben und der Gesundheit wiedergegeben. Oder ein Fehler der vornehmsten Sinnesorgane Auge oder Ohr wird beim armen Schulrekruten rechtzeitig entdeckt und durch geeignete Massnahmen später eintretende Taubheit oder Erblindung ganz oder teilweise verhütet und damit seine Erwerbsfähigkeit erhöht. Die körperliche Gesundheit ist für jeden Menschen das beste Kapital; für die armen ist es das einzige!»[18] Stockers daraus abgeleitete Schlussfolgerung lautete: «So wird die ärztliche Schulaufsicht neben der hygienischen Gestaltung der Schulgebäude-Einrichtungen und des Unterrichts in erster Linie eine segensreiche Schöpfung für die Notleidenden und dient mit anderen Wohlfahrtseinrichtungen in hervorragender Weise dazu, das ‹in die Schule gehen müssen› dem Armen, dem Proletarier als eine angenehme Pflicht, nicht als eine Busse erscheinen zu lassen. – Und damit wird der Unzufriedenheit mit den bestehenden Verhältnissen gesteuert, dem Anarchismus Boden entzogen und zur Lösung der sozialen Frage ein gut Teil beigetragen.»[19]

Ein auf Prävention und Hygiene basierender Lösungsansatz für soziale, strukturell bedingte Probleme – dies also war die Zauberformel der neuen, sozialpolitisch durchaus engagierten Ärztegeneration. Der Physiologe Gustav von Bunge ging in seiner 14 Jahre später erschienenen Broschüre «Zur Lösung der sozialen Frage» sogar noch einen Schritt weiter als Stocker. Er hielt darin fest, dass Gesundheitspflege und Volkswirtschaft unzertrennlich seien. Seine Argumentationslinie verlief in Form einer Gleichung: Die Hygiene, die Lehre von der Verhütung der Krankheit, sei angewandte Physiologie. Krankheit lasse sich nicht verhüten ohne Verhütung von Armut. Armut lasse sich wiederum nicht verhüten ohne Verhütung von Krankheit. Deshalb sei die Verhütung der Armut über den Umweg der Verhütung von Krankheit die eigentliche Lösung der sozialen Frage.[20]

Solche Ansätze bargen das Risiko, soziale Verhältnisse per se zu pathologisieren, nicht zuletzt weil sie stark von bürgerlichen Familienvorstellungen geprägt waren, wonach die Hausfrau und Mutter sich ausschliesslich dem Reproduktionsbereich zu widmen hätte. Entsprach die Mutter – aus welchen Gründen auch immer – diesen Vorstellungen nicht, war gemäss solchen Argumentationsmustern die Zerrüttung der Familie und in der Folge die «Verwahrlosung» und Krankheit der Kinder nicht weit entfernt.[21] Solche Ansätze wiederum waren kompatibel mit sozialhygienischem Gedankengut, welches das Studium des «sozialen Milieus» ins Zentrum des Interesses rückte. So verlagerten sich auch in der Schweiz die Argumentationslinien bezüglich der Funktion von Schulärzten immer stärker von der Bauhygiene zur Sozialhygiene.

Um die Jahrhundertwende arbeiteten in verschiedenen Schweizer Städten[22] bereits so viele Schulärzte, dass ihre «segensreiche» Tätigkeit zumindest in den Städten kaum mehr angezweifelt wurde. Neben dem im vorangehenden ersten Teil angeführten veränderten Wissenschaftsverständnis, welches vor allem die innerwissenschaftlichen Diskussionen um die Frage der Notwendigkeit von Schulärzten widerspiegelt, können für die fortschreitende institutionelle Verankerung von Schulärzten zwei weitere Prozesse verantwortlich gemacht werden: sowohl die *Professionalisierung* der Ärzte und Hand in Hand mit ihr die *Medikalisierung* der Bevölkerung als auch die im Zug der Verstädterung erfolgte Umstrukturierung der kommunalen Verwaltungen hin zur *kommunalen Leistungsverwaltung*. Zunächst gilt das Interesse der Professionalisierung der Ärzte und der mit ihr einhergehenden Medikalisierung der Bevölkerung.

2.2 Professionalisierung der Ärzte – Medikalisierung der Bevölkerung

Während des 19. Jahrhunderts war sowohl in Deutschland[23] als auch in der Schweiz[24] ein bis ins 20. Jahrhundert andauernder Prozess im Gang, der in der Fachliteratur mit «Professionalisierung der Ärzteschaft» umschrieben wird. Ein Effekt dieser Professionalisierung bestand darin, dass die akademisch ausgebildeten Ärzte Expertenstatus erlangten, indem sie sich das Behandlungs-, vor allem aber das Definitionsmonopol über Krankheit beziehungsweise Gesundheit zu sichern vermochten. Diese fundamentale Veränderung in der Wahrnehmung und Selbstdefinition des Arztberufs ist unter anderem auf die Standardisierung der wissenschaftlich-medizinischen Ausbildung und die Kontrolle des Zugangs zum Beruf zurückzuführen.

Als die «Schularztfrage» in der zweiten Hälfte des 19. Jahrhunderts Diskussionsgegenstand wurde, waren die entscheidenden Phasen der schulmedizinischen Interessendurchsetzung und Professionalisierung bereits abgeschlossen. Im Kanton Zürich war der Ärztestatus an ein staatliches Patent geknüpft. Dieses konnte einzig durch eine Prüfung, deren Bedingungen der Medizinalrat festlegte, erlangt werden. Alle übrigen, meist mit traditionellen Methoden operierenden Heilpraktiker[25] versuchte man entweder an der Ausübung ihres Berufes zu hindern oder zu kontrollieren.

Zu Beginn des 19. Jahrhunderts war der Markt für medizinische Dienstleistungen in Deutschland und in der Schweiz noch beschränkt. Die Familie galt damals als Ort der Krankenpflege; Ärzte konsultierten, wenn überhaupt, vorwiegend Patientinnen und Patienten der sozial höheren Schichten. In Deutschland trugen staatliche Massnahmen dazu bei, den «Gesundheitsmarkt» auch für die sozialen Unterschichten zu öffnen und die Monopolstellung der Ärzte auf diesem neuen Markt zu sichern. In einer solch langfristig angelegten Vergrösserung des «Gesundheitsmarktes» sieht Claudia Huerkamp einen weiteren wichtigen Faktor für die Professionalisierung der Ärzteschaft. Die Fachliteratur gibt als Beispiele dazu den Ausbau der Armenkrankenpflege oder die Errichtung von städtischen Spitälern an. Beide Massnahmen vermochten jedoch erst eine kleine und zudem marginalisierte Bevölkerungsgruppe unter eine medizinische Kontrolle zu bringen. Als weitergreifende staatliche Massnahmen, die «Medikalisierung der Bevölkerung»[26] – als notwendiges Pendant zur ärztlichen Professionalisierung – voranzutreiben, gelten die Pockenschutzimpfung[27] und die Einführung obligatorischer Sozialversicherungen wie die Krankenversicherung.[28] In Deutschland war letzteres Teil der staatlich verordneten Bismarckschen Sozialpolitik.
Die Situation in der Schweiz unterschied sich insofern von derjenigen Deutschlands, als sich hierzulande das männliche Stimmvolk am politischen Entscheidungsprozess beteiligen konnte. Diese politische Partizipationsmöglichkeit konnte jedoch im 19. Jahrhundert, gerade in der Medizinalgesetzgebung und im Sozialversicherungswesen, eine hemmende Wirkung entfalten. An den Beispielen der beiden Medikalisierungsfaktoren des Pockenimpfzwangs und der Kranken- und Unfallversicherung soll dies nun für die Schweiz näher dargelegt werden.
Vor der Bundesstaatsgründung hatte eine Mehrheit der Kantone, darunter der Kanton Zürich, einen Pockenimpfzwang praktiziert. Als es aber um eine gesamtschweizerische Regelung ging, brachte das Stimmvolk das erste «Bundesgesetz bezüglich Massnahmen gegen gemeingefährliche Epidemien» vom 31. Januar 1882 aufgrund des darin vorgesehenen Impfzwangs mit einem überragenden Neinstimmenanteil zu Fall.[29] Dem vermochte auch die Tatsache, dass sich die Mehrheit der in der Schweiz praktizierenden Ärzte zuvor sehr deutlich für den Impfzwang ausgesprochen hatte, nichts entgegenzusetzen.[30]
In der Folge wurde der Impfzwang auch im Kanton Zürich aufgehoben. Die Impfgegner hatten sich Stimmen zu sichern vermocht, indem sie einerseits die Schutzkraft der Impfung anzweifelten und andererseits zu bedenken gaben, dass durch die Impfung Krankheiten wie Syphilis oder Tuberkulose übertragen werden könnten.[31] Ein zusätzlicher Grund für die Ablehnung der Gesetzesvorlage dürfte gewesen sein, dass man sich im liberalen Bundesstaat keinen Impfzwang aufoktroyieren lassen wollte. Die tatsächliche Impfbereitschaft im Kanton Zürich hatte sich denn auch bereits während des zeitweiligen Obligatoriums in Grenzen

gehalten. Zwischen 1836[32] und 1883 mussten sich im Kanton Zürich theoretisch alle Kinder im ersten Lebensjahr einer Impfung unterziehen, eine «Revaccination» (Zweitimpfung) war lediglich in Zeiten von Pockenepidemien erforderlich. Gemäss Schätzungen wurden 1876 und 1877 aber nur gerade 65% und 1878 64% aller Säuglinge geimpft – eine konsequente Durchsetzung des Obligatoriums erwies sich demnach als illusorisch. Nach der Aufhebung des Impfzwangs soll die Zahl der Geimpften gar die 20%-Marke unterschritten haben.[33]
Das bedeutet, dass im Kanton Zürich zwischen 1836 und 1883 zwar schon ein beachtlicher Teil der Bevölkerung mindestens einmal mit einem Arzt in Kontakt gekommen sein musste, um so mehr als die Säuglinge wohl von einem Familienmitglied zum Arzt gebracht worden waren. Dieser Kontakt konnte sich aber durchaus als einmalig erweisen. Spätestens mit der Aufhebung des Impfzwanges von 1883 fiel dieses ärztliche Marktsegment weitgehend in sich zusammen. Für den Medikalisierungsprozess fällt deshalb die Pockenschutzimpfung im letzten Fünftel des 19. Jahrhunderts im Kanton Zürich nicht sehr ins Gewicht.
Mehr Marktanteile für Ärzte versprach hier das erste in der Schweiz verabschiedete Sozialversicherungsgesetz, das Kranken- und Unfallversicherungsgesetz (KUVG). Das Prinzip einer Krankenversicherung besteht darin, die Finanzierung einer Schadensmöglichkeit (Krankheit oder Unfall), die sich auf alle Versicherten gleichermassen erstreckt, von der aber längst nicht alle betroffen sind, auf eine solidarische Gemeinschaft zu verteilen.[34] Der Arzt übernimmt in diesem System die Rolle des Entscheidungsträgers, der im Fall von Krankheit oder eines Unfalls über die Art und Dauer der Behandlung, über die Frage der Arbeitsfähigkeit und damit über das auszuschüttende Krankengeld befindet. Im Zusammenhang mit der Medikalisierungsthese ist nun von Bedeutung, dass die Versicherten, um in den Genuss der Leistungen zu gelangen, einen Arzt aufsuchen mussten.
Doch die Einführung eines eidgenössischen Kranken- und Unfallversicherungsgesetzes entpuppte sich als langwieriges Projekt. Anlässlich der Verfassungsteilrevision von 1891 wurde der Artikel 34bis bezüglich einer obligatorischen Kranken- und Unfallversicherung zwar angenommen,[35] 1900 verwarfen die männlichen Stimmberechtigten jedoch die dazu ausgearbeitete «Lex Forrer». Die Ausarbeitung eines Neuentwurfs zog sich danach über Jahre hin, bis das Gesetz kurz vor dem Ersten Weltkrieg verabschiedet wurde. In ihm war kein eidgenössisches Versicherungsobligatorium festgehalten. Es blieb deshalb den Kantonen oder Gemeinden überlassen, ein Obligatorium auszuarbeiten.[36] Der Bund erliess lediglich Richtlinien, innerhalb deren die Kantone frei handeln konnten, und subventionierte private und öffentliche Krankenversicherungen. Um diese Subventionen zu erhalten, mussten die Krankenkassen gewisse Voraussetzungen erfüllen. Jene berührten vor allem Fragen der Organisation, der Leistungen, der Freizügigkeit und des Verhältnisses zu den Ärzten. Die Hauptziele des KUVG lagen in der allgemeinen Förderung der Krankenversicherung und im Ausbau der

Krankenpflegeversicherung. Eine neue Zielgruppe der Versicherungen stellten dabei Frauen und Kinder dar. Bis das KUVG in Kraft trat, differierten die Versicherten – rund ein Viertel der zürcherischen Bevölkerung war um die Jahrhundertwende in Hilfs- und Krankenpflegekassen versichert[37] – nämlich nach alters- und geschlechterspezifischen Kriterien: Die Versicherung von Kindern spielte noch eine untergeordnete Rolle, und Frauen und Männer waren ungefähr im Verhältnis von eins zu vier versichert.[38] Das bedeutet, dass um die Jahrhundertwende vorwiegend erwerbstätige Männer im Krankheitsfall einen Arzt aufsuchen mussten, um durch das ärztliche Zeugnis Versicherungsleistungen zu erhalten.

Vor diesem Hintergrund lässt sich die These, dass Schulärzte in der Schweiz die Medikalisierung der Bevölkerung vorantrieben, weiter erhärten: Was mit dem Impfobligatorium und dem lange diskutierten KUVG um die Jahrhundertwende erst teilweise gelungen war, scheint in der Schule realisierbar geworden zu sein: die Einbindung sämtlicher Kinder beziehungsweise zukünftiger Erwachsener in einen «Gesundheitsmarkt» und ihre Integration in ein normiertes medizinisches System. In einer Zeit, in welcher ein Arztbesuch noch keine Selbstverständlichkeit darstellte, darf der Gewöhnungseffekt an ärztliche Autoritätspersonen nicht unterschätzt werden. Denn wer schon als Kind mit ärztlichen Untersuchungen vertraut gemacht wurde, nahm als Erwachsener wahrscheinlich rascher und häufiger medizinische Leistungen in Anspruch.

An der Einbindung von Kindern in den medizinischen Markt waren in Zürich die organisierten Ärzte aus verschiedenen Gründen interessiert. Dieses Interesse ist als weiterer Teilaspekt der Professionalisierung der Ärzte zu interpretieren.

Die ärztlichen Bemühungen um die medizinische Kontrolle der Schulkinder

Die ärztliche Überwachung der Schuljugend war im Kanton Zürich auf gesetzlicher Ebene im Paragraphen 52 des Gesetzes über die Volksschule vom 11. Juni 1899 festgehalten.

Für die Aufnahme eines diesbezüglichen Passus ins Volksschulgesetz hatte sich in dessen Ausarbeitungsphase die kantonale Ärztegesellschaft stark gemacht.[39] Ein Referat des Arztes Josef Hürlimann an der Versammlung des «Schweizerischen ärztlichen Centralvereins» im Oktober 1887 löste die Schularztkampagne der Ärztegesellschaft aus. Hürlimann war Arzt in Unterägeri, Inhaber einer eigenen, 1881 eröffneten Kinderkuranstalt und der erste ärztliche Direktor der 1885 eröffneten «Zürcherischen Heilstätte bei Ägeri für scrophulöse und rhachitische Kinder».[40] Er nahm die besorgniserregenden Resultate der Rekrutenprüfung der Vorjahre zum Anlass, «sich ernsthaft mit dem Bildungsgrad und der Kraft und Gesundheit unseres Schweizervolkes» zu beschäftigen.[41] Er zeigte sich überzeugt, dass die Schweiz im internationalen Wettbewerb nur durch die «Heranbildung eines starken, gesunden, bildungsfähigen, also concurrenzfähigen Geschlechtes»[42] bestehen könne. Aufgabe des ärztlichen Standes sei es, die Schule als *die* Bildungsinstitution der Jugend zu kontrollieren: «Unter solchen Verhältnissen ist es, verehrte Herren Collegen, unsere Pflicht, in den Kampf zu ziehen und jetzt schon überall unsere Vorposten aufzustellen, welche darüber zu wachen haben, dass das Gebiet der Hygieine respectirt und nicht ungestraft verletzt werde.»[43] Einmal mehr stand eine Kriegsmetapher Pate für die ärztlichen Bemühungen um verstärkte Einflussnahme in die Belange des öffentlichen Lebens. Eine solche Rhetorik legt Zeugnis davon ab, dass der ärztliche Stand, mit Verweis auf die Verdienste der Hygiene, seinem Interesse an der Expansion in neue Tätigkeitsfelder nachgehen wollte.

Als Vertreter einer kantonalen Einrichtung forderte Hürlimann den ärztlichen Stand des Kantons Zürich auf, sich verstärkt an den Diskussionen um das neue Unterrichtsgesetz zu beteiligen. Ziel der Einflussnahme sollten die gesetzliche Verankerung der ärztlichen Überwachung der Schulen, die Erhöhung des Schuleintrittalters auf sieben Jahre und die Reduktion der wöchentlichen Schulstunden in den unteren Klassen sein. Dabei nahm Hürlimann explizit Bezug auf die beiden Hygienekongresse in Genf und Wien, an denen diese Postulate von wissenschaftlicher Seite her aufgestellt worden waren. Gerade die Zürcher Vorlage des neuen Unterrichtsgesetzes, so Hürlimann weiter, ignoriere aber «namentlich die Mitwirkung des ärztlichen Standes».[44] Hürlimanns Vorschläge mündeten schliesslich in eine eigentliche politische Verhinderungsstrategie. Er verlangte von seinen Arztkollegen, «jedes Gesetz, welches die Forderungen der Hygieine ignorirt, zu bekämpfen und für dessen Verwerfung zu arbeiten».[45]

Die Reaktionen auf Hürlimanns Referat liessen nicht lange auf sich warten. Zunächst äusserte sich die Redaktion der «Neuen Zürcher Zeitung» zu den Ausführungen des Zuger Arztes.[46] Sie bezweifelte in erster Linie den Sinn kantonaler Vorschriften für Schulhygiene, welche gleichermassen für die Stadt und die ländlich geprägten Gemeinden gültig gewesen wären. Es sei nicht nötig, so die Redaktion weiter, «dass auf dem Lande der Pflege des Körpers die gleiche Aufmerksamkeit geschenkt werde, wie in der Stadt».[47] Ausserdem seien in der Stadt viele schulhygienische Bestrebungen bereits umgesetzt worden.[48]

Vier Tage später, am 12. April 1888, äusserte sich P. H., ein Mitglied der Schulgesetzkommission (es handelt sich hier wahrscheinlich um den Schulpräsidenten Paul Hirzel), ebenfalls in der «Neuen Zürcher Zeitung» zu Hürlimanns Neinparole. Als grundsätzlicher Befürworter schulhygienischer Massnahmen argumentierte er im Gegensatz zu Hürlimann äusserst pragmatisch. Er war der Meinung, dass man neue wissenschaftliche Erkenntnisse auf Verordnungsebene viel flexibler aufnehmen könne als auf Gesetzesebene.[49] Dem konnte sich die kantonale Ärztegesellschaft anschliessen. Sie empfahl das neue Schulgesetz nach anfänglichen Meinungsverschiedenheiten im November 1888 in einer Resolution an den Regierungsrat zur Annahme.[50] Die kantonale Ärztegesellschaft beschloss aber in der Folge, die hygienische Untersuchung aller Schulen und regelmässige Schulinspektionen durch Ärzte per Verordnung einzufordern. Ein nicht genannter Autor meinte im «Correspondenz-Blatt für Schweizer Ärzte» zu diesen zwei Postulaten, dass sie «den festen Willen des ärztlichen Standes» verraten würden, «sich den bisherigen Ausschluss aus der Schule nicht länger gefallen zu lassen».[51] Der politische Konsens zur Annahme des neuen Schulgesetzes war gross: sämtliche Parteien unterstützten die Vorlage. Im Kantonsrat war sie gar ohne Gegenstimme, allerdings erst nach einem monatelangen Aushandlungsprozess, verabschiedet worden. Einer der vieldiskutierten Punkte betraf das Heraufsetzen des Endes des schulpflichtigen Alters auf vierzehn Jahre, eine Regelung zum Kinder- und Jugendschutz, welche in Ergänzung zum eidgenössischen Fabrikgesetz von 1877 vorgesehen war.[52] Doch gerade in diesem Punkt schienen die Abstimmungskämpfer zuwenig mit der ländlichen Bevölkerung gerechnet zu haben. Das Stimmvolk der Landgemeinden, vor allem des teilweise stark industrialisierten Oberlandes, aber auch der Seegemeinden gab den Ausschlag, dass die Revision des Volksschulgesetz am 9. Dezember 1888 knapp scheiterte. Auf städtischer Ebene hingegen wäre das Gesetz mit 3'606 zu 439 Stimmen klar angenommen worden, und die Gemeinden in unmittelbarer Nähe zur Stadt wie Aussersihl sprachen sich ebenfalls deutlich zu seinen Gunsten aus.[53]

Kurz darauf wurden, wie von der Ärztegesellschaft beabsichtigt, mehrere schulhygienische Bestimmungen verabschiedet. Ein Kreisschreiben des Erziehungsrates des Kantons Zürich an die Schulpflegen vom 6. Dezember 1890 beispielsweise mass verschiedenen Bereichen der «Schulgesundheitspflege», insbesondere den fürsorgerischen Bestrebungen, grosse Bedeutung bei. Zur Bekämpfung der schlimmsten Not sollten Nahrung und Kleidung an bedürftige Kinder abgegeben werden.[54] Gemäss dieser Verordnung richtete die Stadt Zürich Mittagstische in verschiedenen Schulhäusern ein.[55] Neben solchen Massnahmen zur Deckung der elementarsten Grundbedürfnisse der Schülerinnen und Schüler wurden Schritte in bezug auf kranke Kinder eingeleitet. Eltern sollten aufgefordert werden, ihre mit «widerwärtigen, durch Geruch oder Entstellung des Gesichts etc. belästigenden Leiden» geplagten Kinder von einem Arzt untersuchen zu lassen. In Zeiten epidemischen Auftretens sogenannter Kinderkrankheiten sollten «erkrankte Kinder, oder Kinder [...] in einer Haushaltung oder in Räumlichkeiten, wo solche Erkrankungen» vorkämen, vom Schulbesuch ausgeschlossen werden. Der Wiedereintritt in die Schule durfte gemäss Verordnung erst aufgrund eines ärztlichen Zeugnisses erfolgen.[56]

Im Dezember 1890 trat eine bahnbrechende schulhygienische Verordnung in Kraft. Die «Verordnung betreffend Schulhausbau und Schulgesundheitspflege» legte die ärztlichen Untersuchungen der neu in die Schule eintretenden Kinder «soweit tunlich» fest. Die Forderung der Ärztegesellschaft nach ärztlicher Kontrolle der Schulkinder war damit theoretisch erfüllt worden. Die Formulierung «soweit tunlich» verzögerte in ihrer Unverbindlichkeit aber in vielen Gemeinden des Kantons Zürich deren Umsetzung. Über Jahre hinweg geschah vielerorts gar nichts. 1894, ganze vier Jahre nach Inkrafttreten der Verordnung, wandte sich das Schulkapitel Hinwil ratsuchend an die kantonale Erziehungsdirektion. Das Schulkapitel wollte zuhanden der Schulbehörden und der mit der Untersuchung betrauten Ärzte eine schulhygienische Wegleitung formulieren, verfügte jedoch nicht über ausreichende Fachkenntnisse zu diesem Thema. Die kantonale Erziehungsdirektion wiederum wandte sich an die Zentralschulpflege der Stadt Zürich[57] und bat diese um Auskunft über ihre gängige Praxis.[58] Es liegt auf der Hand, dass die Stadt bezüglich Schulhygiene für die übrigen Gemeinden des Kantons eine klare Vorbildfunktion ausübte.

Auf die Dauer vermochten solch beliebig gehandhabte Verordnungen die Ärztegesellschaft nicht zu befriedigen. Anlässlich des erneuten Anlaufs zur Revision des Schulgesetzes im Jahr 1899 änderte die kantonale Ärztegesellschaft deshalb ihre Strategie grundlegend. Sie forderte in einem Brief an den Regierungsrat die Aufnahme eines Schularztpassus in den Gesetzestext.[59] Ihre Argumentationsweise für den Einsatz von Schulärzten unterschied sich nicht grundlegend von derjenigen an den verschiedenen Hygienekongressen. So pochte die Ärztegesellschaft ebenfalls auf die Verantwortung des Staates, da die Kinder in einer obligatorisch zu besuchenden Einrichtung gesundheitlichen Risiken ausgesetzt wären.[60] Im weiteren machten die Ärzte auf ihren Expertenstatus aufmerksam, der es erlauben würde, «durch richtige, ärztliche Behandlung» manches mit «körperlichen Fehlern» behaftete Kind bald zu «einem kräftigen, leistungsfähigen Schüler»[61] zu machen. Der Vorstoss der Ärztegesellschaft hatte Erfolg. Mit dem Passus «der Regierungsrat wird zeitweise ärztliche Untersuchungen der gesundheitlichen Verhältnisse der Schulen und des Gesundheitszustandes der Schulkinder anordnen»[62] fand die ärztliche Überwachung 1899 Eingang ins neue Volksschulgesetz.[63]

Am Beispiel der Zürcher kantonalen Ärztegesellschaft lässt sich die verbandsähnliche Politik des ärztlichen Standes nachzeichnen. Eine der wichtigsten Funktionen verbandsmässiger Interessenvertretung nach aussen stellt das aktive Mitwirken an vorparlamentarischen Entscheidungsprozessen dar. Ein solches wird unter anderem durch die Aufwendung hoher finanzieller Mittel, Sachexpertisen, einen hohen Organisationsgrad und die Konzentration der Vereinigung auf Teilinteressen möglich.[64] Von seiten der Wissenschaft existierten genügend Studien und an internationalen Hygienekongressen aufgestellte Resolutionen, welche die ärztliche Überwachung der Schulen als dringlich erklärten und dadurch Druck auf Behördenvertreter und Politiker auszuüben vermochten. Die Ärztegesellschaft trat gegen aussen geschlossen auf und liess sich in den endlosen Diskussionen um das gesamte neue Schulgesetz nur auf schulhygienische Postulate ein. Das Mitwirken an legislativen Aushandlungsprozessen war im Fall der Ärztegesellschaft von grosser Bedeutung. Denn es bot wohl die effektivste Chance, die ärztlichen Interessen auch wirklich flächendeckend, in der Stadt, vor allem aber in den ländlichen Gemeinden, umgesetzt zu wissen. Die ärztlichen Debatten über das neue Volksschulgesetz drehten sich weniger um den Gesundheitszustand der Schuljugend als darum, wie die Ärzte «in das Dunkel der Pädagogie und Methodik» leuchten konnten, um ein wachsames Auge zu haben «auf den edlen Schatz, den das Volk dem Lehrerstande mit grenzenlosem Vertrauen anheimstellt».[65] Einmal mehr ging es also ganz wesentlich um eine Abgrenzung gegenüber der Lehrerschaft und die nachhaltige Etablierung ärztlicher Kontrolle im Schulbereich.

Die Forderungen der kantonalen Ärzteschaft nach einer ärztlichen Überwachung der Schuljugend richtete sich 1899 in erster Linie an die ländlichen Gemeinden des Kantons. Denn zum Zeitpunkt des Volksschulgesetzerlasses von 1899 waren sie in der Stadt Zürich bereits einige Jahre zuvor unabhängig von Bund oder Kanton realisiert worden. In der Altstadt waren sogar schon vor der Eingemeindung der Vororte von 1893 Ärzte in Schulangelegenheiten involviert. Die Praxis der städtischen Gesundheitspflege eilte damit der kantonalen Gesetzgebung weit voraus. Die Gründe dafür sollen in den nächsten Kapiteln dargelegt werden. In ihnen wird die kommunale Schulgesundheitspolitik im Zusammenhang mit der international geführten Schularztdebatte sowie mit den spezifisch städtischen Verhältnissen Zürichs gestellt.

2.3 Die Schularztfrage in Zürich

Die Parallelen der international geführten Schularztdebatte zu den Entwicklungen in Zürich sind auffallend. Auch in Zürich machte sich zuerst ein Wissenschaftler der aufstrebenden und sich von der Chirurgie emanzipierenden Spezialdisziplin der *Augenheilkunde* für die ärztliche Überwachung der Schulen stark: der Zürcher Universitätsprofessor Johann Friedrich Horner.[66] Die Ophthalmologie konnte im 19. Jahrhundert vor allem in der Diagnostik enorme Entwicklungen verzeichnen. Anzuführen sind hier physiologische Innovationen wie der Ophthalmometer[67] oder der Helmholtzsche Augenspiegel (1850). Letzterer ermöglichte die Ausarbeitung neuer Operations- und Behandlungsmethoden. Zudem rückten Vorgänge des Sehens, der Farb- und Raumwahrnehmung oder der Augenbewegungen ins Zentrum neuer Forschungen.[68]

Eine weitere Parallele zur international behandelten Schularztfrage lässt sich insofern ziehen, als Horner Verbindungen zwischen Wissenschaft und Politik schuf. Und diese Verbindungen trugen zur raschen Umsetzung schulhygienischer Anliegen bei. Horner war von 1870 bis 1877 Mitglied des Grossen Stadtrates.

Bereits in den 1860er Jahren war er für kurze Zeit in der Schulpflege tätig gewesen und seither stets bestrebt, die hygienischen Verhältnisse der Schulen zu verbessern. In wissenschaftlicher Hinsicht war Horner international ausgerichtet und vernetzt. Nach seinem Studium in Zürich bildete er sich in München und Wien weiter. In Berlin assistierte er von 1850 bis 1853 beim Begründer der modernen Augenheilkunde, Albrecht von Graefe. Horners nächste Station war Paris. Dort nahm er Kontakt mit Pariser Ophthalmologen[69] und mit dem Augenchirurgen Louis-Auguste Desmarre auf. Ziel seines Pariser Aufenthaltes war, seine Operationstechnik in Desmarres Operationskurs zu verfeinern.[70] Nach den Ausbildungsjahren hielt Horner den Kontakt zu seinen ehemaligen Studien- und Fachkollegen im Ausland aufrecht. Einmal jährlich traf er sich mit ihnen in Heidelberg. Dass es dort um weit mehr als nur um den wissenschaftlichen Informationsaustausch ging, namentlich um die Erweiterung der wissenschaftlichen Vernetzung in einer ungezwungenen Atmosphäre, soll eine Textpassage aus Horners Memoiren illustrieren: «Kehren wir wieder nach mancherlei Digressionen ins Jahr 1858 zurück, so konzentriert sich meine Erinnerung wieder auf die erneuten Herbsttage in Heidelberg, wo sich auch Fernerweilende zum frohen und schaffensfreudigen Zusammensein einfanden. Albrecht von Graefe brachte schon die Resultate der Iridektomie bei Glaukom und glaukomatösen Erkrankungen und berichtete über Cysticerecus-Extraktion; Donders legte die ersten Anfänge seiner klassischen Arbeiten über ‹Akkomodationsbreite und Brillenwahl› vor und berichtet über eine Reise nach London und von den Bowmanschen Operationsmethoden bei Glaukom [...]. Wie bei diesen ersten Zusammenkünften in Heidelberg war das Zusammensein ohne Ausnahme ein freundschaftliches und jugendlich heiteres [...].»[71]

Horner pflegte nicht nur internationale wissenschaftliche Kontakte und Freundschaften (er publizierte unter anderem in der «Deutschen Vierteljahresschrift für öffentliche Gesundheitspflege»), er wirkte auch in der Schweiz als Lehrer des bereits erwähnten Friedrich Erismann, der später Politik und Wissenschaft noch enger zu verbinden vermochte als Horner selbst. Friedrich Erismann, der in den frühen 1870er Jahren in St. Petersburg seine Studie zur Schulmyopie durchführte, war von 1865 bis 1867 Horners Assistent in Zürich gewesen und hatte 1867 bei ihm dissertiert.[72]

Horners Rat in hygienischen Belangen floss verschiedentlich in Entscheidungsprozesse der städtischen Verwaltung ein. Die Schulbehörden holten seine Meinung sowohl anlässlich des Baus der neuen Schulhäuser am Schanzengraben und am damaligen Linthescherplatz ein als auch im Zusammenhang mit der Konstruktion neuer Schulbänke.[73] 1878 forderte Horner Schulpräsident Paul Hirzel auf, die veralteten Schiefertafeln durch Papier und Tinte zu ersetzen: «Die Hygiene des Auges fordert die Entfernung der Tafel und der Griffel aus der Schule und setzt Tinte und Feder an ihre Stelle. Diese Überzeugung hat sich aus den Ver-

suchen immer bestimmter herausentwickelt. Ihre Verwirklichung wird die jeder neuen Generation stärker drohende Gefahr der Kurzsichtigkeit etwas vermindern. Wir haben allmälig gute Schulbänke, hellere Zimmer, in den unteren Schulen weniger häusliche Arbeit; möge es Dir gelingen auch die Schulmittel hygienisch zu gestalten.»[74]
Vorausgegangen seien Horners Anliegen, wie bereits im Zitat anklingt, «wissenschaftliche und praktische Versuche» darüber, «welchen Einfluss die Anwendung dieser Schreibmaterialien auf das Auge des Schülers habe».[75] Doch Horner vermochte sich trotz seiner wissenschaftlichen Begründungen nicht durchzusetzen. So wurde denn die Schiefertafel noch (lange) nicht aus der Schule verbannt; unter anderem mit der schulbehördlichen Erklärung, dass aufrechtes Sitzen keine Frage der Schreibutensilien sei, sondern «nur durch den festen Willen des Lehrers»[76] erzielt werden könne.[77] Nichtsdestotrotz schien die Zürcher Schulpflege 1879 bereits zu einem gewissen Grad für schulhygienische Anliegen sensibilisiert gewesen zu sein: «Die Schulpflege, von der Anschauung ausgehend, dass wenn auch viele Ursachen der zunehmenden Kurzsichtigkeit ausserhalb der Schule liegen, es doch Pflicht einer öffentlichen Anstalt sei, sie nicht zu vermehren, sondern so weit wie möglich zu beseitigen, dass aber ein so minimer Gebrauch der Schiefertafel, wie die Lehrerschaft im Interesse des Unterrichtes wünscht, kein Bedenken erregen könne [...].»[78] Die Schulbehörden sahen, wie aus dem Zitat ersichtlich wird, jedoch keinen zwingenden Anlass, Horners Anregungen zu befolgen, gingen sie doch davon aus, dass die Ursachen der Kurzsichtigkeit in erster Linie auf ausserschulische Faktoren zurückzuführen seien.
Konnte sich der Wissenschaftler Horner 1879 noch nicht in seinem Sinn behaupten, so gewann er doch 1882 im Schulbereich einiges an Terrain. Von da an nahm er in der Altstadt bis kurz vor seinem Tod im Jahr 1886 unentgeltlich Reihenuntersuchungen an Erstklässlerinnen und Erstklässlern vor.
Auf Horners Initiative war eine der Forderungen des Genfer Hygienekongresses von 1882, nämlich die systematische Augenuntersuchung der Schulkinder, in der Zürcher Altstadt im selben Jahr bereits erfüllt worden. Nur fünf Jahre später, zum Zeitpunkt des Hygienekongresses in Wien, überprüfte ein Arzt dann erstmals die 1882 eingeschulten Kinder hinsichtlich der Entwicklung ihrer Sehkraft.[79] Mit diesen Augenuntersuchungen war Zürich im Vergleich zu anderen Städten im deutschsprachigen Raum eher früh.[80]
Die dritte Parallele zur international debattierten Schularztfrage lässt sich aus der Tatsache ableiten, dass die Augenuntersuchungen auch in Zürich ausdrücklich mit dem politisch brisanten Zweck verbunden waren, die Schule mit Hilfe wissenschaftlicher Belege vom stetig wachsenden Druck des Vorwurfs der Gesundheitsschädigung zu befreien. Horners Untersuchungen fallen zeitlich mit denjenigen Studien Axel Hertels und Axel Keys zusammen, die mit ihren Massenuntersuchungen den Perspektivenwechsel in der Schularztfrage ausgelöst hat-

ten. Dieser Perspektivenwechsel, der sich in den wissenschaftlichen Abhandlungen der frühen 1880er Jahre abzuzeichnen beginnt, wird im Geschäftsbericht der Schulpflege der Stadt Zürich von 1882/83 ebenfalls fassbar: «Die Vorwürfe, die man von allen Seiten der Schule macht, dass sie die Schwäche des Sehvermögens und die Kurzsichtigkeit, wie sie als weit verbreitete und wachsende Krankheit jetzt sich zeigen, wesentlich verschulde, verdienen die ernsteste Aufmerksamkeit der Schulbehörden. Denn wenn es sich wirklich so verhielte, dass so viele um der verkehrten Einrichtung der Schulen willen so vieles entbehren müssen, was das Leben bereichert, und verschönert, dass sie in der Wahl ihres Berufes beschränkt und der Gefahr der Erblindung ausgesetzt sind, so würde keine Mühe und kein finanzielles Opfer zu gross sein, um die Ursachen zu beseitigen, die zur Vermehrung der Augenkrankheiten beitragen können.»[81]

Doch sollte in Zürich bezeichnenderweise zunächst wissenschaftlich abgeklärt werden, wie viele Kinder bereits mit einer Sehschwäche in die Schule eintraten.[82] Die Hoffnung, die Schule damit weitgehend von ihrer Verantwortlichkeit zu entlasten, stellte deshalb die amtliche Ausgangslage für Horners Augenuntersuchungen dar. Horners persönliche Motivation indessen war vor allem ein wissenschaftliches Interesse: Er hoffte durch die Reihenuntersuchungen die seines Erachtens noch unbeantwortete Frage klären zu können, mit welchen Augenleiden die Kinder bereits in die Schule einträten.[83] Zu diesem Zweck untersuchte er die Kinder in der Schule ein erstes Mal mit Hilfe von Sehtafeln. Diejenigen Kinder, welche bei diesem Sehtest nicht reüssierten, wurden zu einer weiteren Abklärung entweder zu Horner nach Hause oder in seine Privatpraxis in der Löwenstrasse geschickt. Die Resultate der ersten Untersuchungsjahre vermochten vom wissenschaftlichen Standpunkt her insofern zu befriedigen, als Horner die verschiedenen Krankheitszustände der Kinder diagnostizieren, klassifizieren und quantitativ dokumentieren konnte.[84] Den Behörden lieferten sie wie beabsichtigt die Rückversicherung, dass die Kinder bereits mit nicht zu unterschätzenden Fehlsichtigkeiten in die Schule eingetreten waren. Horner diagnostizierte 1882 bei 15,85%, 1883 bei 18,23% und 1884 bei 17,47% der Schulanfänger und Schulanfängerinnen eine «abnorme» Sehfähigkeit.[85] Die eigentliche Entwarnung für die Schulbehörden lieferte schliesslich 1887 Professor Otto Haab,[86] Horners Nachfolger, als sich erstmals die 1882 eingeschulten Kinder zu einer Nachkontrolle melden mussten. Gemäss Haabs Untersuchungen konnte die Schule höchstens für einen Fünftel aller Augenschäden der Schulkinder verantwortlich gemacht werden.[87] Dies war angesichts der Vorwürfe, welche der Schule von wissenschaftlicher Seite noch ein paar Jahre zuvor gemacht worden waren, eine überraschend positive Bilanz. Die Augenuntersuchungen wurden in der Folge in Zürich zwar fortgeführt, die Frage nach einem offiziellen Schularzt hingegen schien zunächst nicht mehr dringlich. Haabs wissenschaftliche Entwarnung dürfte durch einige spezifisch zürcherische Umstände zusätzlich begünstigt worden sein:

Zum einen war die Stadtgemeinde Zürich mit ihren rund 25'000 Einwohnerinnen und Einwohnern[88] in den 1880er Jahren im Vergleich zu anderen europäischen Städten eine Kleinstadt. Dementsprechend gering fiel die Anzahl der Schülerinnen und Schüler in der Altstadt aus. Seit 1867 existierten auf städtischem Gebiet 36 Schulklassen, das heisst je 18 Mädchen- und Knabenklassen beziehungsweise je drei Parallelklassen pro Klassenstufe.[89] Im Schuljahr 1877/78 zählte Zürich insgesamt 2'728 Schulkinder, davon befanden sich 1'698 in der Unterstufe (Elementarklassen und Realklassen).[90] Für Horner, der ja lediglich die Erstklässlerinnen und Erstklässler untersuchte, bedeutete dies pro Schuljahr den Besuch von sechs Schulklassen mit insgesamt ca. 250–350 Kindern – verglichen mit den Verhältnissen in anderen europäischen Städten ein Pappenstiel: In Breslau und Leipzig beispielsweise bewegte sich die Zahl der Volksschüler und Volksschülerinnen um die 50'000–60'000.[91] Im Jahr 1903 waren in Breslau bereits 25 Schulärzte tätig. Das bedeutet, dass ca. 2'000 Kinder auf einen Arzt fielen, in Leipzig mit 15 Schulärzten sogar 3'000–4'000.[92] Weshalb also sollte Zürich einen Arzt anstellen für eine Aufgabe, die ein Experte bereitwillig und unentgeltlich wahrnahm?

Zum anderen waren offizielle Schulärzte in Zürich wohl kein Thema, weil ärztliche Forderungen indirekt durch den Einsitz von Ärzten in den Schulbehörden formuliert werden konnten. In der Schulpflege, einem fünfzehnköpfigen Gremium, waren vor der Eingemeindung mindestens ab 1878 immer ein bis zwei Ärzte vertreten.[93] Auf diese Tatsache und die daraus resultierende Zusammenarbeit mit der Wissenschaft legte die Schulbehörde grössten Wert.[94]

Bis zu einem gewissen Grad existierte in Zürich in Form von Reihenuntersuchungen also seit 1882 eine ärztliche Aufsicht der Schulen. Bereits zuvor hatte Friedrich Horner Beratungsleistungen in bauhygienischen Fragen ausgeübt, wenngleich ohne offiziellen Charakter.

Zusammenfassend lässt sich die schulärztliche Situation in Zürich vor der Eingemeindung der Vororte im Jahr 1893 folgendermassen skizzieren: Faktisch waren bereits Ärzte in der Schule tätig. Der Stadtgemeinde verursachten diese Ärzte insofern keine Mehrkosten, als sie entweder in die Schulpflege integriert waren oder unentgeltlich arbeiteten. Das Einbringen schulhygienischer Postulate und deren Umsetzung ist in dieser frühen Phase der Schularztfrage auf die Eigeninitiative von Wissenschaftlern und Ärzten zurückzuführen. Die Stadt Zürich hatte gegen dieses Engagement nichts einzuwenden, konnte sie sich doch durch die erfolgten Augenuntersuchungen weitgehend vom Vorwurf befreien, gesundheitsschädigend auf die Kinder einzuwirken. Erst 1893 sollte sich die Situation in Zürich ändern: Im Zug der Neuorganisation der Stadtverwaltung erhielten schulhygienische Fragen und Massnahmen einen offiziellen Charakter.

2.4 Der Stadtarzt als Schularzt

Die neue Gemeindeordnung von 1892, welche im Hinblick auf die Eingemeindung der Vororte von 1893 erarbeitet worden war, brachte eine beachtliche Umstrukturierung der städtischen Verwaltung mit sich. Anstelle der bisherigen sieben nahmen neun Verwaltungsabteilungen die kommunalen Aufgaben wahr. Eine neue Abteilung bildete das nun vom Polizeiwesen abgekoppelte Gesundheitsamt, dem der demokratische Stadtrat Benjamin Fritschi vorstand.[95] Fritschi hatte sich in den 1880er Jahren als Kantonsrat und als Vorsitzender der Kommission, welche die Vorlage der neuen Gemeindeordnung zu bearbeiten hatte, stark für die Stadtvereinigung engagiert.[96]
Mit der Eingemeindung von 1893 verschoben sich die politischen Kräfteverhältnisse in der Stadtregierung stark. Hatte die Stadtexekutive des alten Zürichs noch vorwiegend aus konservativen und konservativ-liberalen Kräften bestanden, konnten sich die in den Ausgemeinden schon vor 1893 stark vertretenen Demokraten im neuen Stadtrat vier Sitze sichern. Neben Benjamin Fritschi nahmen Johannes Schneider, Elias Hasler und Johann Caspar Grob diese Stadtratsmandate ein. Erster sozialdemokratischer Stadtrat war Jakob Vogelsanger.[97] Die Demokraten und Sozialdemokraten besetzten über Jahre hinweg die für die Durchsetzung schulhygienischer Massnahmen relevanten Ämter des Schul- beziehungsweise Gesundheitsvorstandes. Das städtische Schulwesen unterstand von 1893 bis im Mai 1898 Johann Caspar Grob. Sein Nachfolger war bis 1904 Benjamin Fritschi, der ehemalige Vorsteher des Gesundheitsamtes. Nach dem Wechsel Fritschis ins Schulwesen übernahm Jakob Vogelsanger dessen Position im Gesundheitswesen. Vogelsanger wiederum liess sich 1901 von seinem sozialdemokratischen Parteikollegen Friedrich Erismann ablösen, der dem Gesundheitsamt bis 1915 vorstand (siehe Übersicht 1).
Dem neu geschaffenen Gesundheitsamt war der Stadtarzt unterstellt. Er waltete als «medizinischer, hygienisch-fachmännischer Berater»[98] des Gesundheitsvorstandes. Sein Aufgabenbereich sollte künftig auch die Schulhygiene umfassen.[99] Der erste Stadtarzt (Gross-)Zürichs, der diese Aufgabe wahrnahm, war Gottfried Leuch. Er wurde 1863 in Walzenhausen (Kanton Appenzell Innerrhoden) geboren. Wie zuvor sein Vater studierte er Medizin. Nach seiner Assistenzzeit und einem Aufenthalt an den Berliner Kliniken eröffnete er eine eigene Praxis in der Enge, der «villenreichen Vorortsgemeinde»[100] Zürichs. Er war eines der Gründermitglieder der «Schweizerischen Gesellschaft für Schulgesundheitspflege» und Mitglied der «Zürcher Gesellschaft für wissenschaftliche Gesundheitspflege».[101] Erfahrungen in der öffentlichen Gesundheitspflege hatte Leuch auf kantonaler Ebene dank eines Praktikums bei Sanitätsrat Ulrich Zehnder gesammelt.[102] Leuchs schulhygienische Aufgaben im Stadtarztamt steckten einen breiten Rahmen ab:

Übersicht 1: Vorsteher des Schul- und Gesundheitsamtes

Schulamt

1892–1898	Johann Caspar Grob (Demokrat)
1898–1904	Benjamin Fritschi (Demokrat)

Gesundheitsamt

1892–1898	Benjamin Fritschi (Demokrat)
1898–1901	Jakob Vogelsanger (Sozialdemokrat)
1901–1915	Friedrich Erismann (Sozialdemokrat)

«1. Instruktion der Lehrer der 1. Klasse für die Augen- und Ohrenuntersuchung und Leitung der Voruntersuchung.
2. Untersuchung der als verwahrlost angezeigten Schüler, sowie der häuslichen Verhältnisse der letztern.
3. Untersuchung der Schüler, für welche ein Aufenthalt in der Erholungsstation Schwäbrig in der nichtschulfreien Zeit als angezeigt erachtet wurde.
4. Untersuchung von Schülern bei der Aufnahme in die Spezialklassen.
5. Gutachten in Fällen von Dispensationen von Schülern.
6. Visitation des in einzelnen Schulhäusern für die erste Hülfe bei Unglücksfällen bereit gehaltenen Sanitätsmaterials.
7. Gutachten betreffend bauliche Anordnungen in Schulhäusern. (Heizeinrichtungen, Ventilation, Schulbäder, Abtritte etc.)»[103]

Mit diesem Aufgabenspektrum änderte sich die Praxis der Untersuchung der Kinder verglichen mit der Zeit vor der Eingemeindung. Nicht mehr ein Spezialarzt, sondern die Lehrerinnen und Lehrer untersuchten die neu in die Schule eintretenden Kinder. Ein Arzt trat erst in Aktion, nachdem ihn die Lehrkräfte nach einer Vorauswahl auf auffällige Kinder aufmerksam gemacht hatten. Eine vollumfängliche, das heisst alle Schulkinder einbeziehende ärztliche Kontrolle, wie sie in der Altstadt vor 1893 noch von den Professoren Horner beziehungsweise Haab ausgeübt worden war, war nach der Eingemeindung mit der offiziellen Übertragung der Schulhygiene an den Stadtarzt also nicht mehr gewährleistet und bedeutete aus schulhygienischer Sicht zunächst einmal einen Rückschritt.

Stadtarzt Leuch war in seiner Amtszeit mit einem jährlichen Verdienst von 5'000–7'000 Franken einer der bestbezahlten städtischen Beamten.[104] Für seinen Lohn musste er jedoch auch einiges an Belastung auf sich nehmen. Denn als

Stadtarzt hatte er neben der Schulhygiene die Krankenpflege, das Epidemie- und das Kostkinderwesen, die Leitung des städtischen «Krankenmobilienmagazins», die Nahrungsmittelkontrolle sowie die gerichtsmedizinische Untersuchung von Leichen zu besorgen. Ausserdem betätigte er sich in Fragen der Wohnungs- und Gewerbehygiene. Zusätzlich geplant war das systematische Erstellen medizinischer Statistiken durch den Stadtarzt.[105]

Allein schon der Bereich der Schulhygiene nahm den Stadtarzt erheblich in Anspruch. Im Jahr 1896 gab Stadtarzt Leuch den Lehrerinnen und Lehrern die nötigen Instruktionen, damit jene insgesamt 1'997 Mädchen und Knaben auf den Zustand ihrer Augen und Ohren untersuchen konnten. Kreisschulpflegen, Lehrerinnen und Lehrer zeigten 40 Schulkinder als «verwahrlost» an. 140 «körperlich schwache» Kinder sollten in der Erholungsstation Schwäbrig untergebracht werden, was in sämtlichen Fällen zeitintensive Abklärungen durch den Stadtarzt – teilweise mittels Hausbesuchen – erforderte. Ausserdem hatte Leuch den zeitweiligen Schulausschluss beziehungsweise die ärztlich beglaubigte Wiederzulassung von 485 kranken Kindern zu kontrollieren.[106] Im Schuljahr 1895/96 besuchten insgesamt 152 Knaben und Mädchen «Spezialklassen». Wie viele von ihnen in diesem Schuljahr neu eingetreten und deshalb vom Stadtarzt untersucht worden waren, wird aus den Statistiken der Zentralschulpflege nicht ersichtlich.[107]

Eine Verminderung der stadtärztlichen Arbeitsbelastung war nicht absehbar, im Gegenteil: Die Anzahl Schüler und Schülerinnen war, wie Tab. 1 verdeutlicht, stetig im Wachsen begriffen. Dieser Anstieg wurde vor allem durch die Kinder des Arbeiterquartiers (Stadtkreis III) gespeist. In den restlichen Stadtkreisen – ausser im Kreis I – war ebenfalls ein kontinuierlicher Anstieg zu verzeichnen. Dieser lag jedoch, von absoluten Zahlen ausgehend, weit unter demjenigen Aussersihls.[108] Prozentual und grafisch dargestellt (die Werte von 1892/93 wurden auf 100% gesetzt), wird der ausgesprochen hohe Anstieg von Schulkindern im Kreis III noch deutlicher (Fig. 1).

Immer mehr Menschen bevölkerten aufgrund der vermehrten Zuwanderung und einer natürlichen Bevölkerungsvermehrung[109] die Stadt. Während Zürich 1870 lediglich 21'199[110] Einwohner und Einwohnerinnen zählte, hatte sich die städtische Bevölkerung mit der Eingemeindung der Vororte in kürzester Zeit bis 1894 fast auf das Sechsfache, nämlich auf 121'000, vermehrt. Damit wurde Zürich zur ersten schweizerischen Grossstadt.[111] Der Urbanisierungsschub förderte eine soziale Segregation:[112] Grosse Teile der Unterschichtenangehörigen lebten in der Altstadt (insbesondere im vorderen Teil des Niederdorfs) und in Wiedikon, vor allem aber in Aussersihl.[113] Das ehemalige Dorf Aussersihl hatte sich bereits vor der Eingemeindung 1893 zu einem Arbeiter- und Industriequartier entwickelt. Seine Nähe zum Bahnhof und die problemlos bebaubare, flache Lage hatte die Ansiedlung von Industrie und Gewerbe, aber auch Wohnraum begünstigt. Zum Zeitpunkt der Eingemeindung übertraf die Einwohnerzahl Aussersihls mit rund

Tab. 1: Entwicklung der Schülerzahlen 1892–1905

Schuljahr	Kreis I	Kreis II	Kreis III	Kreis IV	Kreis V	Total
1892/93	2'104	746	3'458	1'222	2'619	10'149
1893/94	746	835	3'694	1'263	2'598	10'464
1894/95	2'046	875	4'180	1'312	2'532	10'948
1895/96	2'036	912	4'502	1'354	2'543	11'347
1896/97	1'921	974	4'864	1'398	2'576	11'735
1897/98	1'892	1'014	5'279	1'467	2'636	12'288
1898/99	1'861	1'083	5'699	1'565	2'708	12'916
1899/00	1'846	1'127	5'833	1'612	2'721	13'139
1900/01	1'797	1'157	6'089	1'669	2'725	13'437
1901/02	1'835	1'216	6'413	1'740	2'806	14'010
1902/03	1'840	1'308	6'895	1'799	2'901	14'743
1903/04	1'890	1'338	7'451	1'889	2'996	15'564
1904/05	1'956	1'379	7'901	2'028	3'160	16'424

Fig. 1: Entwicklung der Schülerzahlen 1892–1905

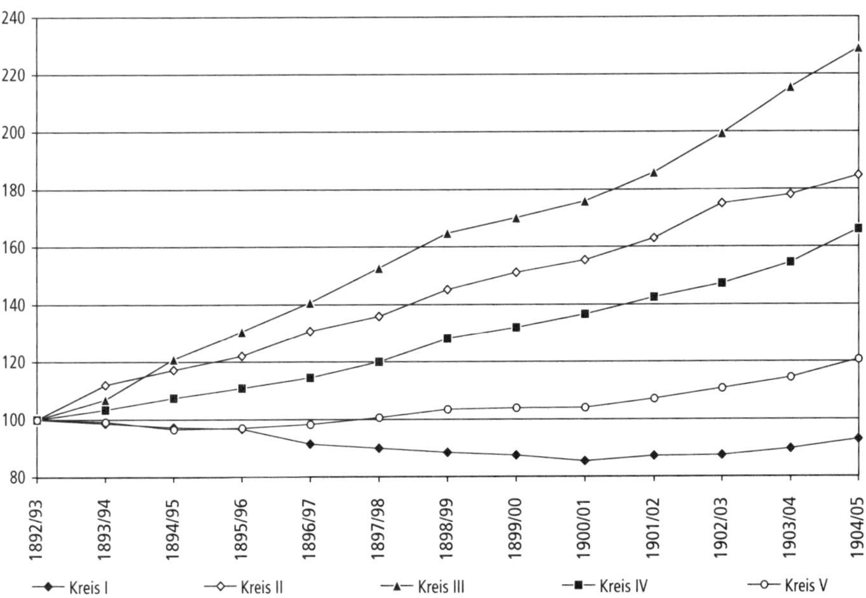

Quelle: Kraft, Schulbaraken.

30'000 sogar diejenige der Altstadt.[114] Es ist somit kein Zufall, dass auch die Anzahl der Schulkinder gerade im Arbeiterviertel so massiv zunahm.
An das Leben und die hygienischen Verhältnisse in Aussersihl um 1900 erinnert sich der ehemalige Quartierbewohner Dölf Sennrich in den 1950er Jahren: «Bezüglich der damaligen Hygiene sind wir heute besser dran. Wasser gab es nicht in allen Wohnungen, in alten Häusern musste man oft den übelriechenden Abtritt im Treppenhaus oder am Hause angebaut aufsuchen, Zentralheizungen waren noch selten. Mäuse gab es noch in jedem Hause, oft auch Flöhe und sonstige Käferli. Badewannen fand man nur bei vornehmen Leuten in der Wohnung; eingebaute Bäder in Wohnungen nur vom ‹Hörensagen› und nur in Villen und bei den obern ‹Zehntausenden› [...]. In bessern Miethäusern war eine Badewanne aus Zinkblech oder Guss in der Waschküche installiert, wo man nach der Wäsche oder an Samstagen im Holzofen Badwasser heiss machen und baden konnte, – wenn überhaupt eine Waschküche im Hause, – was in alten Häusern damals nicht überall der Fall war. Die einfacheren Leute, besonders die Arbeiter, begaben sich gewöhnlich samstags ins Volkshaus-Bad, wo man für 10 Rp. ein Brausebad (20 Minuten Dauer) oder ein Wannenbad für 30 Rp. (1/2 Stunde Dauer) erhalten konnte, wenn man 1 bis 2 1/2 Stunden Wartezeit nicht scheute [...]. Im Sommer badete man natürlich im See, in der Sihl oder im Schanzgi [Schanzengraben, Kanal zwischen Limmat und Sihl] oder auch in einem grossen Zuber im Hof, wenn es warmes Wetter war.»[115]
Der niedrige hygienische Ausbaustandard vieler Aussersihler Häuser und Altstadtwohnungen stellte aber mitnichten das einzige Problem dar. Die hohe Bodenrente zog eine ebenso hohe Wohndichte nach sich. Vor allem ökonomische Überlegungen veranlassten daher viele Familien, Untermieter, sogenannte Schlafgänger, in ihren ohnehin schon überbelegten Wohnungen einzuquartieren. Die daraus resultierende Überfüllung der Wohnungen war Wissenschaftlern und Politikern in hygienischer wie auch moralisch-sittlicher Hinsicht ein Dorn im Auge. Die Zürcher Wohnverhältnisse wurden zunehmend zu einem Politikum, was sich in der Einführung von amtlichen Wohnungsinspektionen manifestierte.[116]
Während sich der Grossteil der Bevölkerung auf engem, aber zentralem Stadtraum zusammendrängte, zog es die vermögenderen Schichten zunehmend an die Stadtperipherie. Sie wählten topographische Gunstlagen als Wohnort, das Seeufer etwa, die Enge oder die sonnigen Hänge des Zürichberges. Die soziale Segregation verdeutlicht räumlich die immer stärker anwachsenden Klassengegensätze, welche sich um die Jahrhundertwende wiederholt in Arbeitskonflikten und Streiks entluden.[117] Die Behörden kamen dadurch in den Zugzwang, politische Lösungen für die spezifisch städtischen Probleme zu entwerfen.

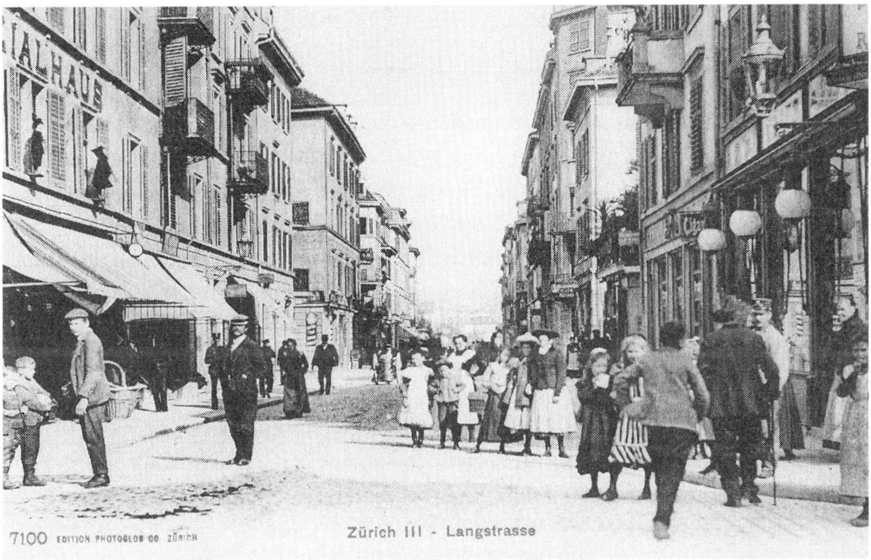

Bild 1: *Zentrale Lage, belebte Strasse, enge Wohnverhältnisse: die Langstrasse im damaligen Stadtkreis III.*

2.5 Der Schularzt als Teil der kommunalen Leistungsverwaltung

Die Wahrnehmung der Stadt als soziales Spannungsfeld war an den Topos der Stadt als Ort permanenter Gesundheitsbedrohung gekoppelt.[118] Ein Instrument, den städtischen Missständen entgegenzuwirken, sahen sozialdemokratische Zeitgenossen wie Friedrich Erismann in einer umfassenden «kommunalen Sozialpolitik»[119] oder – anders ausgedrückt – im «Gemeinde-» oder «Munizipalsozialismus»[120] nach englischem Muster. Erismann umschreibt in einem Aufsatz aus dem Jahr 1902 mit seinen Vorstellungen einer kommunalen Sozialpolitik im Prinzip genau das, was die Stadtgeschichtsforschung der 1980er und 1990er Jahre mit dem Begriff «kommunale Leistungsverwaltung»[121] zu analysieren versuchte.

Das oberste Prinzip einer kommunalen Sozialpolitik bestand gemäss Erismann darin – und dies gilt auch als Grundprinzip der kommunalen Leistungsverwaltung –, «dass die Städte selbst das thun müssen, was sie bis jetzt der Privatinitiative überlassen hatten, dass sie selbst den Bau und Betrieb derjenigen Unternehmungen an die Hand nehmen müssen, welche zur Befriedigung öffentlicher Bedürfnisse bestimmt sind».[122] Erismann begriff die Stadt als Unternehmerin, welche ein breites Angebot an Infrastruktur, aber auch an Fürsorge zu schaffen hatte. Die Stadt als Betreiberin der potentiell rentablen und ehemals privatwirtschaftlich

geführten Gas- und Elektrizitätswerke[123] oder der Strassenbahn[124] war in Zürich um 1900 bereits Realität.
In seinem Zuständigkeitsbereich der Hygiene und Gesundheitspolitik wollte Erismann die Gemeinden nach neuesten Erkenntnissen der Hygiene zudem für die Reinhaltung von Luft, Boden und Wasser verantwortlich erklären. Im Hinblick auf die städtische Infrastruktur bedeutete dies den Bau von Kanalisationen, die Pflasterung und Reinigung von Strassen, die Müllbeseitigung und -verbrennung sowie die Einführung neuer Bestattungsformen (Kremation anstelle von Erdbestattung). Erismann ergänzte seinen Massnahmenkatalog im Bereich der Gesundheitspflege um die Forderungen nach unentgeltlicher Krankenpflege für Minderbemittelte, der Errichtung von Volksbädern und – einer ärztlichen Überwachung der Volksschule.[125]
In vielen Fällen blieb es in Zürich nicht bloss bei Erismanns sozialpolitischen Willensäusserungen. Einiges war bereits vor seinem Amtsantritt als Vorsteher des Gesundheitsamtes von 1901 realisiert worden. Unter Erismann schliesslich entstanden im Gesundheitsbereich neue, nach hygienischen Normen gebaute Schulhäuser,[126] verschiedene Polikliniken, die städtische Desinfektionsanstalt, der Schlachthof und eine Tierkadaververbrennungsanstalt. Während Erismanns Amtszeit, die 1915 endete, konnte sich die unentgeltliche Geburtshilfe durchsetzen und wurde die erste offiziell als solche betitelte Schularztstelle geschaffen.[127]
Zur Realisierung seines Programms einer kommunalen Sozialpolitik stand Erismann ein gut ausgebauter Verwaltungsapparat zur Verfügung.[128] Als Vorsteher des Gesundheitsamtes war er selber in erster Linie verantwortlich für den Vollzug der Vorschriften in den Bereichen öffentliche Gesundheitspflege und Lebensmittelkontrolle. Zudem fungierte er als Leiter der dem Gesundheitswesen unterstellten städtischen Anstalten und hatte die Aufsicht über den Gesundheitsdienst inne.[129] Ihm unterstellt waren der Stadtarzt sowie dessen Assistent, der Sekretär und der Inspektor des Gesundheitswesens, der städtische Tierarzt mit diversen Fleischschauern und das 14 Angestellte umfassende Sanitätskorps.[130] Als weitere Verwaltungsmitarbeiter sind vier bis fünf Kanzlisten zu nennen. Der ebenfalls dem Gesundheitsamt angegliederte Stadtchemiker und seine Assistenten führten in erster Linie die Lebensmittel- und Wasserqualitätskontrollen durch.[131] Direkt im städtischen Raum arbeiteten schliesslich etwa die Abdecker oder die Angestellten des städtischen Abfuhrwesens.[132]
Die jüngere Stadtgeschichtsforschung betrachtet die Verwaltung der Stadt Zürich um 1900, wie bereits erwähnt, unter dem Aspekt des Etablierungsprozesses einer kommunalen Leistungsverwaltung. Als Indikatoren für deren Einrichtung gelten in quantitativer Hinsicht eine permanente Zunahme des städtischen Personals und damit verbunden in qualitativer Hinsicht die Rationalisierung des Verwaltungsapparats mittels Bürokratisierung und Professionalisierung. Eine solche Umstrukturierung des Verwaltungsapparats, die in Zürich im wesentlichen mit der Ein-

gemeindung von 1893 stattgefunden hatte, war nur im Rahmen eines starken Wirtschaftswachstums und anwachsender städtischer Finanzhaushalte möglich.[133] Gerade in den 1890er Jahren, in einer ausgesprochenen Expansionsphase des Konjunkturzyklus,[134] ist in Zürich eine auffallende Zunahme an städtischem Personal[135] und an kommunalen Leistungen festzustellen. Der Stadtgeschichtsforscher Horst Matzerath gruppiert eine solche Zunahme an kommunalen Leistungen in verschiedene Felder.[136] Er unterscheidet zum einen die technische Infrastruktur, welche sich im Aufbau von Versorgungsleitungssystemen für Gas, Wasser, Kanalisation und Elektrizität äussert, von einer wirtschaftlichen Infrastruktur. Letztere umfasst beispielsweise Lagerhallen oder die Nahverkehrserschliessung. Daneben – und diese Felder sind für diese Arbeit von zentraler Bedeutung – sieht Matzerath eine Zunahme kommunaler Leistungen im Gebiet der städtischen Hygiene und des Gesundheitswesens, aber auch im Sozial- und Bildungsbereich.[137] Der Einsatz von Schulärzten ist vor diesem Hintergrund als Ausdehnung kommunaler Leistungen im Gesundheitswesen zu interpretieren.

Bis vor dem Ersten Weltkrieg war die kommunale Leistungsverwaltung in vielen europäischen Städten in ihren wesentlichen Zügen ausgeformt, obwohl teilweise noch nicht gesetzlich beziehungsweise verfassungsmässig verankert. In gewisser Weise nahmen die Städte durch ihr vergrössertes Angebot im Gesundheitswesen und in sozialen Belangen wichtige sozialstaatliche Funktionen vorweg, allerdings auf einer verwaltungstechnisch tieferen Ebene.[138] Denn auf Gemeindeebene griffen sozialpolitische Massnahmen aufgrund der kleinräumigen Strukturen unmittelbarer als auf Bundes- oder Kantonsebene. Auf Bundesebene waren sozialstaatliche Massnahmen um die Jahrhundertwende denn auch erst in Ansätzen vorhanden. Der Auf- beziehungsweise Ausbau des Sozialstaates fand in der Schweiz in Etappen statt. Während das Fabrikgesetz von 1877 eine im europäischen Vergleich relativ frühe wohlfahrtsstaatliche Massnahme darstellt, konnte bis kurz vor dem Ersten Weltkrieg noch kein Sozialversicherungsgesetz verabschiedet werden. Die erste Aufbauphase des Sozialstaates – als Folge der Krise des Liberalismus der 1870er Jahre – war geprägt von einer Politik, die ihren Fokus vor allem auf die erwerbstätige Bevölkerung richtete. Es blieb deshalb bis zum Ersten Weltkrieg den Kantonen, vor allem aber den Gemeinden überlassen, auch für die Wohlfahrt ihrer nicht erwerbstätigen Einwohnerinnen und Einwohner zu sorgen.[139]

Die Entstehung kommunaler Leistungsverwaltungen ist aufs engste mit den spezifisch städtischen Folgeerscheinungen einer fortschreitenden Industrialisierung verknüpft. Die massive Verstädterung, die Entstehung von Unterschichtsquartieren und Ausbildung einer eigentlichen Klassengesellschaft sowie die der Urbanisierung immanenten neuen Arbeits- und Lebensformen, um nur einige Aspekte zu nennen, liessen die Städte ihre ureigensten Aufgaben neu überdenken. Die traditionelle einheitliche Gemeindekonzeption genossenschaftlicher Art, die im übrigen auf die Bürger und nicht auf die immer stärker anwachsende Zahl von Zuzügern und Zuzügerinnen ausgerichtet war,[140] schien den sich ändernden Umständen nicht mehr zu genügen.[141] Bis weit ins 19. Jahrhundert herrschte für die Aufgaben der Gemeinden vor allem im sozialen Bereich ein subsidiäres Prinzip vor, in Ergänzung zu kirchlichen, Fonds- oder Stiftungsleistungen, vor allem aber in Ergänzung zu familiärer und nachbarschaftlicher Hilfe. Erst allmählich setzte sich die Auffassung durch, dass die Stadtgemeinden fördernd, später auch planend auf Entwicklungen einzugehen hätten beziehungsweise eine antizipierende Funktion hinsichtlich der Daseinsvorsorge ihrer Einwohnerinnen und Einwohner übernehmen sollten. Dies wiederum erforderte anspruchsvolle technische und wissenschaftliche Innovationen. Die wichtigsten Impulse kamen dabei neben der Hygiene von den Ingenieurwissenschaften, beispielsweise wenn es um die Realisierung von Wasserwerken oder der Kanalisation ging.

In diesem Zusammenhang lässt sich die These aufstellen, dass die in der Forschung bisher selten thematisierte Symbiose von Wissenschaft und Politik einen ganz wesentlichen Motor für die Etablierung der kommunalen Leistungsverwaltung darstellte, dass mit deren Etablierung – zumindest im Gesundheitswesen – eine eigentliche *Verwissenschaftlichung der Verwaltung* stattfand. Kein kommunales Abfallbeseitigungssystem, kein System der Lebensmittelkontrolle, Leichenbestattung oder Seuchenbekämpfung konnte auf die in der zweiten Hälfte des 19. Jahrhunderts in grosser Fülle produzierten wissenschaftlichen Erkenntnisse verzichten. Diese Systeme resultierten aus hygienischen Konzepten und liessen auch physisch ihre Spuren im Stadtraum zurück. Die Generierung des dazu notwendigen Wissens sowie dessen schnellstmögliche Umsetzung verlangten nach Experten oder, zeitgenössisch ausgedrückt, nach «medizinisch hygienisch-fachmännischen»[142] Beratern in der Verwaltung. Gerade im Hinblick auf Wasser- und Lebensmittelkontrollen, aber auch hinsichtlich epidemiologischer Massnahmen und der Gesundheitsprophylaxe manifestierte sich in den Städten eine wachsende Nachfrage nach Expertenwissen im Bereich der Hygiene, insbesondere der Bakteriologie. Diese Experten wiederum unterstanden in einer Zeit wissenschaftlicher Umwälzungen und Paradigmenwechsel dem Druck, immer auf dem neusten Wissensstand zu sein. Grosse Bedeutung musste deshalb die Vernetzung der Wissenschaft mit der Verwaltung haben. In Zürich erfolgte diese beispielsweise in der «Zürcher Gesellschaft für wissenschaftliche Gesundheitspflege».

Die Gesellschaft traf sich in den Wintermonaten jeweils mindestens viermal im Zürcher «Café Saffran». Verbürgt sind diese Treffen seit 1890.[143] Ihre Mitglieder waren Professoren, (Verwaltungs-)Ärzte, später auch weitere Verwaltungsmitglieder wie Schulsekretär Friedrich Zollinger (seit 1899) oder gar Stadtrat Friedrich Erismann als höchster Vertreter des Gesundheitsamtes. Insbesondere die beiden Professoren für Hygiene Oskar Wyss und Otto Roth[144] setzten sich als Präsidenten der Gesellschaft zusammen mit anderen Wissenschaftlern für die Aufnahme

wissenschaftlicher Konzepte in die Verwaltung ein. Gewissermassen stellte die Gesellschaft eine vorberatende Instanz für die aktive Förderung der Gesundheitspflege dar.[145]
Die Förderung hygienischer Postulate konnte in Form von politischen Eingaben geschehen. Erfolg verbuchte die Gesellschaft mit dieser Strategie im Fall der Integration des Hygieneunterrichts in die Lehrer- und Lehrerinnenausbildung.[146] So nahm das zürcherische Lehrerseminar in Küsnacht im Mai 1900 die Hygiene als obligatorisches Fach in seinen Lehrplan auf – ein Meilenstein auf dem Weg zur Durchsetzung schulhygienischer Normen.[147]
Die Arbeit in der Gesellschaft war wohl nicht zuletzt aufgrund der Verflechtungen einzelner Akteure von Erfolg gekrönt, waren doch beispielsweise Otto Roth und Gottfried Leuch auch langjährige Mitglieder der Kommission für Schulhygiene.[148]
Der enge Kontakt der Wissenschaftler mit den in der Verwaltung tätigen ärztlichen Experten zeitigte durchaus Wirkung. Doch längerfristig gesehen bedeutete jeder Teilerfolg, jede realisierte Forderung einen zusätzlichen Verwaltungsaufwand. Speziell im Gesundheitswesen hatte dies Konsequenzen für die Arbeit des Stadtarztes. Die Belastung des Stadtarztes erhöhte sich aber auch mit dem wachsenden äusseren Druck der Verstädterung und deren Begleiterscheinungen. Eine Stellenaufstockung im städtischen Gesundheitsamt drängte sich deshalb immer stärker auf.

2.6 Der Stadtarztassistent als Schularzt

Die Forderung, den Stadtarzt mit einem Assistenten zu entlasten, wurde 1897 laut – um so mehr als eine solche zusätzliche Stelle in der Gemeindeordnung von 1892 bereits vorgesehen gewesen war. Der Vorstand des Gesundheitswesens Benjamin Fritschi argumentierte, dass ein Stadtarztassistent schulhygienische Anliegen, die bis anhin zu kurz gekommen wären, besser als der überlastete Stadtarzt wahrnehmen könne. Bislang vernachlässigt worden seien die Überprüfung der Schulbänke hinsichtlich möglicher Haltungsschäden bei den Kindern und der «Nachweis von Übelständen bezüglich Reinhaltung der Schüler, der Schulluft, der Schullokale, bezüglich Heizung, Ventilation, Beleuchtung, etc.».[149] Die wichtigste Forderung war wohl aber diejenige nach periodisch wiederkehrenden ärztlichen Untersuchungen aller Schulkinder, «namentlich auf Abnormitäten des Gesichts, des Gehörs, der Wirbelsäule».[150]
Am 16. Dezember 1897 beantragte der Stadtrat beim Gemeinderat[151] eine Stadtarztassistenzstelle. Bereits zwei Tage später wurde dieser Antrag gutgeheissen.[152] Und damit war auch in Zürich der Weg vom Schularzt zum «Schülerarzt» geebnet.

Die Suche nach einem einsatzbereiten Arzt erwies sich jedoch in der Folge als schwierig, reichten doch zunächst nur gerade vier Interessierte eine Bewerbung ein, «von denen keine recht befriedigt»[153] haben soll. Der Grund für das geringe Interesse wurde im für das Stellenprofil eher bescheidenen Lohnansatz von anfänglich jährlichen 3'000 Franken vermutet.[154] Wenn sich in der Neuausschreibung der Stelle auch der Lohnansatz mit der Präzisierung «Besoldung je nach Tüchtigkeit bis Fr. 4500.–»[155] nicht verdoppelt hatte, so zumindest die Zahl der Interessierten. Von den acht Bewerbern legte Stadtarzt Leuch dem Stadtrat in seinem Gutachten zwei besonders ans Herz, Adolf Kraft und Arnold Müller. Weil aber Adolf Kraft in seiner Bewerbung die Erwartung durchblicken liess, dass die Stadtarztassistenzstelle nach einer gewissen Zeit zu einer zweiten Stadtarztstelle aufgewertet werden müsste, erhielt der bescheidener auftretende, gerade 30jährige Arnold Müller die Zusage. Müller trat seine Stelle am 1. April 1898 an.[156] Leuch und Müller teilten sich in der Folge ihre Aufgaben auf. Müller führte neben anderem die schulhygienischen Tätigkeiten aus.[157] Noch im selben Jahr kündigte Stadtarzt Leuch, trotz partieller Entlastung durch Müller, sein Stadtarztamt. Er betätigte sich danach wieder als Privatarzt, behielt jedoch als Mitglied des Sanitätsrats weiterhin eine öffentliche Funktion bei. Anlässlich der Neuausschreibung der gutbezahlten Stadtarztstelle fehlte es nicht an Bewerbern. Unter ihnen befand sich Arnold Müller, der die Stelle entgegen der ursprünglichen Absicht des sozialdemokratischen Gesundheitsvorstands Vogelsanger per 1. Februar 1899 erhielt. Jakob Vogelsanger hätte Müller nämlich weiterhin gerne auf der Assistenzstelle belassen, weil sich dieser bereits in die Schulhygiene eingearbeitet hatte. Vogelsanger liess zudem durchblicken, dass er sich anlässlich einer Revision der Gemeindeordnung sehr gut vorstellen konnte, die Stadtarztassistenzstelle gleichberechtigt neben diejenige der Stadtarztstelle zu stellen.[158] Allerdings sollte es noch acht Jahre dauern, bis es zu einer solchen Revision kam.

Dass Müller trotzdem Stadtarzt wurde und deshalb auch seine schulärztliche Tätigkeit aufgab, ist darauf zurückzuführen, dass der von Vogelsanger favorisierte Arzt Ulrich Schläpfer, welcher auf eine zehnjährige Erfahrung als Bezirksarztadjunkt zurückblicken konnte und sowohl Mitglied der Gesundheitsbehörde Seebach als auch des Grossen Stadtrates war, seine Bewerbung kurzfristig zurückgezogen hatte.[159]

Müllers Aufstieg zum Stadtarzt hatte zur Folge, dass die Stadtarztassistenzstelle erneut frei wurde. Der Stadtrat sah dafür Max Kruker vor, der bereits bei der Nachfolge Leuch in die engste Auswahl gekommen war.[160] Die Ausschreibung der Assistenzstelle geschah wohl noch der Form halber. Krukers Vorzüge als praktischer Arzt wurden wie folgt charakterisiert: «Seine Tüchtigkeit als Arzt, vollständige Kenntnis der Ortsverhältnisse, verdienstliche Wirksamkeit für das Samariterwesen, innere Neigung zur Gesundheitspflege, alle diese Eigenschaften machen es wünschenswert, Herrn Kruker für die städtische Verwaltung zu gewinnen.»[161]

Max Kruker wurde 1864 in Zürich geboren. Nach dem Medizinstudium an der Universität Zürich praktizierte er ab 1889 als Arzt.[162] Wie sein Vorgänger Arnold Müller war Max Kruker seit ihrer Gründung im Jahr 1899 Mitglied der «Schweizerischen Gesellschaft für Schulgesundheitspflege». Als Stadtarztassistent war er fortan unter anderem für die Schulhygiene zuständig. Er stand jedoch in all seinen Tätigkeiten unter der direkten Kontrolle von Stadtarzt Müller und handelte in dessen Auftrag.[163] Die Trennung der beiden Amtsarztstellen im Sinne einer eindeutigen Abgrenzung der beiden Tätigkeitsfelder war also noch nicht vollzogen worden.

Die Konstellation Müller/Kruker war nicht von langer Dauer. Zwei Jahre nach seinem Amtsantritt im städtischen Gesundheitswesen starb Müller im Alter von nur 32 Jahren an den Folgen einer Blinddarmoperation.[164] Mit der Begründung, dass schon einmal der Assistent zum Stadtarzt aufgestiegen sei, erhielt Kruker die Stelle seines verstorbenen Vorgesetzten.[165] Da dies im Vorfeld schon bestimmt gewesen zu sein scheint, wurde die Stadtarztstelle pro forma mit der Assistenzstelle zusammen ausgeschrieben. Einmal mehr im Rennen war Adolf Kraft, der sich nach seiner Nichtwahl als Stadtarztassistent im Jahr 1898 gleichzeitig um beide ausgeschriebenen Stellen bewarb. Dass er seit 1898 einiges an Erfahrung in Hygiene und Schulhygiene gesammelt hatte, wurde im Bewerbungsgutachten positiv vermerkt: «Aus seiner bisherigen literarischen Betätigung geht auch hervor, dass er auf dem Gebiete der öffentlichen Hygieine zu Hause ist und fruchtbringend zu wirken befähigt erscheint. Seine bisherige Tätigkeit als Schularzt in Wetzikon kommt im Falle seiner Wahl dem Amt und unserer Schule sehr zu statten; es kann Herr Kraft die durch den Tod des Herrn Dr. Müller unterbrochene Besorgung der Schulhygieine sofort wieder aufnehmen und es wird ihm dies Gebiet nicht fremd sein.»[166]

Der sozialdemokratische Gesundheitsvorstand Erismann vermochte den Gesamtstadtrat von den Kompetenzen seines Parteikollegen Adolf Kraft zu überzeugen. Kraft war in der Stadt Zürich in Wissenschafts- und Politikerkreisen kein Unbekannter mehr. Im Februar 1899 nämlich war er in die «Zürcher Gesellschaft für wissenschaftliche Gesundheitspflege» aufgenommen worden. Dort konnte er zum Beispiel Kontakte zu Stadtarzt Müller, Stadtarztassistent Kruker, Stadtrat Erismann und Fritschi knüpfen, welche allesamt Mitglieder der Gesellschaft waren.[167] Seine Karriere als Arzt hatte Kraft mit einer eigenen Arztpraxis in Seon begonnen, die er später nach Arbon verlegte. Hier trat er der Sozialdemokratischen Partei bei. Nachdem er Arbon wegen seines sozialdemokratischen Engagements[168] hatte verlassen müssen, arbeitete er in Wetzikon nebenamtlich als Schularzt. Kraft war ein besonders aktives Mitglied der «Schweizerischen Gesellschaft für Schulgesundheitspflege»; er verfasste zahlreiche Publikationen zu schulhygienischen Themen.[169] Als Stadtarztassistent war er von 1901 an allein mit schulhygienischen Aufgaben betraut. Es erfolgte eine eigentliche Geschäftstrennung zwischen Stadtarzt- und Stadtarztassistenzstelle. Kraft intensivierte die Bestrebungen im Bereich der Schulhygiene merklich. Das hatte zur Folge, dass der Stadtarzt Aufgaben, die vorher der Assistent zur Entlastung des Stadtarztes übernommen hatte, wieder allein bewältigen musste.[170]

2.7 Was lange währt, wird endlich Institution

Im Jahr 1904 platzte Stadtarzt Kruker ob dieser Situation der Kragen. Er wandte sich mit einem ultimativen, 17seitigen Schreiben an den Stadtrat und Vorsteher des Gesundheitsamtes Friedrich Erismann. Darin forderte er eine schnellstmögliche Entlastung in seinem Amt.
Gemäss Krukers Ausführungen war seit der Eingemeindung nicht nur die Schulhygiene ausgebaut worden, auch der Tätigkeitsbereich des Stadtarztes hatte sich massiv erweitert. Neue Gebiete eröffneten sich zum Beispiel in der öffentlichen Kranken- und Wöchnerinnenfürsorge, der Überwachung des Hebammendienstes, der medizinischen Kontrolle von Prostituierten sowie in medizinisch-hygienischen Expertisen zuhanden des Stadtrates und der einzelnen Verwaltungsabteilungen.[171] Kruker hielt fest, dass sich die Aufgabenbereiche der beiden Amtsärzte in der Zwischenzeit so weit voneinander entfernt hätten, dass eine Stellvertretung des Stadtarztes durch seinen Assistenten oder umgekehrt nicht mehr in Frage käme: «Mit der durch das stete Anwachsen der Geschäftslast der beiden amtlichen Ärzte notwendig gewordenen totalen Geschäftstrennung (Stadtarzt und Schularzt) ist naturgemäss eine Entfremdung in den gegenseitigen Ressorts eingetreten, die sich immer dann, wenn der eine Arzt für den andern einspringen muss, in empfindlicher Weise geltend macht und zu allerhand Missliebigkeiten und Widersprüchen führt, welche mit Recht das Publikum stutzig machen, dazu kommt, dass der eine der beiden Ressorts vernachlässigt werden muss, was wiederum eine Geschäftsaufspeicherung und Verschleppungen im Gefolge hat.»[172]
In terminologischer Hinsicht ist in diesem Zitat interessant, dass Kruker bereits mit grosser Selbstverständlichkeit von einem Schularzt spricht. Die alltägliche Praxis erschuf sich ihren Schularzt, welcher sich hinsichtlich seiner Arbeitsgebiete zunehmend von denjenigen des Stadtarztes entfernte.
Zwei Monate später doppelte Adolf Kraft, Krukers Assistent und faktischer Schularzt, nach. Auch er thematisierte seine permanente berufliche Überlastung in einem Brief an den Gesundheitsvorstand. Adolf Krafts Lösungsvorschlag sah unter Bezugnahme auf die Verhältnisse in Deutschland und in einigen Schweizer Städten[173] eine fest institutionalisierte Schularztstelle vor, um so mehr als er als Stadtarztassistent ohnehin bereits die Aufgaben eines Schularztes ausübte.[174]
Aufgrund seiner bisherigen praktischen Erfahrungen mass Kraft der Schularztstelle eine grosse gesundheits- und sozialpolitische Bedeutung bei: «Die schul-

ärztliche Tätigkeit ist geeignet, Eltern und Behörden auf die Gebrechen der Kinder, die gesundheitswidrigen Mängel der Schuleinrichtungen und der Unterrichtstätigkeit hinzuweisen, sowie auch den geeigneten Mitteln zur Abhilfe zur Anerkennung und Durchführung zu verhelfen. Sie trägt damit bei zur Verbreitung einer gesundheitsgemässen Lebensweise in der Familie, fördert die Einrichtung gesundheitsgemässer Schulräumlichkeiten, liefert die Grundlagen für eine individuelle Behandlung der Schüler sowohl in körperlicher als geistiger Richtung und zeigt in wie weit es nötig ist, durch Angliederung der sozialen Fürsorge den Wert unserer erzieherischen Bestrebungen voll zur Geltung zu bringen. So wirkt sie prophylaktisch und sanirend und sorgt dafür, dass die Schule sich zur wahren Bildungsstation der Jugend ausgestaltet; zu einer Stätte, an die Schüler mit Liebe zurückdenken. Die schulärztliche Tätigkeit ist somit ein nicht unwichtiges Glied in der Reihe unserer Bestrebungen auf dem Gebiete der Jugenderziehung und Jugendfürsorge & reicht in ihren Wirkungen auch über die Schule hinaus.»[175]
Krafts Äusserungen verdeutlichen einmal mehr, dass die ursprünglichen bauhygienischen Aufgaben des Schularztes immer stärker von den Anforderungen einer auf die Kinder, aber auch auf deren familiäres Umfeld ausgerichteten Gesundheitsprophylaxe und -fürsorge überlagert wurden. Hier wiederum bestätigt sich das Bild, dass die Schulärzte in ihrer praktischen Tätigkeit weit mehr Kompetenzen hatten, einen weit grösseren Aktionsradius besassen, als ihnen etwa zwei Jahrzehnte zuvor von der Wissenschaft zugestanden worden war.
Aus organisatorischen Gründen – der Stadtarztassistent arbeitete als Vertreter des Gesundheitswesens seit Jahren enger mit der Schul- als mit der Gesundheitsbehörde zusammen – beantragte Kraft beim Vorstand des Gesundheitswesens, das neu zu schaffende Amt des Schularztes dem Schulwesen zu unterstellen.[176] Der Gesamtstadtrat leitete Krafts Antrag im September weiter an den Grossen Stadtrat.[177] Während die Schularztstelle in der Folge bereits auf den 1. Januar 1905[178] realisiert wurde, unterstand sie der Schulbehörde erst mit der Revision der Gemeindeordnung von 1907 und der daraus resultierenden neuen Geschäftsordnung für die Schulbehörde von 1909.[179]
Da feststand, dass sich Kraft um die neu geschaffene Stelle bewerben würde, schrieb man wiederum mit der Schularztstelle auch die Stadtarztassistenzstelle aus. Der ohne Gegenstimmen gewählte Adolf Kraft konnte sein Amt auf den 1. Januar 1905 antreten, das er bis zu seinem Tod im Jahr 1928 behielt. Einen Aufstieg im Sinn einer Beförderung bedeutete sein Stellenwechsel indes nicht, erhielt er doch immer noch denselben Lohn wie zuvor als Assistent.[180] Die Aufwertung der Amtsarztstelle in eine dem Stadtarzt gleichgestellte Position hatte nicht stattgefunden. Doch konnte Adolf Kraft von nun an auch offiziell selbständig und von Kruker unabhängig agieren. Zusammen mit Adolf Kraft traten der neue Stadtarztassistent Kurt Wehrlin und eine Sekretärin ihr neues Amt an. Das Gesundheitsamt war somit um mehr als hundert Stellenprozente

aufgestockt worden, welche vollumfänglich dem Stadtarzt zugute kamen. Die Amtsräume des Schularztes wurden 1905 von der St.-Peter-Strasse direkt ins Stadthaus verlegt. Dadurch konnte «die wünschenswerte Verbindung des Schularztes mit der Schulverwaltung»[181] hergestellt werden, noch bevor der Schularzt dem Schulamt unterstellt werden sollte.
1907 wurde die erste Schulzahnklinik Zürichs eröffnet, welche ebenfalls unter Adolf Krafts Aufsicht stand.[182] Bis in die 1920er Jahre hinein kam es, unter anderem aufgrund der kriegs- und nachkriegsbedingten Sparmassnahmen, zu keinem weiteren Ausbau des schulärztlichen Dienstes. Erst die 30er Jahre, mit einer erneuten Eingemeindung und einer sozialdemokratischen Mehrheit der städtischen Regierung, brachten der Schulgesundheitspflege einen weiteren Schub. War Adolf Kraft in den 20er Jahren noch der einzige städtische Schularzt im Hauptamt gewesen, beschäftigte die Stadt Zürich Ende der 30er Jahre bereits drei Schulärzte und zwei Schulärztinnen im Vollamt. Ihnen standen acht Hilfskräfte zur Seite. Diese überwachten die rund 28'000 Volksschüler und Volksschülerinnen, aufgeteilt in die Schulkreise Glattal, Waidberg, Limmattal, Zürichberg und Uto.[183] In den ländlichen Gebieten des Kantons waren Schulärzte meistens im Nebenamt tätig. Gemäss einer Erhebung, welche das Eidgenössische Gesundheitsamt zusammen mit der Stiftung «Pro Juventute» 1924 im Kanton durchführte, meldeten von den insgesamt 170 angeschriebenen Primarschulkreisen 78 die Beschäftigung von 82 Schulärzten, wovon 81, alle ausser Adolf Kraft nämlich, im Nebenamt tätig waren.[184] In den ländlichen Gemeinden war die schulärztliche Überwachung also trotz Schulgesetz und entsprechenden Verordnungen noch nicht flächendeckend gewährleistet.
Die Stadt Zürich war damit die erste Zürcher Gemeinde, die sich für einen Schularzt im Hauptamt entschieden hatte. Das bedeutete, dass ein einziger Arzt lange Zeit für mehr als 20'000 Schülerinnen und Schüler zuständig war. Adolf Kraft sah darin jedoch keinen Nachteil gegenüber dem vielfach propagierten Wiesbadener System, bei welchem auf einen im Nebenamt beschäftigten Schularzt lediglich etwa 1'000–2'000 Kinder fallen sollten.[185] Vielmehr betonte er, dass sich ein Schularzt im Hauptamt einzig der Schulhygiene widmen müsse, um auf diese Weise nicht in Versuchung zu kommen, seiner (lukrativen) Privatpraxis den Vorrang zu geben. Er sah aber noch weitere Vorteile in dem in Zürich praktizierten Modell: «Die Stellung als ausschliesslicher Funktionär im Dienste der Schulhygiene bringt es aber auch mit sich, dass der beamtete Arzt sich einen viel bessern und gründlicheren Einblick in die einschlägigen Verhältnisse sowohl in wissenschaftlicher als praktischer Hinsicht verschaffen kann, als das dem Privatarzte möglich ist, der die schulärztliche Tätigkeit nur als Nebensache behandelt und behandeln kann und der bei einigermassen grösserer Privatpraxis nicht in der Lage ist, das Gebiet der schulärztlichen Tätigkeit in irgend welcher Richtung zu beherrschen.»[186] Der wissenschaftliche Aspekt der schulärztlichen Tätigkeit

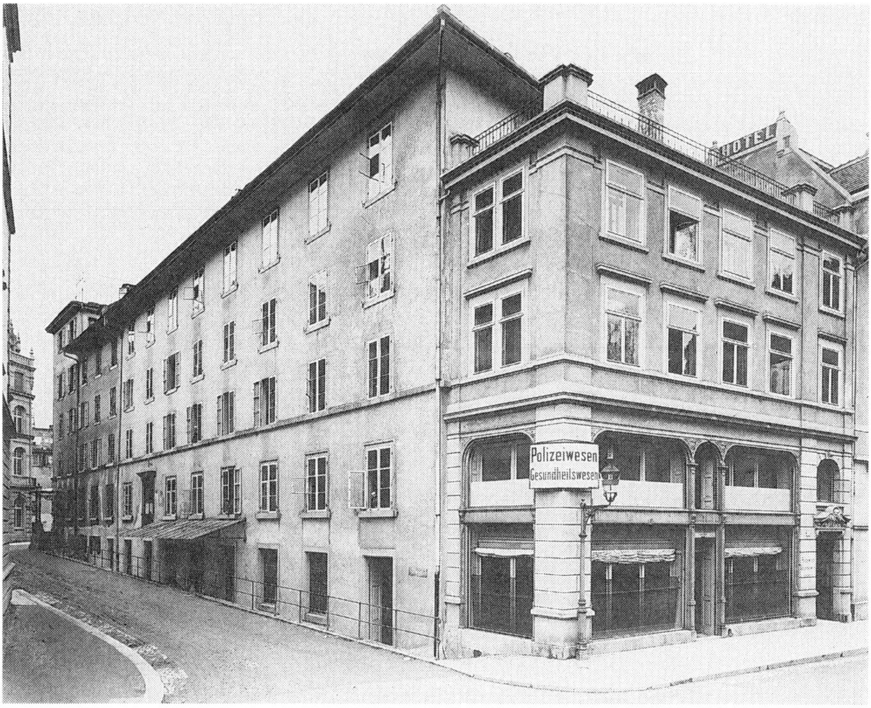

Bild 2: *Anfänglich war der Schularzt dem Gesundheitsamt unterstellt. Sein Büro befand sich an der St. Peterstrasse 10.*

nahm in Zürich einen grossen Stellenwert ein. Er wird denn auch in den nächsten Kapiteln zum Tragen kommen.
Die Übersicht 2 (S. 97) und Zusammenfassung sollen aber zunächst nochmals kurz den institutionellen Rahmen der Schularztgeschichte abstecken.

*

Es lässt sich festhalten, dass im Hinblick auf die konkrete Umsetzung schulhygienischer Postulate neben der wissenschaftlichen Perspektive zwei weitere Aspekte in Betracht gezogen werden müssen: Sowohl die Professionalisierungsbestrebungen des ärztlichen Standes und damit einhergehend die Medikalisierung der Bevölkerung als auch das wachsende Bedürfnis nach Experten auf Verwaltungsebene.
Vor diesem Hintergrund wird ersichtlich, dass Schulärzte ein beachtliches Medikalisierungspotential aufzuweisen hatten. Eine flächendeckende medizinische Überwachung der Bevölkerung war in der Schweiz weder mittels der Einführung des Impfzwangs noch durch eine eidgenössische Sozialgesetzgebung erreicht

worden. Die Schule stellte für die Ärzte insofern ein vielversprechendes medizinisches Feld dar, als sich die Kinder bereits in einer frühen Lebensphase an eine ärztliche Präsenz gewöhnen konnten. Zudem konnten die Kinder nach einer Früherkennung eventueller Gesundheitsstörungen in der Schule an geeignete behandelnde Ärzte weiterverwiesen werden.

Aus dem Blickwinkel der Verwaltung stellte die Eingemeindung der Vororte von 1893 eine Zäsur dar, die sich in einer verwaltungstechnischen Neuorganisation äusserte. Das Gesundheitswesen wurde zu einer selbständigen Behörde. Der Stadtarzt und seine Mitarbeiter hatten nicht mehr wie zuvor vor allem seuchenpolizeiliche Aufgaben in einem vorwiegend reagierenden Sinn zu bewältigen. Ihr Tätigkeitsfeld umfasste zunehmend die ganze Bandbreite der *präventiven und praktischen* Hygiene. Wissenschaftliche Vereinigungen wie die «Gesellschaft für wissenschaftliche Gesundheitspflege», deren Vorstand die Zürcher Hygieneprofessoren waren, nahmen eine wichtige Scharnierfunktion zwischen Wissenschaft und Verwaltung wahr. Sie boten den Amtsärzten die Möglichkeit, die neuesten Entwicklungen der Hygiene mitzuverfolgen und somit aktuelle Forschungsergebnisse in ihre Arbeit zu integrieren, oder unterstützten sie in der Umsetzung spezifisch schulhygienischer Forderungen.

Im Bereich der Schulgesundheitspflege hatten sich bereits vor der Eingemeindung Wissenschaftler und Ärzte als Wegbereiter für die Institutionalisierung von Schulärzten betätigt. Mit der Eingemeindung und dem entsprechenden Anstieg der Anzahl schulpflichtiger Kinder auf Stadtgebiet übernahm offiziell der Amtsarzt den Aufgabenbereich der Schulhygiene. Als der Stadtarzt im Januar 1898 aufgrund anhaltender Überlastung einen Assistenten erhielt, konnten mehr Kapazitäten für schulhygienische Anliegen freigesetzt werden. Die eigentliche Geschäftstrennung von Stadtarzt und Stadtarztassistenzstelle im Jahr 1901, welche die Schulhygiene ausschliesslich dem Assistenten übertrug, war ein wichtiger Schritt hin zur Schaffung der ersten offiziellen Schularztstelle im Jahr 1905.

Obwohl in Zürich also bis 1905 kein Arzt unter der offiziellen Bezeichnung Schularzt tätig war, existierte in der Altstadt schon vor der Eingemeindung eine flächendeckende ärztliche Überwachung der Schule. Die Institutionalisierung schulhygienischer Postulate in Form eines Schularztes erfolgte nur zögerlich. Hatte die Wissenschaft durch ihre Arbeit vor der Eingemeindung einerseits hygienischen Einfluss auf die Schule gewonnen, entlastete sie die Schule gleichzeitig von den zuvor aus wissenschaftlicher Perspektive geäusserten Vorwürfen. Dieser Perspektivenwechsel war der Vertrauensbildung in den städtischen Behörden zweifelsohne förderlich. Es liessen sich keine Anzeichen dafür finden, dass die Aufstockungen der Stellenprozente im Gesundheitsamt, welche letztlich auch der Schulhygiene zugute kamen, von irgendeiner Seite her kritisiert worden wären.

In einem grösseren Zusammenhang zielte die neue (gross)städtische Politik darauf, soziale und gesundheitliche Risiken der stetig anwachsenden städtischen

Übersicht 2: In Zürich mit schulhygienischen Aufgaben betraute Ärzte

1882–1886:	Johann Friedrich Horner (Wissenschaftler und Augenarzt)
1887–1892:	Otto Haab (Wissenschaftler und Augenarzt)
1893–1898:	Gottfried Leuch (Stadtarzt)
1. April 1898–1. Februar 1899:	Arnold Müller (Stadtarztassistent)
Februar 1899–Februar 1901:	Max Kruker (Stadtarztassistent)
1901–Dezember 1904:	Adolf Kraft (Stadtarztassistent)
Januar 1905–1928:	Adolf Kraft (Schularzt)

Bevölkerung durch verschiedenste Massnahmen abzufedern. Die Städte erwiesen sich vor dem Hintergrund des wachsenden Druckes spezifisch städtischer Probleme in bezug auf die Umsetzung gesundheitspolitischer Postulate als weit agiler als der Kanton oder der Bund. Und diese Politik wiederum ist in den Prozess der Etablierung der kommunalen Leistungsverwaltung einzureihen.
Aus einem wissenschaftlichen Blickwinkel lässt sich die Schularztfrage in Zürich geradezu nahtlos in die wissenschaftlichen, international geführten Diskussionen einfügen. Auch in Zürich kamen die schulhygienischen Impulse in einer ersten Phase aus der Ophthalmologie. Es ist auf die Privatinitiative des Professors für Augenheilkunde Friedrich Horner zurückzuführen, dass in Zürich schulische Augenuntersuchungen bereits in den frühen 1880er Jahren stattfanden. Horners wissenschaftliche Studien liessen sich auf ideale Weise mit der Früherkennung von Sehschäden und präventiven Massnahmen in der Schule verbinden.
Die an den internationalen Hygienekongressen verabschiedeten Resolutionen fanden in Zürich rasch, zunächst kaum merklich und ohne gesetzliche Verankerung beziehungsweise Grundlage, Eingang in die städtische Schulpraxis. Verantwortlich dafür waren zu einem Grossteil personelle Überschneidungen innerhalb der Triade Verwaltung, Politik und Wissenschaft, welche in einer Universitätsstadt mit kleinstädtischen Strukturen, wie Zürich dies vor der Eingemeindung war, besonders gefördert wurden.
Aus diesen Gründen gilt es an dieser Stelle eine wichtige Einschränkung zu machen. Aus welcher Forschungs- beziehungsweise aus welcher Aktorialperspektive man die Schularztfrage am Beispiel der Stadt Zürich auch immer beleuchtet (sei es nun ein Professionalisierungsansatz aus ärztlicher Sicht, derjenige der Entstehung der kommunalen Leistungsverwaltung aus politischer und verwaltungstechnischer Perspektive oder sei es vom wissenschaftlichen Standpunkt her): eine klare Trennung beziehungsweise Abgrenzung der einzelnen Sphären erweist sich im Endeffekt als unmöglich.
Noch deutlicher als bei Horner kommt eine solche Verschmelzung der einzel-

nen Bereiche in der Person von Friedrich Erismann zum Ausdruck. Als ausgebildeter Augenarzt und international anerkannter Professor für Hygiene war Erismann bis ins hohe Alter wissenschaftlich tätig, obwohl er nach seiner Rückkehr aus Russland in Zürich keine Professur für Hygiene mehr innehatte. Er nahm an internationalen Hygienekongressen teil, publizierte selber zu hygienischen Themen und redigierte jahrelang die deutsche «Zeitschrift für Schulgesundheitspflege». Politisch verschaffte sich der Sozialdemokrat in seinem Stadtratsmandat als Vorsteher des Gesundheitsamtes Geltung. Die verwaltungstechnische Umsetzung seiner Anliegen, welche durchaus Erismanns Verständnis einer kommunalen Sozialpolitik entsprachen, manifestierte sich in einer wachsenden städtischen Infrastruktur.

Verallgemeinert formuliert fand in Zürich seit den 1880er Jahren ein Prozess statt, in welchem sich Wissenschaftler und Ärzte erfolgreich in kommunale und kantonale Entscheidungsprozesse einzuschalten begannen. Sie nahmen Einfluss auf Gesetze und Verordnungen, sassen in politischen Gremien, entwickelten ein enormes Mass an Eigeninitiative im Hinblick auf die Umsetzung hygienischer und standespolitischer Forderungen und vernetzten sich sowohl international als auch auf lokaler Ebene. Verankert wiederum war eine solche Politik der Wissenschaft in den bereits im ersten Kapitel aufgezeigten innerwissenschaftlichen Diskussionen.

In der Forschung wurde die Entstehung von Schularztstellen bisher einseitig in den Etablierungsprozess der kommunalen Leistungsverwaltung oder die ärztlichen Professionalisierungsbestrebungen eingereiht. Doch gerade bei einer exemplarischen Untersuchung drängt sich eine Fokuserweiterung auf, welche die Rolle von Wissenschaftlern und die Rolle der von ihnen eingebrachten hygienischen Konzepte in diesem Prozess berücksichtigt. Denn, so das Fazit des ersten und dieses zweiten Kapitels, die Hygiene übte um die Jahrhundertwende einen nicht zu unterschätzenden Einfluss auf die Neu- und Umgestaltungen der kommunalen Verwaltung aus. In Zürich fand in der zweiten Hälfte des 19. Jahrhunderts im Gesundheitswesen eine *Verwissenschaftlichung der Verwaltung* in dem Sinn statt, als zur Realisierung des Gemeindewerks einerseits Experten in die Verwaltung integriert werden mussten, andererseits verwaltete Güter, wie zum Beispiel nach hygienischem Standard gebaute Schulhäuser oder Kanalisationen, gleichermassen die physische Repräsentation dieses Wissens darstellten.

Nachdem mit der Etablierung von Ärzten in der Zürcher Schule eine wesentliche Forderung der Hygiene eingelöst worden war, begann sich ein ähnlicher Prozess wie in Deutschland abzuzeichnen: Der Begriff Schulhygiene erwies sich als geradezu inflationär, und ebenso inflationär vergrösserte sich der Kreis derjenigen, welche sich als Schulhygieniker bezeichneten.

Auf welche Art und Weise die Ärzte ihre Wissensdispositive in der Schule praktisch umsetzten, ist Gegenstand der nächsten Kapitel.

3 Schulhygiene als Betätigungsfeld von Ärzten

Bis zur Jahrhundertwende hatte sich die Schulhygiene zu einem kaum mehr überblickbaren Gebiet entwickelt. Diese inhaltliche Unschärfe dürfte ein Grund sein, wieso die konkrete Tätigkeit der Ärzte in der Schule äusserst vielgestaltig war. Sie vereinigte nicht nur hygienische Vorstellungen in sich, sondern war ein Konglomerat aus wissenschaftlichen Vorstellungen, traditioneller Fürsorge, angewandter Sozialpolitik, ärztlicher Diagnosetätigkeit und weitreichenden Normalisierungsbestrebungen. Dieses breitgefächerte Referenzsystem findet sich in den folgenden Kapiteln am Beispiel der in den Zürcher Schulen tätigen Ärzte wieder. Im Zentrum stehen dabei die Fragen, wie Ärzte in der Schule aktiv wurden, auf welche Definitionsgrundlagen sie sich in ihrer Arbeit stützten und welche Konsequenzen ihre Aktivitäten für die Schülerinnen und Schüler zeitigten.
In diesem dritten Kapitel steht die Schulhygiene im Vordergrund, welche auf klassische hygienische Massnahmen rekurrierte. Der behördliche Umgang mit ansteckenden Krankheiten, insbesondere Scharlach, ist Thema des ersten Unterkapitels. Das zweite Unterkapitel befasst sich mit prophylaktischen, auf die Schulgebäude ausgerichteten Massnahmen. Hierbei geht es sowohl um Fragen des idealen Standortes von Schulhäusern und deren (Innen-)Architektur als auch um Schulduschen oder -baracken. Die anschliessenden Unterkapitel behandeln die Läusebekämpfung in den Schulen und die sogenannte Überbürdungsfrage.
Diese allgemeinen schulhygienischen Massnahmen, welche quasi den äusseren Rahmen der Schule abstecken (Räumlichkeiten und Unterrichtsgestaltung) leiten über zum weit schwieriger fassbaren Bereich der Schülerhygiene (Kapitel vier bis sechs). Die Schülerhygiene fokussierte den Körper der Kinder, ihre geistigen Fähigkeiten oder ihr soziales Verhalten. Schülerhygienische Massnahmen sollen in diesen drei Kapiteln an all den Schnittstellen thematisiert werden, wo durch das Gesundheitsamt ermächtigte Ärzte in irgendeiner Weise mit den Schülerinnen und Schülern in Kontakt traten. Wenden wir uns aber zunächst dem eigentlichen Kerngeschäft der Hygiene zu: der Epidemiologie und der Prophylaxe.

3.1 Massnahmen zur Verhütung von Epidemien

Die Hygiene zielte auf die Verhütung von Krankheiten beziehungsweise die Erhaltung von Gesundheit. Trotzdem konnte sie nicht das Verschwinden der, zeitgenössisch ausgedrückt, «ansteckenden Krankheiten»[1] garantieren, besonders dort, wo sich täglich viele Menschen in geschlossenen Räumen aufhielten. Die Schule bot (und bietet) in dieser Hinsicht geradezu ideale Bedingungen für eine rasche Verbreitung solcher Krankheiten. Neben der räumlichen Nähe wirkte sich die Tatsache aus, dass die Inkubationszeit bei einigen Kinderkrankheiten mehrere Tage beträgt. Die Gefahr der Ansteckung durch bereits erkrankte Kinder, die noch gar keine Symptome aufwiesen und deshalb weiterhin die Schule besuchten, erhöhte sich dadurch zusätzlich.[2]
Solch kaum zu überwindenden Problemen musste mit verschiedenen Lösungsansätzen begegnet werden: Direkte Schutzmassnahmen kamen beim Auftreten ansteckender Krankheiten zum Tragen, während langfristige, prophylaktische Massnahmen das Risiko des Ausbruchs ansteckender Krankheiten vermindern sollten. Bevor nun die prophylaktischen, vorwiegend bauhygienischen Massnahmen zur Verhütung ansteckender Krankheiten zur Sprache kommen, sollen der behördliche Umgang mit Krankheitsfällen und mögliche Konsequenzen für die Betroffenen sowie die Rolle der Ärzte in diesem Sektor der öffentlichen Gesundheitspflege dargestellt werden.

Räumliche Isolation von Kranken

Um die Jahrhundertwende stellte die Absonderung von Kranken unbestritten die wirksamste Massnahme zur Verhütung von Epidemien – dem gehäuften Auftreten bestimmter übertragbarer Krankheiten in örtlicher und zeitlicher Begrenzung – dar. Eine der wichtigsten Aufgaben der städtischen Gesundheitsämter war es, die Isolation der Kranken zu überwachen oder zwangsweise einzuleiten. Erfolgversprechend war eine solche amtlich verordnete Isolation jedoch nur, wenn die Behörden konsequent über das Auftreten jedes einzelnen Krankheitsfalls informiert wurden. Die «Verordnung über den Ausschluss vom Schulbesuche bei ansteckenden Krankheiten» vom 6. Mai 1893 enthielt diesbezüglich klare Anweisungen. Sie verpflichtete die praktizierenden Ärzte, dem Gesundheitsamt in jedem «Seuchenfall» unverzüglich Anzeige zu erstatten.[3]
Die im Krankheitsfall vorgesehenen Massnahmen variierten je nach Virulenz der Krankheit. Scharlach und Diphtherie beispielsweise galten als äusserst «contagiös». Aus diesem Grund sollten nicht nur kranke Kinder mindestens sechs Wochen der Schule fernbleiben, sondern auch alle Kinder, die mit an Scharlach oder Diphtherie Erkrankten die Wohnung teilten.[4] Diese vorsorglich vom Schul-

besuch ausgeschlossenen, jedoch nicht kranken Kinder durften sich weder auf öffentlichen Spielplätzen aufhalten noch mit anderen, nicht dispensierten Schulkindern in Kontakt treten.[5] Der Basler Professor für Hygiene Albrecht Burckhardt[6] legitimierte diese rigide Anordnung in einem Artikel aus dem Jahr 1902 mit dem Bild des Chirurgen, der zuweilen auch vermeintlich gesundes Gewebe opfern muss, um den Rest des Körpers zu schützen: «Nun hat es sich seit langem gezeigt, dass die Entfernung der Kranken nicht genügt, um eine Verbreitung zu verhindern, man muss wie der Chirurg es tut, im Gesunden schneiden; man muss auch die nähere familiäre Umgebung des Erkrankten von der Schule fern halten, d. h. also zunächst seine Geschwister, seine Eltern, dann auch alle andern mit ihm in derselben Haushaltung wohnenden Personen, die mit der Schule zu tun haben.»[7] Diese Aussage illustriert treffend, dass ansteckende Krankheiten nicht als Privatsache betrachtet wurden. Im Vordergrund des amtlichen Interesses standen der Schutz der (noch) gesunden Schülerinnen und Schüler sowie die Aufrechterhaltung des Schulbetriebs. Dieses Interesse war mithin auf die Gesunderhaltung eines Kollektivs ausgerichtet. Es rechtfertigte die Tatsache, dass äusserlich gesunde Kinder, die aufgrund ihrer räumlichen Nähe und ihrer sozialen Kontakte zu den Kranken Träger von Krankheitserregern sein konnten, vom öffentlichen Raum ausgeschlossen wurden.

In ein amtlich verfügtes Ausschlussverfahren waren verschiedene Instanzen involviert. Als erstes waren die Privatärzte verpflichtet, dem Sanitätskorps die ihnen bekannten Scharlach- und Diphtherieerkrankten zu melden. Das Sanitätskorps wiederum eruierte die Namen und das Alter der mit ihnen in derselben Wohnung lebenden Kinder, um danach die Zentralschulpflege sowie die betreffenden Familien über den bevorstehenden Schulausschluss zu informieren. Die Eltern erhielten die Ausschlussverfügung gegen eine Empfangsbestätigung ausgehändigt.[8] Die Gesamtkontrolle über das Epidemiewesen unterstand dem Stadtarzt.[9]

Mit dem Schulausschluss Erkrankter und mit ihnen im gleichen Haushalt lebender Kinder verlagerte sich das Problem der Ansteckung von der Schule auf einen kleineren Raum, die Wohnung. In diesem Rahmen waren in der Verordnung von 1893 zwei Handlungsmöglichkeiten vorgesehen. Die eine sah die Pflege der Kranken zu Hause vor, auf die Gefahr hin, dass die von der Schule ausgeschlossenen Geschwister auch angesteckt würden. Die Dispensationen der gesunden wie der kranken Kinder wurde erst aufgehoben, wenn das Sanitätskorps durch den behandelnden Arzt über die Genesung der oder des Erkrankten in Kenntnis gesetzt worden war.

Die andere Möglichkeit stellte ein vorübergehender Aufenthalt der Kranken in einem «Evacuationslokal» dar. Der Vorteil dieser Lösung bestand darin, dass die gesunden, aber dennoch dispensierten Geschwister nach einer amtlich verordneten Wohnungsdesinfektion wieder zur Schule gehen konnten.[10] Die Wohnungs-

Tab. 2: Dispensationen von Schulkindern aufgrund ansteckender Krankheiten

Jahr	Angezeigte Fälle	Anzahl Dispensierter	Krankheiten	Besonderes
1893	keine Angaben	keine Angaben	Ein Fall von Veitstanz* wird speziell erwähnt.	
1894	keine Angaben	805	Diphtherie, Scharlach, Pocken, Kinderblattern, Veitstanz	Veitstanz nur im Kreis III. Es werden 25 Mädchen dispensiert. Schliessung des Schulhauses Huttenstrasse wegen Diphtherie.
1895	286	485	Diphtherie: 204 Scharlach: 65 Masern: 17	Veitstanz hat sich auf den Kreis V ausgedehnt.
1896	285	553	Diphtherie: 222 Scharlach: 63	Zwölf Überweisungen ins Kantonsspital wegen «Krätze».**
1897	433	948	Diphtherie: 355 Scharlach: 78	Sämtliche Schulen Wiedikons werden zehn Tage wegen Diphtherie geschlossen.
1898	564	515	Diphtherie: 432 Scharlach: 132	
1899	795	877	Diphtherie: 429 Scharlach: 365 Pocken: 1	
1900	724	836	Diphtherie: 309 Scharlach: 410 Pocken: 5	
1901	570	713 und 1 Lehrer	Diphtherie: 325 Scharlach: 245	
1902	589	752	Diphtherie: 247 Scharlach: 342	

Tab. 2: Dispensationen von Schulkindern aufgrund ansteckender Krankheiten (Fortsetzung)

Jahr	Angezeigte Fälle	Anzahl Dispensierter	Krankheiten	Besonderes
1903	1'445	1'947	Diphtherie: 251 Scharlach: 1'186 Pocken: 8	Eine Schulklasse und sechs Kindergärten müssen zeitweise geschlossen werden.
1904	1'321	1'703	Diphtherie: 344 Scharlach: 977	
1905	1'468	1'922	Diphtherie: 425 Scharlach: 1'043	

* 1894 äusserte sich Stadtarzt Leuch im «Correspondenz-Blatt für Schweizer Ärzte» zu den Zürcher Veitstanzfällen. Beschrieben wurden diese als eine Art «Zitterkrankheit», die jeweils mehrere Mädchen einer Klasse befiel. Leuch untersuchte 1894 die sogenannte «Chorea-Epidemie» genauer, nachdem er alle Mädchen der betroffenen Klassen vorsorglich vom Unterricht dispensiert hatte. Er kam zum Schluss, dass es sich bei der vermeintlichen «Chorea-Epidemie» tatsächlich um Hysterie gehandelt habe: «Dieser Befund [die Einengung des Gesichtsfeldes einzelner Mädchen], zusammengehalten mit dem anfallsweisen Auftreten von Zitterbewegungen ohne Störung der Coordination und zusammengehalten mit dem Überwiegen des weiblichen Geschlechts unter den Erkrankten weisen auf die Neurose par excellence, die Hysterie hin.» Vgl. Leuch, Chorea-Epidemie, S. 471. Heute wird unter dem Begriff «Veitstanz» Chorea major Huntington verstanden, eine vererbte Erkrankung, welche auf einer Degeneration von Nervenzellen beruht und sich unter anderem durch charakteristische Bewegungsstörungen und Demenz äussert.

** Heute versteht man unter «Krätze» Skabies, eine ansteckende Hautkrankheit.

Quelle: Geschäftsberichte der Zentralschulpflege aus den Jahren 1893–1905.

desinfektionen wurden in der Praxis durch «eine weibliche Person», welche dem Sanitätskorps und letztlich dem Stadtarzt unterstand, vorgenommen.[11]

Weit weniger rigoros als bei Diphtherie und Scharlach war das behördliche Vorgehen im Fall von Keuchhusten, Masern, Windpocken, Röteln und Mumps. Litt ein Kind an einer dieser Krankheiten, genügte es, wenn es bis zu seiner Genesung zu Hause blieb. Seine Geschwister wurden nur auf speziellen Wunsch des Haus- oder Stadtarztes vom Schulbesuch dispensiert.[12]

Der Stadtarzt selber wurde aktiv, indem er die Schliessung ganzer Klassen oder Schulhäuser veranlasste, und zwar, wenn «die Intensität der Erkrankungen und die Ausdehnung der Epidemie es als geboten»[13] erscheinen liessen. Solche Schliessungen sind in Zürich zwischen 1893 und 1905 für die Jahre 1894, 1897 und 1903 verbürgt.[14] Dass das Sanitätskorps und der Stadtarzt im Zusammenhang mit Dispensationen kranker und womöglich ansteckender Kinder alle Hände voll zu tun hatten, zeigt Tab. 2. Während sich die Zahl der angezeigten Fälle in der Tabelle lediglich auf die kranken Kinder bezieht, berücksichtigt die Anzahl der Dispensierten auch die präventiv vom Schulbesuch ausgeschlossenen Kinder.

Die Scharlachepidemie von 1903 bis 1905

Anhand der Scharlachepidemie von 1903 bis 1905 sollen die Tätigkeit des Stadtarztes zur Bekämpfung ansteckender Krankheiten, die existierenden Therapiemöglichkeiten sowie die Auswirkungen der amtlich verordneten Massnahmen auf die Betroffenen exemplarisch erläutert werden. Die zeitgenössische Wahrnehmung von Scharlach beziehungsweise von infektiösen Krankheiten generell ist von grosser Bedeutung für die Deutung der Auswirkungen einer solchen Krankheit auf die Betroffenen. Ihr soll in diesem Kapitel ebenfalls Rechnung getragen werden.

Aus der Tabelle ist ablesbar, dass in Zürich von 1903 bis 1905 eine Scharlachepidemie grassierte. Bereits zwischen 1898 und 1899 war in Zürich eine Verdreifachung der Scharlachfälle zu verzeichnen. Nachdem die Anzahl Scharlachkranker im Jahr 1900 weiter angestiegen war, beruhigte sich die Lage 1901 ein wenig. Zwischen 1902 und 1903 verdreifachten sich die Dispensationen jedoch nochmals auf insgesamt 1'186. Rund 8% aller Volksschülerinnen und Volksschüler mussten in jenem Jahr wegen Scharlach zu Hause bleiben.[15] Trotzdem bezeichneten die Behörden den Verlauf der Scharlachepidemie als relativ mild.[16] Das Gefahrenpotential einer solchen Epidemie darf jedoch nicht unterschätzt werden. Scharlach – und in noch stärkerem Ausmass andere sogenannte Kinderkrankheiten wie Masern, Diphtherie und Keuchhusten – konnten um die Jahrhundertwende in schlimmen Erkrankungsfällen tödlich enden oder aber bleibende Schäden verursachen.[17]

Es ist sicher kein Zufall, dass sich Stadtarzt Max Kruker gerade zur Zeit der grassierenden Scharlachepidemie um eine Entlastung in seinem Amt bemühte.[18] Obwohl der Stadtarzt im Schulbereich lediglich die Kontrolle über die Dispensationen ausübte, bedeutete für ihn die Scharlachepidemie aufgrund seiner gleichzeitigen Funktion als Leiter der städtischen Quarantäne-, Kranken- und Pflegeanstalten einen enormen zeitlichen Mehraufwand.[19] Sein Assistent Adolf Kraft konnte ihm zu diesem Zeitpunkt «aus sanitätspolizeilichen Rücksichten»[20] nicht beiseite stehen.

Stadtarzt Max Kruker setzte während der Scharlachepidemie auf das Modell der ausserhäuslichen Krankenpflege. Mit dieser Praxis traten jedoch schon bald Probleme auf. Im Kantons- und Kinderspital herrschte Platzmangel.[21] Erst aufgrund einer Beschwerde des Vorstehers des Gesundheitswesens, Friedrich Erismann, wurden in den Spitälern zusätzliche Betten für Scharlachkranke bereitgestellt. Im Mai 1903 jedoch spitzte sich die Lage zu. Seit Jahresbeginn waren 451 Scharlachfälle, Nichtschulpflichtige inbegriffen, zur Anzeige gelangt. Das Kantons- und das Kinderspital platzten aus allen Nähten. Darum wurde dem Gesundheitsamt das provisorische «Evakuationslokal im Rohr» am Sihlquai überlassen.[22] Gleichzeitig ersuchte das Gesundheitsamt den Sanitätsrat um eine Bewilligung für die Zwangseinweisung Scharlacherkrankter ins Spital.[23] Über solche Zwangsmassnahmen lässt sich aus den Quellen nichts in Erfahrung bringen. Vielleicht mussten die Behörden im Endeffekt gar nicht so weit gehen, denn Stadtarzt Kruker scheint zunächst Widerstand leistende Eltern nicht selten durch Überzeugungsarbeit dazu gebracht zu haben, ihre Kinder aus freien Stücken ins Spital zu bringen: «Durch richtige Aufklärung der Leute ist es mir z. b. schon oft gelungen, Eltern zur Evacuation ihres kranken Kindes zu bewegen, welche sich von vornherein dagegen gesträubt hatten, und so den Infektionsherd aus einer Familie, einem Hause oder ganzem Quartier auszuschalten.»[24]

Gesundheitsvorstand Friedrich Erismann vermutete im Zusammenhang mit der Ausbreitung der Epidemie, dass längst nicht alle Scharlachfälle gemeldet wurden. Einerseits machte er die auf Stadtgebiet praktizierenden Ärzte, welche ihre Meldepflicht verletzt hätten, dafür verantwortlich. Dies weist darauf hin, dass die von den Behörden mit den Ärzten angestrebte Zusammenarbeit Lücken aufwies. Andererseits hätten sich Scharlachkranke gemäss Erismanns Ausführungen oftmals ohne Arzt zu helfen versucht.[25]

Interessant ist, dass sich die Epidemie zunächst vor allem im Kreis III, dem Arbeiterquartier, ausbreitete.[26] Der von Erismann vermutete Verzicht auf ärztliche Behandlung könnte damit zusammenhängen, dass sich viele Familien im Kreis III keinen Arzt leisten konnten. Aussersihl und Wiedikon waren diejenigen Quartiere, deren Bewohnerinnen und Bewohner das kleinste Pro-Kopf-Vermögen auf sich vereinigten.[27] Darüber hinaus wies Erismann darauf hin, dass solch rigorose Vorschriften durchaus als Eingriff in die persönliche Freiheit verstanden werden konnten.[28] Der Verzicht auf ärztliche Hilfe stellte in solchen Fällen eine Möglichkeit dar, sich dem behördlichen Zugriff zu entziehen.

Neben individuellen Gründen machten Zeitgenossen umgebungsspezifische Faktoren, welche in den Arbeiterquartieren besonders zum Tragen kamen, für die Verbreitung ansteckender Krankheiten verantwortlich. Der Riesbacher Arzt Armin Wedekind hatte 1891 festgehalten: «Bekanntlich machen wir die Erfahrung, dass durch eine epidemische Krankheit die Bewohner von Arbeiterquartieren meist in unverhältnismässig grosser Zahl ergriffen werden [...]. Es wird nicht falsch sein, daraus den Schluss zu ziehen, dass die Wohnungsverhältnisse der Arbeiter Epidemien begünstigen.»[29]

Die striktesten Vorkehrungen zur Isolierung Kranker seitens des Gesundheitsamtes konnten das Auftreten von Epidemien nicht verhindern, hing doch die effektive Durchsetzung der vorgesehenen Massnahmen vor allem von der aktiven Mitarbeit sowie der Verständnisbereitschaft der gesamten Bevölkerung ab. Bereits die kleinste Meldelücke konnte eine Ausbreitung von Epidemien stark begünstigen. Deshalb suchte Stadtarzt Kruker im Sommer 1903 nach zusätzlichen Mitteln, um die Scharlachepidemie in den Griff zu bekommen. Er veranlasste, die Hauptreinigung der Schulhäuser bereits in den Sommerferien durchzuführen und nicht erst – wie sonst üblich – in den Herbstferien. Einzelne Schullokale wurden desinfiziert.[30] Als sich nach den Sommerferien, im September, immer noch kein Abflauen der Epidemie abzeichnete, wurden die Lehrerinnen und Lehrer in die Pflicht genommen. Sie erhielten ein Rundschreiben, welches sie auf ihre Mitverantwortung für die Bekämpfung ansteckender Krankheiten aufmerksam machte. So sollten die Lehrerinnen und Lehrer die Gesundheitsbehörde unverzüglich über jeden Scharlachverdacht informieren. Und die Gesundheitsbehörde hielt sie erneut dazu an, die vom Schulbesuch dispensierten Kinder erst wieder zuzulassen, wenn diese ein entsprechendes amtliches Zeugnis vorlegen konnten.[31]
Es sollte jedoch drei weitere Jahre dauern, bis sich 1906 die Zahl der an Scharlach erkrankten Kinder massiv auf 606 senkte und die Epidemie abklang.[32] Inzwischen hatte Stadtarzt Kruker eine Aufklärungskampagne lanciert, welche über die nach seinem Dafürhalten veralteten amtlichen Vorschriften hinausgehen sollte. Kruker machte sich für eine gezielte Aufklärung der Bevölkerung mittels einer Broschüre und öffentlicher Vorträge stark. Er war der Ansicht, das Publikum nähme solche Belehrungen vor allem in Zeiten von Epidemien gerne entgegen.[33] Es gab aber gemäss Kruker noch einen weiteren triftigen Grund, die Aufklärungsarbeit in Angriff zu nehmen: «Gerade auf einem Gebiete, das wie die Hygiene nicht eine reine academische Wissenschaft ist, sondern mit dem practischen Leben manche Berührungspunkte gemein hat, verlangt das Publikum Aufklärung und wenn es diese nicht bei Sachverständigen findet, so wirft es sich eben dem Mysticismus der Naturheilapostel etc. in die Arme. Die populäre Aufklärung auf wissenschaftlichem Boden erachtet der Stadtarzt als eine seiner vornehmsten Aufgaben.»[34]
Es galt also, das von der Wissenschaft und der ärztlichen Profession beanspruchte Terrain der Epidemiologie gegenüber nichtakademischen Krankheitsbekämpfungsansätzen zu verteidigen. Obwohl insbesondere die Amtsärzte durch Gesetze und Verordnungen mit einer beachtlichen Machtfülle ausgestattet waren und seitens der Behörden die Schulmedizin als einzig richtige propagiert wurde, konnte dies nicht verhindern, dass ein Teil der Bevölkerung alternative Behandlungsformen in Betracht zog. Bedenkt man jedoch, welch beschränkte Therapiemöglichkeiten die Schulmedizin um die Jahrhundertwende anzubieten hatte, erstaunt es nicht, dass auf diesem Gebiet ein heftiger Konkurrenzkampf zwischen der offiziellen Schulmedizin und Anhängern alternativer Heilmethoden im Gang war.[35]

Therapie

Die spezifischen Krankheitserreger von Masern, Pocken und Keuchhusten waren um die Jahrhundertwende ebensowenig bekannt wie die für Scharlach verantwortlichen Streptokokken.[36] Die Ursache für Scharlach wird in einem medizinischen Handbuch aus dem Jahr 1898 noch auf ein nicht näher spezifiziertes Gift zurückgeführt.[37] An eine gezielte Therapie mit Medikamenten, im Fall von Scharlach Penizillin, war zu dieser Zeit ebensowenig zu denken wie an eine gezielte Schutzimpfung.[38]

Die Scharlachbehandlung basierte vorwiegend auf diätetischen Anordnungen. Geboten waren strenge Bettruhe bis zu sechs Wochen sowie eine aus Milchprodukten und salzarmer Kost bestehende Diät. Gegen das hohe Fieber empfahlen die zeitgenössischen medizinischen Handbücher nasse Umschläge. Sobald die Temperatur sank, sollten Kranke ein- bis zweimal täglich baden und sich einfetten, um den Abschuppungsprozess der Haut zu beschleunigen. Halbstündliche Nasen- und Mundreinigungen mit abgekochtem Emser-Salzwasser oder Wasserstoffsuperoxyd sollten Komplikationen im Nasen- und Rachenraum sowie im Ohr vorbeugen.

Bei der schwersten und in der Regel tödlich verlaufenden Scharlachform, «Scarlatina gravissima», hatten Ärzte Narkotika wie Brom oder Morphium zu verordnen, um nach einer anregenden Kaltwasserbehandlung «die erwünschte Ruhe» der oder des Erkrankten zu erzielen. Reichliche Mengen Wein, Kognak, Champagner, Bouillon, Kaffee, Tee, sogar Kampfer und Äther dienten wie das kalte Wasser dazu, einer «Erlahmung des Herzens» und, in letzter Konsequenz, dem Tod entgegenzuwirken.[39] Der ernüchternde Schlusskommentar zu diesen Anweisungen lautete in einem medizinischen Handbuch jedoch: «Wenngleich man in den schweren Fällen der Scarlatina gravissima fast immer einen fruchtlosen Kampf führt, so soll man doch alle diese Mittel versuchen.»[40]

Andere Komplikationsformen bei Scharlacherkrankungen wie Lymphdrüsenvergrösserung, starke Diarrhö oder Mittelohrentzündung sollten mit Karbolinjektionen, Chinin und Karbolglycerinlösung behandelt werden. Auch Aspirin wurde zur Abgabe vorgeschlagen. Über die Wirksamkeit verschiedenster zur Bekämpfung des Scharlachs entwickelter Heilseren waren sich die Ärzte in den 1910er Jahren noch nicht einig geworden.[41] Heilseren wurden, wenn überhaupt, nur im äussersten Notfall empfohlen.[42]

Mangels gezielter, den Krankheitsverlauf verkürzender Therapieformen dauerte es um die Jahrhundertwende entsprechend lange, bis eine Scharlacherkrankung auskuriert war. Für die betroffenen Kinder bedeutete Scharlach nicht nur einen über sechs Wochen andauernden Schulausschluss,[43] sondern, falls sie evakuiert wurden, einen längeren Aufenthalt in einem überfüllten Spital oder einem Evakuationsgebäude, fern ihrer vertrauten Umgebung. Die behördlichen Massnahmen des Schulausschlusses, der ausserhäuslichen Isolation und amtlichen Desinfektion der Wohnung vermittelten den Kindern sehr direkt, dass ihr Körper für ihre gesamte Umgebung giftig sei. Dieses spezifische Bild des kranken Körpers deckte sich mit der zeitgenössischen Wahrnehmung der Übertragungswege von Scharlach. Gemäss dieser musste man annehmen, «dass der menschliche Organismus das in sich aufgenommene und zur Entwicklung gekommene Gift massenhaft reproducirt und durch die Haut, die Expirationsluft, die Nieren etc. wieder ausscheidet und von sich ausströmen lässt.»[44] Der kranke Körper scheint in solchen Vorstellungen keine festen Grenzen gekannt zu haben. Das von ihm ausströmende Gift musste, da es sich überallhin verflüchtigte, zweifelsohne eine massive Bedrohung für das gesamte nähere Umfeld darstellen. Die logische Konsequenz aus einer solchen Krankheitsvorstellung war, die Grenzen zwischen aussen und innen, krank und gesund, durch die abschottenden Mauern der Isolationslokalitäten neu abzustecken.

Aber auch den zu Hause gepflegten Kindern wurde, falls die Eltern die ärztlichen Anordnungen befolgten, dasselbe stigmatisierende Gefühl des eigenen giftigen Körpers vermittelt. Noch 1913 empfahl ein medizinisches Handbuch für praktizierende Ärzte bezüglich der Pflege Scharlachkranker: «Verbleibt das Kind im elterlichen Hause, so soll für dasselbe vom ersten Beginne der Krankheit an ein helles, luftiges Zimmer gewählt werden, das ausser dem Bett nur die notwendigsten und einfachsten Utensilien enthält. Zur Verhütung und Weiterverbreitung der Krankheit muss die schmutzige Wäsche des Kindes sofort in kochendes Wasser oder desinfizierende Lösungen gebracht werden. Der Kranke erhalte besonderes Ess- und Trinkgerät, dessen Reinigung für sich im Krankenzimmer oder in einem für diesen Zweck hergerichteten Nebenraum stattzufinden hat. Die Umgebung des Kindes, Wärterin, befleissige sich der grössten Sauberkeit (Kleiderwechsel, tägliches Bad, häufiges Mundspülen und Händewaschen). Nach Heilung der Krankheit hat Desinfektion des Krankenzimmers, der Wäsche des Kindes (Haar, Nägelreinigung) etc. zu erfolgen.»[45]

Die Pflege scharlachkranker Kinder war mit einem enormen Zeitaufwand verbunden. Gerade Familien, in denen beide Elternteile aus finanziellen Gründen erwerbstätig waren, dürften ein solches Prozedere kaum in Betracht gezogen haben, geschweige denn, dass sie eine spezielle «Wärterin» hätten anstellen können. Ausserdem liess sich die ärztlich verordnete Pflege in einem abgesonderten Zimmer nur in einer genügend grossen Wohnung realisieren. Für den Grossteil der Bevölkerung war das oben geschilderte Vorgehen deshalb praktisch nicht umsetzbar.

Vorsorglich vom Schulbesuch ausgeschlossene, jedoch nicht kranke Kinder waren gemäss Verordnung ebenfalls von grossen Einschränkungen betroffen. Sie mussten, wie bereits erwähnt, dem öffentlichen Raum fernbleiben.[46] Dass die Kinder diesen Einschränkungen nicht immer konsequent Folge geleistet haben sollen, beanstandete der Augenarzt und Schulhygieniker Friedrich Stocker. Er beklagte sich im «Jahrbuch der Schweizerischen Gesellschaft für Schulgesundheitspflege» von 1905 ebenso über «quarantainierte» Kinder, welche «dennoch auf der Strasse sich mit Schulkameraden herumbalgen», wie über Mütter kranker Kinder, welche «Kaffeekränzchen besuchen oder als Arbeiterinnen ihrem Gewerbe nachgehen».[47]

Zu gross waren die Lücken im System der behördlichen Isolationspolitik, als dass der Ausbruch von Epidemien gänzlich hätte verhindert werden können. Deshalb mussten, so Stadtarztassistent Adolf Kraft, ergänzende, langfristig angelegte Handlungsstrategien zum Tragen kommen: «Die ‹Prophylaxe› der Infektionskrankheiten muss sich also noch viel weiter erstrecken, als es sich manche Ärzte und Gemeindeverwaltungen träumen lassen. Darin mag nun auch mit ein Grund liegen, dass unsere bisherigen Methoden der Isolation der Patienten, der Evakuationen, der Schulschlüsse und Schulausschlüsse sowie die Desinfektion von Wäschen und Wohnungen nicht immer den wünschbaren Erfolg zeitigten. Wir unterschätzen diese Methoden nicht, aber wir überschätzen sie auch nicht angesichts der vielen Faktoren sozialer und privater Natur, die den Erfolg verhindern.»[48] Unter der von Kraft weit gefassten Prophylaxe waren zunächst einmal Schulhaussanierungen und die Umsetzung der Hygienevorschriften bei Neubauten zu verstehen. Diese sollten jedoch nicht nur der Verhütung ansteckender Krankheiten dienen, sondern in einem umfassenderen Sinn auch der Vorbeugung von Schulkrankheiten wie etwa Kurzsichtigkeit, welche in den schulhygienischen Diskussionen ja eine hervorragende Rolle eingenommen hatte. Um diese erweiterte Prophylaxe geht es im nächsten Kapitel.

3.2 Prophylaxe oder Die Schule macht gesund!

Von Amtes wegen bestand eine strikte personelle Aufgabentrennung bezüglich epidemiologischer und prophylaktischer Massnahmen in der Schule. Während der Schulausschluss im Fall von ansteckenden Krankheiten der Kontrolle des Stadtarztes unterstand, hatte sich der Stadtarztassistent um die baulich-prophylaktischen Massnahmen zu kümmern. Mit Adolf Kraft hatte die Stadt auf diesem Gebiet einen sehr engagierten ärztlichen Mitarbeiter gefunden. Kraft verfasste Gutachten über sanierungsbedürftige Schulhäuser und hatte Einsitz in die Kommissionen, welche für neue Schulhausprojekte bestellt wurden. Er beklagte 1904 dennoch, dass die Tätigkeit des Stadtarztassistenten in Zürich im Bereich der Bauhygiene bis anhin zu kurz gekommen sei. Er drängte bei Friedrich Erismann auf einen Ausbau dieses Zweiges der Schulhygiene.[49] Der folgende Überblick über die städtische Tätigkeit von 1893 bis 1904 soll nun aber aufzeigen, dass sich die Stadt in Sachen Bauhygiene durchaus engagierte.

Schulhausbau

Zur Zeit der Eingemeindung von 1893 verfügte Zürich über 39 Schulhäuser. Mochten diese teilweise noch erhebliche Mängel aufweisen, so wurde beim Bau neuer Schulhäuser auf die Einhaltung hygienischer Normen geachtet. Dementsprechend liess sich die Stadt ihre Bildungseinrichtungen etwas kosten. Die sieben zwischen 1893 und 1901 entstandenen Schulhäuser kamen auf über sechs Millionen Franken zu stehen. In den insgesamt rund 150 neuen Schulzimmern des Mädchenschulhauses am Hirschengraben (1893), des Sekundarschulhauses an der Feldstrasse (1895), der Schulhäuser an der Lavater-, der Klingen- und der Hofackerstrasse (1897–1899), der Schulhausanlage auf dem Bühl (1900) und des Schulhauses in Leimbach (1901) konnten an die 5'000 Kinder unterrichtet werden.[50]

Die Stadt Zürich war gemäss Stadtbaumeister Arnold Geiser bezüglich der neuen Schulhäuser bemüht, «das Beste und Vollkommenste zu leisten, was je und je gemäss den Anforderungen der Hygieine und dem Stand der technischen Neuerungen möglich war [...]».[51]

Die neuen Schulhäuser dienten den Städten der Jahrhundertwende als Repräsentationsbauten. Sie machten physisch sichtbar, wie gross das städtische Interesse an einer gesunden Jugend war. Dass eine solche Repräsentationspolitik, welche sich optisch in der Grösse, Form und Fassade der Schulhäuser niederschlug, gerade seitens der Hygienevertreter auch kritische Reaktionen hervorrief, wird in einer Äusserung Friedrich Erismanns deutlich. Kurz vor seinem Amtsantritt als Stadtrat im Jahr 1901 missbilligte er die seiner Ansicht nach unnötige Effekthascherei von Schulhausbauten: «Mit Erstaunen betrachten auch wir Ärzte die überall entstehenden Prachtbauten, und wir können uns sogar zuweilen der Frage nicht erwehren, ob nicht hie und da etwas zu viel geschehe, ob nicht zuweilen ein unnötiger Luxus betrieben werde, und ob es sich nicht empfehlen würde, zu etwas einfacheren Formen zurückzukehren. Wir wären geneigt, demjenigen Architekten den Preis zuzuerkennen, der es verstände, das Einfache mit dem Zweckmässigen und hygienisch Richtigen in entsprechender Weise zu verbinden.»[52]

Der Bau neuer Schulhäuser ist um die Jahrhundertwende durchaus als Politikum grösseren Ausmasses zu deuten. Dies lässt sich bereits in der Zusammensetzung der für die Neubauten verantwortlichen städtischen Kommissionen zeigen. In die Planung des 1904 fertiggestellten Schulhauses an der Kernstrasse waren nicht weniger als drei Stadträte involviert: der Vorsteher des Bauwesens, der sozialdemokratische Stadtrat Heinrich Wyss, Gesundheitsvorstand Friedrich Erismann und Schulvorstand Benjamin Fritschi. Weitere Mitglieder der Kommission waren Stadtbaumeister Arnold Geiser, Stadtarztassistent Adolf Kraft, ein Vertreter der Kreisschulpflege sowie der Präsident des Lehrerkonvents. Verschiedene Sub-

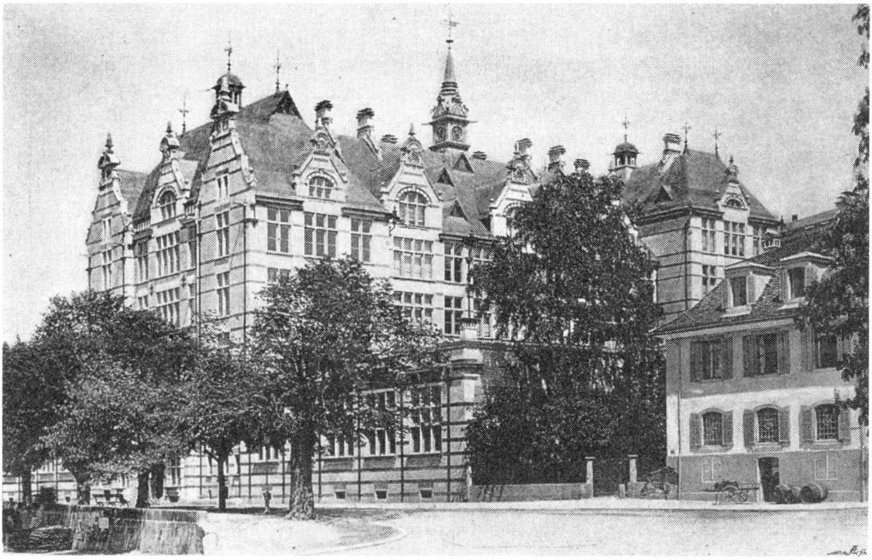

3

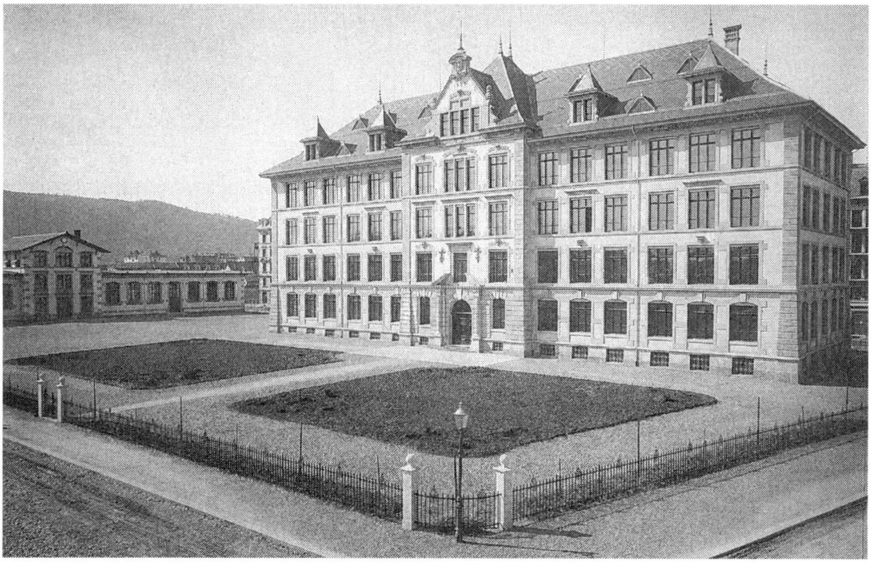

4

Bilder 3–8: *Die nach hygienischen Normen gebauten Schulhäuser der Jahrhundertwende: ihr repräsentativer Baustil lässt erkennen, dass sich die Stadt die Gesundheit ihrer Jugend etwas kosten liess.*
Bild 3: *Altstadt: Mädchenschulhaus am Hirschengraben.*
Bild 4: *Aussersihl: Schulhaus Feldstrasse.*

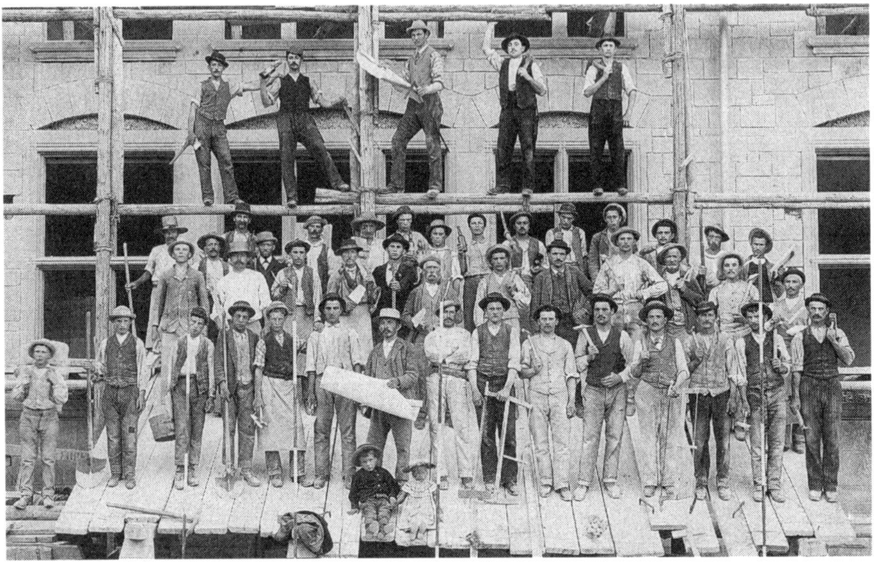

5

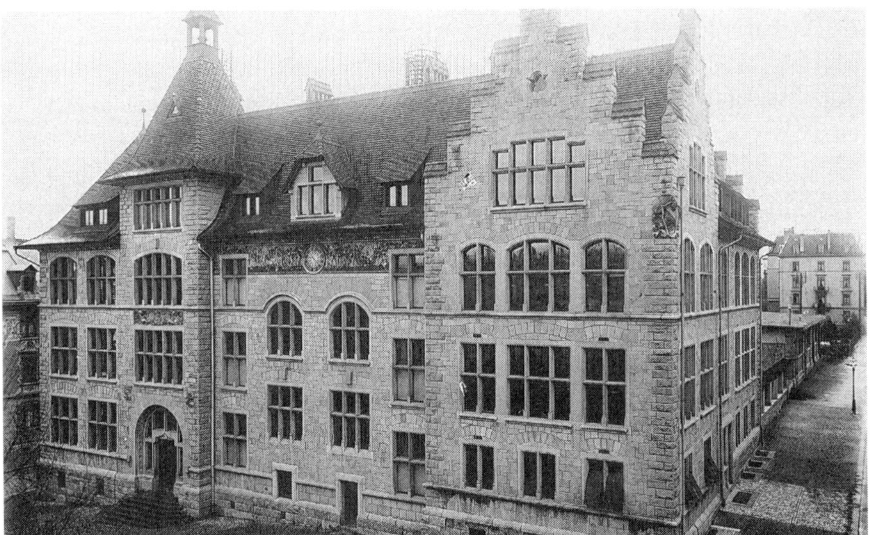

6

Bild 5: *Enge: Schulhaus Lavater im Bau (ca. 1897) …*
Bild 6: *… und fertiggestellt (ca. 1900).*

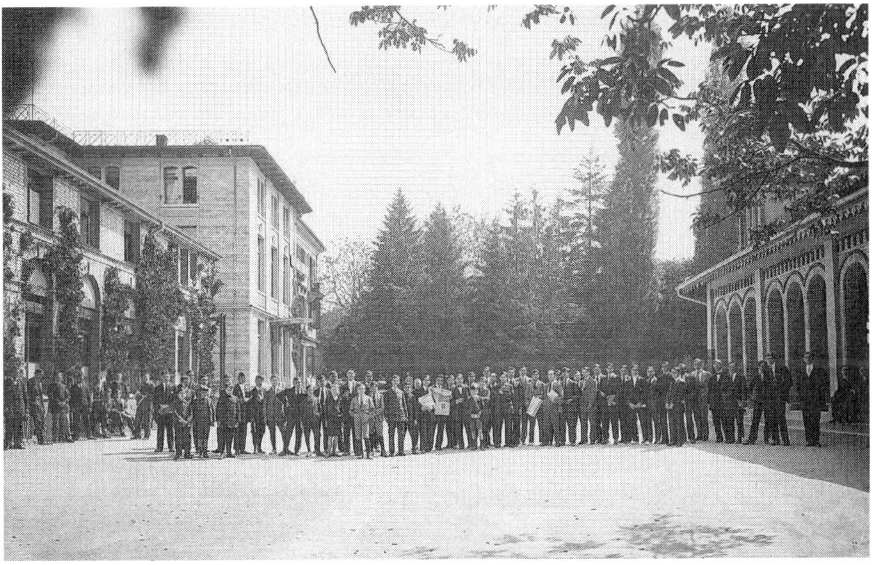

7

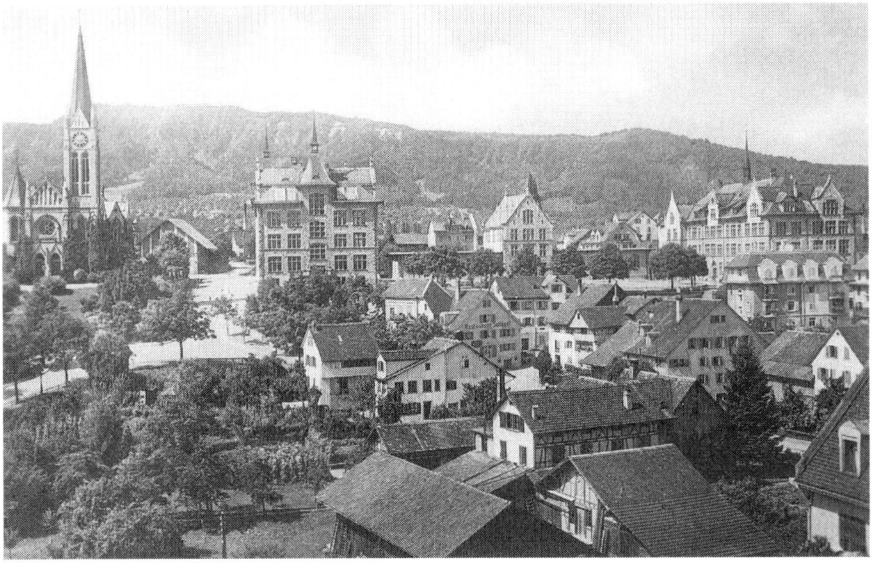

8

Bild 7: *Hirslanden: Schulhaus Hofacker.*
Bild 8: *Wiedikon: Schulhäuser auf dem Bühl.*

kommissionen verhandelten Fragen, welche beispielsweise die Inneneinrichtung der Schulhäuser betrafen.[53]
Zuallererst musste aber jeweils die topographische Ausrichtung der Schulhäuser geklärt werden, was durchaus eine Frage von hygienischem Interesse war. Bezüglich der idealen Ausrichtung der Schulhäuser waren sich die Hygieniker seit jeher uneinig gewesen. Es galt dabei, hygienische Argumente wie den idealen Lichteinfall und die natürliche Erwärmung der Schulzimmer gegen bautechnische Argumente der Bodenbeschaffenheit oder der überhaupt zur Verfügung stehenden bebaubaren Fläche abzuwägen.
In der zeitgenössischen Fachliteratur fanden sich gemäss Adolf Kraft Plädoyers für jede Himmelsrichtung. Es überwog aber die Meinung, dass südliche, südöstliche sowie östliche Lagen aufgrund des direkten Lichteinfalls zu bevorzugen seien. Ein Argument, welches neben dem Licht für die Südlage sprach, war die Sonnenwärme. Direkte Sonneneinstrahlung, so die Argumentation, sei gesundheitsfördernd, da sie «günstige Einflüsse auf Lebensprozesse des Organismus» ausübe. Sie steigere die «Erregbarkeit der Nerven» und den allgemeinen Stoffwechsel.[54] Zudem wurde darüber spekuliert, ob die Sonneneinstrahlung Erreger ansteckender Krankheiten abtöten könne. Dieses zweite Argument hielt der Zürcher Schularzt Adolf Kraft jedoch für nicht haltbar. Er bezeichnete im Gegenteil die zeitweilige Überhitzung der Schulräume sowie zu grelles und gar blendendes Licht als erheblichen hygienischen Nachteil der Süd-, Ost- und Südostlagen.[55]
Einer der wenigen Verfechter einer ausschliesslichen Nordlage war Friedrich Erismann. Er stützte seine Argumentation auf eine Untersuchung der Zürcher Schulzimmer. Darin wurde die Beleuchtung in einem Südost- und in einem Nordwestzimmer gemessen, und zwar an jedem einzelnen Sitzplatz einer fest installierten Bankreihe, also vom Fensterplatz bis hin zur Innenwand. Während die Beleuchtungsstärke im Nordwestzimmer vom ersten Sitzplatz in unmittelbarer Nähe des Fensters bis zum Platz an der gegenüberliegenden Wand nur gerade zwischen 258 und 129 Meterkerzen[56] schwankte, sassen die Kinder im Südostzimmer an Plätzen, die zwischen 1'031 und 740 Meterkerzen Beleuchtungsstärke aufwiesen. Solche Lichtverhältnisse beurteilte Erismann als eindeutig zu grell.[57] Noch viel grösser konnte allerdings der Lichtkontrast auf ein und demselben Platz ausfallen. Hier hätten, so Erismann, photometrische Messungen ergeben, dass, je nachdem, ob der Platz direkt besonnt wurde oder nicht, «die Beleuchtung des nämlichen Platzes in wenig Augenblicken um mehrere Tausend Meterkerzen» gewechselt habe.[58]
Erismann wertete die relative Konstanz der Lichtintensität im Nordzimmer deshalb als grossen Vorteil. Das Argument einer ungenügenden Nordbeleuchtung entkräftete er, indem er darauf hinwies, dass er in Schulhäusern in freier Lage mit genügend grossen Fenstern auf den schlechtesten Plätzen und an trüben Tagen nie weniger als 35 Meterkerzen (das zulässige Minimum betrug 25 Meterkerzen)

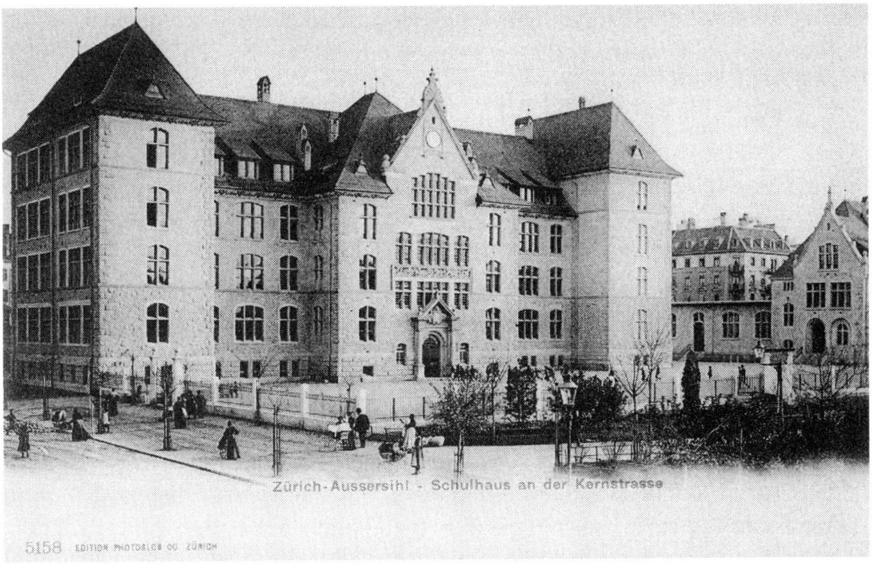

9

10

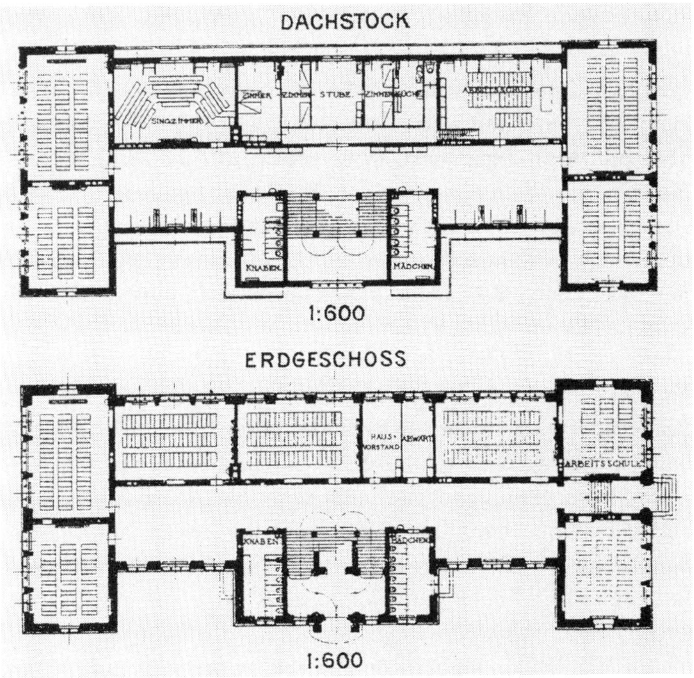

Bilder 9 und 10: *Aussersihl: Schulhaus Kernstrassse: Der Eingang mit dem Treppenhaus ist gegen Nordwesten ausgerichtet.*

vorgefunden habe.[59] Um die Mindestgrenzwerte nicht zu unterschreiten, sollte die Grösse der doppelt verglasten Fenster mindestens einen Fünftel bis einen Viertel der gesamten Bodenfläche betragen.[60]
Obwohl man sich in Zürich gegen den Bau von Schulhäusern in Nordlage entschied,[61] blieben einzelne Klassenzimmer auf der Rückseite des Schulhauses gegen Norden beziehungsweise Nordwesten ausgerichtet. Diese waren jedoch in der Kernstrasse beispielsweise so angelegt, dass sie über südwestliche beziehungsweise nordöstliche Fensterfronten verfügten.
Dem Problem einer zu starken direkten Sonneneinstrahlung versuchte man in den südlich orientierten Schulzimmern mittels Segeltuchvorrichtungen an den Fenstern zu begegnen.[62] Je nach Jahres- und Tageszeit sowie nach Wetterlage musste aber zusätzlich künstliches Licht verfügbar sein. Elektrisches Licht war um die Jahrhundertwende noch keine Selbstverständlichkeit. Doch in den Schulhäusern scheint es aus hygienischen Überlegungen bereits Standard gewesen zu sein.[63] Eine ausreichende Beleuchtung der Schulzimmer sollte helfen, Seh- und Haltungsschäden, aber auch typischen Schulkrankheiten wie Kopfschmerzen vorzubeugen.
Der Verhütung ansteckender Krankheiten hingegen galten vor allem Massnahmen, welche der Verbesserung der Luftqualität in den Schulzimmern dienten. Diese waren genau reglementiert.[64] Das wohl einsichtigste Mittel zur Steigerung der Luftqualität war, weniger Schülerinnen und Schüler in die Klassenzimmer einzuteilen. Jedes Kind sollte über mindestens 5 bis 7,5 Kubikmeter Atemluft und über mindestens einen Quadratmeter Bodenfläche verfügen. Die Höhe des Schulzimmers durfte nicht weniger als 3,5 Meter betragen.[65] Doch auch solche Mindestmasse waren nutzlos, wenn die Atemluft verunreinigt war. Staub und Schmutz sammelten sich am schnellsten auf dem Boden an. Ein hygienischer Bodenbelag musste deshalb zwei Eigenschaften besitzen: Er musste möglichst gut zu reinigen sein, und er durfte nicht zur Verunreinigung der Luft beitragen (zum Beispiel durch zwischen den Fugen abgelagerten Staub, der leicht aufgewirbelt werden konnte). Untersuchungen wie diejenige von Oswald Meyrichs,[66] welche zum Schluss gekommen war, dass ein Gramm Schulstaub eine Million Bakterien enthalte, liessen Schularzt Adolf Kraft aufhorchen: «Diese Bakterien und Pilzkeime sind ja zum geringern Teile pathogener Natur und brauchen deshalb nicht alle und unter allen Umständen infizirend zu wirken, aber es ist sicher, dass der Schulstaub die Weiterverbreitung infektiöser Krankheiten unterstützt. Tuberkulose, Scharlach finden unter Umständen im Schulzimmer einen günstigen Nährboden, sobald wir die nötigen Reinlichkeitsmassregeln ausser acht lassen. Mit diesen Reinlichkeitsvorkehren bezwecken wir nun gewöhnlich nicht eine Zerstörung der Keime, sondern indem wir ihren Träger, den Staub, entfernen, eine mechanische Beseitigung.»[67]
Für eine möglichst effiziente mechanische Beseitigung von Staub bevorzugten

die Hygieniker fugenlose Bodenbeläge. Eines der modernsten Erzeugnisse dieser Art war Linoleum.[68] Ein weiteres Kriterium bezüglich hygienischer Fussböden waren massive Zwischendeckenkonstruktionen. Diese sollten im Gegensatz zu den alten Balkenböden mit aufgefülltem Schrägboden so abgedichtet sein, dass sie nicht mehr zur Staubproduktion beitragen konnten.[69]
Nicht nur die Böden, sondern auch die Wände sollten möglichst zweckmässig zu reinigen sein. Abwaschbare, gestrichene Täfelung bot sich dafür besonders an.[70]
Als weitere Quelle der Luftverschmutzung galt die Heizung. Obwohl die Zeiten vorbei waren, in welchen die Kinder das Holz zum Heizen selber in die Schule bringen mussten,[71] und man neu über koksbetriebene Zentralheizungen mit Ventilationsvorrichtung verfügte,[72] war das Problem der Luftverschmutzung keineswegs gelöst.[73] Hinzu kam die offene Frage, wie die warme Luft regelmässig im Schulzimmer verteilt werden könne, um zu grosse Temperaturunterschiede zwischen dem Boden und der Decke zu vermeiden.
Eine der grössten Herausforderungen stellten aber wahrscheinlich die Toiletten dar. Ein Grundsatz bezüglich der Toiletten lautete, dass sie von den Schulzimmern abgetrennt waren.[74] Sie lagen oftmals auf der für die Schulzimmer weniger in Frage kommenden Nordseite[75] und verfügten über ein Spülsystem, was um die Jahrhundertwende bei Neubauten oder Renovationen zur Norm wurde.[76] Die Schulhäuser waren jedoch noch nicht an ein Schwemmkanalsystem angeschlossen. Das Abwasser wurde weiterhin in die amtlich vorgeschriebenen Kübel oder in Klärtonnen abgeleitet.[77] Die Schwemmkanalisation gelangte in Zürich erst 1923 zur Anwendung.[78]
Trotzdem, so Arnold Geiser, seien die Zürcher Schulhaustoiletten zu jener Zeit «beinahe das Vollkommenste»[79] gewesen, was man sich vorstellen konnte. Besonders beeindruckt schien Geiser vom noch nicht allzu verbreiteten Siphonsystem gewesen zu sein.[80] Die Art und Weise, und vor allem die Ausführlichkeit, mit der er dieses System beschreibt, scheint darauf hinzuweisen, dass die Schulhäuser bezüglich ihrer hygienischen Vorrichtungen tatsächlich auf dem neuesten Stand waren: «Der Schreiber dieser Zeilen [Arnold Geiser] hat für die Abortanlage unter Zustimmung der Behörden, deren Verständnis für diese Dinge anerkannt werden muss, das sog. automatisch wirkende Schwemmsystem eingeführt, und für die Pissoirs hat das vor Jahren ebenfalls vom Schreiber dies in Zürich empfohlene System der sog. Ölpissoirs[81] überall Anwendung gefunden. Das automatische Schwemmsystem besteht in der Hauptsache darin, dass die Fäkalien in ein horizontales, unter den Sitzen sich befindendes Sammelrohr fallen. Dieses Rohr ist halb mit Wasser gefüllt, so dass die Fäkalien in dasselbe eintauchen. Das Sammelrohr steht mit den Fallröhren vermittelst luftdichtem Syphonabschluss in Verbindung: das Aufsteigen von Gasen ist also in jeder Etage verunmöglicht. [...]. Es ist also hiemit erreicht, dass mit Ausnahme der nötigen Aufsicht und Kontrolle jede Handreichung bei der ganzen Behandlung der Fäkalstoffe aus-

geschlossen ist: alles funktionirt automatisch, und die Verschlüsse sind in allen Teilen derart, dass kein unangenehmer Geruch wahrnehmbar ist.»[82]
Gaben fest installierte Einrichtungen wie Toiletten bereits genügend Stoff für Diskussionen ab, wurde über das Mobiliar, konkret über die Schulbänke, aus hygienischer Sicht seit den 1860er Jahren ununterbrochen debattiert.[83] In Zürich konnte man sich nicht für ein einheitliches Schulbanksystem entscheiden. Die Bänke in den Zürcher Schulhäusern waren jedoch grundsätzlich in der Höhe verstellbar und konnten so der jeweiligen Grösse der Schülerinnen und Schüler angepasst werden. Andernfalls waren sie in verschiedenen Grössen erhältlich.[84] Das oberste hygienische Kriterium für eine Schulbank war, dass sie eine «richtige Körperhaltung und Augendistanz» der Schülerinnen und Schüler ermöglichte.[85]
Am 7. April 1900 fand die in Zürich bereits seit längerem praktizierte Schulhausbauweise ihre schriftliche Fixierung. Die «Verordnung über das Volksschulwesen des Kantons Zürich vom 7. April 1900» enthielt in 13 Paragraphen ausführliche Bestimmungen über den Schulhausbau. Neben Ausführungen zum Bauplatz, der Lage und Umgebung sowie der Einrichtung der Schulhäuser wurden darin klare hygienische Raumnormen festgelegt.[86]
Auf eine spezielle Einrichtung der Schulhäuser soll noch detaillierter eingegangen werden, die Duschen. Schulduschen sollten einerseits massgeblich zur Einübung hygienischen Verhaltens beitragen, andererseits stimmten die verantwortlichen Ärzte darin überein, dass sie für die Gesunderhaltung der Schulkinder unerlässlich waren.

Duschen

Um die Jahrhundertwende nannte man Schulduschen etwas irreführend «Brausebäder». Sie wurden auf Anordnung des Zürcher Ingenieurs Paul Lincke, des Konstrukteurs der Zürcher Schulduschen, vorzugsweise im Erd- oder Kellergeschoss der Schulhäuser installiert. Die Duschvorrichtungen befanden sich in einem separaten Raum, der direkt an die Garderobe angrenzte oder über einen Verbindungskorridor zugänglich war. Die Brausen hingen in zwei Strängen mit je acht bis zwölf Brausen entweder mitten im Raum an der Decke oder entlang den Wänden. So stellten sich die Kinder in den Schulduschen im Abstand von etwa 1 bis 1,5 Meter unter die Brause. Einzelzellen waren aus Kostenüberlegungen und aus Gründen einer besseren Überwachung der Kinder nicht üblich. Die Duschen waren mit einem Betonboden ausgestattet und die Wände mit einem «glasierten Belag» versehen.
Idealerweise verfügten die Schulhäuser über einen weiteren, abgetrennten Raum, wo sich die Frau des Schulhausabwarts nicht nur um die schmutzige Bade-

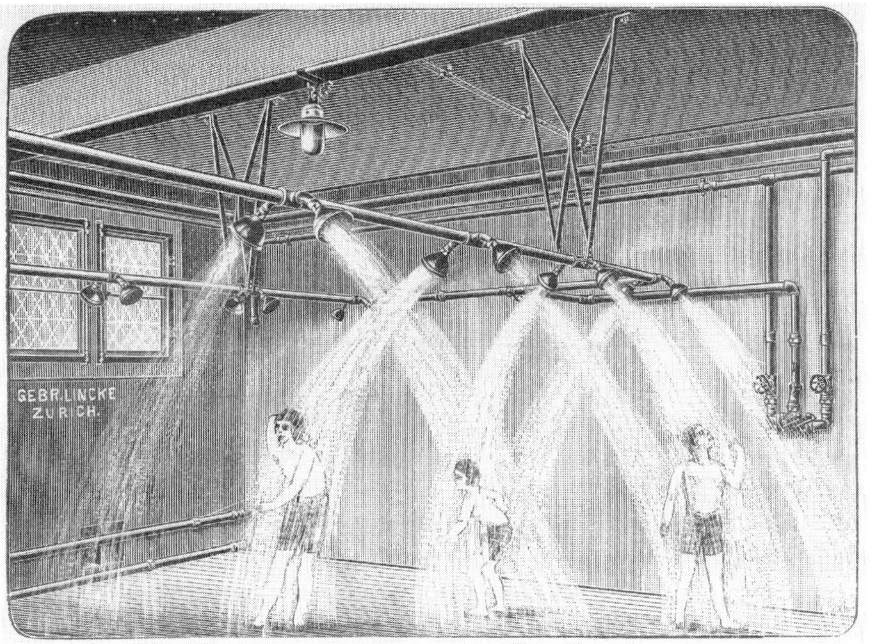

Bild 11: *Körperhygiene im «Schulbrausebad».*

wäsche kümmern sollte, sondern, wenn nötig, in einer Badewanne besonders «unreinliche Schüler» separat abbürsten konnte.[87]

Dem Duschen in der Schule wurde ein grosser hygienischer Wert zugeschrieben. Nur den wenigsten Kindern stand zu Hause ein Badezimmer mit fliessendem Warmwasser zur Verfügung.[88] Deshalb waren Schulduschen vor allem im Winter eine Alternative zu den See- und Flussbädern. In der Regel waren die öffentlichen Badeanstalten nämlich mit Einzelwannenbädern ausgestattet und dienten so nicht nur dem Vergnügen und der Körperertüchtigung, sondern in erster Linie der sommerlichen Körperhygiene.[89]

Hygienische Implikationen des Schulduschens brachte 1903 der Berner Polizeiarzt Wilhelm Ost der versammelten «Schweizerischen Gesellschaft für Schulgesundheitspflege» in einem Referat näher.[90] Er schrieb der regelmässigen Körper- und Hautpflege eine «hochwichtige gesundheitliche Bedeutung für den Einzelnen wie für die Gesamtheit»[91] zu. Die Haut, so seine Argumentation, sei ein wichtiges Organ zur Regulierung der Körperwärme. Regelmässiges Waschen mit kaltem Wasser (am Schluss der Duschprozedur wurde das Wasser für kurze Zeit auf 20–22°C abgekühlt) übe eine abhärtende Wirkung auf den Körper aus und schütze den Körper somit vor Erkältungen. Sein physiologisches Erklä-

rungsmuster des Erkältungsschutzes beruhte auf einem selbstregulativen System des Wärmehaushalts im menschlichen Körper.
Weil die Haut eine schlechte Wärmeleiterin sei, verhindere sie eine zu starke Wärmeabgabe nach aussen. Wenn sie sich aufgrund des kalten Wassers abkühle, trete ein natürlicher Abwehrmechanismus ein: Die «Verbrennungs- und Oxidationsvorgänge» im Körperinnern würden gesteigert, was eine verstärkte Wärmebildung zur Folge habe. Diese zusätzliche Wärme halte der gesteigerten Wärmeabgabe an der Körperoberfläche das Gleichgewicht. Gleichzeitig erfolge eine Kontraktion der Blutgefässe der Haut, «so dass weniger Blut in der Zeiteinheit nach der Peripherie strömt und die Abkühlung dadurch verlangsamt wird». Das Wechselspiel zwischen Hautabkühlung und höherer Wärmeproduktion im Körperinnern trete um so leichter ein, je häufiger sich der Vorgang wiederhole und je mehr der Körper sich daran gewöhne.[92] Ein auf diese Weise trainierter Körper, so die Schlussfolgerung, sei eher vor Erkältungen geschützt.
Ost sah in der Haut aber weit mehr als nur ein Organ der Wärmeregulierung. Er begriff sie gleichermassen als Organ mit einer wichtigen Stoffwechselfunktion: Die Haut diene über Poren, Schweiss- und Talgdrüsen als Ausscheidungsorgan fester und gasförmiger Körperprodukte. Wenn diese Ausscheidungsorgane nun über grössere Hautpartien hinweg verstopft seien, könne es zu gesundheitlichen Störungen grösseren Ausmasses kommen. Denn eine Hautkruste aus Schuppen, eingetrocknetem Schweiss und Staub beeinträchtige den Hautausdünstungsprozess massiv.[93] Eine saubere Haut fördere nicht nur den Stoffwechsel, sondern mindere zudem die Gefahr, von Parasiten befallen zu werden, dienten doch Schmutzkrusten als Nährboden für parasitäre Lebewesen und «Krankheitskeime» für Tuberkulose und andere ansteckende Krankheiten.[94]
Die dritte wichtige Funktion der Haut bestand gemäss Ost darin, dass sich die «Reflexerregung» über dieses Organ abwickle. Der Kältereiz, welcher am Schluss der Duschprozedur die «sensiblen Nervenfasern an der Körperoberfläche» treffe, wirke «reflektorisch auf die Atmungszentren, die Zentren der Herztätigkeit, der Darmmuskulatur mit Einschluss der Gallengänge, die Nierentätigkeit mit Einschluss der Harngänge und der Blase». Durch den äusserlichen Reiz würden nun sämtliche Körperfunktionen angeregt, die Atmung werde «tiefer und ausgiebiger, die Herzkontraktion kräftiger, Appetit, Nahrungsbedürfnis, Verdauung und Harnausscheidung werden vermehrt».[95] Die Körperpflege erhielt mit solchen Argumenten eine auf vorwiegend physiologischen Erkenntnissen beruhende gesundheitliche Dimension. Das physiologische Erklärungsmuster begriff die Haut als regulatives Austauschsystem zwischen innen und aussen. Später wurden solche Regulationskonzepte in der Endokrinologie verfeinert und unter dem Begriff der «Homöostase» gefasst.[96]
Mit diesem gesundheitsfördernden Aspekt der Körperpflege ging eine kulturelle Dimension des Waschens beziehungsweise der Pflicht zur Sauberkeit ein-

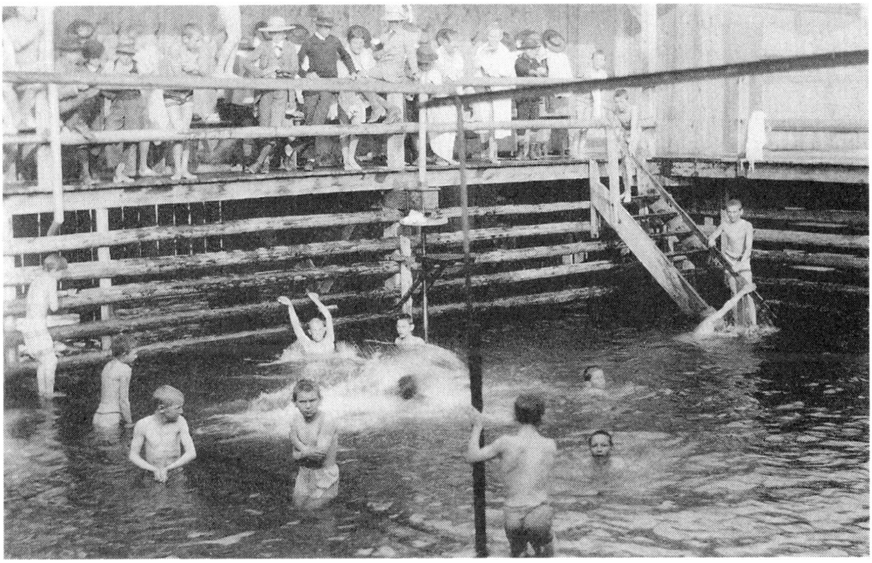

Bild 12: *Baden im See – die Alternative zur Dusche oder Badewanne: Seebad Enge.*

her. Diese ist, um mit Norbert Elias zu argumentieren,[97] als Teil des «Zivilisationsprozesses» zu verstehen, innerhalb dessen sich die Wahrnehmung und Selbstregulierung des Körpers und seiner Vorgänge in einer Gesellschaft mit immer komplexer werdenden sozialen Beziehungen entlang einem internalisierten Scham- und Peinlichkeitsempfinden bewegt. Ein schmutziger, vor allem aber übelriechender Körper ist in einer «zivilisierten» Gesellschaft deshalb nicht mehr tolerierbar beziehungsweise zumutbar. Nichts veranschaulicht dies deutlicher als das Votum eines Basler Schulinspektors: «Nicht gering ist der Einfluss der Brausebäder auf die Luftverhältnisse in den Klassenzimmern anzuschlagen. Es weiss jeder, der häufig mit Kindern in Berührung kommt, welche vorzugsweise aus dürftigen Familien in den Arbeiterquartieren stammen, dass manche Zöglinge einen bedenklichen Duft in die Schule bringen. Er haftet an der Haut, in den Haaren, an den Kleidern. Allen Ventilationseinrichtungen zum Trotz beherrscht er in stärkerem oder geringerem Grade die Zimmerluft, besonders im Winter. [...] Zwei oder drei Kinder mit Schweissfüssen oder sonstigen stark riechenden Absonderungen sind imstande, ihre ganze Umgebung zu belästigen.»[98]

Nicht nur regelmässiges Waschen, sondern gar ein inneres Bedürfnis nach Körperreinigung, so waren sich gewisse Hygieniker einig, liessen sich durch eine stete Gewöhnung der Kinder an Sauberkeit und Reinlichkeit anerziehen.[99] Die Schule als Bildungsstätte machte sich mit den Brausebädern auch diese Aufgabe zum Programm. Die Kinder galten letztlich jedoch nur als Vermittler, welche die

Hygienevorstellungen in den Familienraum einbringen sollten. Die Schule setzte dabei ganz bewusst auf die Scham derjenigen Kinder, welche ihre schmutzige oder zerrissene Wäsche im Umkleideraum nicht mehr verbergen konnten: «Das Schulbad bringt die schmutzige Leibwäsche vor Klassengenossen, dem Lehrer oder der Lehrerin und der Badmeisterin zum Vorschein. Wenigen Kindern ist es gleichgültig, ob sie damit Abscheu erregen oder nicht. Auch diejenigen Mütter, welche sonst Muster der Nachlässigkeit sind, lassen sich nur ungern blosstellen. Das Kind schämt sich, berichtet zu Hause. [...] Zerrissene schwarze Hemdchen, allzuschmutzige Höschen, Strümpfe, die nur aus Löchern bestehen, werden auf den Badetag gewechselt und bleiben dann oft bis zur nächsten Wäsche ausser Gebrauch. Also ist ein heilsamer Einfluss des Schulbades auf die Gewohnheiten des *Elternhauses* gar nicht zu verkennen.»[100] Dass es dabei vor allem um die Erziehung der Unterschichten ging, lässt sich aus den beiden Zitaten leicht herauslesen. Doch auch Kinder aus gutbürgerlichem Haus sollten vom erzieherischen Effekt der Schulduschen profitieren. Ein Problem, das den Schulhygienikern zu schaffen machte, war nämlich die «ungesunde Prüderie»,[101] die vor allem bei Mädchen – wohl aus besseren Kreisen – anzutreffen gewesen sei. Das Duschen sollte die Kinderaugen an «normale Körperformen» gewöhnen, «und wären es nur diejenigen der Füsse», damit sie sensibilisiert würden, später bei ihren Angehörigen etwaige Abweichungen «einigermassen zu beurteilen».[102]

Das Argumentationsspektrum für die Schulduschen ist damit noch lange nicht ausgeschöpft. Einige Erklärungen muten wie frühe Werbeslogans an: Kinder seien nach dem Bad frischer, angeregter und «geweckter». Sie seien in fröhlicher Stimmung, könnten sich besser konzentrieren, seien leistungsfähiger und sähen besser aus.[103]

Fest steht, dass die Schulduschen ein effizientes Mittel darstellten, Kindern und Eltern hygienische Werte und Normen anzuerziehen mit dem Ziel derer vollständiger Internalisierung. Dass die Erziehung zu solchem Verhalten konkrete und nachhaltige Auswirkungen auf den Alltag haben musste, war mehr als nur ein Nebeneffekt, sondern einer der Kernpunkte des schulhygienischen Programms.

Hinsichtlich des Duschbetriebs existierten genaue Regeln.[104] Die Schulduschen konnten von den Kindern alle zwei Wochen auf freiwilliger Basis benutzt werden. Von einem Duschobligatorium sah man ab. Disziplin und Ordnung sollten aber vor der Dusche nicht Halt machen und ein entsprechend militärischer Befehlston ist in den Quellen unverkennbar. Nachdem sich die Kinder im Umkleideraum ausgezogen hatten, konnten sie sich für die Dusche aufstellen. Sie durften erst dann unter die Brause stehen, wenn der Schulhausabwart oder dessen Frau das Kommando «Jetzt» gegeben hatte. Aus medizinischen Überlegungen sollte die Wassertemperatur zu Beginn auf genau 35°C eingestellt werden. Nach einer halben Minute drehte das Badepersonal den Hahn bereits wieder zu, und die Kinder erhielten Seife, mit welcher sie sich ausgiebig waschen sollten. Zwei

Minuten später ging die Dusche wieder an. Wiederum bei 35°C und dem entsprechenden «Jetzt»-Ruf hatten die Kinder drei Minuten Zeit, sich von der Seife zu befreien, bevor das Wasser schliesslich auf 20–22°C abgekühlt wurde. Nebst der Seife stellte die Schule bei Bedarf Handtücher zur Verfügung.[105] Es ist anzunehmen, dass die Schulkinder auch in Zürich nicht nackt duschten.[106] Die Basler Schulen beispielsweise gaben den Kindern saubere Badeschürzen ab und den Mädchen eine Badehaube. Die älteren Mädchen sollten eine Schürze erhalten, welche den Oberkörper bedeckte, Knaben hingegen durften, wenn sie wollten, in Badehosen duschen.[107]

Schulbrausebäder wurden in Zürich seit 1893 betrieben. 1894 waren erst sechs Schulhäuser in der Altstadt und in den Kreisen IV und V mit einer solchen Einrichtung versehen.[108] In Aussersihl und Wiedikon hingegen wurde in den Schulen noch nicht geduscht. Dies sollte sich 1901 ändern, als insgesamt 16 der 46 Schulhäuser Zürichs mit Duschen ausgestattet waren; sieben davon befanden sich im Kreis III.[109] Offensichtlich war man sich in Zürich darin einig, dass das Duschen vor allem in den Unterschichten gefördert werden müsste. Im Namen der Hygiene und der Gesundheit musste Schmutz als Zeichen von Unordnung, Destabilität und drohender Krankheit zum Verschwinden gebracht werden.[110] Das Duschen war ja, wie weiter oben bereits angeführt, gemäss den Hygienikern nicht nur für den einzelnen, sondern auch für die Allgemeinheit von grossem Nutzen. Deshalb muss die Dimension des Duschens nicht nur hygienisch oder kulturell gefasst werden, sondern auch sozial: Schmutz als Zeichen von Unordnung war ein Phänomen der Unterschichten, welches es zu bekämpfen galt. Deshalb wurde alles daran gesetzt, die Unterschichten zu einem reinlichen, gesellschaftlich adäquaten und verantwortungsvollen Verhalten zu erziehen. Wie hoch die Erfolgsquote gerade bei ihnen lag, ist aufgrund der Quellenlage schwierig zu beurteilen, da keine quartierspezifischen statistischen Auswertungen der Duschfrequenzen existieren.

Die Nachfrage lässt sich aber zu einem gewissen Grad über gesamtzürcherische Zahlen zur Anzahl Benutzerinnen und Benutzer der Duschen eruieren. Gemäss einer Erhebung über die Duschfrequenz in den Zürcher Schulen aus dem Jahr 1900 wurde diese Einrichtung von 63% der Kinder in der Unterstufe benutzt. Von der vierten Klasse an begann sich eine geschlechterspezifische Schere aufzutun: 70% duschende Knaben standen (nur im übertragenen Sinn, denn geduscht wurde separat) 58% duschenden Mädchen gegenüber. Diese Tendenz lässt sich in der Oberstufe weiterverfolgen, wo je zwischen 73% und 85% der Knaben beziehungsweise zwischen 24% und 58% der Mädchen duschten.[111] Dieser abnehmende Trend bei den Mädchen, welcher ein Schulinspektor auch in Basel konstatierte, wurde auf die einsetzende Pubertät der Mädchen und ihr gesteigertes Schamgefühl zurückgeführt.[112] Im Durchschnitt nutzten im Jahr 1900 rund 61% aller Schulkinder das Duschangebot in der Schule.[113] Ein Jahr zuvor sollen sich in den

unteren Schulklassen nahezu sämtliche Kinder daran beteiligt haben[114] und ein Jahr später im Sommer 5'200, im Winter 7'300 von 11'500 Schülerinnen und Schülern. Dies entspricht einem Prozentsatz von 45% beziehungsweise 63,5%.[115] Diese Zahlen lassen zwar auf eine recht beachtliche Nachfrage schliessen. Es scheint dennoch schwierig gewesen zu sein, alle Kinder und Eltern vom Nutzen dieser Einrichtung zu überzeugen.
Ein Duschanreiz für die Kinder bestand sicherlich darin, dass das Duschen eine offizielle Entschuldigung bot, dem regulären Schulunterricht für eine halbe Stunde fernzubleiben.[116] Die Überzeugungsarbeit bei den Eltern hingegen dürfte, wie der Basler Schulinspektor Tuchschmid betonte, eine grössere Herausforderung dargestellt haben: «Wer sich aber fern hält, das sind nicht selten gerade diejenigen, welche eine gründliche Waschung am nötigsten hätten. Ihre Mütter leiden an Wasserscheu und Gleichgültigkeit; den Buben und Mädchen ist die Wasserbehandlung anfänglich fremd und unsympathisch; sie bringen darum gern Entschuldigungen mit, die nur leere Ausflüchte sind. Ferner wird das Bad oft gemieden von Söhnchen und Töchtern allzu ängstlicher Mütter, die jeden Schnupfen und jedes Bauchweh ihm zur Last legen; wiederum von denjenigen, welche fürchten, im Schulbad Verunreinigungen und Ansteckungen zu holen; endlich bleiben häufig mit Grund jene weg, welche zu Hause genügende Badegelegenheit haben und deshalb das Schulbad entbehrlich finden.»[117]
Das Anliegen der Schule war nun, gerade «diejenigen, die es am nötigsten hätten», an regelmässiges Duschen zu gewöhnen. In solchen Fällen galt es, Rücksprache mit den Eltern zu nehmen, um «mit etwas dringender Aufmunterung»[118] zum Ziel zu gelangen. Leider geben die Geschäftsberichte der Zentralschulpflege keine Auskunft darüber, in welchem Mass dieses Ziel erreicht und mit welchen Mitteln es verfolgt wurde. Über die Duschfrequenzen wurde in den späteren Berichten nicht mehr Buch geführt.
Als viel dringlicher allerdings als die Frage, ob sich die Kinder in ausreichendem Mass der Körperpflege widmeten, entpuppte sich um die Jahrhundertwende die Frage, wie die Stadt möglichst rasch möglichst viel Schulraum schaffen konnte, um auf den enormen Anstieg der schulpflichtigen Jugend reagieren zu können.[119] Eine Möglichkeit, Engpässe zu überbrücken, boten Barackenbauten.

Baracken als Notstandsbauten

Obwohl die Stadt mit neuen Schulhäusern kontinuierlich zusätzlichen Raum schuf, konnte der stetig wachsenden Nachfrage nur bedingt entsprochen werden. Wenn den geltenden hygienischen Bestimmungen Rechnung getragen werden sollte, mussten kleine, restlos überfüllte Schulzimmer mit 50 und mehr Kindern, was um 1900 durchaus noch vorkommen konnte, inakzeptabel erscheinen.[120]

Im Kreis III hatte sich die Zahl der schulpflichtigen Kinder von 1893 bis 1903 mehr als verdoppelt. Schulraum war hier besonders knapp, zumal das Schulhaus an der Kernstrasse nicht wie geplant im Frühjahr 1904, sondern erst im Herbst desselben Jahres bezugsbereit war. Um diesem Missstand Abhilfe zu verschaffen, machte die Stadt von verschiedenen Möglichkeiten Gebrauch.

Sie mietete zunächst in der Nähe bereits bestehender Schulhäuser zusätzlichen Raum von privater Seite.[121] Diese Massnahme konnte allerdings gemäss Stadtarztassistent Adolf Kraft insofern nicht recht befriedigen, als die Mietpreise für solch «hygienisch und pädagogisch unzulängliche Räumlichkeiten»[122] unverhältnismässig hoch gewesen seien. Deshalb fasste die Stadt das in Deutschland bereits erprobte System der Schulbaracken ins Auge. Im Herbst 1903 entschied der Grosse Stadtrat, auf das Frühjahr 1904 versuchsweise drei Baracken aufzustellen.[123] Diese waren als Provisorien, als regelrechte «Notstandsbauten»[124] konzipiert.

Die drei Baracken an der Mutschellenstrasse (Kreis II), an der Ankerstrasse auf dem Areal des Schulhauses Langstrasse (Kreis III, heutiges Kanzleischulhaus) und an der Hardstrasse auf dem Areal des Hardschulhauses (Kreis III) boten insgesamt acht Schulkassen Platz. Da es sich um einen ersten Versuch handelte, entschloss sich die Stadt, drei verschiedene Bautypen aufzustellen und diese vom Stadtarztassistenten Adolf Kraft auf deren hygienische Vor- und Nachteile hin prüfen zu lassen. Die drei Firmen, welche die Baracken aufgrund von in anderen Städten eingeholten Gutachten[125] erstellen konnten, waren Calmon («Asbest-Gummiwerke», Aktiengesellschaft in Hamburg), Brümmer («Deutsche Baraken-gesellschaft» in Köln) und Christoph & Unmack (Aktiengesellschaft in Niesky, Schlesien).[126]

Wie der Name vermuten lässt, arbeitete die Firma Calmon mit Asbestschieferplatten. Diese bestanden aus Asbestfasern, welche zementartig zu einer festen Masse verbunden waren. Verwendet wurden diese Schieferplatten sowohl für die Aussen- als auch die Innenwände der Baracken. Die Decke wurde ebenfalls mit Asbest verkleidet. Die Vorteile von Asbestplatten als Baumaterial sah Adolf Kraft in ihrer «Wasserundurchlässigkeit, Isolierfähigkeit gegen Hitze, Kälte, Feuchtigkeit, Unverwüstlichkeit gegen Fäulnis, Insekten; grosse Widerstandsfähigkeit gegen Schlag und Stoss; Zähigkeit, Elastizität» und in ihrem geringen spezifischen Gewicht.[127] Dass freigesetzte Asbestfasern, falls sie eingeatmet werden, ein enormes Gesundheitsrisiko darstellen, war um die Jahrhundertwende noch nicht bekannt. Friedrich Erismann meldete lediglich aufgrund der gegenüber Holz geringeren Wärmeleitung von Asbestverkleidungen gewisse Bedenken am System Calmon an.[128]

Beim Barackensystem Brümmer handelte es sich um eine reine Holzkonstruktion auf einem Betonfundament.[129] Die Firma Christoph & Unmack arbeitete ebenfalls mit Holz. Die Innenwände bestanden allerdings aus dem sogenannten Döckerschen Bekleidungsmaterial, einem «pappdeckelartigen» Stoff.[130]

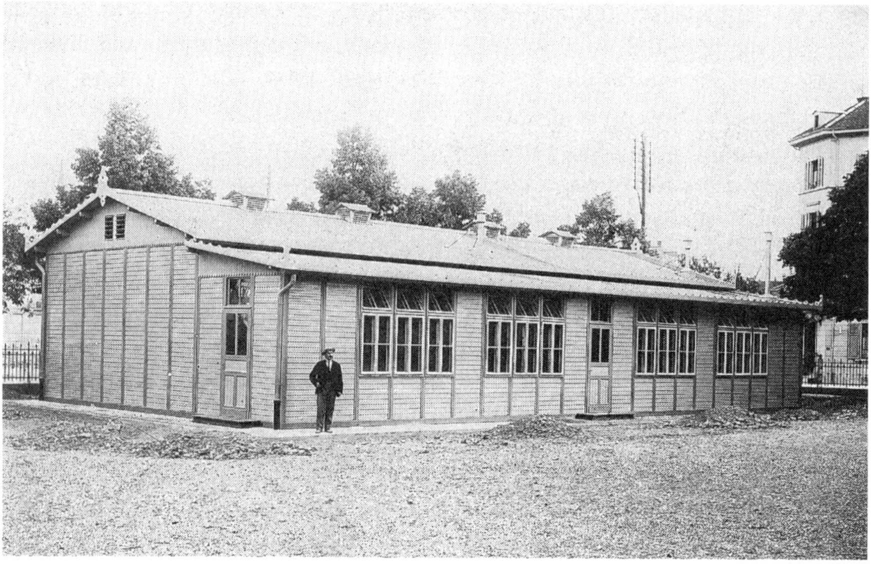

13

Aus hygienischer Sicht interessierte nun an diesen drei Systemen vor allem die Frage der Temperaturverhältnisse. Stadtarztassistent Kraft verfasste im Jahr 1905 hierzu ein Gutachten. Zum einen verfolgte er die Temperaturschwankungen in den Baracken zu verschiedenen Tages- und Jahreszeiten, zum anderen verglich er die Wärmeverteilung in den einzelnen Räumen.
Kraft bewertete die Baracken bezüglich der Temperaturverhältnisse nicht schlechter als die herkömmlichen Schulräume. Denn auch in letzteren, so der Stadtarztassistent, hätten relativ grosse Temperaturschwankungen gemessen werden können. Seine Schlussfolgerung lautete deshalb: «Vom Standpunkte der Befriedigung des Wärmebedürfnisses aus kann somit gegen die Verwendung von Baraken zu Schulzwecken nichts eingewendet werden, unter allen Umständen dann nicht, wenn sie als provisorisches Aushülfsmittel zu dienen haben. Aber selbst der Benutzung als dauernder Aufenthaltsort würde, richtige Heizanlage und geregelten Betrieb vorausgesetzt, nichts im Wege stehen.»[131]
Auch im Übrigen entsprachen die Barackenbauten den gängigen Hygienestandards. Die Klassenzimmer waren entweder gegen Osten (Mutschellenstrasse) oder Südosten (Ankerstrasse und Hardstrasse) ausgerichtet und verfügten über räumlich abgetrennte Toilettenanlagen auf der West- beziehungsweise Südwestseite. Die einzelnen, verhältnismässig grossen Schulräume hatten eine Bodenfläche von ca. 6–7 Meter auf 10–11 Meter (60–77 Quadratmeter). In den je zwei Barackenzimmern an der Ankerstrasse und der Mutschellenstrasse fanden pro Zimmer maximal 58 Kinder Platz, an der Hardstrasse hingegen zwischen 57 und

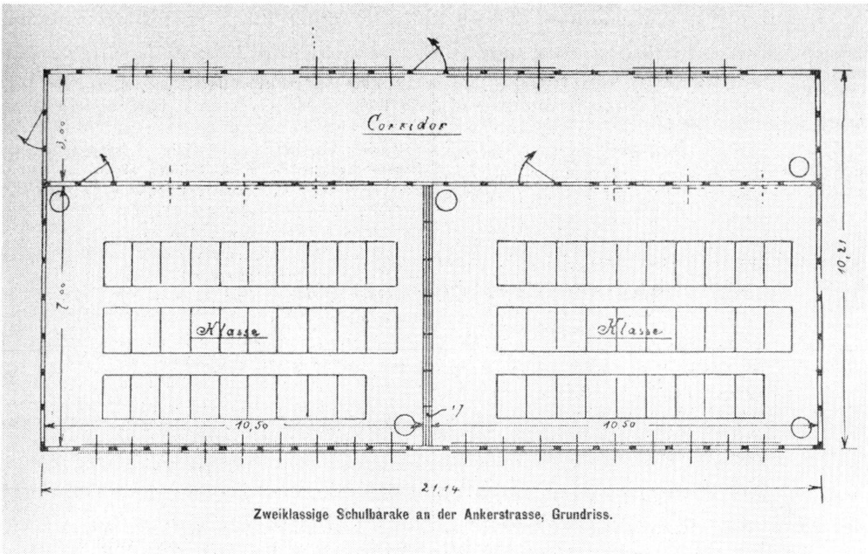

14

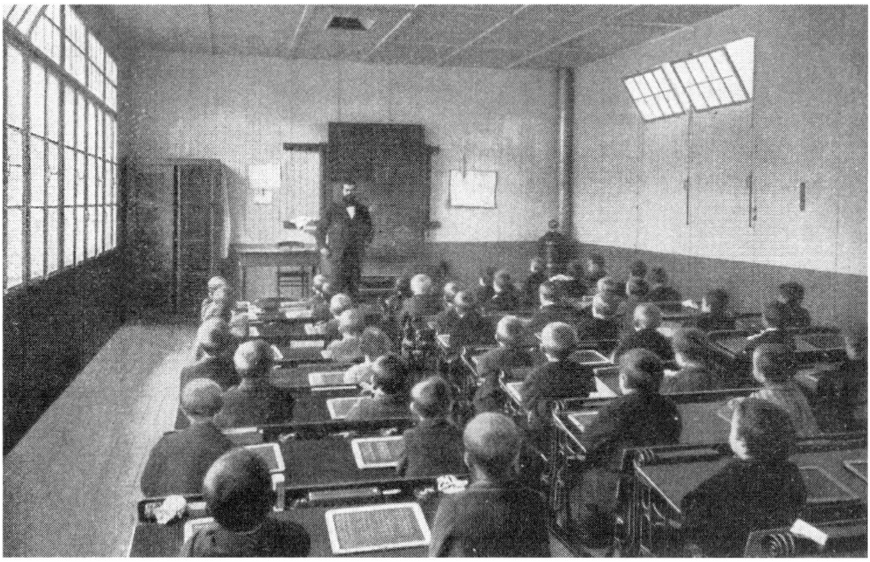

15

Bilder 13–15: *Prekäre Platzverhältnisse: Unterricht im Provisorium an der Ankerstrasse.*
Bild 13: *Aussenansicht.*
Bild 14: *Grundriss.*
Bild 15: *Innenansicht.*

65 Schülerinnen und Schüler in vier Barackenzimmern.[132] Insgesamt konnten knapp 500 Kinder in Baracken unterrichtet werden, was sicher zur zeitweiligen Entspannung der Platz- und letztlich auch der Hygieneverhältnisse in den Zürcher Schulen beigetragen hat.
Für alles andere als Entspannung sorgte dagegen immer wieder das Auftreten von Läusen, wie das nächste Kapitel aufzeigt.

3.3 Massnahmen zur Läusebekämpfung

Der Bekämpfung von Läusen wurde um die Jahrhundertwende grosser Wert beigemessen. Läuse galten als Verursacherinnen ernsthafter Krankheiten wie Anämie.[133] Gemäss Stadtarztassistent Kraft liessen sich drei Stadien der «Läusesucht» unterscheiden: Im ersten Stadium siedeln sich die Läuse auf der Kopfhaut an. Ihre Ausscheidungen rufen entzündliche Rötungen und Schwellungen der Kopfhaut, im schlimmsten Fall sogar der Lymphdrüsen hervor. Im zweiten Stadium entstehen aufgrund des anhaltenden Juckreizes und des darauffolgenden Kratzens Wunden. Diese ziehen eitrige Geschwüre nach sich. Die Lymphdrüsen schwellen noch stärker an, einzelne vereitern. Im dritten Stadium schliesslich greift die Infektion an der Kopfhaut auf den übrigen Körper über. Es entstehen Eiterpusteln am Hals, an den Armen, der Brust oder an den Beinen. «Der Körper wird durch den mit der Eiterung verbundenen Kräfteverlust geschwächt: er verfällt der Bleichsucht, der Blutarmut.»[134] Der zeitgenössische Begriff «Läusesucht» unterstreicht diese Wahrnehmung von Läusen als Krankheitsverursacherinnen. «Sucht» wird in diesem Kontext als Substantiv von «siech», also krank, verstanden.[135]
Deshalb erstaunt es nicht, dass die von den Behörden getroffenen Massnahmen zur Bekämpfung der «Läusesucht» Parallelen zu den oben besprochenen Massnahmen im Fall ansteckender Krankheiten aufwiesen. Erste Priorität hatte dabei ebenfalls der Schutz der nicht von Läusen befallenen Kinder; die Unversehrtheit des Kollektivs.[136]
Ein Unterschied zwischen Krankheits- und Läusebekämpfung bestand jedoch in der amtlichen Zuständigkeit: Für die Läusebekämpfung zeigte sich nicht das Gesundheitsamt, sondern das Schulamt verantwortlich. Durch die 1898 geschaffene Stadtarztassistenzstelle waren aber seitens des Gesundheitsamtes vermehrte Kapazitäten für die Schulhygiene vorhanden. Im Jahr 1901 lud die Kommission für Schulhygiene, die sich bis zu diesem Zeitpunkt allein mit der Bekämpfung von Läusen beschäftigt hatte, Stadtarztassistent Kraft zu einer Sitzung ein. Kraft legte der Kommission dar, wie eine Eindämmung der «Läusesucht» aus ärztlicher Sicht am zweckmässigsten zu erreichen sei. Bald schon waren sich die Kommission und Adolf Kraft einig, dass dieses schulhygienische Problem gemäss

Artikel 100 der Gemeindeordnung dem Gesundheitswesen unterstellt werden müsste. Das Gesundheitswesen verfüge überdies – durch seine einschlägigen Erfahrungen im Umgang mit ansteckenden Krankheiten – über die erforderlichen «Zwangs- und Strafmittel», um gegen «Renitente» vorgehen zu können.[137] Das Schulamt machte keine Anstalten, auf seiner Zuständigkeit zu beharren; seit 1902 gehörte die Parasitenproblematik in das Ressort des Stadtarztassistenten. Kraft berief sich für seine Arbeit auf die von ihm aufgestellten und vom Stadtrat verabschiedeten Richtlinien zur Läusebekämpfung. Gemäss diesen Richtlinien wurde der Behördenapparat wie folgt aktiv: Die Lehrerinnen und Lehrer oder der Stadtarztassistent machten die mit Läusen und Nissen behafteten Kinder ausfindig. Anschliessend forderte der Stadtarztassistent die Eltern der betreffenden Kinder auf, die nötigen Reinigungsvorkehrungen zu treffen. Zur Information der Eltern verfasste Stadtarztassistent Kraft einen Standardbrief, in welchem er diese darauf aufmerksam machte, dass Läuse schwere Krankheiten verursachen könnten.[138] Kraft legte den Eltern nahe, den Hausarzt aufzusuchen oder die von ihm empfohlenen Massnahmen zu ergreifen: «In erster Linie ist das Abschneiden der Haare, namentlich wenn das Ungeziefer reichlich vorhanden ist, sowie bei Krusten und Borkenbildung, notwendig. Sodann reiben Sie jeweilen abends (doch ja nicht in der Nähe des Lichts oder der Lampe) dem Kinde den behaarten Kopf mit einer Mischung von Petroleum und Olivenöl tüchtig ein und bedecken ihn mit einer Haube, oder einem am Halse festschliessenden Kopftuche. Am folgenden Morgen wird der Kopf mit warmem Wasser und Schmierseife gereinigt und mit einem feinen Kamme durchgekämmt. In dieser Art und Weise besorgen Sie die Reinigung an drei aufeinanderfolgenden Tagen, während welcher Zeit das Kind vom Schulbesuche dispensiert ist. Zur Entfernung der zurückgebliebenen Nissen reiben Sie, solange noch Nissen vorhanden sind, die Haare büschelweise zwischen 1 oder 2 mit Essig getränkten Tüchern. Sollte nach Verlauf von 8–14 Tagen eine erneute ärztliche Untersuchung zeigen, dass der Kopf Ihres Kindes nicht genügend gereinigt ist, so wird zwangsweise Reinigung des Kindes durch die Schule angeordnet werden.»[139] Die Zentralschulpflege regte hierzu jedoch die Modifizierung an, das Haarschneiden in der Anleitung keinesfalls in den Vordergrund zu stellen. Das Abschneiden der Haare schien den Schulpflegern eine allzu drakonische Massnahme, befürchteten sie doch, dass diese besonders bei den Mädchen auf Unverständnis und grossen Widerstand stossen würde.[140]

Bevor Kraft zur Zwangsreinigung schritt, verwarnte er die Eltern. Dies jedoch nur unter der Voraussetzung, dass die Eltern «zwar Anstrengungen zur Beseitigung des Ungeziefers gemacht, aber ihren Zweck nicht voll erreicht»[141] hätten. Nach Ablauf der zweiten Frist wurde Frau Hafner-Esslinger eingeschaltet, welche dem Sanitätskorps angehörte. Solche weiblichen Hilfskräfte zur Läusebekämpfung hiessen, zumindest in späteren Jahren, im Volksmund «Laustanten». Frau Hafner-Esslinger klärte die Lage direkt in der Wohnung der betreffenden Kinder ab. Falls die Kontrolle nicht befriedigte, hatte sie die Anweisung, die Zwangsreinigung vorzunehmen.[142] Im Fall, dass sich «dem Vollzuge in der Wohnung ernsthafte Hindernisse» entgegenstellten, sollte sie die Kinder im Kantonsspital von den Läusen befreien.[143]

Im Jahr 1903 ergab eine statistische Erhebung der von Läusen befallenen Kinder, dass einmal mehr der Kreis III am stärksten betroffen war. Jedes fünfte Mädchen – die Zahl der Knaben war in allen Stadtkreisen verschwindend klein[144] – hatte im ersten Halbjahr im Arbeiterquartier Läuse. Darauf folgte der Kreis IV (Oberstrass, Unterstrass und Wipkingen) mit 15,5%, der Kreis V (Hottingen, Fluntern, Riesbach und Hirslanden) mit 14,2%, der Kreis I (Altstadt) mit 10,6% und schliesslich der Kreis II (Enge, Wollishofen und Enge-Leimbach) mit 9,5%. Die Erfolgsquote der Läusebekämpfung wurde ebenfalls statistisch festgehalten. Krafts intensivierter Kampf gegen die «Läusesucht» zeigte schliesslich Früchte. Am erfolgreichsten konnten er und Frau Hafner-Esslinger bei den Schülerinnen in Ober-, Unterstrass und Wipkingen intervenieren: dort stellten sie im Vergleich zum ersten Halbjahr im Herbst 1903 eine Verringerung der von Läusen befallenen Mädchen um 82% fest. Im Kreis V betrug die Abnahme 66,2%, im Kreis II 63,7%, im Kreis III 55,8% und im Kreis I 38,7%. In absoluten Zahlen ausgedrückt, wohnten von insgesamt 690 von Läusen befallenen Mädchen im zweiten Halbjahr weit mehr als die Hälfte, nämlich 436, im Kreis III.[145]

Die durch Adolf Kraft veranlasste sogenannt freiwillige Reinigung erfolgte auf dem gesamten Stadtgebiet in 2'008 Fällen. Frau Hafner-Esslinger hielt in den Wohnungen von 1'006 Kindern «Nachschau». Daraufhin wurden 192 Verwarnungen erteilt, elf Bussen verhängt und 242mal eine amtliche Zwangsreinigung verordnet.[146] Ein Jahr später gelangten Kraft insgesamt nur noch 870 Schülerinnen und Schüler mit Läusen zur Kenntnis, von denen 736 durch eigenständige Reinigung einer Zwangsreinigung entgehen konnten. Kraft verbuchte diesen Rückgang im Geschäftsbericht von 1904 durchaus als Erfolg «für die Reinlichkeitspflege überhaupt» und wertete die Läusebekämpfungsmassnahmen als «beachtenswerte soziale Institution».[147] Krafts Wortwahl bringt einmal mehr zum Ausdruck, dass Läuse tatsächlich nicht nur mit Krankheit, sondern mindestens ebensosehr mit Unreinlichkeit und Schmutz in Zusammenhang gebracht wurden. Auch andernorts sprach Kraft von «Reinigung» für das Entfernen der Läuse wie auch davon, dass die Ansteckung immer von «unreinen Schulkindern» ausgehe.[148]

Die Behörden machten es sich nun zur Aufgabe, erzieherisch auf die Kinder, vor allem aber auf deren Eltern einzuwirken. Waren die Eltern nicht in der Lage oder willens, den von ihnen erwarteten elterlichen Pflichten nachzukommen, sollten behördliche Massnahmen dieses Defizit zugunsten des betroffenen Kindes wie auch der Allgemeinheit auffangen. Ein Fallbeispiel aus dem Jahr 1901 soll nun illustrieren, wie solche behördliche Massnahmen seitens der Betroffenen auf-

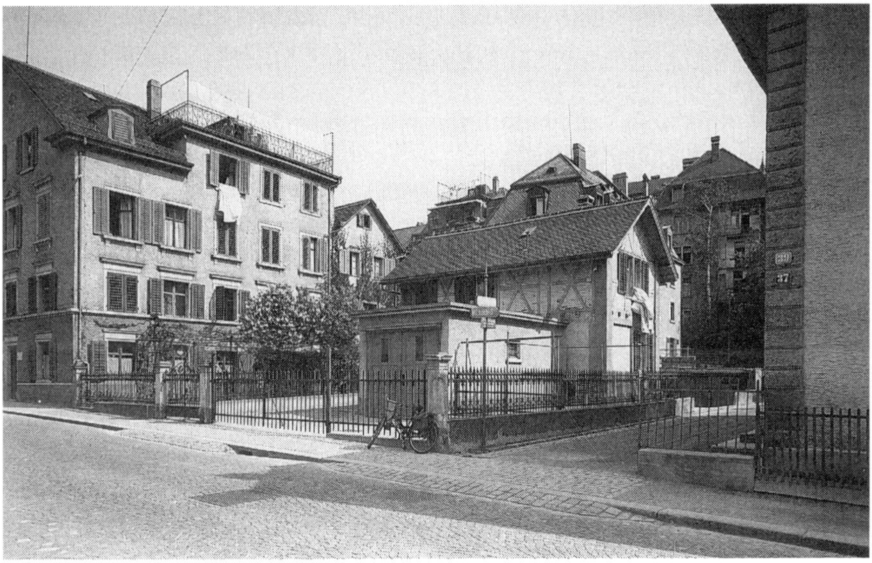

Bild 16: *Auf Hausbesuch: An der Wildbachstrasse macht sich der Schularzt ein Bild über die Wohnverhältnisse der Schülerin Rosa.*

genommen wurden. Obwohl zu jenem Zeitpunkt noch das Schulwesen für die Bekämpfung der Läuse zuständig war, trat im Fall der Familie V. bereits Stadtarztassistent Adolf Kraft in Aktion.

Ungebetene Gäste

Am 8. Mai 1901 war Stadtarztassistent Kraft im Schulhaus Wolfbach auf Schulbesuch. In der Spezialklasse von Lehrerin Berchtold fiel ihm Rosa auf. Sie hatte Läuse. Zwei Tage später begab sich Kraft nach Riesbach an die Wildbachstrasse 33. Dort wohnte Rosa mit ihrer Familie. Anlässlich seines Hausbesuchs bemerkte Kraft, dass nicht nur Rosa, sondern auch deren Bruder Francesco von Läusen geplagt wurde. Kraft gab die üblichen Anweisungen, um die beiden Kinder von den Läusen und Nissen zu befreien, und dispensierte sie für drei Tage vom Schulbesuch. Da 1901 noch keine «Laustante» im Amt war, legte Adolf Kraft Rosas Lehrerin, Frau Berchtold, nahe, der Familie nach Ablauf der drei Tage einen Hausbesuch abzustatten.[149] Als sich dabei ergab, dass das Mädchen trotz Krafts Anweisungen immer noch Läuse hatte, verwarnte die Lehrerin Rosas Eltern. Weil sich bis zum 22. Juni noch nichts an Rosas Zustand verändert habe und mittlerweile neben Rosa noch drei ihrer Klassenkameradinnen

Läuse gehabt hätten, wandte sich Frau Berchtold hilfesuchend an den Stadtarztassistenten Kraft: «Ihre Hülfe zur Bekämpfung des Übels wäre mir sehr erwünscht, doch möchte ich sie höflich bitten, von weiteren Dispensationen gütigst absehen zu wollen, da die hier in Frage kommenden Eltern die Kinder daheim behalten, ohne auf den Zweck einzugehen. Haarabschneiden kann bei den ersten beiden [Rosa V., Emilie R.] einzig zum Zwecke führen.»[150]

Nach eigenen Aussagen war Kraft jedoch zu besagtem Zeitpunkt dienstlich stark in Anspruch genommen. Er fand keine Zeit, sich persönlich um die V.s zu kümmern. Frau Berchtold liess ihm deshalb einige Tage später eine zweite Mitteilung zukommen: «Das Haar der Rosa V., Handlangers, Wildbachstrasse 33 wimmelt von lebendigen Tierchen u. ist voll von Nissen. Gibt es da keine Abhülfe? Die Eltern der benachbarten Kinder hätten alle Ursache, sich zu beklagen.»[151]

Auf dieses Schreiben bestellte Kraft Frau V. mit Rosa zu sich. Die beiden erschienen aber erst, als sie von der Schulkanzlei dazu aufgefordert worden waren. Kraft forderte Frau V. auf, Rosas Haare abzuschneiden und mit Petroleum und Olivenöl zu behandeln. Nachdem Frau V. acht Tage später nicht mit Rosa zur Kontrolle erschienen war, erstattete Kraft der Familie erneut einen Hausbesuch. Dort kam es gemäss Krafts Notizen zu Unstimmigkeiten zwischen dem Arzt und Rosas Mutter. Diese sei «grob aufgetreten» und habe erklärt, «sie mache nichts, was man ihr befehle, überhaupt ziehen sie ja im Herbst fort und sie thue einfach nichts, was man ihr sage».[152] Daraufhin erwog Kraft einen Strafantrag gegen Rosas Eltern, wovon Schulvorstand Fritschi indes abriet. Bevor definitiv eine Busse auszusprechen sei, so seine Begründung, sollte der Sekretär des Schulwesens Hans Naegeli[153] Rosas Eltern nochmals persönlich verwarnen, was Ende Juli geschah. Rosas Eltern wurde eine weitere Frist bis zum 5. August gewährt, um ihre Kinder von den Läusen zu befreien.[154] Erst nach Ablauf der Fristverlängerung waren sowohl die Zwangsreinigung als auch eine Busse eingeplant. Da nichts Weiteres zu dieser Angelegenheit dokumentiert ist, ist anzunehmen, dass sich die Eltern entweder den behördlichen Anweisungen gefügt haben oder dass sie sich denselben durch den tatsächlich erfolgten Wegzug entziehen konnten.

Das Beispiel der Familie V. verdeutlicht, dass die Betroffenen die behördlichen Massnahmen zur Läusebekämpfung durchaus als Eingriff in ihre Privatsphäre wahrnehmen konnten. Frau V. empfand Krafts wiederholte Hausbesuche eindeutig als Störung, und sie lehnte die verordneten Massnahmen, vor allem aber das Haarschneiden, kurzerhand ab. Aus Krafts Perspektive hingegen lebten die V.s in «unordentlichen Verhältnissen».[155] Dies sowie Frau V.s «grobes Auftreten» ihm gegenüber veranlasste ihn, einen Strafantrag gegen Rosas Eltern zu erwägen. Dem Stadtarztassistenten oblag es, die Eltern der von Läusen befallenen Kinder unter Androhung oder Anwendung von Busse und Zwangsreinigung

zu einem als konform erachteten Verhalten zu bringen. Legitimiert wurde Krafts Vorgehen einerseits durch die von der «Läusesucht» ausgehende Ansteckungsgefahr. Andererseits spielte auch der Gedanke, dass der Läusebefall gesundheitliche Folgen für die davon betroffenen Kinder haben könnte, eine nicht zu unterschätzende Rolle. Die Vehemenz, mit der Kraft jedoch diesen Fall verfolgte und auf die «unordentlichen Verhältnisse», in welchen die Familie lebte, aufmerksam machte, lässt vermuten, dass es ihm, wie weiter oben erwähnt, um eine aktive Förderung der «Reinlichkeitspflege» in den städtischen Unterschichten ging. Wie aus den Statistiken ersichtlich wird, betrafen die behördlichen Massnahmen denn auch vor allem die sozialen Unterschichten, das heisst konkret Eltern von Kindern, die im Kreis III zur Schule gingen.
Nicht alle schulhygienischen Massnahmen konzentrierten sich auf einzelne Bevölkerungsschichten. Aus der «Überbürdungsfrage» beispielsweise resultierten Massnahmen, welche alle Schülerinnen und Schüler gleichermassen zu spüren bekamen.

3.4 Die «Überbürdung»: der Einfluss der Physiologie auf die Schulgestaltung

Die «Überbürdung», worunter zunächst allgemein eine Überforderung der Schulkinder zu verstehen ist, war bereits im ausgehenden 18. Jahrhundert Thema eines reformpädagogischen Diskurses.[156] Dieser Diskurs fokussierte in seiner Kritik hauptsächlich höhere Lehranstalten wie die Gymnasien. Die Überbürdungsvorwürfe fussten dabei meist auf direkten Beobachtungen an Schulkindern, konnten aber vorerst nicht quantitativ erfasst oder gemessen werden. Dies sollte sich in den 1890er Jahren grundlegend ändern. Dank der aufkommenden Arbeitsphysiologie und -hygiene wurde die «Überbürdungsfrage» zunehmend auch für Physiologen interessant. Im Zentrum stand nun nicht mehr eine subjektiv wahrnehmbare Überforderung der Kinder, die sich etwa in deren permanent blassem Aussehen äusserte, sondern die durch physiologische Apparaturen messbare Arbeitsleistung beziehungsweise Ermüdung der Kinder. Unter Ermüdung begriff man hierbei gemäss Definition das fortschreitende Sinken der Arbeitsleistung.[157] Sie galt in einer modernen, das heisst im letzten Drittel des 19. Jahrhunderts aufkommenden, Vorstellung als die körperliche Grenze der Leistungsfähigkeit. Der Historiker Anson Rabinbach definiert Ermüdung als quantitative Grösse, als einen berechen- und vermessbaren Untersuchungsgegenstand, einen objektiven und normativen Massstab, aber keine absolut gesetzte Grenze.[158] Die Grenze sei deshalb nicht absolut, weil das Charakteristische an der wissenschaftlichen Entdeckung der Ermüdung gerade die Dehnbarkeit der Norm sei.[159]
Eine Grundannahme der physiologischen Messungen in der Schule war, dass

eine *Wechselwirkung zwischen körperlicher und geistiger Arbeit* bestehe und somit sowohl körperliche als auch geistige Arbeit mit identischen Methoden beschrieben und gemessen werden könne.[160] Die empirische Messung sinkender Arbeitsleistung unter bestimmten Bedingungen versprach grundsätzlich Ergebnisse für eine Optimierung der Arbeitsleistung unter anderen Bedingungen wie beispielsweise Pausen. Damit erhielt die «Hygiene des Unterrichts»,[161] welche darauf abzielte, angemessene Unterrichtsbedingungen für die Kinder zu schaffen, eine wissenschaftliche Grundlage.

Die Untersuchungsmethoden beschrieb und dokumentierte der Berner Arzt Théodore Vannod ausführlich im «Jahrbuch der Schweizerischen Gesellschaft für Schulgesundheitspflege». Er unterschied zwischen einer *psychologischen* und einer *physiologischen* Messmethode. Kurz zusammengefasst beruhte die psychologische Methode darauf, die Schulkinder vor, während und nach den Schulstunden verschiedene Aufgaben wie Diktate oder Additionen bewältigen zu lassen. Die Resultate sollten Auskunft über die Arbeitskapazität («taux de la capacité de travail») und – daraus abgeleitet – über den Ermüdungsgrad der Kinder geben. Vannod kritisierte nun an dieser erstmals 1879 angewendeten und vom Psychiater Emil Kraepelin[162] aufgenommenen psychologischen Methode, dass nicht objektiv messbare Faktoren wie Langeweile oder Desinteresse der Kinder zu verfälschten Resultaten führen könnten.[163]

Grössere Exaktheit versprach sich Vannod von der physiologischen Methode, weil sie, so die Argumentation, mit Apparaturen ausgeführt würde, welche aus den Laboratorien der Physiologen stammten.[164] Das hier zum Ausdruck kommende Wissenschaftsverständnis zeugt von einem ungebrochenen Glauben an eine objektive (Natur-)Wissenschaft. Als wissenschaftlich fundierte und im weitesten Sinn wahre Tatsache galt, was experimentell mittels wissenschaftlicher Apparate gemessen werden konnte. Dass allerdings auch bei den vermeintlich objektiven physiologischen Methoden von Prämissen ausgegangen wurde, welche nicht ohne weiteres auf der Hand lagen, und dass die geistige Ermüdung erst von vermeintlich objektiv gemessenen Werten *abgeleitet* erfasst werden konnte, zeigt sich bei näherer Betrachtung der physiologischen Methoden. Zwei dieser Methoden, insbesondere aber die anhand der Messungen formulierten Umsetzungen für den Schulunterricht, sollen an dieser Stelle kurz vorgestellt werden.

Die erste hier angeführte Messmethode entwickelte der italienische Physiologe Angelo Mosso. Dieser ging von der Prämisse aus, dass die geistige Ermüdung mit einer Kapazitätsverminderung mechanischer Arbeit korrespondiere. Mossos Messinstrument war der Ergograph, ein Apparat, der Auskunft über die Ermüdung der Armmuskulatur geben sollte. In ergographischen Untersuchungen wurden der Untersuchungsperson der ganze Unterarm, drei Finger und der Daumen in den Ergographen eingespannt. Die Testperson musste ein an den nicht fixierten Zeigefinger angehängtes Gewicht durch Zusammenziehen des Fingers so oft hintereinander anheben, bis ihr die Muskelkraft versagte. Die Hubhöhe der aufeinanderfolgenden Kontraktionen wurde auf eine sich langsam drehende Schreibtrommel übertragen. Die Kontraktionen erfolgten entweder willkürlich oder «durch elektrische Reizung der betreffenden Armnerven in entsprechenden Zwischenräumen».[165] Anhand der Ergogramme erhoffte man sich «die Einflüsse der verschiedensten Bedingungen, so z. B. geistige Ermüdung, verschiedene Ernährungsweise usw. auf die muskuläre Arbeitsleistung»[166] ablesen zu können. Ergogramme waren im eigentlichen Sinn Ermüdungskurven. Die geistige Ermüdung der Kinder konnte aber nur indirekt aus diesen Kurven abgeleitet werden. Das wichtigste Ergebnis aus diesen Untersuchungen lautete, dass für eine optimale sowohl geistige als auch körperliche Arbeitsleistung richtig dosierte Erholungspausen unabdingbar seien.[167] Diese Erkenntnis zeitigte wohl weniger Auswirkungen auf die Schul- als auf die Arbeitswelt, in der sie im Hinblick auf eine Rationalisierung von Arbeitsprozessen mit dem Ziel einer sich für den Unternehmer direkt auszahlenden Ressourcenoptimierung Anwendung fand oder aber von politischer Seite für Argumente des Arbeiterschutzes genutzt wurde.[168]

Die zweite, auch von Vannod angewandte und vom Physiologen Ernst Heinrich Weber entwickelte Messmethode war die ästhesiometrische Methode.[169] Ihr lag die Prämisse zugrunde, dass die Verminderung der Hautempfindlichkeit in einzelnen Empfindungskreisen mit einer zunehmenden Müdigkeit korrespondiere.[170] In den 1890er Jahren wurden in Schulen verschiedene ästhesiometrische Messungen durchgeführt, welche diese Annahme bestätigten.[171] Die Messungen wurden jeweils vor und nach den einzelnen Unterrichtsstunden sowie an den schulfreien Nachmittagen und am Sonntag durchgeführt. Vannod kam in seiner Studie zum Schluss: «Je me bornerai à déclarer qu'il ne peut exister aucun doute sur l'effet produit par la fatigue intellectuelle sur la perception des sensations tactiles. Partout où il y avait fatigue cérébrale, il y a affaiblissement de la finesse du sens tactile se traduisant par une ascension de la courbe. Nous avons aussi trouvé [...] que les leçons de l'après-midi fatiguent beaucoup les élèves; pendant les après-midi de liberté et le dimanche matin spécialement, la sensibilité revenait graduellement à la normale.»[172] Die Tatsache, dass Vannod die Messungen jeweils vor und nach jeder Schulstunde vornahm, befähigte ihn dazu, Aussagen über den spezifischen Ermüdungsgrad der Kinder nach den absolvierten Schulfächern zu machen. Mathematik war das Fach, welches die Kinder gemäss Vannod am stärksten anstrengte.[173]

Doch auch die physiologischen Messmethoden stiessen in anderen Wissenschaftszweigen nicht überall auf Zustimmung.[174] Kritisiert wurde vor allem die fehlende Berücksichtigung individueller Faktoren wie die Frage, welche Fähigkeiten ein Kind für ein Fach mitbringe oder wie viele Stunden die Kinder in der Nacht vor den Untersuchungen geschlafen hätten. Zudem wurde der grosse Aufwand dieser Untersuchungen bemängelt, in denen nur wenige Testpersonen berücksichtigt werden konnten.[175] In einer weiteren Untersuchung im Berner Montbijou-Schulhaus von 1904 versuchte Vannod solchen Kritikpunkten Rechnung zu tragen. Er kam zum Schluss, dass Knaben in der Regel eine grössere Ermüdung aufzeigten als Mädchen. Gewisse Lektionen (alte Sprachen, Arithmetik bei den Knaben, moderne Sprachen und Rechnen bei den Mädchen) würden stärker ermüden als andere (Gesang, Gymnastik, Zeichnen).[176]

Solche Resultate gaben Anlass zu konkreten Massnahmen im Sinn einer idealen Verteilung der Schulfächer über den Tag. Die Nachmittagsstunden sollten demnach nicht mit den anstrengenden Fächern wie Latein, Griechisch oder Mathematik besetzt werden.

Ein Befürworter sinnvoller Stundenpläne war Friedrich Erismann. Er forderte in einem Vortrag anlässlich der ersten Jahresversammlung der «Schweizerischen Gesellschaft für Schulgesundheitspflege» von 1900, noch vor Vannods zweiter Studie, eine Stundenplangestaltung, die den Forderungen der Unterrichtshygiene Rechnung tragen sollte. Die Erstklässler und Erstklässlerinnen sollten nicht mehr als 16–18 Stunden pro Woche die Schulbank drücken. In den oberen Klassen forderte Erismann eine Wochenlimite von 30–32 Stunden. Auf jeden Fall frei haben sollten die Kinder am Mittwoch- und Samstagnachmittag. Den Turnunterricht als Ausgleich zur geistigen Arbeit galt es mehr zu gewichten. Gegenüber einer gemäss physiologischen Erkenntnissen sinnvollen Fächerkombination zeigte sich Erismann 1900 dagegen noch skeptisch: «Immerhin ist zu sagen, dass sich eine rationelle Reihenfolge der Fächer auf Grund der vorhandenen Beobachtungen über die Ermüdungswerte noch nicht konstruieren lässt. Die diesen Beobachtungen zugrunde liegenden Methoden, namentlich die von *Griesbach* empfohlene ästhesiometrische, sind wissenschaftlich nicht einwandfrei und können leicht zu falscher Beurteilung der einzelnen Unterrichtsfächer Veranlassung geben. Wohl fehlerfreier entscheidet hier die einfache Beobachtung, welche uns schon lange lehrt, dass die fremden Sprachen, namentlich die klassischen, und die mathematischen Fächer die Schüler am meisten anstrengen und ermüden.»[177] Erismann schlug vor, solche für die Kinder anstrengenden Fächer am Vormittag zu unterrichten. Am Nachmittag hingegen sollte Anschauungs- und Turnunterricht auf dem Stundenplan stehen.

Wichtiger als die Fächerkombination beziehungsweise -abfolge wertete Erismann die regelmässigen Erholungspausen zwischen den Lektionen. Aus hygienischer Sicht vertrat er Pausen von mindestens einer Viertelstunde Dauer nach jeder 45minütigen Lektion. In den Pausen sollte das Lehrpersonal die Schülerinnen und Schüler stets auffordern, an die frische Luft zu gehen. Die Pausenzeit sollte genutzt werden, um die Schulzimmer zu lüften.[178] Nicht nur die täglichen Pausen, sondern auch längere Erholungsphasen in den Ferien erachtete Erismann als absolute Notwendigkeit. Er verlangte mindestens zehn Wochen Ferien pro Jahr, vorzugsweise aber 13 Wochen.[179]

Erismanns Forderungen entsprachen in vielen Punkten dem kurz zuvor verabschiedeten Volksschulgesetz des Kantons Zürich.[180] Lediglich die im Gesetz festgelegte jährliche Ferienzeit von neun Wochen[181] korrespondierte nicht mit seinen Vorstellungen. Der Kanton Zürich verfügte, das lässt zumindest Erismanns Referat vermuten, in seiner Unterrichtsgestaltung um 1900 über Richtlinien, welche aus der Sicht der Hygiene zu befriedigen vermochten.

*

Dieses dritte Kapitel zusammenfassend, lässt sich festhalten, dass Ärzte im Zusammenhang mit der Durchsetzung schulhygienischer Massnahmen und Standards auf verschiedenen Ebenen und in unterschiedlichsten Funktionen aktiv waren. Der Stadtarzt kämpfte in epidemiologischer Mission gegen die Ausbreitung ansteckender Krankheiten. Die ihm zur Verfügung stehenden Mittel bestanden einerseits in der möglichst effektiven Durchsetzung von Isolationsmassnahmen, andererseits in einer intensivierten Aufklärung der Bevölkerung und Lehrerschaft. Dem Schutz der Gesundheit der Gesamtbevölkerung wurde hierbei stets mehr Gewicht zugemessen als demjenigen des Individuums, womit selbst Zwangsmassnahmen einen legitimen Charakter annehmen konnten.

Für die Realisierung vorbeugender Massnahmen war der Stadtarztassistent verantwortlich. Er kontrollierte die Schulgebäude hinsichtlich hygienischer Mängel, erstellte Gutachten zu Schulhäusern und -baracken und war Mitglied der diversen Schulhausbaukommissionen.

In ihren ordnenden und überwachenden Funktionen, aber auch in ihrer Rolle als Experten in Fragen der allgemeinen Bauhygiene waren die Amtsärzte wesentlich an der Realisierung des Projekts hygienische Schule beteiligt. Die Realisierung eines solchen Projekts wiederum hatte Auswirkungen auf die Schülerinnen und Schüler.

Die Anwendung neuer wissenschaftlicher Erkenntnisse im letzten Drittel des 19. Jahrhunderts veränderte den Schulalltag enorm. Die Hygiene durchdrang das gesamte schulische Leben. Der Unterricht fand in einer hygienisch gestalteten Umgebung statt, in welchem die Kinder hygienisch korrektes Verhalten erlernen und internalisieren sollten. Hygiene wurde in solchen Schulhäusern für die Kinder über die räumliche Wahrnehmung zu einer physischen Erfahrung.

Nebst dem Elternhaus verstand sich die Schule als prägendste Sozialisationsinstanz. Sie entwickelte um die Jahrhundertwende den Anspruch, in Ergänzung oder gar in Kompensation zum Elternhaus ideale Bedingungen für die geistige und körperliche Entwicklung der Schuljugend zu schaffen. Die Schule sollte im Endeffekt den Gesundheitszustand der Kinder positiv beeinflussen und womöglich die schädlichen Einflüsse des Elternhauses auffangen. Insgesamt kann festgehalten werden, dass die praktisch umgesetzte Schulhygiene zu einer eigentlichen Verkehrung der Argumentationsbasis führte, welche noch zwanzig Jahre zuvor vorgeherrscht hatte: Die Schule machte nicht mehr krank, im Gegenteil: weil sie sowohl der Hygiene in der Schule als auch derjenigen im Elternhaus der Kinder genügend Aufmerksamkeit schenkte, machte die Schule *gesund!* Dies ist nun nicht im Sinn einer statistisch erwiesenen Tatsache, sondern vielmehr als vermitteltes Resultat einer hygienischen Praxis zu sehen.

Nicht nur die Schule als gebauter physischer Raum, sondern die ganze Stundenplangestaltung, Pausen- und Ferienregelung unterlagen den Richtlinien der Hygiene und der Physiologie. Von solchen räumlichen und organisatorischen Vorgaben waren alle Kinder gleichermassen betroffen.

Die Läusebekämpfung zielte hingegen letztlich auf eine Hygienisierung der städtischen Unterschichten. Läuse wurden sowohl mit Schmutz als auch mit Krankheiten in Verbindung gebracht.

Spezifische Massnahmen, mittels welcher man ansteckenden Krankheiten entgegentreten wollte, betrafen ebenfalls am häufigsten die sozialen Unterschichten. Das der zeitgenössischen Wahrnehmung ansteckender Krankheiten zugrunde liegende Bild des kranken Körpers ohne feste Grenzen rechtfertigte zusätzlich die rigiden Vorsichtsvorkehrungen, welche eine klare räumliche Abgrenzung der Kranken von den Gesunden über mehrere Wochen vorsahen.

Sind bis zu diesem Zeitpunkt Massnahmen besprochen worden, welche den äusseren Rahmen der Schule festlegten, so sollen nun die Massnahmen betrachtet werden, welche die Kinder direkt betrafen. Diese können unter dem Begriff «Schülerhygiene» zusammengefasst werden.

4 Die Normalisierung des Körpers

Die Massnahmen, welche um die Jahrhundertwende unter dem Begriff «Hygiene der Schulkinder» zusammengefasst wurden, können nicht ausschliesslich als Prophylaxe oder Prävention bezeichnet werden. Die Schülerhygiene umfasste weit mehr als den Schutz der Allgemeinheit vor Ansteckung. Sie war im Gegensatz zur klassischen Schulhygiene auf das Individuum ausgerichtet und konnte durchaus auch als fürsorgerische Leistung beziehungsweise Massnahme verstanden werden, welcher aber implizit immer ein präventiver Charakter zugrunde lag.
Eine erste Begegnung zwischen den Schulkindern und dem für die Durchsetzung schulhygienischer Massnahmen zuständigen Schularzt erfolgte anlässlich der Reihenuntersuchungen kurz nach dem Schuleintritt. In deren Zentrum standen Augen- und Ohrenuntersuchungen (Kapitel 4.1–4.3). Die Untersuchungen hatten insofern einen prophylaktischen Charakter, als Kinder mit Seh- oder Hörschwierigkeiten zu weiteren Abklärungen an Spezialärzte überwiesen werden konnten.
Als handfeste Sozialpolitik manifestierte sich die Schülerhygiene zum Beispiel in den Ferienkolonien, der Erholungsstation auf dem Schwäbrig und den Schülerspeisungen (Kapitel 4.4). Dank ärztlicher Gutachten, welche den hygienischen Wert der Einrichtungen belegten, erhielten diese einer alten Fürsorgetradition verpflichteten Einrichtungen ein neues, wissenschaftliches Fundament. Die Rolle der ärztlichen Experten umfasste aber nicht nur die Gutachtertätigkeit. Sie bestimmten darüber hinaus, wer in den Genuss solcher Fürsorgeleistungen kommen sollte.
In einen eigentlichen Selektionsprozess eingebunden war der Schularzt zudem in seiner Funktion als Begutachter von Kindern, die in spezielle Einrichtungen überwiesen werden sollten. Diese Tätigkeit steht im Zusammenhang mit einem immer stärker ausdifferenzierten Schulsystem, das von der Norm abweichende Kinder unter Umständen vom normalen Schulalltag ausschloss. Dieser Ausformung von schulärztlicher Tätigkeit gehen die Kapitel fünf und sechs nach.
Der gemeinsame Nenner aller schülerhygienischen Massnahmen lässt sich auf einer Darstellungsebene unter dem Begriff der Normalisierung zusammenfassen, was sich in den Titeln dieser letzten drei Kapitel widerspiegelt. Die Idee, gewisse Kinder eine Zeit lang zu unterstützen oder in Spezialinstitutionen unterzubringen,

ging meist mit dem Wunsch einher, sie später so weit als möglich in die Gesellschaft zu integrieren.
Eine allen Normalisierungsbestrebungen eigene Grundvoraussetzung ist die zu leistende Definition, wer oder was als normal zu bezeichnen ist. Diese Definitionsarbeit mussten, ging es um körperliche Abweichungen von einer Normalität, Experten leisten, indem sie sich auf wissenschaftliche Konzepte – etwa die der Physiologie oder der Ophthalmologie – abstützten. Die Medizin hatte im 19. Jahrhundert ein Normalitätsmodell entwickelt, welches eine Messbarkeit der Normalität postulierte. Wie Georges Canguilhem bereits 1943 auf eindrückliche Weise aufgezeigt hat, beruhte dieses Modell auf dem «wissenschaftlich approbierten Dogma», nach dem die «pathologischen Phänomene identisch sind mit den entsprechenden normalen Phänomenen und nur quantitativ von ihnen abweichen».[1] Dieses Dogma lässt sich in gewissen Bereichen auch für die schülerhygienischen Massnahmen festhalten, und es erstaunt nicht, dass es gerade die Ophthalmologie mit ihren in einem ersten Verfahren überaus einfachen Messverfahren war, welche der Schulhygiene zum Durchbruch verhelfen konnte.
Ging es hingegen um Abweichungen von der Normalität auf einer geistigen oder sozialen Ebene, liessen sich Normalitätsdefinitionen meist nicht mehr auf ein einheitliches, wissenschaftliches Konzept zurückführen. Die ärztliche Mitarbeit bezüglich der zu ergreifenden Massnahmen war aber in der Schule auch in diesen Bereichen gefragt.
Die drei folgenden Kapitel behandeln nun, soweit die Quellen Auskunft zu geben vermögen, sowohl die der ärztlichen Selektionsarbeit vorausgehende Begriffsbestimmung von Normalität als auch die ärztliche Definitionstätigkeit in der Schule. Wie bereits im dritten Kapitel sind zudem mögliche Konsequenzen für die Betroffenen und die Nachfrage nach hygienischen Leistungen zu untersuchen. In diesem Zusammenhang gilt es auch, die Medikalisierungsthese weiterzuverfolgen: wie gross war die Nachfrage nach hygienischen und medizinischen Leistungen? Stiessen die Massnahmen auf Widerstand, oder wurden sie von den Betroffenen befürwortet?
Um diese Fragen beantworten zu können, bieten sich auf einer methodischen Ebene die Reihenuntersuchungen als erster persönlicher Kontakt zwischen dem Schularzt und den Kindern an. Die Resultate dieser Untersuchungen sind in den jeweiligen Geschäftsberichten der Zentralschulpflege dokumentiert. Zudem werde ich mich auf Publikationen der massgeblichen Ärzte und, soweit sie überliefert sind, auf Akten der betreffenden Kinder abstützen. Letztere bieten exemplarische Einblicke in die Reaktionen der Eltern und ermöglichen es, Einzelschicksale bis zu einem gewissen Grad zu verfolgen. Die Reihenuntersuchungen brachten zunächst körperliche Abweichungen von einer definierten Normalität zutage.

4.1 Augenuntersuchungen

Wie in den beiden ersten Kapiteln dargelegt, waren Ophthalmologen die eigentlichen Begründer der Schulhygiene. Augenuntersuchungen stellten in der Geschichte der Schulhygiene *das* Politikum dar. Das aus Massenuntersuchungen gewonnene Datenmaterial diente in den 1870er und 1880er Jahren als Druckmittel für die Forderung, Ärzte in den Schulen einzusetzen. An dieser Stelle soll nun nicht mehr der diskursiv-politische Aspekt der Untersuchungen im Vordergrund stehen. Vielmehr geht es um die Beantwortung der Fragen, was und wie die Ärzte in den Schulen arbeiteten, welche Methoden sie für die Untersuchungen anwandten und auf welche Normalitätskonzeptionen sie ihre ärztliche Definitionsarbeit abstützten.

Anlässlich der an Kindern vorgenommenen Augenuntersuchungen kristallisierte sich im Verlauf des 19. Jahrhunderts ein exakt definierter Normalitätsbegriff heraus. Normalität bezog sich in diesem Fall auf ein konkretes Organ, das Auge. Die Sehschärfe der Augen stellte eine messbare und auf einer Zahlenskala verzeichenbare Grösse dar. «Normal» waren gemäss dieser Skala alle Augen, die eine Sehschärfe von 1,0 aufwiesen. Diese Grösse ergab sich aus der Annahme, dass das menschliche Auge Gegenstände scharf sehe, die ihm unter einem Winkel von einer Minute (1/60°) erschienen.[2] Hier jedoch die genaue Erklärung eines zeitgenössischen Experten: «Was nun die Refraktion des normalen sogen. emmetropen Auges betrifft, so muss dasselbe so gebaut sein, dass das Bild eines fern gelegenen, fixierten Gegenstandes sich beim Ruhezustande des Auges gerade auf der lichtempfindenden Membran, auf der Netzhaut entwickelt. Dies ist aber nur dann der Fall, wenn die Strahlen, welche von den einzelnen Punkten dieses fernen Gegenstandes ausgehen, sich wiederum je in einem Punkte auf der Netzhaut vereinigen. Strahlen, die von einem fernen Punkte ausgehen, treffen das Auge annähernd parallel. Es müssen also in einem normalen ruhenden Auge parallel auffallende Strahlen sich in einem Punkte der Netzhaut vereinigen. [...] Ein normales Auge sieht also ferne Gegenstände deutlich und ohne jegliche Anstrengung bei seiner Ruhelage. Was kann nun ein normales emmetropes Auge leisten? Das Minimum an Sehkraft, welches wir von einem normalen Auge verlangen können, ist das, dass es Gegenstände, die ihm unter einem Winkel von einer Minute erscheinen, noch scharf und deutlich sehen kann.»[3] Eine Abweichung vom Skalawert 1,0 bedeutete, dass eine Myopie (Kurzsichtigkeit, Skalawert unter 1) oder Hypermetropie (Weitsichtigkeit, Skalawert über 1) vorlag.

Für Kinder musste dieses Normalitätskonzept jedoch modifiziert werden, und zwar gemäss einem, wie Jürgen Link dies ausdrückt, «flexiblen Normalismus».[4] Verschiedene zeitgenössische Augenärzte hatten nämlich festgestellt, dass Kinder in der Regel besser sahen als Erwachsene.[5] Da sie bei Kindern am häufigsten eine Sehschärfe von ca. 1,25 festgestellt hatten, passten sie den Normalitätsbegriff kurzerhand der grössten statistischen Häufung an. Demnach galten alle Kinderaugen als «normal», die auf der Skala zwischen 1,0 und 1,75 erschienen. «Anormal» war alles, was sich gegen oben oder unten von den festgelegten Grenzwerten abhob. Wie kam es nun zu dieser Neuorientierung in bezug auf die kindliche Sehschärfe?

In der Augenheilkunde waren seit den 1860er Jahren verschiedene neue Diagnose- und Untersuchungstechniken entwickelt worden. Eine wichtige Neuerung stellte dabei die Verwendung von Atropin und das damit zusammenhängende verstärkte Interesse am Phänomen der Weitsichtigkeit dar. Bis in die 70er Jahre war der Hypermetropie von Schülerinnen und Schülern noch wenig Aufmerksamkeit geschenkt worden. Im Zentrum der Untersuchungen, vor allem aber der politischen Argumentationen hatte die – vermeintlich in der Schule erworbene – Kurzsichtigkeit gestanden. Ein Pionier der Hypermetropieforschung war Friedrich Erismann. Der spätere Vorstand des Gesundheitswesens in Zürich untersuchte 1871 in St. Petersburg die Augen von 4'368 Kindern. Dabei stufte er rund 44%, also knapp die Hälfte der von ihm über alle Klassenstufen untersuchten Kinder als hypermetrop ein. In den untersten Klassen sei der Anteil der Hypermetropen sogar bei zwei Dritteln gelegen. Friedrich Erismann ging als einer der ersten Augenärzte davon aus, dass die Hypermetropie (Sehschärfe über 1,0) als Normalzustand jugendlicher Augen zu interpretieren sei. Erst mit zunehmendem Alter und vor allem ansteigender Klassenstufe würden viele dieser vormals weitsichtigen Kinder kurzsichtig.[6] Dies wiederum vermochte der damaligen (politischen) Argumentation Auftrieb zu geben, dass der anhaltende Schulbesuch schädlich für die Kinderaugen sei.

In anderen Untersuchungen bekamen Kinder, welche später als hypermetrop eingestuft wurden, oftmals die Diagnose zu hören, sie seien normal- oder gar kurzsichtig. August Siegrist, Dozent für Augenheilkunde in Basel und Mitglied der «Schweizerischen Gesellschaft für Schulgesundheitspflege», erklärte sich diesen Umstand folgendermassen: Sowohl bei der Hypermetropie als auch bei der Myopie entstehe auf der Netzhaut ein verschwommenes Bild. Bei der Hypermetropie falle der Brennpunkt der von einem fernen Gegenstand ausgehenden Strahlen hinter die Netzhaut, bei der Myopie davor. Die Diagnose einer Hypermetropie gestalte sich als äusserst schwierig, da das hypermetrope Auge im Gegensatz zum myopen Auge in der Lage sei, sich durch den Ziliarmuskel selber zu korrigieren. Dieser Vorgang könne nur durch einen Kunstgriff unterbrochen werden: Atropin, vor der Untersuchung ins Auge geträufelt, lähme den Ziliarmuskel über eine gewisse Zeit. Und diese Lähmung wiederum ermögliche die Bestimmung der eigentlichen Sehschärfe.[7]

Die «Entdeckung» einer Weitsichtigkeit bei Kindern führte wie bereits erwähnt dazu, den Normalitätsbegriff den neuen Gegebenheiten anzupassen. Konkret

hiess das, dass eine kindliche Sehschärfe von 1,0 sogar klar am unteren Limit der Normalitätsskala lag: «Als minimale Forderung zur Qualifikation als ‹normal› – das muss doch noch hervorgehoben werden, da hiervon ganz wesentlich die Häufigkeit der gefundenen Anomalien abhängt – verlangen wir Sehschärfe = 1,0 = für ein gesundes jugendliches Auge eine ganz mässige Leistung. Das gewöhnliche [also das normale] ist S = 1,25 bis 1,75.»[8]
Obwohl Normalität in bezug auf die Augen als klar definierbarer Wert erscheint, blieben weder die Methoden zur Eruierung der Werte noch die Interpretation dieser Werte über die Jahre hinweg dieselben. Unterschiedliche Prämissen und verschiedene neue Diagnosetechniken waren aber nicht die einzigen Gründe, weshalb Normalität in bezug auf die kindlichen Augen keinen statischen Charakter hatte. Die Interpretationsmodi der Untersuchenden schienen ebenfalls eine entscheidende Rolle für die Erfassung der Nichtnormalen gespielt zu haben.

Untersuchungsmethode

Für den Augentest mussten die Erstklässlerinnen und Erstklässler, ein Auge abgedeckt, aus einer genau festgelegten Entfernung eine Tafel fixieren, auf der verschieden grosse sogenannte Gabeln abgebildet waren (vgl. Bild 17, S. 144).[9]
Die Gabelsehtafeln hatten den Vorteil, dass sie von den gerade erst schulpflichtig gewordenen und in der Regel noch nicht schreib- und lesekundigen Kindern weder die Kenntnis von Buchstaben noch Zahlen verlangten, wie es bei herkömmlichen Tafeln der Fall war.[10] Durch das Ausstrecken des Armes nach links, rechts, unten oder oben sollten die Kinder anzeigen, in welche Richtung die von dem beziehungsweise der Untersuchenden ausgewählten Gabelspitzen jeweils wiesen. Die Sehkraft wurde aufgrund der kleinsten noch korrekt erkannten Gabel bestimmt.[11] Erkannten die Kinder Nr. 5 auf der Sehtafel, verfügten sie über eine Sehschärfe von 1,0 und galten demgemäss als normalsichtig.[12] Ergab die Voruntersuchung hingegen einen Befund, welcher nicht im statistischen Normalfeld lag, wurden die Kinder an den Augenarzt Adolf Steiger verwiesen. Steiger war ein von der Stadt im Nebenamt angestellter Schularzt, der in seiner Praxis an der Bahnhofstrasse 94 weitere Abklärungen vornahm.[13]
In den ersten Jahren nach der Eingemeindung waren die Lehrerinnen und Lehrer für die Voruntersuchungen der Kinder zuständig, was Augenarzt Steiger jedoch nicht zu befriedigen vermochte. Steiger beklagte sich, dass die Lehrkräfte, anstatt die Kinder kommentarlos an ihn weiterzuleiten, oftmals eine Diagnose stellten, die sich in der Folge als unrichtig erweise.[14] Zudem sprach er den medizinisch nicht geschulten Lehrerinnen und Lehrern die Fähigkeit zur Früherkennung möglicher Schädigungen ab.[15] Diese Kompetenzstreitigkeiten führten dazu, dass die Voruntersuchungen mit der Schaffung der Stadtarztassistenzstelle 1898 direkt

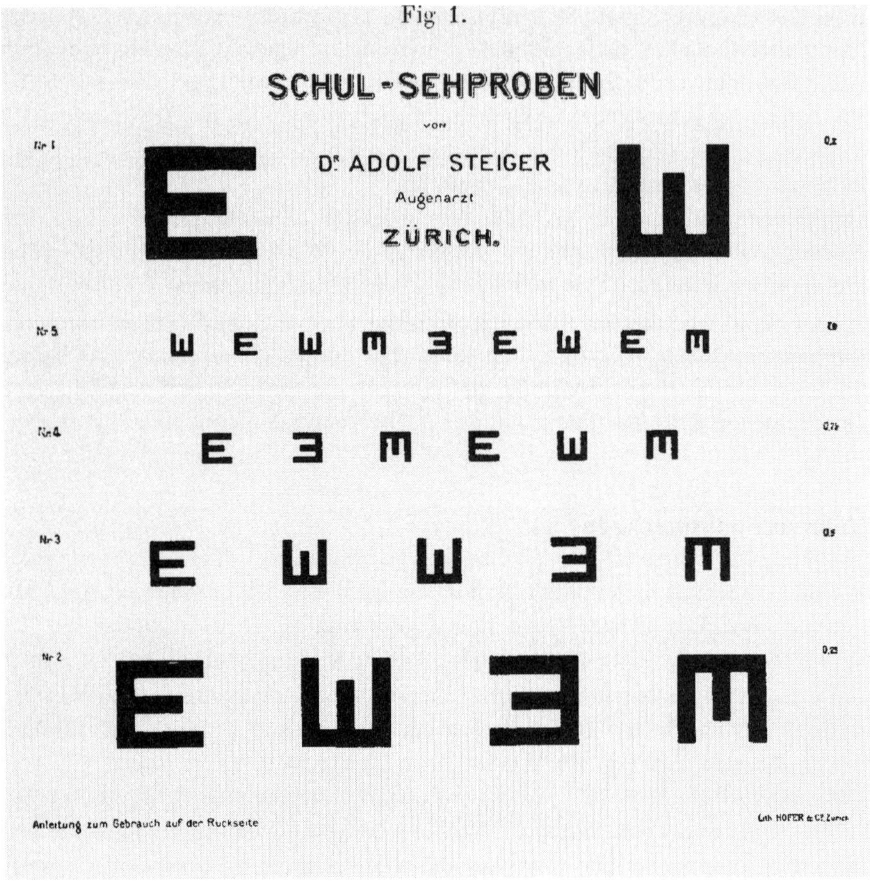

Bild 17: *Rechts, links, oben, unten: bei der Augenuntersuchung müssen die Kinder die Richtung der ausgewählten «Gabel» anzeigen.*

durch den Stadtarztassistenten vorgenommen wurden. Gemäss den Statistiken sonderte das Lehrpersonal weit weniger Kinder für eine Spezialuntersuchung aus als später die jeweiligen medizinisch ausgebildeten Stadtarztassistenten. Von 1895–1897 lag der prozentuale Anteil der an den Spezialuntersuchungen teilnehmenden Erstklässlerinnen und Erstklässler jeweils unter 27%, 1895 betrug er gar nur 18%. Als hingegen Stadtarztassistent Müller im Schuljahr 1898/99 erstmals die Voruntersuchungen durchführte, erschienen 28,4% aller Schulanfängerinnen und Schulanfänger in Steigers Praxis. Und unter Müllers Nachfolger Max Kruker konsultierten in den Schuljahren 1899/1900 bis 1901/02 jeweils 34,5%, 31,7% und 35,7% den Spezialisten Steiger.[16] Diese Tendenz erklärt,

Tab. 3: Statistik über die Augenuntersuchungen beim Eintritt in die Primarschule

Schuljahr	Voruntersuchte (n)			Spezialistisch Untersuchte (n)
	Männlich	Weiblich	Total	Total
1894–1895	946	997	1'943	476
1895–1896	975	1'022	1'997	361
1896–1897	1'190	1'147	2'337	536
1897–1898	1'246	1'227	2'473	657
1898–1899	1'309	1'358	2'667	757
1899–1900	1'272	1'353	2'625	906
1900–1901	1'458	1'516	2'974	942
1901–1902	1'476	1'455	2'931	1'036
1894–1902	9'872	10'075	19'947	5'671

Schuljahr	«Anormale» (n)			«Anormale» (%)		
	Männlich	Weiblich	Total	Männlich	Weiblich	Total
1894–1895	173	197	370	18,3	19,8	19,0
1895–1896	127	163	290	13,3	15,9	14,5
1896–1897	163	219	382	13,7	19,1	16,4
1897–1898	197	237	434	15,8	19,3	17,6
1898–1899	220	288	508	16,8	21,2	19,0
1899–1900	273	304	577	21,5	22,5	22,0
1900–1901	286	329	615	19,5	21,7	20,6
1901–1902	299	332	631	20,2	22,8	21,5
1894–1902	1'738	2'069	3'807	17,6	20,5	19,0

Quelle: Steiger, Zweck, S. 66.

weshalb in den Jahren 1894/95 bis 1896/97 in der aufgeführten Statistik weniger Kinder zu den «Anormalen» gezählt wurden als in den darauffolgenden Jahren (Tab. 3).

Die Tatsache, dass bezüglich der Sehschärfe mehr Mädchen als Knaben als «anormal» eingestuft wurden, fand bei Steiger zwar explizite Erwähnung, wurde jedoch in keiner Weise interpretiert. Steiger bemerkte lediglich, dass das «weibliche Geschlecht» eher zu Astigmatismus neige.[17]

Vor der Eingemeindung, als in der Altstadt noch die Universitätsprofessoren für Ophthalmologie Friedrich Horner und Otto Haab die Untersuchungen leiteten, waren ungefähr gleich viele Kinder für eine Spezialuntersuchung vorgemerkt worden wie unter dem Stadtarztassistenten Max Kruker. Zwischen 1886 und 1888 sonderten Horner und Haab jeweils 29%, 33% und 36% der Kinder als «abnorm oder unsicher» aus. Diese Kinder seien ausnahmslos alle ein weiteres Mal genauer untersucht worden.[18] Die lückenlose Zweituntersuchung der Kinder mag insofern erwähnenswert sein, als eine solche nach der Eingemeindung nie mehr erreicht werden konnte.

Erweiterung des medizinischen Marktes durch spezialärztliche Untersuchungen?

Die Häufigkeit, mit welcher die zur Spezialuntersuchung aufgebotenen Kinder auch nach der Eingemeindung zu derselben erschienen, ist recht erstaunlich. Nur gerade zwei bis knapp vier Prozent von ihnen liessen sich nicht bei Steiger blicken.[19] Es scheint den Eltern eine Selbstverständlichkeit gewesen zu sein, ihr Kind von einem Facharzt begutachten zu lassen. Finanzielle Überlegungen – die ärztliche Konsultation war nur in «Fällen von Dürftigkeit» unentgeltlich[20] – haben die Eltern offenbar nicht vom Arztbesuch abgehalten. Wahrscheinlich trug der offizielle Charakter einer solchen Untersuchung zur Kooperation der Eltern bei. Nach den Voruntersuchungen wurden nämlich die Befunde der als «anormal» oder «zweifelhaft» beurteilten Kinder in der Kanzlei des Schulwesens aussortiert.[21] Danach erfolgte eine Aufforderung an die Eltern, mit ihren Kindern in Steigers Praxis zu erscheinen. Im direkten Gespräch mit dem Arzt, so Steiger, würden die Eltern «Zutrauen zu den Anordnungen»[22] gewinnen. Steiger setzte grossen Wert auf die «Belehrung»[23] der Eltern. Sie betrachtete er als das eigentliche Problem, nahmen doch die Schulbehörden ihre Verantwortung bereits wahr, um die möglichen Augenschäden der Schulkinder zu begrenzen: «So lange das Verständnis in den einzelnen Familien zu gering ist, so lange hat die Schule in die Lücke zu treten, um auf bestehende und drohende Schäden aufmerksam zu machen, um so mehr als sie ja wenigstens teilweise mitschuldig ist an diesen Schäden und zudem selbst ein grosses Interesse an der Besserung der Verhältnisse hat. Dabei muss ein inniger Kontakt geschaffen werden zwischen Schule und Haus, damit sich die beidseitigen Bestrebungen nicht durchkreuzen, sondern ergänzen.»[24]
Die Beratung der Eltern setzte eine Diagnose voraus. Steiger bestimmte die maximale Sehschärfe der Kinder, wobei die Resultate gemäss seinen Ausführungen bei sechs- bis siebenjährigen Kindern nicht immer über alle Zweifel erhaben waren. Er unterzog jedes sehschwache Auge einer Untersuchung mit dem Ophthalmometer hinsichtlich einer allfälligen Hornhautverkrümmung. Steiger nahm jedoch keine therapeutischen Funktionen wahr; er sah sich ausschliesslich als ärztlicher Berater der Eltern. Für die therapeutischen Massnahmen verwies er auf Privataugenärzte oder auf die Augenpoliklinik der Universität.[25]

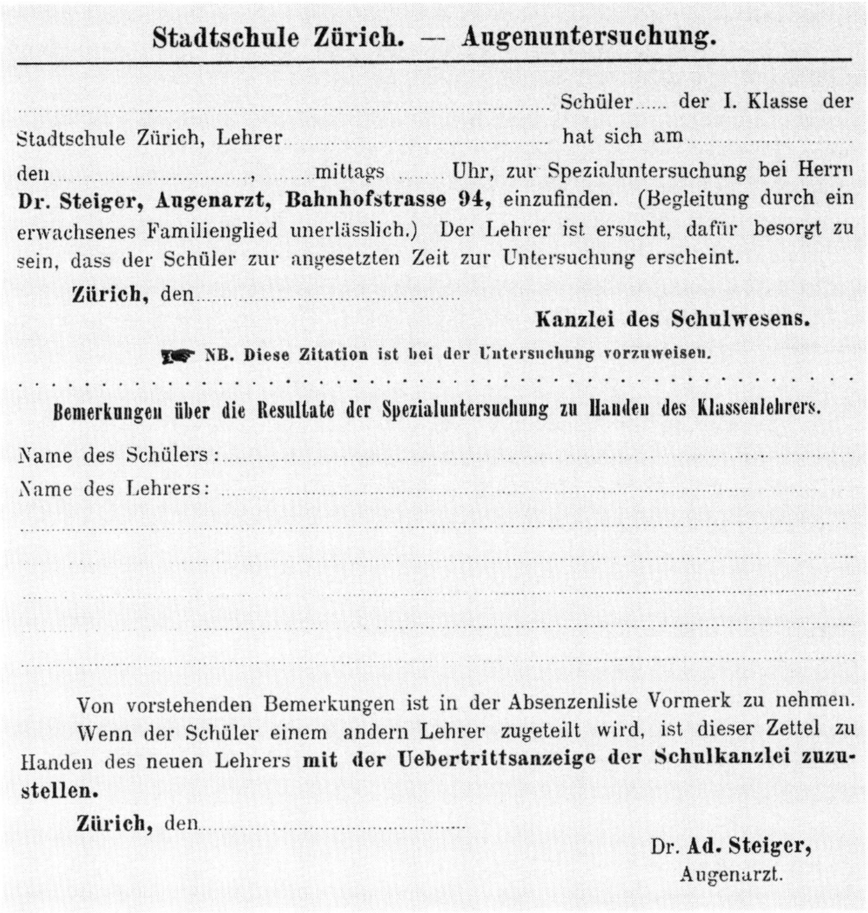

Stadtschule Zürich. — Augenuntersuchung.

……………………………… Schüler…… der I. Klasse der Stadtschule Zürich, Lehrer……………………… hat sich am……………… den……………………, ……… mittags ……… Uhr, zur Spezialuntersuchung bei Herrn **Dr. Steiger, Augenarzt, Bahnhofstrasse 94,** einzufinden. (Begleitung durch ein erwachsenes Familienglied unerlässlich.) Der Lehrer ist ersucht, dafür besorgt zu sein, dass der Schüler zur angesetzten Zeit zur Untersuchung erscheint.

Zürich, den………………………………

Kanzlei des Schulwesens.

☞ **NB. Diese Zitation ist bei der Untersuchung vorzuweisen.**

……………………………………………………………………

Bemerkungen über die Resultate der Spezialuntersuchung zu Handen des Klassenlehrers.

Name des Schülers: ……………………………………………

Name des Lehrers: ……………………………………………

……………………………………………………………………

……………………………………………………………………

……………………………………………………………………

……………………………………………………………………

……………………………………………………………………

Von vorstehenden Bemerkungen ist in der Absenzenliste Vormerk zu nehmen. Wenn der Schüler einem andern Lehrer zugeteilt wird, ist dieser Zettel zu Handen des neuen Lehrers **mit der Uebertrittsanzeige der Schulkanzlei zuzustellen.**

Zürich, den………………………………

Dr. **Ad. Steiger,**
Augenarzt.

Bild 18: *Ärztliches Formular zur Augenuntersuchung.*

Doch gerade im Zusammenhang mit der praktischen Umsetzung der ärztlichen Ratschläge schien die Kooperation zwischen Eltern und Arzt oftmals geendet zu haben. Es seien nämlich, so Steiger, in der Bevölkerung noch starke Vorurteile gegenüber dem naheliegendsten therapeutischen Mittel, der Brille, zu spüren gewesen. Ausserdem hätten sicherlich auch finanzielle Überlegungen mitgespielt, wenn es um einen Brillenkauf ging.[26] Adolf Steiger beklagte sich über die starken Widerstände der Eltern, ihren Kindern zu einer Brille zu verhelfen: «Und auf die Frage nach vorausgegangenen Untersuchungen [bei kurzsichtigen Kindern] antworten solche Eltern ganz naiv, sie hätten das Kind noch nie untersuchen lassen, es sei eben stark kurzsichtig und da könne man doch nichts machen, als

Brillen geben und das wollten sie durchaus nicht, sie seien ganz gegen Brillen u. s. w., wie wenn der Augenarzt aus irgend einer Schrulle oder einem Sportbedürfnis sechsjährigen Kindern Gläser verordnete.»[27]
Die Eltern nahmen zwar das Angebot für eine ärztliche Beratung rege in Anspruch. Dies lässt sich aufgrund der ärztlich erstellten Statistiken belegen. Die Umsetzung der ärztlichen Anweisungen aber unterstand weder einem Zwang noch einer ärztlichen Kontrolle. Deshalb sind für dieses Segment ärztlicher Tätigkeit keine statistischen Werte greifbar. Wie begründet die Klagen der Ärzte waren, dass ihre Ratschläge nicht ausgeführt wurden, ist unklar. Unterstützt werden sie jedoch durch weitere Bemühungen der Ärzteschaft, ihren Einflussradius auf Schule und Kinder zu vergrössern. Steiger verwies nämlich in seinen Publikationen auf zwei Handlungsdispositive. Das erste betraf die Lehrerinnen und Lehrer. Sie sollten für Anliegen der Hygiene sensibilisiert werden und ihren Einfluss auf die Eltern nutzen, aber auch selber zu hygienischem Handeln angehalten werden. Das zweite bestand darin, die Untersuchungen nach einer gewissen Zeit zu wiederholen und somit die ärztliche Kontrolle auszudehnen.

Lehrerinnen und Lehrer aus ärztlicher Sicht: Dilettanten und Mittel zum Zweck

Die für die Augenuntersuchungen zuständigen Ärzte betrieben nicht nur Aufklärungsarbeit gegenüber den Eltern der Kinder, sondern ebenso gegenüber den Lehrerinnen und Lehrern. In einem Formular informierte Adolf Steiger die Lehrkräfte jeweils schriftlich über die Ergebnisse seiner Untersuchung. Damit verbunden waren klare Anweisungen zu den in der Schule zu ergreifenden Massnahmen: «Die blosse Diagnose nützt dem Lehrer wenig oder gar nichts. Wenn aber ein guter Platz verlangt wird für das schlechtsehende Kind, oder strengste Kontrolle über die Haltung –, wenn darauf aufmerksam gemacht wird, dass bei häufigem Auftreten von Kopfschmerzen oft mit einer Brille Erleichterung oder Heilung verschafft werden kann – wenn der Lehrer orientiert wird über die Notwendigkeit einer Behandlung und gestützt auf die ärztliche Untersuchung die Eltern zu einer solchen veranlasst u. s. w., dann haben die Untersuchungen sicher einen grossen praktischen Wert.»[28]
Mit dieser Informationspolitik knüpfte Adolf Steiger stark an diejenige Friedrich Horners an. Horner hatte bereits in den 1880er Jahren eine Anleitung für das zürcherische Lehrpersonal zum Umgang mit sehbehinderten Kindern verfasst.[29] Darin forderte er die Lehrerinnen und Lehrer auf, weitsichtige Kinder besonders zu schonen und «schonend zu beurteilen», weil sie «auch beim besten Willen beim Zeichnen, Nähen, überhaupt bei jeder Arbeit von feiner Beschaffenheit» Fehler machen würden, welche «gesunden» Kindern nicht unterliefen.[30]

Auch auf kurzsichtige Kinder sollte Rücksicht genommen werden. Schwach kurzsichtige Kinder sollten in die Nähe der Tafel gesetzt werden, an möglichst helle Plätze. Damit sie beim Lesen eine gute Haltung bewahren konnten, sollte ihnen im Gegensatz zu den andern Kindern erlaubt sein, ihr Buch in die Hand zu nehmen, um es näher an die Augen zu führen. Den Unterricht galt es zudem stärker über akustische denn visuelle Elemente zu gestalten. Und die Kinder sollten bei schlechten Lichtverhältnissen von jeglicher Arbeit befreit werden.

Stark kurzsichtigen Kindern gegenüber schienen besondere Vorkehrungen geboten. Diese Kinder sollten nicht nur eine Brille tragen, spezielle «Geradhalter» sorgten zudem für eine aufrechte Haltung.[31] Unter einem solchen «Geradhalter» hat man sich ein T-förmiges Gestell vorzustellen, das im obersten Fünftel in einem rechten Winkel abgebogen ist. Dieses Gestell wurde am Tischrand montiert, so dass es den Kindern bis knapp über die Brust reichte. Der «Geradhalter» verunmöglichte es ihnen, sich beim Schreiben nach vorne zu beugen.

Das Ziel von Horners und Steigers Informationspolitik war, die Lehrerinnen und Lehrer als verlängerten Arm der Schulhygiene heranzuziehen, gleichermassen als Ausführer der ärztlich verordneten hygienischen Anweisungen wie als vermittelnde Instanz zwischen Arzt und Eltern.

Das Anliegen der Ärzte ging aber über ein rein medizinisches oder hygienisches hinaus. Sie wollten ungerechtfertigten Beurteilungen der schulischen Leistungen kurz- und weitsichtiger Kinder vorgreifen. Steiger umschrieb seine Motivation damit, verhindern zu wollen, dass das Lehrpersonal den «Charakter» und die «Fähigkeiten eines Kindes» falsch einschätze, das aufgrund seiner Sehschwäche Mühe habe, dem Unterricht zu folgen.[32] Dem Augenarzt ging es um eine ärztliche Einflussnahme auf die pädagogischen Beurteilungskriterien. Die Kinder sollten nicht ausschliesslich anhand der erbrachten Leistungen, sondern auch unter Berücksichtigung ihrer körperlichen Möglichkeiten oder Handicaps beurteilt werden. Und für letzteres war die Kompetenz eines Arztes vonnöten.

So legten die Augenärzte den Lehrerinnen und Lehrern gegenüber eine äusserst ambivalente Haltung zutage. Ging es um die Aufklärung der Eltern, zählten sie auf die Mitarbeit des Lehrpersonals. Gleichzeitig zweifelten sie die fachlichen Kompetenzen der Lehrerinnen und Lehrer an, und zwar sowohl im Hinblick auf deren pädagogisches Fachwissen als auch in bezug auf deren Kompetenzen in Hygienefragen. Besonders deutlich zeigte sich dieses Misstrauen im Umstand, dass Steiger die Lehrerinnen und Lehrer als gänzlich unfähig erachtete, die Augenvoruntersuchungen durchzuführen.

Im Endeffekt ging es den Ärzten darum, ihren Expertenstatus gegenüber den Lehrerinnen und Lehrern zu behaupten: Sobald dem Gesundheitsamt mit der Schaffung der Stadtarztassistenzstelle genügend Kapazitäten zur Verfügung standen, übernahm der Amtsarzt die vormals von Lehrern durchgeführten Voruntersuchungen aller Erstklässlerinnen und Erstklässler.[33]

Ausdehnung der Reihenuntersuchungen

Seit dem Schuljahr 1899/1900 wurden die Schulkinder auf Veranlassung Adolf Steigers in der sechsten Klasse ein weiteres Mal untersucht.[34] Damit kehrte man in Zürich bei den Augenuntersuchungen vollends zu den Verhältnissen von 1888/89 zurück, als Otto Haab die Sechstklässlerinnen und Sechstklässler in der Altstadt untersucht hatte.

In der erneuten Ausdehnung der Untersuchungen widerspiegeln sich verschiedene Absichten. Zunächst hatten die Eintrittsuntersuchungen ja dem Zweck gedient, die Schule vom Vorwurf der Gesundheitsschädigung zu befreien. Darüber hinaus ging es aber ebenso um die langfristige statistische Erfassung aller Schulanfängerinnen und -anfänger wie um eine nachhaltige medizinische Kontrolle der Kinder.[35] Denn, so wurde im Geschäftsbericht der Zentralschulpflege von 1899 argumentiert, gerade die Kinder der sechsten Primarklasse seien in einem Alter, in dem sich erfahrungsgemäss viele neue Myopien einstellten. Hygienische Ratschläge, die jedoch nicht weiter erläutert wurden, täten hier Not, um ein rasches Fortschreiten der Kurzsichtigkeit zu verhindern.[36] Die sechste Klasse bot sich gemäss Steiger zudem gerade insofern zur ärztlichen Zweituntersuchung an, als sich den Kindern mit dem Übertritt in die Oberstufe eine erste Weiche für den späteren Lebensweg stellte: «Wenn es nun freilich seine Nachteile haben mag, für die Beeinflussung der Berufswahl zu früh zu kommen bei diesen zweiten Untersuchungen, so sehen wir darin wenigstens einen kompensatorischen Vorteil, dass etwa aufkeimenden Wünschen noch rechtzeitig entgegengetreten werden kann, noch bevor der Junge sich eine bestimmte Laufbahn so sehr in den Kopf gesetzt hat, dass schwerere Konflikte entstehen müssen, bei denen erfahrungsgemäss die Eltern allzuleicht die guten Ratschläge des Arztes den Wünschen ihres Söhnchens opfern.»[37]

Laut dem Geschäftsbericht der Zentralschulpflege von 1899 sollen die Eltern gerade diese Beratungsfunktion des Augenarztes in Berufsdingen sehr geschätzt haben,[38] obwohl um die Jahrhundertwende kaum nur die Sehschärfe das bestimmende Kriterium für den Entschluss, Kinder nach der Primarschulzeit in eine höhere Schule zu schicken, darstellte. Eine höhere Schule kam für Kinder der Unterschichten allein schon aus finanziellen Überlegungen nur selten in Betracht.[39]

Die Untersuchung in der sechsten Klasse verlief ähnlich wie diejenige in der ersten Klasse. Nach der ärztlichen Voruntersuchung durch den Stadtarztassistenten übernahm wiederum Steiger die Spezialuntersuchungen. Er empfing in seiner Praxis alle Kinder, die bereits in der ersten Klasse bei ihm gewesen waren. Zusätzlich schickte der Stadtarztassistent diejenigen Kinder, welche sich bei einer erneuten Voruntersuchung als «anormal» oder «unsicher» erwiesen hatten, zu ihm.[40] Im ersten Untersuchungsjahr war die Bereitschaft der für die Unter-

suchung aufgebotenen Kinder beziehungsweise deren Eltern, sich bei Steiger einzufinden, mit 97% wiederum sehr hoch.
In seinen Statistiken unterteilte Steiger die Kinder der sechsten Klasse in die Kategorien «a) 1894 anormal und inzwischen normal geworden, b) 1894 normal und seither anormal geworden, c) 1894 anormal und seither anormal geblieben».[41] Am häufigsten war die Variante c, gefolgt von b. Rund 15% im ersten, 10% im zweiten Untersuchungsjahr der vormals als «anormal» eingestuften Kinder wiesen nach der Primarschulzeit wieder eine «normale» Sehschärfe auf.[42] Eine solche Normalisierung im Sinn eines Wiedererlangens einer als «normal» definierten Sehkraft entsprach dem Idealfall. Sie wurde in Fällen von geheiltem Akkomodationskrampf auf das Befolgen der guten Ratschläge und Ermahnungen zurückgeführt.[43]
Die Normalisierung der Sehkraft im Lauf der Schulzeit entsprach aber keineswegs der (statistischen) Regel. Wer bezüglich seiner Augen «anormal» war, kam im Verlauf der Schulzeit meist nicht wieder aus diesem Definitionsraster heraus. Obwohl sich die Abweichung von einem Normalzustand lediglich auf ein Organ der Kinder bezog, es sich also um eine partielle Abweichung handelte, konnte sie für die Betroffenen unangenehme Konsequenzen haben: Brillentragen war mit Vorurteilen und hohen Kosten verbunden. Wer jedoch keine Brille zur Verfügung hatte, war unter Umständen nicht in der Lage, dem Unterricht in derselben Weise zu folgen wie die «normalen» oder die mit Sehhilfen ausgestatteten Mitschülerinnen und Mitschüler.
Die Reihenuntersuchungen umfassten nun aber nicht nur die Seh-, sondern gleichermassen die Hörorgane der Kinder.

4.2 Ohrenuntersuchungen

Auch bei den Ohrenuntersuchungen wurde die «Normalität» als messbare Grösse gehandhabt. Als «normal» hörend galten Kinder, die in einem geschlossenen Raum jeweils mit einem Ohr im Flüsterton gesprochene Zahlen auf eine Distanz von zehn Metern verstanden. Abweichungen vom «normalen» Zustand interessierten nur nach unten. Wer die Zahlen aus einer geringeren Entfernung als zwei Meter nicht verstehen konnte, galt als «stark schwerhörig». Betrug die Distanz zwei bis vier Meter, waren die Kinder «mittelstark schwerhörig». Bei Entfernungen zwischen vier und zehn Metern lautete der Befund «leicht schwerhörig».[44] Alle Kinder, die unter eine dieser drei Kategorien fielen, figurierten in den Statistiken der Geschäftsberichte der Zentralschulpflege als «Anormale».
Im Gegensatz zur Kurzsichtigkeit wurde Schwerhörigkeit nicht mit schädigenden Einflüssen durch den Schulbesuch in Verbindung gebracht. Die nach der Eingemeindung der Vororte konsequent durchgeführten Ohrenuntersuchungen verfolgten die Absicht, vorkommende Schädigungen frühzeitig zu erkennen und

behandeln zu lassen. Die Eintrittsuntersuchungen gestalteten sich ähnlich wie diejenigen, die sich auf die Sehkraft der Kinder bezogen. Sie wurden zunächst ebenfalls von den Lehrkräften durchgeführt. Zu diesem Zweck hatten sich die Kinder in zehn Metern Distanz von ihnen aufzustellen. Danach hielten sich die Schulkinder das vom Untersuchenden abgewendete Ohr mit dem Zeigefinger zu, um dann die geflüsterten Zahlen von eins bis zwanzig laut nachzusprechen.
Nun wies dieses Testverfahren jedoch verschiedene Mängel auf. Störende äussere Einflüsse wie Lärm verfälschten die Resultate ebenso wie zu rasches oder undeutliches Sprechen der Untersuchenden. Untersuchungen, die am Nachmittag und bei grosser Hitze vorgenommen wurden, ergaben erfahrungsgemäss schlechtere Resultate als jene am Morgen.[45]
Ähnlich wie im Fall der Augenuntersuchungen schickten die Lehrerinnen und Lehrer wiederum viel weniger, das heisst prozentual etwa halb so viele Kinder zur Spezialuntersuchung, als der Stadtarztassistent es seit 1898 tat.[46]
Mit der Übernahme der Voruntersuchung durch den Stadtarztassistenten seit 1898 liess sich ein ganz wesentlicher Unsicherheitsfaktor in den Voruntersuchungen ausschalten: die Heterogenität der Untersuchenden. Besonders die Tatsache, dass die Lehrerinnen und Lehrer oft selber nicht gut hörten, wie der Zürcher Ohrenarzt Otto Laubi vermerkte,[47] dürfte sich auf die Anzahl der als «anormal» bezeichneten Kinder ausgewirkt haben.

Die Spezialuntersuchungen

Grundsätzlich wurden Kinder, welche die in der Voruntersuchung vorgesprochenen Zahlen nicht verstanden, zum Spezialisten geschickt.[48] Als Spezialist fungierte seit Beginn der Reihenuntersuchungen der Ohrenarzt Otto Laubi, der seine Praxis an der Bahnhofstrasse 37 führte. Daneben kümmerten sich die Ohrenärzte Brunner an der Seidengasse 17, Hegetschwiler an der Thalgasse 39 und Rohrer am Grossmünsterplatz 9 um die als schwerhörig ausgesonderten Kinder. Die Kosten für die Konsultation gingen zu Lasten der Eltern. Falls sie dafür nicht aufkommen konnten, verwies sie Schulsekretär Zollinger an die Poliklinik im Kantonsspital. Alle oben erwähnten Ohrenärzte hatten sich zudem bereit erklärt, Kinder «unbemittelter» Eltern gegen Vorweisung einer amtlichen Empfehlung unentgeltlich zu behandeln. Für sie galten jeweils spezielle Sprechstundenzeiten.[49]
Die Bereitschaft der Eltern, ihre Kinder einer Spezialuntersuchung unterziehen zu lassen, wuchs erst im Lauf der Jahre markant an. Während sich 1894 lediglich 76,0% von insgesamt 137 als «anormal» bezeichneten Kindern von einem Spezialarzt untersuchen liessen, stieg die Prozentzahl 1895 auf 83,3% von 192, 1896 auf 90,7% von 322, 1897 auf 94,4% von 302 und 1898 auf 95% von 410

an.[50] Als mögliche Gründe des Fernbleibens wurden in den Geschäftsberichten der Zentralschulpflege Krankheit, Wegzug oder die fehlende Zeit der Eltern, ihre Kinder zu begleiten, genannt.[51] Es müssen jedoch noch weitere Gründe mitgespielt haben, genügen doch die genannten Kriterien nicht als Erklärung für ein solches Anwachsen der elterlichen Kooperation. Offenbar musste in den ersten Untersuchungsjahren zunächst eine Vertrauensbasis zwischen den Spezialärzten und den vorerst skeptischen Betroffenen geschaffen werden. Denn die Ohrenuntersuchungen stellten im Gegensatz zu den bereits seit längerer Zeit vorgenommenen Augenuntersuchungen ein Novum dar, dessen Nutzen den Eltern erst vermittelt werden musste.

Die Spezialärzte prüften in ihrer Praxis neben der Funktionsfähigkeit des Gehörs, des Gehörgangs und des Trommelfells die Nase, den Nasenrachenraum und den Rachen. Hier wurden die Ursachen für einen Teil der vorgefundenen Störungen vermutet, die nicht selten behandelt und sogar geheilt werden konnten. Insbesondere vergrösserte Rachenmandeln galten als Verursacherinnen einer ganzen Palette von Krankheiten. Neben der Verstopfung der Ohrtrompeten hätten vergrösserte Rachenmandeln verschiedenste Erkrankungen der Luftwege wie Asthma, Kehlkopf- und Lungenkatarrh begünstigt und infolge der ungenügenden Atmung und Oxidation des Blutes zu Blutarmut geführt. Deshalb propagierte Otto Laubi das Herausschneiden der Rachenmandeln «mit einigen kräftigen Messerschnitten» als geradezu ideales Mittel, all diesen Phänomenen vorzubeugen oder sie zu beheben.[52] Um einiges einfacher als dieser medizinische Eingriff gestaltete sich die Entfernung von Ohrfettpfropfen, die das Hörvermögen beeinträchtigten. In solchen Fällen half das «Ausspritzen» des Gehörganges. Otto Laubi beklagte jedoch, dass von dieser Möglichkeit viel zuwenig Gebrauch gemacht werde, und forderte Zwangsmassnahmen: «Man sollte nun meinen, dass die Eltern gerne von der gebotenen Gelegenheit, ihre Kinder von einem so leicht zu beseitigenden Leiden heilen zu lassen, Gebrauch machen würden. Dem ist nun leider nicht so. Ich möchte daher vorschlagen, dass die Eltern ein Zeugnis zu bringen hätten, dass die Pfropfen entfernt worden seien. Bei Nichtbeachtung dieser Vorschrift sollte der Schularzt das Recht haben, die Reinigung von sich aus vorzunehmen.»[53]

Die Zentralschulpflege trat jedoch auf diesen Vorschlag Laubis nicht ein. Im Gegensatz zur Läusebekämpfung, bei welcher Zwangsmassnahmen aufgrund der Gefährdung Dritter angebracht schienen, hätte eine Zwangsentfernung von Pfropfen wohl einen zu grossen Eingriff in die persönliche Freiheit bedeutet.

Als unheilbar galt die Schwerhörigkeit von Kindern, deren Trommelfell infolge fortwährender Eiterungen Löcher oder Narben aufwies. Auch in bezug auf chronische Ohrenkrankheiten waren keine lokalen Therapieformen bekannt. Chronische Ohrenbeschwerden wurden als Folge chronischer Katarrhe oder Kinderkrankheiten wie beispielsweise Masern und Scharlach betrachtet oder auf erbliche Einflüsse zurückgeführt. Sofern dem Geschäftsbericht der Zentralschulpflege von 1894 Glauben geschenkt werden kann, stellten die Gehörstörungen oftmals nur ein Problem unter anderen dar. In etwa 50% der Fälle seien zusätzlich die Augen geschädigt gewesen. Noch höher soll der Prozentsatz der zudem an einer geistigen oder körperlichen «Schwäche» leidenden Kinder gelegen haben.[54] Die Gruppe der unheilbaren oder kurzfristig nicht heilbaren Fälle machte in der ärztlichen Statistik von 1894/95 fast die Hälfte aller «Anormalen» aus.[55] Für sie und alle nicht therapierten Kinder bedeutete die Abweichung vom Normalzustand eine längerfristige oder bleibende Behinderung, die sich auf den Schulalltag auswirken konnte.

In einem Formular gaben die Spezialärzte den Lehrerinnen und Lehrern Anweisungen für den Umgang mit «schwerhörigen» Kindern. Diese Anweisungen mussten die Lehrkräfte in die Absenzenliste eintragen, um im Fall eines Klassenwechsels eine gewisse Kontinuität in der Befolgung der ärztlichen Weisungen gewährleisten zu können. Leicht «schwerhörige» Kinder sollten in der Nähe des Lehrerpults plaziert werden. Repetentinnen und Repetenten galt es wiederholt auf die Beschaffenheit ihres Gehörs zu untersuchen. Damit wollte man vermeiden, dass mögliche schulische Schwierigkeiten vorschnell auf mangelnde Intelligenz zurückgeführt wurden. Kinder, welche überhaupt keine Flüstersprache mehr verstanden, wurden meist nach einigen Monaten in einer sogenannten Normalklasse in einer Spezialklasse untergebracht.[56] Die Spezialklassen werden in Kapitel 5.3 an einem Beispiel eingehender besprochen. Für Kinder, welche gar nicht oder nur sehr schlecht sahen oder hörten, existierte in Zürich schon seit langem die «Blinden- und Taubstummenanstalt», auf die als nächstes eingegangen werden soll.

4.3 Institutionen I: die «Blinden- und Taubstummenanstalt»

Blinde und gehörlose Kinder wurden nicht in eine «Normalklasse» eingeschult. Für diejenigen unter ihnen, die als bildungsfähig erachtet wurden, stand bereits seit der ersten Hälfte des 19. Jahrhunderts die Möglichkeit offen, in die Zürcher «Blinden- und Taubstummenanstalt» einzutreten.

Initiiert hatte diese Institution die Zürcher «Hülfsgesellschaft», eine Privatvereinigung, welche sich nach den Kriegswirren der Helvetik zur Linderung der schlimmsten Not der Gemeinnützigkeit verschrieben hatte.[57] Sie hatte 1808 eine Zählung aller blinden Personen auf Kantonsgebiet veranlasst. Von den 261 erfassten Blinden wurden 43 als bildungsfähig eingestuft. Ein Jahr später gründete die «Hülfsgesellschaft» im «Haus zum roten Ochsen» in der Nähe der St.-Peters-Kirche eine «Blindenanstalt», in welche vorwiegend «bildungsfähige» Blinde aus dem ganzen Kanton aufgenommen wurden. In den nächsten knapp zwanzig Jahren verlagerte die «Blindenanstalt» ihren Standort zwei weitere Male,[58] bis sie

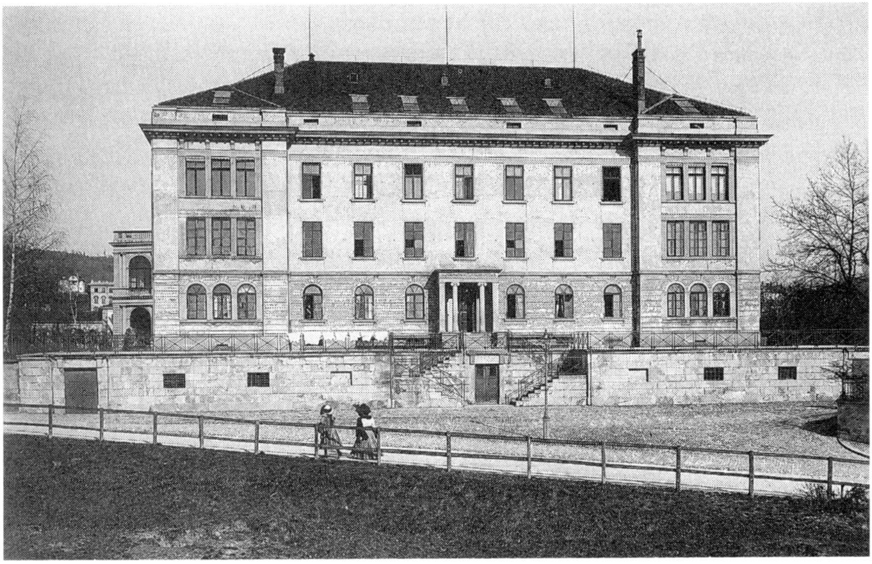

Bild 19: *Die Blinden- und Gehörlosenschule an der Künstlergasse.*

schliesslich 1838 auf dem Gebiet der heutigen Eidgenössischen Technischen Hochschule und der Universität, an der Künstlergasse, eine vorläufige Bleibe fand. Mittlerweile war im Jahr 1826 aus der anfänglichen «Blindenanstalt» die «Blinden- und Taubstummenanstalt» hervorgegangen. Zu dieser Erweiterung hatten ökonomische Überlegungen geführt.[59]
Als Gotthilf Kull 1892 sein Amt als Anstaltsdirektor antrat, war in den Organisationsstatuten vor allem eine Zielsetzung massgebend: Aufgabe der Institution war es, «die ihr anvertrauten blinden und taubstummen Zöglinge zu christlich-religiösen, sittlich guten und praktisch brauchbaren Gliedern der menschlichen Gesellschaft heranzubilden».[60] Dies sollte im Hinblick auf die zahlenmässig überwiegenden Gehörlosen durch die «sorgfältige Pflege der Lautsprache» geschehen. Die in der Anstalt erworbenen schulischen Kenntnisse sollten sich zudem im wesentlichen am Lehrplan der Zürcher Primarschule orientieren.[61]
Massgebend für den Bildungsanspruch von Gehörlosen war für Kull eine Kosten-Nutzen-Analyse: Die Schweiz zählte gemäss statistischen Erhebungen um 1905 ungefähr 900 gehörlose Kinder. Von diesen habe etwa ein Drittel zu den «schwachbegabten, beziehungsweise schwachsinnigen Taubstummen» gehört. Es war Kulls Anliegen, alle gehörlosen Kinder zu grösstmöglicher Selbständigkeit und bestenfalls zur Erwerbsfähigkeit zu erziehen, damit sie als Erwachsene nicht von der öffentlichen Hand abhängig wären: «Das Schweizervolk hat nun seit nahezu einem Jahrhundert richtig erkannt und dahin gestrebt, dass

die Taubstummen nicht die ganze Zeit ihres Lebens den Ortsarmenpflegen und dem Staat völlig zur Last fallen. Es wird vielmehr Sorge getragen, dass die Taubstummen in möglichst vermindertem Grade unterstützungsbedürftig bleiben. Es wird, ganz real und praktisch genommen, je länger je mehr allüberall erkannt, dass es eine Armenguts- und Volkswirtschaftsrechnung einfachster Art ist, lieber 8 Jahre lang die nötigen Unterrichtskosten und noch 3–4 Jahre lang ein minimes Lehrgeld zu zahlen, als so viele völlig ungebildet gebliebene menschliche Individuen für die ganze Lebensdauer ‹verkostgelden› zu müssen. Die Ausbildung und zweckmässige Verwendung auch der schwachen Kräfte ist für einen fortschrittlichen Kulturstaat vorteilhafter als deren absolute Ausschaltung und Verkümmerung.»[62]

Zu einer solchen Kosten-Nutzen-Analyse sah sich Kull veranlasst, weil blinde und «taubstumme» Kinder vom Schulobligatorium und somit vom Recht auf eine adäquate und unentgeltliche Schulbildung ausgeschlossen waren. Im «Gesetz über die Volksschule vom 11. Juni 1899» war zwar festgehalten worden, dass für die ausgeschlossenen Kinder «soweit möglich» eine besondere Fürsorge eintreten sollte.[63] Doch scheint die Praxis zuweilen anders ausgesehen zu haben. Deshalb mussten die Eltern die Ausbildung ihrer blinden oder gehörlosen Kinder weitgehend aus der eigenen Tasche bezahlen. Das Kostgeld für die Einrichtung betrug im Jahr 1906 stattliche 200 Franken zuzüglich 60 Franken für Kleidung.[64] Waren den Eltern die Kosten für eine Anstaltserziehung zu hoch, konnten sie sich mit einem Unterstützungsgesuch an die Ortsarmenpflege wenden. Kull beklagte nun, dass es Eltern gebe, die ihr Kind lieber ohne Schulbildung liessen, als «almosengenössig» zu werden.[65] Denn die Eltern wurden erst 1907 mit Artikel 275 des Zivilgesetzbuches gesetzlich verpflichtet, ihren körperlich oder geistig «gebrechlichen» Kindern zu einer angemessenen Ausbildung zu verhelfen.[66] Somit waren im Jahr 1905 von den 386 im Kanton Zürich lebenden erwachsenen Taubstummen noch 189 ohne Schulbildung aufgewachsen. Und von den 285 erwachsenen Blinden des Kantons Zürich hätten viele weder lesen noch schreiben können.[67]

Als Reaktion auf diese Zustände kämpften die Vorsteher der «Blinden- und Taubstummenanstalt» nach der Jahrhundertwende für deren Verstaatlichung.[68] Mit der Übernahme durch den Kanton sollten die anfallenden Kosten nicht mehr der Armenpflege, sondern dem Schulwesen angelastet werden können, was die Eltern vom Makel der «Almosengenössigkeit» befreien sollte.[69] Blinde und gehörlose Kinder sollten im Endeffekt durch den staatlich geregelten Bildungsauftrag das gleiche Recht auf eine adäquate Schulbildung erhalten wie alle anderen Zürcher Kinder.

Eine ideale Plattform für das Vorhaben der Verstaatlichung bot sich im Vorfeld der Abstimmung über die Erweiterung der Universität. Die Erweiterung war exakt auf dem Anstaltsareal geplant, weshalb Direktor Kull die Flucht nach vorne antrat.

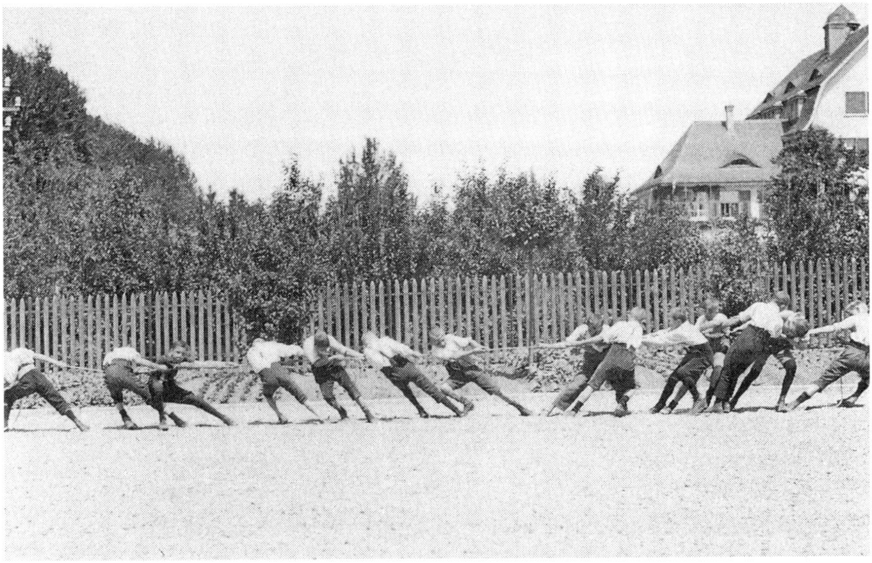

20

21

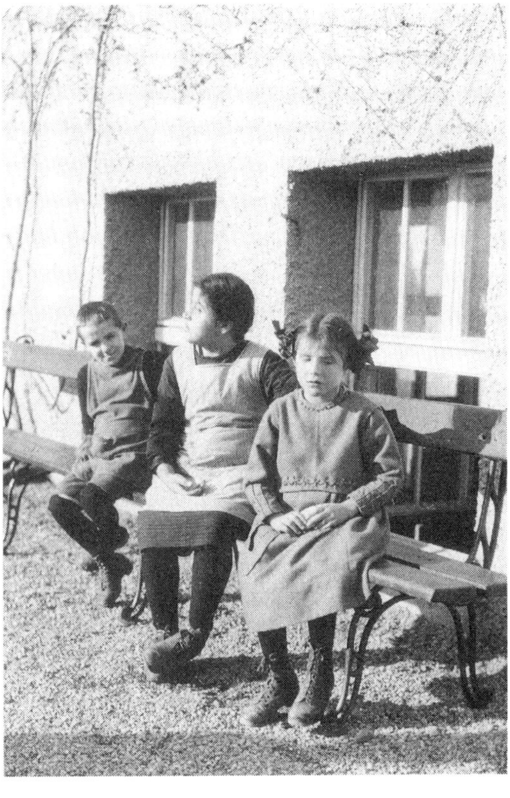

Bilder 20 und 21: *Staatliche Bildung für alle: blinde und gehörlose Kinder der kantonalen Institution an der Frohalpstrasse.*
Bild 20: *Mehr Platz zum Spielen auf dem neuen Schulareal.*
Bild 21: *Pause an der Sonne.*

Bereits seit Jahren musste Gotthilf Kull wegen Platzmangels etliche Aufnahmegesuche ablehnen.[70] Die Verstaatlichung barg nun nicht nur die Chance einer massiven Erhöhung der Anstaltsplätze, sondern, was als ebenso wichtig erachtet wurde, die Möglichkeit einer Trennung der «Blindenanstalt von der sie in ihrer Entwicklung stets behindernden Taubstummenanstalt».[71] Die Unterbringung und Ausbildung von Blinden und Gehörlosen in einer einzigen Institution schien Kull nach der Jahrhundertwende nicht mehr zeitgemäss, da die auf die jeweilige Behinderung zugeschnittenen Unterrichtsmethoden in keiner Weise miteinander in Beziehung gebracht werden konnten.
Gotthilf Kull konnte 1909 mit seinen «Zöglingen» das 100-Jahr-Jubiläum der Einrichtung feiern. Zu diesem Zeitpunkt war diese dem Kanton aufgrund der Volksabstimmung vom 26. April 1908 mit «Aktiven und Passiven unentgeltlich zu Eigentum abgetreten» worden. Kull und das in der Institution tätige Lehrpersonal unterstanden von diesem Zeitpunkt an der Zürcher Volksschule.[72] Im Jahr 1916 verlegte die nun kantonale Einrichtung ihren Standort nach einem kurzen Provisorium an der Plattenstrasse vom Universitätsareal auf den Entlisberg, an die Frohalpstrasse in Wollishofen. Eine Auftrennung der Doppelanstalt hingegen erfolgte erst 1941, als die Blindenabteilung kurzerhand aufgelöst wurde. Blinde Kinder wurden fortan in Spiez unterrichtet. Deshalb diente die Einrichtung auf dem Entlisberg nach 1941 ausschliesslich der Ausbildung gehörloser Kinder.[73]
Während blinde und gehörlose Kinder ihre gesamte Schulzeit nicht in der sogenannten Alltagsschule verbrachten, wurden als «körperlich schwach» bezeichnete Kinder nur für kurze Zeit aus der Alltagsschule herausgenommen und einer Spezialeinrichtung übergeben.

4.4 Die Ferienkolonien: eine Einrichtung mit Normalisierungspotential

Um die Jahrhundertwende stellte der schlechte Ernährungszustand vieler Kinder als direkte Folge von Armut und sozialer Not ein akutes Problem der Schulhygiene beziehungsweise der gesamten Schulpolitik dar. In den Quellen erschienen solche Kinder als «schwache» oder «schwächliche» Kinder. Sie gehörten laut Stadtarzt Leuch «den ärmsten, meist in dumpfen, überfüllten Wohnungen lebenden Volksschichten» an und seien «häufig nicht nur qualitativ, sondern auch quantitativ ungenügend»[74] ernährt gewesen. Die zeitgenössischen Ärzte stellten Fehl- oder Unterernährung, dürftige soziale Verhältnisse und Krankheit in einen direkten Zusammenhang.[75]
Den Stadtbehörden und gemeinnützigen Institutionen war die materielle Not, in der sich viele Zürcher Schulkinder befanden, nicht verborgen geblieben. Das einfachste Mittel, diesen Kindern zu neuer Kraft zu verhelfen, wurde in einer

ausreichenden Ernährung gesehen. Die kostengünstige oder unentgeltliche Abgabe von Naturalien an Bedürftige war denn auch vor allem in Notzeiten, wie zum Beispiel in Folge kriegsbedingter Versorgungsengpässe im ausgehenden 18. Jahrhundert[76] oder der Choleraepidemie von 1867, eines der ältesten Fürsorgekonzepte überhaupt. In dieser vorwiegend privaten Fürsorgetradition halfen Nahrungsabgaben an städtische Schulkinder, welche bis zur Eingemeindung in der Volksküche an der Schipfe stattfanden, über den schlimmsten Hunger hinweg.[77]

Ein ungelöstes Problem stellte dagegen die schulfreie Zeit dar: die Sonntage, vor allem aber die Schulferien. Zur Überbrückung dieser Zeit wurden Ferienkolonien betrieben. Am Beispiel der Kolonien lässt sich aufzeigen, wie ein anfänglich fürsorgerisches Konzept der Armutsbekämpfung mit Hilfe stadtärztlicher Expertise in einen hygienischen Begründungszusammenhang gestellt und in die städtische Gesundheits- und Schulpolitik integriert wurde. Der angestrebte Effekt dieser Einrichtung bestand aus hygienischer Sicht in einer möglichst weitreichenden Normalisierung des körperlichen Zustands der Kinder.

Die Rolle von Ärzten in den Ferienkolonien endete nicht mit der stadtärztlichen Gutachtertätigkeit. Ärzte nahmen zudem eine wichtige Selektionsfunktion wahr, waren doch für eine unentgeltliche Teilnahme an den Ferienkolonien mindestens zwei ärztliche Untersuchungen notwendig.

Die Idee der 1876 erstmals durchgeführten Ferienkolonien geht auf Walter Bion zurück. Bion war Pfarrer in der Predigergemeinde, der «grössten» und «ärmsten» auf damaligem Stadtgebiet.[78] Anlässlich seiner Hausbesuche und Gänge durch Zürichs Strassen musste er, so seine eigene Schilderung, feststellen, «dass viele arme Kinder ihre Ferienzeit in dumpfen Wohnungen oder auf den schwülen Strassen der Stadt ohne Aufsicht zubrachten, und so die Ferien für sie keine Wohltat waren, sondern sie in der Schule nicht nur geistig, sondern auch leiblich besser versorgt schienen».[79] Bions Anliegen war es nun, während der Schulferien eine Anzahl der «kränklichsten» unter den «ärmern, braven» Kindern in «gesunde Berg- und Waldluft zu versetzen».[80] Gesundheit als Legitimationsbasis der Ferienkolonien spielte bereits in deren Gründerphase eine zentrale Rolle. Sie bedeutete aber für Bion zunächst etwas anderes als für diejenigen Ärzte, welche später Gutachten über die gesundheitlichen Erfolge der Kolonien erstellten. Bion koppelte die kindliche Gesundheit ebenso an räumliche wie sittlich-moralische Vorstellungen; sein Gesundheitskonzept basierte auf einem ausgeprägten Stadt-Land-Gegensatz. Er erachtete die Stadt als Unort für Kinder; zum einen aufgrund der oftmals unhygienischen städtischen Wohnverhältnisse. Andererseits sollen gerade in der Ferienzeit in den «schwülen», staubigen Strassen und Gassen gesundheitliche, gleichermassen aber sittliche Gefahren gelauert haben. Im Gegensatz dazu stellte das Land – konkret die Bergwelt und die Wälder – das positiv besetzte Gegenstück dar.

Die in den Ferien mangelhafte oder gänzlich fehlende Aufsicht der Eltern sollte wie während der Schulzeit durch diejenige ausgebildeter Lehrkräfte substituiert werden. Letztere hatten sich in den Ferienkolonien «Tag und Nacht»[81] um ihre Schützlinge zu kümmern und sollten dort positiv auf die Kinder einwirken, wo die Eltern gemäss Bion versagt hatten: «Die zugleich feste und freundliche Leitung, unter der die Kinder Wochen hindurch stehen, wirkt wohltätig auf ihren Charakter ein. Sie gewöhnen sich an Gehorsam, Ordnung und Reinlichkeit, wozu sie oft bei Hause nicht in gehöriger Weise angehalten werden.»[82]

Organisierte Aufenthalte für Kinder auf dem Land gab es bereits vor 1876. Als grundlegend neu schätzte Bion die Kolonien indes ein, «weil sie von Anfang an erzieherische Zwecke ins Auge fassten und die Ferienversorgung von da an systematisch, im engsten Anschluss an die Volksschule und unter genauer Festhaltung pädagogischer Grundsätze betrieben wurde».[83]

Neben diesen erzieherischen, nicht zuletzt auch auf «sittlicher» Ebene erhofften Einwirkungen[84] sollten die Kolonien den Gesundheitszustand der Kinder verbessern. Durch ausgiebige Aufenthalte im Freien und eine «gute, kräftige, wenn auch einfache Kost»[85] erhoffte sich Bion eine nachhaltige Stärkung des kindlichen Körpers.

Diese organische Verbindung von sittlich-moralischen mit gesundheitsfördernden Absichten war im 19. Jahrhundert ein zentrales Element fürsorgerischer Konzepte, welche gemeinnützige, bürgerliche Wohltäter zur Lösung der sozialen Frage entwickelten. Die Idee, sozialen Problemen mittels individuell ausgerichteter und zeitlich begrenzter Hilfe zu begegnen, stellte aber auch für die Stadt eine mögliche Form der Sozialpolitik dar.

Die öffentliche Hand unterstützte die anfänglich private Tätigkeit Bions schon bald. 1888 erwarb die Stadt Zürich im Kanton Appenzell Ausserrhoden auf dem Schwäbrig (1'150 Meter über Meer, oberhalb von Gais) ein Haus mit ungefähr 36 Hektaren Umschwung. Dieses Gebäude stellte sie den Ferienkolonien in der Folge unentgeltlich zur Verfügung.[86] Zudem erhielten die Kolonien seit 1890 städtische und kantonale Subventionen.[87] 1897 schliesslich wurde die Stiftung der Oberaufsicht des Stadtrats unterstellt. Der Name der Einrichtung lautete nun «Ferienkolonien der Stadt Zürich und Erholungsstation Schwäbrig».[88] Als Mitglieder des Zentralvorstandes der Stiftung bestimmte der Stadtrat Stadtarzt Gottfried Leuch sowie den Vorstand des Schulwesens, Johann Caspar Grob.[89]

Die einst private Fürsorgetätigkeit Bions wurde bereits mit der finanziellen Unterstützung, in verstärktem Mass aber mit der Ausübung der städtischen Aufsichtsfunktion zum Bestandteil der städtischen Gesundheitspolitik. Wie im nächsten Abschnitt zu zeigen ist, war der Nutzen dieser Einrichtung nicht nur durch das grosse internationale Interesse, welches sie geweckt hatte,[90] sondern auch aus wissenschaftlicher Sicht belegt worden.

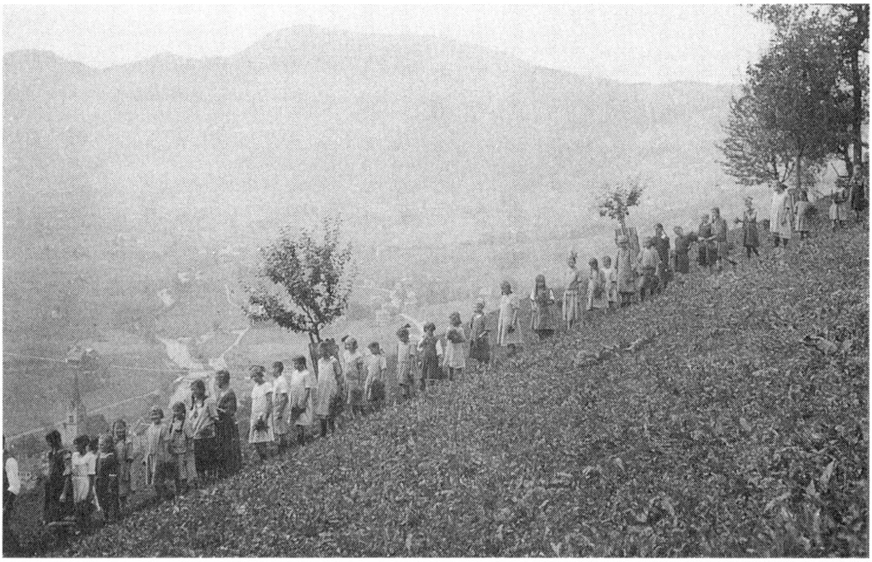

22

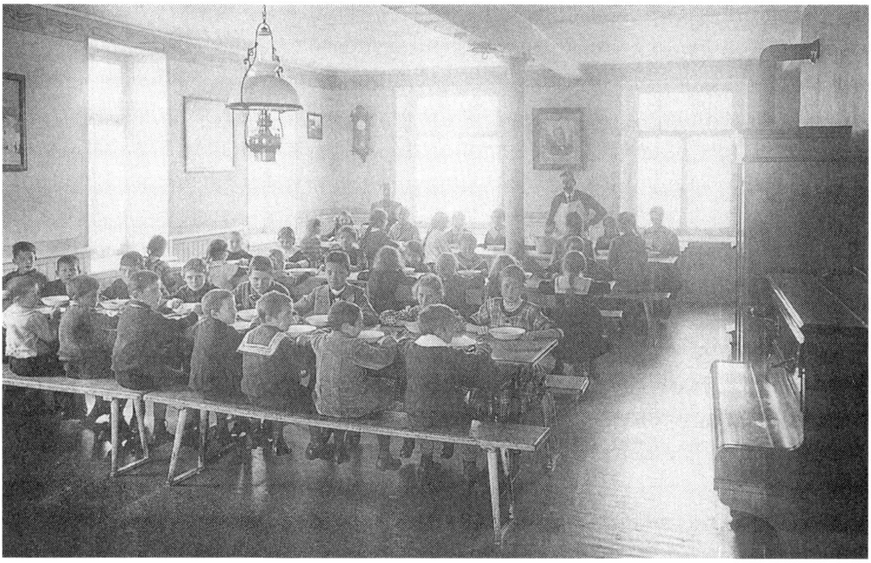

23

Bild 22: *Ferien fern der schädlichen Einflüsse der Stadt. Ausgedehnte Spaziergänge – für Stadtkinder eine Seltenheit.*

Bild 23: *Drei Wochen lang einen vollen Teller: Speisesaal auf dem Schwäbrig.*

Der Beweis des Blutes: Blutuntersuchungen als Legitimationsbasis der Ferienkolonien

Im Jahr 1895 beauftragte der Vorstand der Ferienkolonien den Stadtarzt Gottfried Leuch mit einer Studie, um den Nutzen der Kolonien «einmal in Zahlen» kennenzulernen.[91] Kritische Stimmen hatten sich zuvor dahingehend geäussert, dass die Kolonien keine bewiesenen Erfolge zeitigen würden.[92] Gefragt war deshalb nicht eine auf ausschliesslich «klinische Beobachtung»[93] beruhende Beurteilung der Sachlage, sondern deren Ergänzung durch eine noch stärker objektivierte Legitimationsgrundlage für die Einrichtung: «Der Erfolg einer gesellschaftlich bedeutsamen hygienischen Schöpfung kann indessen nicht auf Grund blosser allgemeiner Eindrücke beurteilt werden. Diese Eindrücke genügen nicht, um die Einwände derjenigen zu widerlegen, welche behaupten, dass die Erfolge der Ferienkolonien nur scheinbare seien, dass die Ferienzeit an sich auch ohne Versorgung durch Entlastung des Kindes zu der Verbesserung der Gesundheit am meisten beitrage [...]. Diese Einwände zu widerlegen, ist aber wichtig im Interesse der Bedeutung, welche die Ferienkolonien im sozialen Leben zu beanspruchen berufen sind. Objektiv bessere Kriterien zu liefern, ist Aufgabe der Wissenschaft.»[94]
Ärztliche Gutachten beziehungsweise wissenschaftliche Studien im Zusammenhang mit den Ferienkolonien wiesen zum Zeitpunkt von Leuchs Untersuchung bereits eine gewisse Kontinuität auf. Anlässlich des internationalen Kongresses für Ferienkolonien und Kinderhygiene am 14. und 15. August 1888 in Zürich hielt der Zürcher Hygieneprofessor Oscar Wyss ein Referat über den Einfluss der Ferienkolonien «in physischer Beziehung». Wyss rekurrierte dabei auf Studien zu Gewichts- und Kraftmessungen sowie zu Messungen des Brustumfanges an ehemaligen Kolonieteilnehmerinnen und -teilnehmern.[95] Zu jenem Zeitpunkt waren Körpergewichtsbestimmungen die üblichste Art, die Erfolge von Kolonieaufenthalten «in Zahlen» zu belegen. Als grosses Manko dieser Methode galt aber, dass aus physiologischer Sicht die an die Organe gebundene «Steigerung von Funktionen» mittels Gewichtsmessungen nicht eruiert werden konnte.[96] Deshalb wurden die Resultate der Körperwägungen schon bald ergänzt, beispielsweise durch diejenigen von Blutuntersuchungen. Ein Jahr nach Oscar Wyss' Referat erschien die Dissertation seines Assistenten Robert Stierlin unter dem Titel «Blutkörperchen-Zählungen und Haemoglobinbestimmungen bei Kindern». Was sollten nun solche Blutuntersuchungen beweisen?
Stierlins grundsätzlichste Prämisse war, dass «Normalwerthe» an roten Blutkörperchen und des Hämoglobingehalts Ausdruck von Gesundheit waren und dass Abweichungen von diesen Normalwerten einen «pathologischen Zustand» darstellten.[97] Solche Abweichungen konnten einerseits auf eine, wie Stierlin es ausdrückt, leichte Form der Anämie hinweisen. Andererseits nahm man an, dass abnorm tiefe Werte eine sogenannte symptomatische Anämie anzeigen konn-

ten. Die tiefen Blutwerte wären in einem solchen Fall als Symptom einer ernsthaften Krankheit wie zum Beispiel «Scrophulose»[98] zu deuten gewesen.[99] Während Stierlin implizit davon ausging, dass die leichte Anämie durch einen Ferienaufenthalt sowie durch ausreichende und ausgewogene Ernährung behoben werden konnte, bezweifelte er, dass sich die durch «die symptomatische Anämie» angezeigten Krankheiten durch einen Aufenthalt in den Kolonien heilen liessen. Er wählte deshalb für seine Untersuchungen nur Kinder aus, «deren Aussehen ein stark anämisches war», und versuchte «Fälle von symptomatischer Anämie»[100] von vornherein nicht zu berücksichtigen. In seiner Dissertation ging nun Stierlin der Frage nach dem Einfluss des Ferienaufenthaltes auf das Blut jener anämisch aussehenden Kinder nach.[101]

Stierlin gelangte zum Schluss, dass der Kolonieaufenthalt den 22 untersuchten Kindern zwar eine Zunahme der Blutkörperchenzahl beschert habe, dass aber der Hämoglobinanteil im Blut durchschnittlich unverändert und damit nach dem Aufenthalt immer noch 10–12% unter der Norm geblieben sei. Die Anämie der Kinder hätte deshalb aus medizinischer Sicht nicht behoben werden können. Trotzdem stellte Stierlin den gesundheitlichen Nutzen der Institution nicht in Frage. Denn die Vermehrung der Blutkörperchenzahl führe immerhin dazu, dass sich die gleiche Menge Hämoglobin über eine grössere Fläche verteile. Und dadurch werde der «Gaswechsel» beziehungsweise die Sauerstoffzufuhr erleichtert.[102]

Stadtarzt Leuch knüpfte nun sein vom Vorstand der Ferienkolonien in Auftrag gegebenes Gutachten von 1895 an Stierlins Dissertation an. Er überprüfte Stierlins Resultate mittels einer vervielfachten Datenmenge. Zu diesem Zweck erhöhte er die Anzahl der Probandinnen und Probanden auf 224. Dies entsprach rund der Hälfte der zehn- bis fünfzehnjährigen Kinder, welche 1895 je 22 Tage an den Ferienkolonien teilnahmen. 80 der insgesamt 445 Kinder bezahlten den Kolonieaufenthalt ganz oder teilweise. Allen andern Kindern wurden die Kosten aufgrund der finanziellen Lage ihrer Familie erlassen. Diese «Gratiskinder» interessierten Leuch in besonderem Mass: «Da diese den ärmsten Volksclassen angehörenden ‹Gratiskinder› sich durchweg aus körperlich Schwachen und schlecht Genährten rekrutirten [...] zog ich diese unentgeltlich Aufgenommenen in den Bereich meiner Untersuchungen und liess die Voll- und Theilzahler, weil deren Erholungsbedürftigkeit meist keine so ausgesprochene ist, wie die Gratiskinder, völlig unberücksichtigt.»[103]

Leuch traf also ähnlich wie Stierlin eine Vorauswahl der zu untersuchenden Kinder, bezeichnete diese aber nicht mehr explizit als anämisch, sondern als «körperlich Schwache». Er untersuchte das Blut dieser Kinder sechs Tage vor und sechs Tage nach ihrem Kolonieaufenthalt auf die Anzahl der Blutkörperchen und auf den Hämoglobingehalt.[104] Als Vergleichswerte, welche den «Normalzustand» repräsentierten, zog er den jeweiligen Durchschnittswert von je 30 «gut genährten, gesunden» Knaben und Mädchen bei.[105] Wie er diese Vergleichspersonen rekrutierte, legte er in seiner Abhandlung nicht offen. Doch stellte das Bestimmen eines verbindlichen «Normalzustandes» des Blutes ein beträchtliches Problem solcher Versuchsreihen dar. Darauf hatte bereits Stierlin hingewiesen. Die grossangelegten Blutuntersuchungen, auf welche sowohl Stierlin als auch Leuch zurückgreifen konnten, hatten den «Normalzustand» nämlich grundsätzlich mittels der durchschnittlichen Blutwerte «gesunder» Männer ermittelt.[106] Und offensichtlich variierten diese Werte je nach den verwendeten technischen Apparaturen zur Bestimmung der Blutwerte und den Umständen der Blutentnahme stark.[107] Deshalb entschied sich Stierlin, seine Normalwerte gleich selber anhand 20 «gesunder» Kinder verschiedenen Alters und Geschlechts zu ermitteln.[108] Leuch übernahm nun Stierlins Methode, erhöhte aber auch hier die Anzahl der Untersuchten auf 60.

Aufgrund der oben zitierten Aussage Leuchs, welche einen Kausalzusammenhang zwischen dem Ernährungszustand und den ökonomischen Verhältnissen der Kinder herstellt, kann man davon ausgehen, dass seine vermeintlich starken, gesunden und deshalb normalen Kinder nicht den untersten sozialen Schichten angehörten. Die Gleichsetzung von normal mit gut genährt setzte um die Jahrhundertwende einen gewissen Lebensstandard normaler Kinder voraus.

Ein weiterer Gedanke erscheint in diesem Zusammenhang angebracht. Stierlin setzte in seiner Untersuchung den «Normalzustand» des Blutes explizit mit einer anzustrebenden «Norm» gleich.[109] Leuch tat dies implizit, wie weiter unten noch ersichtlich wird, ebenfalls. Wenn nun der «Normalzustand» zur anzustrebenden Norm wird, besteht die Gefahr, diejenigen Lebensverhältnisse, welche es verunmöglichen, diesem «Normalzustand» zu entsprechen, zu pathologisieren. Daraus lässt sich wiederum ableiten, dass das Mittel zur Bekämpfung der Unterernährung aus kommunaler Sicht weniger in strukturellen Massnahmen als in einem individuellen Ansatz wie dem der Ferienkolonien gesehen wurde. In der Kausalkette Armut als Ursache von Krankheit setzte die städtische Sozialpolitik zuerst am letzten Glied, also an der Krankheit an. Stadtarztassistent Adolf Kraft sah denn in den Ferienkolonien auch eine «wertvolle Einrichtung öffentlicher Gesundheitspflege und Kinderfürsorge» sowie ein Mittel im Kampf gegen die «inneren Feinde» Krankheit und Tod.[110]

Dass eine Normalisierung der an den Kolonien teilnehmenden Kinder tatsächlich angestrebt wurde, lässt sich aus Leuchs Studie unschwer herauslesen: Leuch setzte die Blutmittelwerte der insgesamt 60 Kontrollkinder, quasi als anzustrebenden Normalwert, in einer Indexierung gleich 1000 (Tab. 4), während er im Blut der 224 Kolonieteilnehmenden tiefere Durchschnittswerte fand (Tab. 5).[111]

Interessant ist nun, welche Untersuchungsresultate Leuch in seiner Studie besonders hervorhob. Ihm war nicht die durchschnittliche Verbesserung der Blutwerte der Teilnehmenden wichtig,[112] sondern gewissermassen die *Normalisierungsdifferenz,* das heisst, er gab an, um wieviel Prozent die kindlichen Blutwerte näher

Tab. 4: Normaler Hämoglobingehalt und normale Blutkörperchenzahl

	Wert Knaben	Index	Wert Mädchen	Index
Hämoglobingehalt	92,3%	1'000	88,9%	1'000
Anzahl Blutkörperchen	5'490'000	1'000	5'283'000	1'000

Tab. 5: Durchschnittswerte bei Kolonieteilnehmern und -teilnehmerinnen

	Wert Knaben	Bezogen auf Indexwert 1000	Wert Mädchen	Bezogen auf Indexwert 1000
Hämoglobingehalt				
vor der Abreise	72,27%	783	72,99%	821
nach der Rückkehr	82,42%	894	81,25%	914
Blutkörperchen				
vor der Abreise	4'221'810	769	4'120'740	780
nach der Rückkehr	4'979'430	907	4'865'643	921

Quelle: Leuch, Erfolge.

zum Normalwert gerückt waren.[113] Die Erfolge wurden also konkret nicht an der durchschnittlichen Verbesserung der Blutwerte der erholungsbedürftigen Kinder gemessen, sondern am Normalisierungspotential der Einrichtung. Und damit konnte im Gegensatz zu den noch recht diffusen sittlich-moralischen Normalisierungsabsichten, wie sie Bion geäussert hatte, erstmals ein Normalisierungspotential quantifiziert werden.

Einen weiteren konkreten Hinweis für den Normalisierungsanspruch der Einrichtung lieferte Leuch, indem er als primäres medizinisch-hygienisches Ziel der Kolonien angab, «dass das Blut der Coloniekinder diese Mittelzahlen erreiche oder ihnen wenigstens möglichst nahe komme».[114] Mit seiner Untersuchung vermochte Leuch die Zweifel über die Erfolge der Kolonien jedoch ebenfalls nicht vollständig auszuräumen. Die Hämoglobinwerte lagen nach dem Kolonieaufenthalt immer noch ca. 10% unter dem Normwert. Deshalb wollte der Stadtarzt zumindest aufzeigen, dass die nicht übersehbare Verbesserung des Hämoglobingehaltes anhielt, selbst wenn die Kinder wieder in ihre gewohnte Umgebung zurückkehrten. Zu diesem Zweck wiederholte Leuch die Blutuntersuchung zwei und vier Monate nach der Rückkehr der Kinder. Die Teilnahmebereitschaft der ehemaligen Kolonistinnen und Kolonisten allerdings hatte sich drastisch verringert: «Zwei Monate nach ihrer Rückkehr bestimmte ich bei 55 der untersuchten Kinder abermals die Zahl der rothen Blutkörperchen und den Hämoglobingehalt in der Absicht, diese Untersuchung nach Verfluss von zwei weitern Monaten zu wiederholen. Leider erschienen zu diesem letzten Termin nur noch 34 Kinder, 20 Mädchen und 14 Knaben, so dass mein Beobachtungsmaterial gegen meinen Willen sich ganz beträchtlich reducirte.»[115]

Der von Leuch bedauerte Schwund der teilnahmewilligen Kinder mag mit der Untersuchungsmethode in Zusammenhang gestanden haben. Leuch bestellte die Kinder nämlich jeweils zu viert in seine Praxis, wo er sie mit einem Angestellten des städtischen Sanitätskorps und verschiedenen Apparaturen erwartete. Ein «rascher, tiefer Nadelstich» in die Kuppe des Ringfingers brachte das Blut zum Fliessen und die Untersuchung in Gang. Anschliessend war Leuch vollends damit beschäftigt, die Apparate mit dem nötigen Untersuchungsmaterial zu versorgen; den Sanitätsbeamten brauchte er unter anderem zur «Handhabung der Disciplin» der zu untersuchenden Kinder.[116]

Um möglichst wenig Zeit zu verlieren, bediente Leuch gleichzeitig vier Thoma-Zeisssche Apparate zur Blutuntersuchung: «So erreichte ich es, dass ich in einer Stunde bis zu sechs Kinder zu absolviren vermochte, wenn die zur Untersuchung Befohlenen pünktlich erschienen.»[117]

Die Kinder hatten in dieser Untersuchung reinen Objektcharakter. Sie mussten, da es sich um eine Massenuntersuchung handelte, möglichst rationell abgefertigt werden. Ein sichtbarer Sinn oder Nutzen dieser Untersuchungen blieb den Kindern indes verborgen. Ausserdem verminderte sich nach dem Aufenthalt in den Ferienkolonien der Druck auf die Eltern, ihre Kinder zu Leuch zu schicken, hatten diese die Kostenermässigung beziehungsweise den -erlass doch bereits bezogen.

Trotz des drastischen Schwunds seines Untersuchungsmaterials vertraute Gottfried Leuch auf den nachhaltigen Erfolg der Kolonien. Zwei Monate nach dem Kolonieaufenthalt hatte sich zwar sowohl bei den Mädchen als auch bei den Knaben ein «nicht unbeträchtliches Minus» gegenüber dem unmittelbar nach der Rückkehr aufgenommenen Blutbefund ergeben.[118] Die Werte, welche er aber vier Monate nach dem Ferienkolonieaufenthalt feststellen konnte, seien sogar über denjenigen gelegen, welche er unmittelbar nach den Ferien eruiert hatte.[119] Leuchs abschliessende These lautete: «Gestützt auf solche Erfahrungen stehe ich als Arzt und Hygieniker keinen Augenblick an, die Feriencolonien als eine der segensreichsten sanitären Institutionen zu bezeichnen, deren unzweifelhafte Erfolge um so höher angeschlagen werden müssen, als sie nicht blos vorübergehender, sondern dauernder Natur sind und nicht blos den betreffenden Kindern, sondern durch diese auch der Gesammtheit zu Gute kommen.»[120]

Leuch hatte somit den wissenschaftlichen und sozialen Nutzen der Ferienkolonien belegt. Wie bereits erwähnt, wurden die Kolonien kurze Zeit nach Leuchs Untersuchung der städtischen Aufsicht unterstellt. Und im selben Jahr, in dem

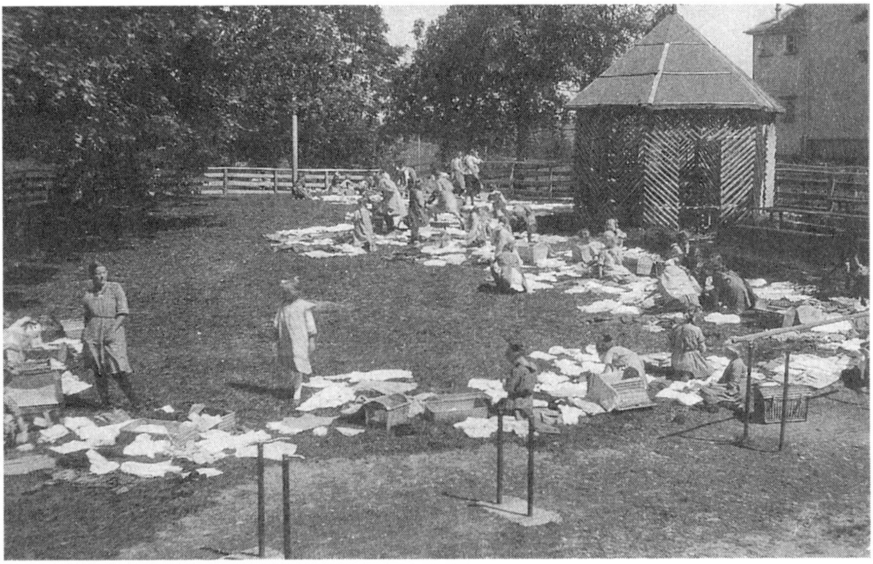

Bild 24: *Luft und Sonne: gut für Kinder – und für Kleider.*

Leuch die Untersuchung tätigte, erhöhte die Stadt die Subventionen um über 100%.[121] Die Integration der Ferienkolonien in die städtische Sozialpolitik war mit wissenschaftlicher Hilfe erfolgt.
Wer konnte und wollte nun aber von dieser Einrichtung profitieren? Und an welche Auflagen war ein Ferienaufenthalt geknüpft?

Auswahlkriterien und Nachfrage

Jedes Kind, das die Ferienkolonien besuchte, war im Vorfeld mindestens zweimal ärztlich untersucht worden. Das erste Zeugnis des Hausarztes attestierte die grundsätzliche Notwendigkeit eines Ferienaufenthalts und musste der Anmeldung beigelegt werden. Zur Teilnahme berechtigt waren Kinder erst ab der vierten Primarklasse – die Anzahl möglicher Ferienplätze war beschränkt. Die Anmeldung erfolgte entweder auf Initiative des Hausarztes, der Eltern oder «durch Personen oder Gesellschaften, die sich um das Wohl eines Kindes besonders bemühen».[122] Die Anmeldungen gelangten dann über die Lehrerin oder den Lehrer des erholungsbedürftigen Kindes an die Kreiskomitees der Stiftung für Ferienkolonien und von dort weiter an die Quartiervorstände. Letztere luden die Kinder zur zweiten ärztlichen Untersuchung vor. Die Untersuchung erfolgte durch die Komiteeärzte und diente einer weiteren Selektion. Die Komiteeärzte

mussten nämlich unter den angemeldeten die bedürftigsten Kinder eruieren: «Nun sind diese ärztlichen Zeugnisse [diejenigen vom Hausarzt] für den Vorstand nur eine relativ zulässige Wegleitung, denn es gibt unter hundert Kindern wohl kaum eines, dem der Arzt ein günstiges Zeugnis verweigert. Da müssen denn wieder die günstigsten ausgelesen werden durch die Ärzte des Komites.»[123]
Die Meinung der Komiteeärzte galt gemäss dem Quästor der Ferienkolonien, Rudolf Toggenburger, als wichtigstes Entscheidungskriterium für die Aufnahme. In zweiter Linie sei der «Dürftigkeitsgrad» und schliesslich das Schulzeugnis eines Kindes ins Gewicht gefallen.[124] Zur Beurteilung dieser weiteren Kriterien mussten die Lehrer dem Komitee die ökonomischen Verhältnisse, die Anzahl der Geschwister, den Beruf der Eltern sowie die schulischen Leistungen, Fleiss und Betragen der Kinder bekanntgeben. Kinder, die in der Schule aufgrund ihres Betragens negativ aufgefallen waren, waren in den Kolonien nicht erwünscht.[125]
In welchem Mass die Teilnahmewilligen von einer ersten Einschätzung und vom Wohlwollen ihrer Lehrerin beziehungsweise ihres Lehrers abhängig waren, war der Stiftungsleitung durchaus bewusst: «Da auch der materielle Dürftigkeitsgrad der Familie ausschlaggebend ist, so setzt die richtige Ausfüllung des Anmeldescheins voraus, dass der Lehrer die häuslichen Verhältnisse genau kenne. Da ist schon die erste Schwierigkeit. Es weigern sich Lehrer (oft auch mit gutem Grund), solche Nachforschungen anzustellen; sie melden also ohne Rücksicht Alle an, die sich für Annahme verwenden. Andere Lehrer melden nur solche an, die sich durch gute Leistungen und Fleiss auszeichnen; ein verwerflicher Standpunkt, denn gerade der Mangel an Fleiss und guten Leistungen hängt meist von körperlicher Schwäche ab. Endlich gibt es solche, die der Sache überhaupt unsympathisch gegenüberstehen, und grundsätzlich keine Schüler anmelden [...].»[126]
Gerade das Abwägen der ökonomischen Verhältnisse erfordere, so Toggenburger, «Kenntnis und Takt». Wo die Informationen nicht im gewünschten Sinn flossen, wurde die Einwohnerarmenpflege um zusätzliche Auskünfte gebeten.[127] Eine Aufnahme in die Ferienkolonien war also an hohe Auflagen, was die Informationsbereitschaft über die eigene ökonomische und familiäre Situation betraf, geknüpft.
Von vornherein ausgeschlossen von den Ferienkolonien waren Kinder mit Lungentuberkulose und Rachitis. Sie wurden nach Möglichkeit im Sanatorium Wald (Kanton Zürich) beziehungsweise in der Heilstätte Ägeri (Kanton Zug) untergebracht. Kindern mit «Ausschlägen», «offenen, eiternden Wunden», «starken Körpergebrechen» sowie «unverbesserlichen Bettnässern» und Kindern, die «mit Ungeziefer behaftet» waren, blieb eine Teilnahme ebenfalls verwehrt.[128]
Aus diesem Grund hatten die Ferienkolonien einen nicht zu unterschätzenden hygienisch-medizinischen Nebeneffekt. Da sich die Stiftungsleitung im Auswahlverfahren auf eine zweifache ärztliche Voruntersuchung abstützte, wurden auch all diejenigen Kinder, die später gar nicht an den Kolonien teilnehmen

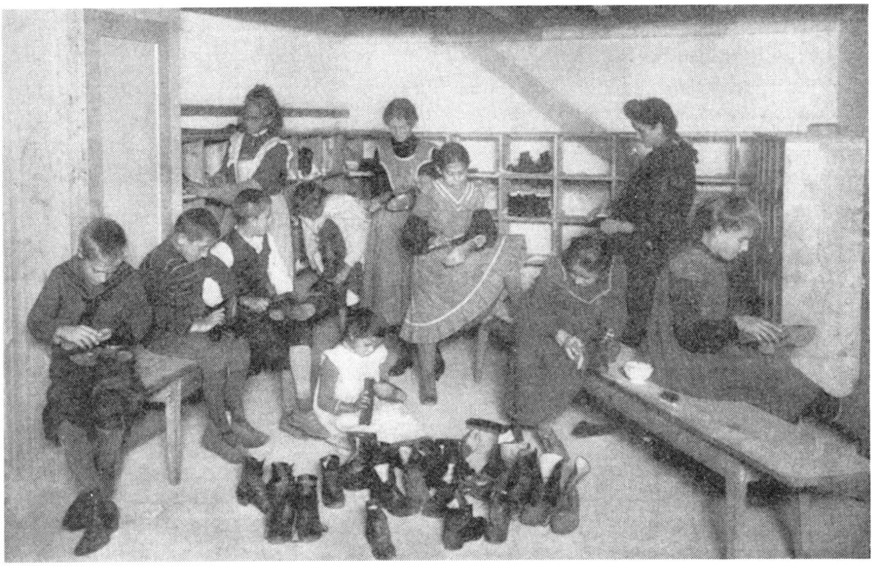

Bild 25: *Ordnung und Reinlichkeit will erprobt sein.*

durften, ärztlich untersucht und – falls nötig – an die als geeignet erachteten Stellen weitervermittelt. Da die teilnahmeberechtigten Kinder mit ihren zehn bis fünfzehn Jahren in einem Alter waren, in welchem sie die schulärztlichen Eintrittsuntersuchungen schon längst hinter sich gebracht hatten, stellten die Zulassungsuntersuchungen zu den Ferienkolonien eine weitere, wenn auch längst nicht alle Kinder umfassende Reihenuntersuchung dar.

Als weiteres Kriterium für die Aufnahme in die Kolonien spielte die Nationalität der Kinder eine gewisse Rolle. Es wurden am ehesten Kinder berücksichtigt, die ihren Heimatort in der Schweiz hatten.[129] Ausländische Kinder, welche oftmals einem besonders grossen Armutsrisiko ausgesetzt waren, fanden zwar auch Aufnahme in die Ferienkolonien,[130] ihre Anzahl entsprach jedoch mitnichten ihrer prozentualen Präsenz in der Stadt.[131]

Das Auswahlverfahren führte nicht selten zu Konflikten zwischen den Eltern abgewiesener Kinder und der Stiftungsleitung. Besonders die Tatsache, dass grundsätzlich auch ausländische Kinder aufgenommen wurden, schien einigen Eltern abgewiesener Kinder ein Dorn im Auge gewesen zu sein. So beklagte sich Quästor Rudolf Toggenburger 1901: «Täglich kommen enttäuschte Mütter gelaufen, deren Kinder abgewiesen worden sind. Zu jeder Stunde ein Geläufe, Geschimpfe und Gezeter. Da erzählt Eine, dass die ganze Nachbarschaft verwundert sei, dass dieses und jenes Kind aufgenommen worden sei. Das eine hat's gar nicht nötig, ist gesund wie ein Fisch im Wasser, dem andern fehlt nichts, es sei ein verhätscheltes, dummes ‹Tüpfi› […]. Endlich rückt der Patriotismus auf: man ist Schweizer, schon so und so viele Jahre in Zürich und verdient daher eher Berücksichtigung, als die hergelaufenen Schwaben und ‹Tschinggen›; aber natürlich, freche Mäuler bringen Alles fertig.»[132] Bleibt zu erwähnen, dass in diesem Jahr von den insgesamt 658 Teilnehmenden 94 aus Deutschland und lediglich fünf aus Italien stammten.[133]

Ein enttäuschter Vater soll – nur wenige Jahre nach den fremdenfeindlich motivierten Ausschreitungen in Aussersihl gegen Italiener[134] – geäussert haben: «‹Wenn's ein Tschinggenkind wäre, so hätte man es nicht abgewiesen, aber ein ehrlicher Schweizer und Steuerzahler hat ja keine Rechte in Zürich!› Er wisse jetzt, was er von dieser Einrichtung zu halten habe, die von bigotten Pfaffen und bornierten Schulmeistern geleitet werde!»[135]

Solche ausländerfeindlichen Äusserungen lassen erahnen, dass es für die Betreiber der Ferienkolonien wichtig war, ihre Aufnahmekriterien genau zu definieren und die Auswahl durch Experten (die Komiteeärzte) vornehmen zu lassen. Sie sind aber zugleich Ausdruck davon, dass die Nachfrage nach unentgeltlichen Kolonieplätzen das Angebot bei weitem überstieg.

Nun drängt sich die Frage auf, aus welchen Gründen die Ferienkolonien derart attraktiv waren, dass sich die Leitung mit solchen Ressentiments Abgewiesener herumschlagen musste.

Urlaub und Reisen waren lange Zeit ein Privileg der sozialen Oberschichten gewesen. Die Tatsache, sich Urlaub leisten zu können, diente bis zu einem gewissen Grad als soziales Distinktionsmerkmal; die «Sommerfrische» in der Bergwelt oder am Meer stellte um die Jahrhundertwende immer noch ein «(Luxus-) Konsumobjekt» dar.[136] Erst kurz vor dem Ersten Weltkrieg wurden Ferien auch für die Arbeiterschaft überhaupt denk- und verhandelbar.[137]

Für viele Schulkinder aus den unteren sozialen Schichten boten die Ferienkolonien wohl die einzige Möglichkeit, ihre Ferien ausserhalb der Stadt zu verbringen. Aus elterlicher Sicht bedeuteten die Kolonien sowohl finanziell als auch betreuungsmässig eine enorme Entlastung in der schulfreien Zeit. Ausserdem konnten sich die Eltern mit eigenen Augen davon überzeugen, ihren Kindern etwas Gutes zu tun, wenn sie diese um ein paar Pfund schwerer und mit etwas mehr Farbe im Gesicht nach drei Wochen wieder in Empfang nahmen.[138]

Um den vervielfachten Bedarf an Kolonieplätzen besser abdecken zu können, mussten die Kolonien mit der Eingemeindung der Vororte von 1893 reorganisiert werden. Von da an brachen die Kinder jeden Sommer, in neun Kolonien aufgeteilt, an verschiedene Orte in den Kantonen Appenzell, St. Gallen und Zürich auf.[139] Bis 1901 existierten bereits zwölf Kolonien.[140] Dieser Ausbau des Angebots konnte aber nicht verhindern, dass aufgrund der begrenzten finanziellen und räumlichen Mittel noch immer lediglich rund ein Zehntel der Kinder, welche aus ärztlicher Sicht als ferienbedürftig galten, in den Kolonien Berücksichtigung fanden.[141]

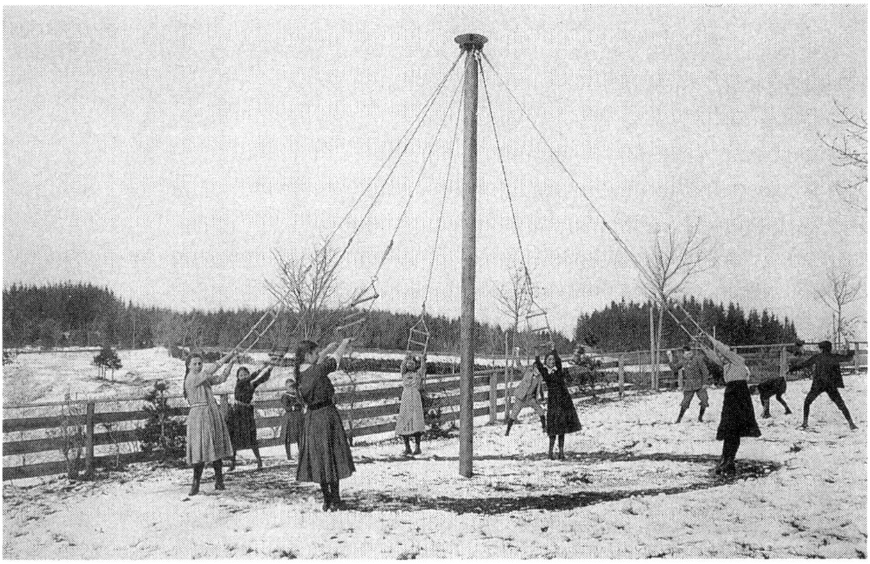

Bild 26: *Viel Zeit für Spiele an der frischen Luft, auch wenn das Wetter nicht mitmacht.*

In weiteren europäischen Städten scheint dies nicht anders gewesen zu sein. Ein Erfurter Schularzt legte in der «Zeitschrift für Schulgesundheitspflege» unverfroren dar, welche rassenhygienischen Überlegungen ihm zusätzliche Selektionskriterien lieferten. Er warf nämlich einem Teil der Eltern vor, in den Ferienkolonien lediglich von einer günstigen Verpflegungsstätte für ihre Kinder zu profitieren. Kehrten die Kinder zurück, unternähmen die Eltern nichts mehr, deren verbesserten Gesundheitszustand aufrechtzuerhalten. Die Gemeinden, argumentierte der Schularzt weiter, hätten aber kein Interesse daran, «die für die öffentliche Wohlfahrt zur Verfügung stehenden Mittel an diejenigen zu vergeuden, welche wohl Nachkommen gedankenlos in die Welt setzen, dieselben aber nicht zu brauchbaren, d. h. in erster Linie gesunden Bürgern erziehen wollen». Deshalb sollten die Ferienkolonien lediglich denjenigen zugute kommen, «wo etwas zu erreichen» sei. Falls die nicht Unterstützten «zu Grunde gehen» sollten, sei dies zwar «bedauernswert, doch vom Standpunkte der Zuchtwahl und der Staatsräson» «wirtschaftlich zu billigen». Denn damit würden sie «aus dem Kampf ums Dasein» ausscheiden und «die Rasse, die Volksgesundheit nicht weiter verderben».[142]
Diese schulärztlichen Aussagen belegen, wie gross der Handlungsspielraum und die Definitionsmacht von Ärzten gerade im Zusammenhang mit der Verteilung fürsorgerischer Leistungen gewesen sein muss und dass von einem Leistungs*anspruch* Bedürftiger kaum die Rede gewesen sein konnte.
Die Zürcher Ferienkolonien waren, wie bereits erwähnt, nicht nur für Kinder

gedacht, welche gratis einen Platz bekamen. Kinder des Mittelstandes lieferten durch ihre finanziellen Beiträge eine willkommene Finanzquelle. Ausserdem verfolgten die Verantwortlichen für die Ferienkolonien in Zürich eine zuweilen etwas romantisierende Absicht einer sozialen Durchmischung. Die Kinder der Reichen sollten «neben denen der Armen leben, essen, spielen und schlafen»[143] und so auf eine Weise zusammenleben, wie dies aufgrund der sozialen Segregation im Schulalltag wohl selten der Fall gewesen war.[144]
Worauf aber liessen sich die Kinder ein, wenn sie das aufwendige Auswahlverfahren endlich hinter sich gebracht hatten?

Ferienalltag und Regeln

Am Abreisetag mussten die Kinder frisch gebadet, die Knaben mit kurzgeschorenem Haar am Bahnhof erscheinen. Ihr Gepäck war einige Tage zuvor von freiwilligen Helferinnen kontrolliert worden. Wo nötig, war es durch die Einwohnerarmenpflege mit weiteren Kleidungsstücken oder Schuhen ergänzt worden, bevor es per Bahn an den Zielort befördert wurde.
Auch die Kinder reisten mit dem Zug. Nach ihrer Ankunft am Ferienziel erhielten sie eine Nummer, welche ihren Platz im Schlafsaal, im Esszimmer, Wasch- und Schuhputzraum und in der Garderobe bezeichnete.[145] Die Kinder wurden in so viele «Familien» eingeteilt, als Aufsichtspersonen – es handelte sich hierbei um Lehrerinnen und Lehrer, die sich unentgeltlich zur Verfügung stellten – vorhanden waren.[146] Arbeiten wie Tischdecken, Bettenmachen, Schuheputzen, Abräumen sollten die Kinder dazu bringen, sich an Ordnung und Pünktlichkeit zu gewöhnen.[147] Den restlichen Tag verbrachten sie, wenn es die Witterung erlaubte, im Freien. Sie unternahmen geführte Spaziergänge über Distanzen von zwei bis höchstens zehn Kilometer. Nach ausgiebigeren Spaziergängen hatte aus Rücksicht auf den delikaten Gesundheitszustand der Kinder stets ein Ruhetag zu folgen. Zudem sollte genügend Zeit verbleiben für Spiele und das Sammeln von Beeren im Wald.[148]
Die Nahrung unterschied sich in der Auswahl der Lebensmittel wohl nicht stark von der gewohnten häuslichen Kost, in der Menge hingegen schon.[149] Nach dem Aufstehen erhielten die Kinder Milch und Brot. Eine zweite Mahlzeit am Morgen bestand aus Brot und Käse. Am Mittag gab es Suppe, Fleisch und Gemüse; am Nachmittag nochmals Milch und Brot. Das Abendessen bestand wiederum aus Brot und Suppe. Jedes Kind sollte unbegrenzte Mengen an Nahrung konsumieren können; Nahrungsentzug als Strafmittel verstiess gegen die Kolonieregeln. Alkoholische Getränke, denen um die Jahrhundertwende oftmals noch eine kräftigende Wirkung zugeschrieben wurde, waren in den Kolonien strikte verboten. Es sollte vielmehr darauf geachtet werden, dass die Kinder genügend Wasser tranken.[150]

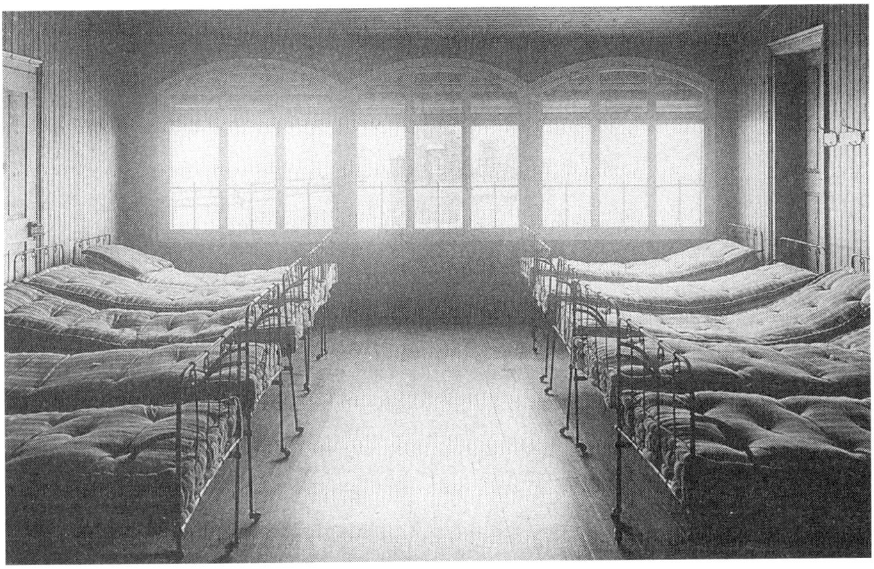

Bild 27: *Schlafsaal der Erholungsstation auf dem Schwäbrig.*

Die Erholungsstation auf dem Schwäbrig

Seitens der Stiftung für die Ferienkolonien und der städtischen Behörden setzte sich mit der Zeit die Idee durch, den Zürcher Schulkindern nicht nur während der Ferien eine Erholungsmöglichkeit zu bieten, sondern gegebenenfalls auch während der Schulzeit. Das von der Stadt 1888 gekaufte Haus auf dem Schwäbrig, welches zu Beginn den grössten Teil des Jahres leer gestanden hatte, bot sich zur Realisierung dieses Projekts an. Ende März 1894 informierte das städtische Tagblatt die Bevölkerung darüber, dass die Erholungsstation Schwäbrig fortan das ganze Jahr über geöffnet sein werde. Dort würden, sofern der Platz ausreiche, jederzeit erholungsbedürftige Kinder im schulpflichtigen Alter aufgenommen. Seit 1894 wurden die Kinder jeweils zwischen Frühjahr und Herbst im eigentlichen Koloniegebäude «Zum vordern Schwäbrig» untergebracht. Im Winter wohnten sie im «Hintern Schwäbrig», welcher ungefähr 25 Kindern Platz bot.[151] Für einen täglichen Beitrag von zwei Franken erhielten die Kinder neben Kost und Logis «elterliche Pflege».[152] In der Regel wurde das Kostgeld jedoch auf die Stiftung, den freiwilligen Armenverein und die Stadt verteilt,[153] da die meisten Eltern der Erholungsbedürftigen nicht dafür aufkommen konnten. Die Organisation der Erholungsstation basierte auf denselben Grundsätzen wie diejenige der Ferienkolonien. Damit die Kinder nach ihrer Rückkehr in die Stadt nicht den Anschluss an ihre Klasse verloren, mussten sie während ihres Erholungsaufent-

Tab. 6: Anzahl der in der Erholungsstation auf dem Schwäbrig untergebrachten Kinder

1894	1895	1896	1897	1898	1899	1900	1901	1902	1903	1904	1905
14	140	171	135	157	204	238	193	239	*199	*205	227

* Zahl der untersuchten Kinder, nicht der Kinder, die tatsächlich auf dem Schwäbrig waren.

Quelle: Geschäftsberichte der Zentralschulpflege.

haltes ein gewisses Schulpensum absolvieren.[154] Die Dauer des Aufenthaltes wurde 1894 noch individuell den Bedürfnissen der Kinder angepasst und konnte somit zwischen zwei und elf Wochen schwanken, danach wurde er auf drei bis vier Wochen festgelegt.[155]

Im Gegensatz zu den Ferienkolonien lief die Auswahl der Kinder für die Erholungsstation nicht über die Komiteeärzte, sondern ab 1895 direkt über den Stadtarzt beziehungsweise dessen Assistenten.[156] Jener bestimmte, welche Kinder während der Schulzeit einen Aufenthalt in der Erholungsstation nötig hatten. Der Hauptgrund für einen Aufenthalt auf dem Schwäbrig war Anämie. 1903 untersuchte Stadtarztassistent Adolf Kraft 199 angemeldete Kinder, von denen seiner Diagnose gemäss 108 an Anämie, zwei an «Chlorose», 23 an «Scrophulose», 26 an Bronchitis, 13 an Spitzenkatarrh, neun an «nervösen Zuständen», fünf an Tuberkulose «schwerer Art», vier an einem Herzfehler und fünf an körperlicher Gebrechlichkeit und allgemeiner Schwäche litten. Bei drei Kindern lautete der Grund für den Aufenthalt «Rekonvaleszenz von überstandenen Krankheiten».[157]

Wie in den Ferienkolonien waren in der Erholungsstation «fortgeschrittene Fälle von Tuberkulose» und Kinder mit «ekelhaften Ausschlägen und eiternden Drüsen» nicht erwünscht. Deshalb ist anzunehmen, dass die fünf Kinder, welche gemäss Kraft an Tuberkulose litten, 1903 keine Aufnahme auf dem Schwäbrig fanden. Für sie sollte anderweitig gesorgt werden. Tab. 6 gibt Auskunft darüber, wie viele Kinder zur Erholung auf den Schwäbrig geschickt wurden. In den Jahren 1903 und 1904 sind lediglich die Zahlen der untersuchten Kinder, nicht aber die Gesamtzahl der Kinder, welche tatsächlich auf dem Schwäbrig waren, bekannt.

Die Anzahl der auf dem Schwäbrig aufgenommenen Kinder variierte von Jahr zu Jahr. Wahrscheinlich hing dies weniger von der Anzahl der in Frage kommenden Kinder als vom jeweils zur Verfügung stehenden Budget oder von den Temperaturverhältnissen ab. Die Erholungsstation wurde nämlich in «den ganz strengen Wintermonaten»[158] zeitweise geschlossen.

Mit der Inbetriebnahme der Erholungsstation übernahm die Stadt das Konzept der

Ferienkolonien. Die Erholungsstation stellte – wie die Ferienkolonien – gleichzeitig eine fürsorgerische und eine hygienische Einrichtung dar, die den allgemeinen Gesundheitszustand der Kinder verbessern und somit das Krankheitsrisiko von unter- oder schlecht ernährten Kindern verringern sollte.

Ergänzende Massnahmen

Kindern, die nicht an den Ferienkolonien teilnehmen konnten, wurden als Alternative Ferienmilchkuren angeboten. 1894 und 1895 erhielten 2'390 beziehungsweise 2'111 Schülerinnen und Schüler während der Ferienzeit jeweils morgens und abends (ausser am Sonntag) drei Deziliter Milch und ein Stück Brot.[159] 1896 waren es nur noch 1'679 Kinder.[160] Die Ferienmilchkuren scheinen entweder nur bis 1897 durchgeführt worden zu sein, oder aber die Stadt subventionierte sie von diesem Jahr an nicht mehr, denn sie fanden in den Geschäftsberichten der Zentralschulpflege der späteren Jahre keine Erwähnung mehr.
Organisiert wurden die Milchkuren ebenfalls von der Stiftung Ferienkolonien. Ihre Wirksamkeit stellte insbesondere der Initiant der Ferienkolonien, Pfarrer Bion, in Frage. Er sah in den Milchkuren keinen geeigneten Ersatz für die Ferienkolonien, boten sie doch nicht die gleichen Möglichkeiten, auf die Kinder einzuwirken: «Es ist ja einleuchtend, dass die Wirkung eine viel grössere ist, wenn die Kinder mehrere Wochen hindurch Tag und Nacht ununterbrochen in physisch und geistig gesunder Luft und unter guter Aufsicht leben.»[161]
Im Gegensatz zu den Ferienmilchkuren scheinen die Schülersuppen, die jeweils während der Schulzeit mittags abgegeben wurden, ein fester Bestandteil des schulischen Lebens gewesen zu sein. Wie bereits erwähnt, fanden sogenannte Schülerspeisungen in der Altstadt und in gewissen Aussenquartieren bereits vor der Eingemeindung statt. Mindestens seit 1893 wurden auch die Kinder aus den Kosthäusern in Wollishofen, Leimbach und der Allmend über Mittag mit Suppe und Brot versorgt.[162] 1899 sollten laut einem Beschluss der Zentralschulpflege die bisher nur in einzelnen Quartieren und vorwiegend in den Wintermonaten bestehenden Mittagstische auf die ganze Stadt ausgedehnt werden. Dabei organisierte sich jedes Quartier ein wenig anders. In der Altstadt gab man den Schulkindern Gutscheine für die Suppenanstalt der «Hülfsgesellschaft» ab. In der Enge wurde im städtischen Magazingebäude an der Grütlistrasse ein Mittagstisch für Kinder, deren Eltern über Mittag nicht zu Hause waren, eingerichtet. Die «Gemeinnützige Gesellschaft» kümmerte sich in Unterstrass und Wipkingen um die Verköstigung der Kinder. In Leimbach lieferte ein Wirt die Suppe direkt ins Schulzimmer. Im Stadtkreis III sah sich die Kreisschulpflege veranlasst, eine Kommission zur Durchführung der «Speisung dürftiger Schulkinder» einzusetzen. Diese Kommission richtete an der Hohlstrasse 119 eine Schulküche ein und

Schulwesen der Stadt Zürich. Kreis: .... Quartier: ....

Anmeldung für die Teilnahme an der Schülersuppe

im Winter 190....../190......

I. Angaben des Familienhauptes.

Geschlechts- und Vorname des Schülers: ....

Heimatort: .... Adresse: ....

Lebt der Vater? .... die Mutter? ....

Geschlechts- und Vorname des Vaters bezw. anwesenden Familienhauptes: ....

Beruf desselben: .... der Mutter: ....

Tagesverdienst des Vaters: .... Täglicher Gesamtverdienst der übrigen Familienglieder: ....

Sind die Eltern bezw. Besorger über Mittag von Hause abwesend? ....

Zahl der Kinder: ...., schulpflichtige: ...., verdienende: ....

Ist der Vater krank (arbeitsunfähig): .... die Mutter: ....

Ist der Vater sonst arbeitslos? .... die Mutter: ....

Allfällige weitere Bemerkungen: ....

Zürich, den .... 190..... **Unterschrift des Vaters (Besorgers):**

....

II. Angaben des Lehrers.

Schulhaus .... Klasse .... Lehrer ....

Zulassung zur Schülerspeisung: sehr dringlich — dringlich — erwünscht.

(Das Nichtpassende ist zu streichen.)

Zahl der Geschwister, welche bereits an der Speisung teilnehmen: ....

(Diese Frage ist nur zu beantworten auf Anmeldungen, die nach Eröffnung der Schülerspeisung eingereicht werden.)

III. Entscheid der Kommission.

Zulassung bewilligt — aufgeschoben — abgewiesen. (Das Nichtpassende ist zu streichen.)

Zürich, den .... 190...... **Für die Kommission:**

Bild 28: *Anmeldeformular für die Teilnahme an der Schülersuppe.*

stellte eine Köchin, eine Küchengehilfin, drei Frauen zur Verteilung der Suppe und zwei Männer für den Transport der Suppe ins Industriequartier und nach Wiedikon an. In Oberstrass bereitete die Frau des Abwarts in der Waschküche des Schulhauses an der Huttenstrasse die Suppe zu, welche die Kinder im «geräumigen Korridor» assen.[163]

Die Kosten für die «Schülersuppe» trug hauptsächlich die Stadt. Sie übernahm von den Gesamtkosten, die sich für das Jahr 1900 auf 7'200 Franken beliefen, rund 4'500 Franken. Den Rest bezahlten die oben aufgeführten gemeinnützigen Institutionen und Privatpersonen. Im Winter 1899/1900 nahmen insgesamt 1'053 Kinder an der Suppenabgabe teil.[164]

Zwei Jahre später baute die Stadt infolge der ansteigenden Arbeitslosigkeit nicht

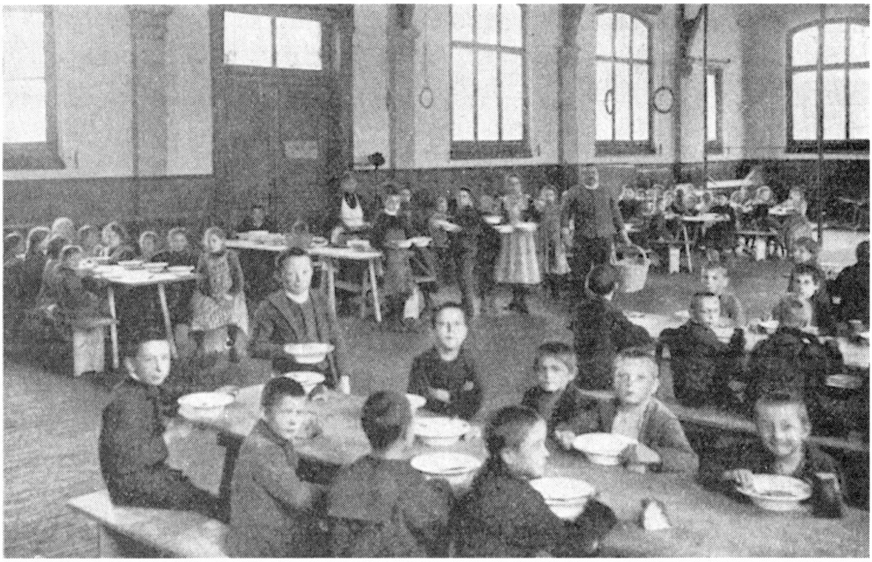

Bild 29: *Eine warme Mahlzeit pro Tag: Suppe in der Turnhalle.*

nur die Arbeitslosenfürsorge, sondern auch die «Speisung dürftiger» Schülerinnen und Schüler aus. Und der Grosse Stadtrat stimmte einem Antrag zu, der die Erhöhung des Gesamtkredites zur Unterstützung «dürftiger» Kinder von 22'000 auf 34'000 Franken verlangte. Dadurch konnten sowohl die Anzahl der Suppenabgabetage als auch die Zahl der Bezugsberechtigten massiv erhöht werden. Von den 1'787 Teilnehmenden stammten nun über 1'000 Kinder aus dem Kreis III, was sich mit den Zulassungsbedingungen erklären lässt. Um von den Kreisschulpflegen, dem «freien Hülfskomite» oder von der Suppenkommission als bezugsberechtigt erachtet zu werden, galten als erste Priorität die «ausgesprochen dürftigen Verhältnisse» der Eltern. Weitere Kriterien waren «augenscheinlich mangelhaftes Genährtsein des Schülers», die Abwesenheit der Eltern über Mittag und Arbeitslosigkeit oder Krankheit der Eltern. Über 60% der Kinder, die sich über Mittag unentgeltlich verpflegen konnten, waren ausserkantonal oder im Ausland heimatberechtigt.[165]

*

Zum Abschluss dieses vierten Kapitels sollen die wichtigsten Ergebnisse nochmals aufgenommen werden; zunächst unter dem Fokus der ärztlichen Funktionen in der Schule.

Im Kontext der Fürsorge unterstützungsbedürftiger Schulkinder erstellten Ärzte Zeugnisse, die eine Bescheinigung für die Zulassung zu den an die Schule an-

gegliederten Institutionen wie die Ferienkolonien oder die Erholungsstation auf dem Schwäbrig darstellten. Akteure in diesem Segment ärztlicher Tätigkeit waren Hausärzte, die Komiteeärzte der Ferienkolonien und – im Fall der «Erholungsstation auf dem Schwäbrig» – der Amtsarzt.
Ausschliesslich dem Amtsarzt überlassen war das Verfassen von Gutachten. Den Auftrag für das Gutachten über den hygienischen Nutzen der Ferienkolonien erhielt der Stadtarzt von der Leitung der Ferienkolonien.
Den Hauptbestandteil der ärztlichen Tätigkeit in der Schule machten aber die regulären Eintrittsuntersuchungen und die nachfolgenden Untersuchungen durch einen Augen- oder Ohrenarzt aus. Private Augen- und Ohrenärzte agierten in Ergänzung zum Schularzt. Obwohl sie eine Diagnose stellten, waren sie lediglich in beratender Funktion tätig.
Zuletzt nahmen die Ärzte auf pädagogische Belange Einfluss, indem sie den Lehrerinnen und Lehrern verbindliche Anweisungen zum Umgang mit seh- oder hörbehinderten Kindern lieferten.
Doch das Verhältnis zwischen den Ärzten und dem Lehrpersonal war ambivalent. Einerseits zeigten sich die Ärzte weiterhin erfolgreich im Versuch, auf Kosten der Lehrerinnen und Lehrer Einfluss in der Schule zu gewinnen – zum Beispiel in der Frage um die Durchführung der Seh- und Hörtests. Andererseits waren die Ärzte in vielen Belangen auf die Kooperation der Lehrerinnen und Lehrer, aber auch auf deren Funktion als Vermittler zwischen Ärzten und Eltern angewiesen, gerade wenn es um die Umsetzung schulhygienischer Massnahmen ging.
Die Akzeptanz von medizinischen und hygienischen Leistungen in der Schule seitens der Kinder und ihrer Eltern lässt sich in einigen Bereichen nachzeichnen. Konkrete Zahlenwerte liegen für die Augen- und Ohrenuntersuchungen vor: Die Seh- und Hörtests in der Schule waren quasi obligatorisch, da sie im Schulunterricht integriert stattfanden. Es ist deshalb anzunehmen, dass sich in der ersten und später auch in der sechsten Klasse praktisch alle Kinder diesen Tests unterzogen. Erst die nachfolgenden Abklärungen bei einem Spezialisten eröffneten den Kindern und ihren Eltern eine gewisse Entscheidungsfreiheit, die eine Nachfrage erst zulässt, mussten sich die Kinder doch für die Untersuchung jeweils in der ärztlichen Praxis einfinden. Das Interesse an einer Untersuchung durch einen Augen- oder Ohrenarzt war den Statistiken zufolge ausgesprochen gross – dies gilt insbesondere für die Augenuntersuchungen. Weit schwieriger als bei den Spezialuntersuchungen gestaltet sich die Beurteilung der Nachfrage im Zusammenhang mit weiterführenden medizinischen Massnahmen. Für die Beantwortung der Frage, ob die ärztlichen Ratschläge schliesslich in die Tat umgesetzt wurden, sind keine Statistiken greifbar. Doch geben Klagen der Ärzte sowie das Bemühen um eine breite Aufklärung der Bevölkerung Grund zur Annahme, dass in bezug auf eine kontinuierliche ärztliche Betreuung, aber auch im therapeutischen Bereich noch Widerstände vorhanden sein mussten.

Auf grösseren Anklang, insbesondere in den städtischen Unterschichten, scheinen dagegen die Ferienkolonien gestossen zu sein, welche mit Anmeldungen geradezu überhäuft wurden. Diese Einrichtung hatte einen nicht zu unterschätzenden medizinisch-hygienischen Nebeneffekt. Indem die Aufnahme in die Kolonien oder die Erholungsstation an ärztliche Untersuchungen geknüpft war, wurden nicht nur diejenigen Kinder, welche schliesslich an den Kolonien teilnehmen durften, sondern auch alle andern Angemeldeten, das heisst der weit grössere Teil der Kinder, ärztlich überprüft und unter Umständen an geeignete Institutionen oder Spezialärzte weiterverwiesen.

Insgesamt zielten die dargestellten schülerhygienischen Massnahmen auf eine Normalisierung des kindlichen Körpers. Die Normalitätsbegriffe, welche einer solchen Normalisierung zugrunde lagen, waren dabei variabel.

Bei den Augenuntersuchungen lässt sich Normalität in ihrer historischen Dimension analysieren: Das Sehvermögen der Kinder konnte durch ein einfaches Testverfahren eruiert werden. Normalität in bezug auf die Sehfähigkeit der Kinder entsprach zunächst einem Zahlenwert, später jedoch einer bestimmten Spannbreite von Zahlenwerten: Mit dem zunehmenden Wissen um die weitverbreitete kindliche Weitsichtigkeit figurierten alle Kinder als normal, deren Sehschärfe mit der grössten statistischen Häufung korrespondierte. Diese Modifikation des Normalitätsverständnisses ist auf neue Techniken, Apparaturen und die veränderten Untersuchungspraktiken in der Ophthalmologie zurückzuführen.

In bezug auf das Hörvermögen liess sich Normalität nicht durch einen Zahlenwert ausdrücken, konnte aber ebenfalls durch ein einfaches Testverfahren eruiert werden.

Normalisierung konnte in diesem Zusammenhang eine Versetzung der Kinder ins statistische Normalfeld mittels therapeutischer Mittel (Entfernung von Pfropfen, Brillen) oder einen chirurgischen Eingriff (Entfernung der Rachenmandeln) bedeuten. Falls eine Normalisierung im Sinn einer Heilung nicht möglich schien, versuchte man, den Schulalltag möglichst an die Umstände anzupassen, indem seh- oder hörbehinderte Kinder beispielsweise Plätze in der ersten Bankreihe bekommen sollten. Für blinde und gehörlose Kinder existierte eine separate Einrichtung.

Am eindeutigsten lassen sich Normalisierungsbestrebungen bei Schulkindern in den Ferienkolonien aufzeigen. Um die Jahrhundertwende stellten Mangel- und Fehlernährung von Kindern, welche sich in unterdurchschnittlichem Gewicht oder nicht normalen Blutwerten äussern konnten, ein nicht zu unterschätzendes Problem dar. Die Ferienkolonien bezweckten, solch «körperlich schwachen» Kindern zu neuer Kraft zu verhelfen.

Ein stadtärztliches Gutachten vermochte das Normalisierungspotential der Institution aufgrund einer Untersuchung der Blutwerte vor und nach dem Kolonieaufenthalt aufzuzeigen. Dieses Gutachten förderte ein verstärktes städtisches

Engagement für diese Einrichtung, so dass der ursprünglich karitative Charakter der Ferienkolonien überlagert wurde von einem hygienischen. Und dieser Nachweis des Normalisierungspotentials machte die Institution unterstützungswürdig.

5 Normalisierung: die geistige Ebene

Als kurze Vorbemerkung zu diesem Kapitel gilt es, zwei Überlegungen anzubringen. Die erste betrifft den Begriff der Normalisierung. Normalisierung geistig behinderter Menschen – und das ist gerade das Charakteristische dabei – sollte aus zeitgenössischer Sicht im Schulbereich mittels einer kurz- oder längerfristigen Isolierung von den «normalen» Kindern erreicht werden. Ziel dieser Isolierung war die möglichst rasche Reintegration der Kinder in die Normalschule beziehungsweise später ins Erwerbsleben. Spezielle Institutionen sollten den Kindern eine Art Schonraum bieten, in dem sie dank eines auf sie zugeschnittenen Bildungsangebotes den Rückstand gegenüber ihren als normal betrachteten Altersgenossinnen und -genossen aufholen sollten. Dieses Bildungsangebot in sogenannten Spezialklassen oder -anstalten liess sich unter anderem aus ökonomischer Perspektive legitimieren. Letztlich sollten auch Kinder mit Schulschwierigkeiten im späteren Leben fähig sein, ihren Lebensunterhalt möglichst ohne fürsorgerische Ergänzungsleistungen bestreiten zu können.
Wie später noch zu zeigen ist, wurde jedoch in diesen Spezialeinrichtungen die Irreversibilität möglicher Gehirnschädigungen nicht in Abrede gestellt: Eine organische Normalisierung im Sinn einer Wiederherstellung eines Normalzustands erschien auch im zeitgenössischen Verständnis nicht möglich. Eine solche in Aussicht zu stellen galt seit dem Fall Guggenbühl geradezu als Scharlatanerie. Johann Jakob Guggenbühl hatte nämlich seit 1841, zunächst mit grossem Erfolg, die erste «Heilanstalt für Kretinen und blödsinnige Kinder» auf dem Abendberg bei Interlaken geleitet. Rund zwanzig Jahre später wurde die Anstalt von den Behörden geschlossen, unter anderem deshalb, weil Guggenbühl voreilige Versprechungen einer medizinischen Heilung des «Kretinismus» gemacht hatte.[1]
Normalisierung soll hier im zeitgenössischen Sinn verstanden werden als Erlangen der Fähigkeit, am ökonomischen und gesellschaftlichen Leben teilzunehmen.
Die zweite Einschränkung betrifft die Quellenauswahl. In der vorliegenden Analyse werden in erster Linie Quellen herangezogen, welche im institutionellen Raum der Schule oder der Spezialeinrichtungen erzeugt wurden. Alle anderen Quellen, welche beispielsweise auf einen spezialisierten psychiatrischen Diskurs verweisen, können nur als Referenzsysteme verwendet werden, und zwar dann, wenn sich Definitionen direkt daraus ableiten lassen.

5.1 Definitionen: «Idiotie», «Schwachsinnigkeit» und «Blödsinn»

Um die Jahrhundertwende erhielten die Zürcher Lehrerinnen und Lehrer im Zusammenhang mit einer eidgenössischen statistischen Erhebung eine schriftliche Anleitung, anhand deren sie die neu eintretenden Schulkinder «auf das Vorhandensein geistiger oder körperlicher Gebrechen» untersuchen konnten.[2] Diese Broschüre enthielt die notwendigen Informationen, damit das nicht medizinisch ausgebildete Lehrpersonal die statistischen Fragebogen ausfüllen konnte. Aus heutiger Sicht liefert die Anleitung wertvolle Hinweise darauf, aufgrund welcher Kriterien Kinder mit «geistigen Gebrechen» damals in der Schule ausfindig gemacht wurden. Das Kapitel «Prüfung auf Schwachsinnigkeit»[3] verfasste Karl Kölle. Er war Direktor der Anstalt für «Schwachsinnige» in Regensberg.[4] Sein erklärtes Ziel war, dass in Zukunft nur diejenigen Kinder als «schwachsinnig» bezeichnet würden, bei denen diese Definition wirklich zuträfe. Einerseits sollte die Statistik möglichst unverfälscht ausfallen, andererseits sollte eine genaue Definitionsgrundlage die Kinder vor voreiligen Kategoriezuweisungen schützen: «Die Erfahrung hat bewiesen, dass Kinder, die man als schwachsinnig betrachtet und aus diesem Grunde in eine Spezialklasse versetzte, sich hier in wenigen Monaten geistig so entwickelten, dass sie später mit ihren Klassengenossen wieder Schritt halten konnten. Es giebt auch Kinder, die eine ausgesprochene geistige Tätigkeit an den Tag legen, die aber vielleicht doch nur vorübergehend ist oder sich als Folge eines ungewöhnlich raschen Wachstums erklären lässt. Mit den Schwachsinnigen dürfen die Nachzügler oder Repetenten im gewöhnlichen Sinne dieses Wortes nicht verwechselt werden. Letztere sind einseitig begabte Schüler, die mit ihren normal beanlagten Altersgenossen z. B. in einem Hauptfach nicht Schritt halten können und infolge dessen um eine Klasse zurückbleiben, im übrigen aber dem Klassenunterricht gleichwohl zu folgen vermögen. Besondere Vorsicht ist bei den Kindern geboten, die der Lehrer noch nicht genügend beobachten konnte.»[5]
«Schwachsinn» war gemäss Kölle ein Unterbegriff der weit umfassenderen Kategorie der «Idiotie». So unterteilte Kölle die «Idioten» in «Schwachsinnige leichteren Grades», «Schwachsinnige höheren Grades» und «Blödsinnige». Massgebend für eine solche Kategorisierung war die «Bildungsfähigkeit» der Kinder. Während «Schwachsinnige leichteren Grades», so Kölle, «bei sorgfältiger Behandlung und einiger Nachhilfe» durchaus dem regulären Schulunterricht folgen konnten, sollten «Schwachsinnige höheren Grades» in einer sogenannten Spezialklasse oder Anstalt untergebracht werden. «Blödsinnige» schliesslich könnten überhaupt nicht mehr unterrichtet werden und müssten in einer separaten Einrichtung versorgt werden. Kölle bezeichnete grundsätzlich all diejenigen Kinder als «idiotes»,[6] deren Intelligenz geringer sei, «als man bei einem Kinde im entsprechenden Alter erwarten»[7] dürfe.

Dieser Unterteilung in «normale» und «idiotische» Kinder mit ihrer weiteren Hierarchisierung in Bildungsfähige und Bildungsunfähige liegt sowohl eine schulorganisatorisch-juristische als auch eine utilitaristische Argumentation zugrunde. Wirft man zunächst einen Blick auf die rechtlichen Rahmenbedingungen, müssen dieselben juristischen Grundlagen beigezogen werden, wie sie für blinde oder gehörlose Kinder galten. Kinder, die als geistig nicht normal eingestuft wurden, unterstanden der allgemeinen Schulpflicht ebenfalls nur in beschränktem Mass.[8] Mit dem Volksschulgesetz von 1899 sollten dann explizit alle Schülerinnen und Schüler, die dem Unterricht wegen «Schwachsinnes» nicht folgen konnten oder dem Unterrichtsbetrieb «hinderlich» waren, vom Schulbesuch ausgeschlossen werden.[9] Die Unterteilung in «normale» und «schwachsinnige» Kinder entband den Staat primär davon, allen Kindern eine Ausbildung zu bezahlen. Eine weitere Unterteilung in bildungsfähige und bildungsunfähige Kinder liess jedoch die Möglichkeit offen, dass sich die Behörden, quasi aus eigener Initiative und auf freiwilliger Basis (im Gesetzestext hiess dies «soweit möglich»), verantwortlich zeigten für all diejenigen Kinder, welche sich so weit ausbilden liessen, dass sie als Erwachsene einen Teil ihrer Lebenshaltungskosten selber tragen konnten.
Damit befinden wir uns bereits mitten in utilitaristischen Argumentationszusammenhängen. Kosten-Nutzen-Rechnungen griffen auf jeder Ebene, auf der Kinder in irgendeiner Weise von einer festgelegten Normalität abwichen. Sie legitimierten die Spezialeinrichtungen für solche Kinder. Der Argumentationsstrang folgte dabei stets demselben Muster und mündete in einen Rentabilitätsnachweis: Es sei billiger, die Kinder so weit auszubilden, dass sie ihren Lebensunterhalt später selber verdienen könnten, als die «Schwachsinnigen» als Erwachsene im «Armenhaus» durchzufüttern.[10] Es ging, in ökonomischer Terminologie ausgedrückt, um eine längerfristige Investition, die sich von staatlicher Seite her zu einem gewissen Grad auszahlen sollte.
Dieses Argumentationsschema schwieg sich aber über all diejenigen Kinder aus, welche aufgrund ihrer Behinderung niemals fähig sein würden, aktiv am Erwerbsleben teilzunehmen. Solche Menschen boten unter anderem Stoff für eugenische Diskussionen, welche schliesslich auch in der Schweiz in das Praktizieren eugenischer Massnahmen einmündeten.[11]
Als wichtigstes Kriterium zur Bestimmung der «Idiotie» galt die Intelligenz der Kinder. Doch erläuterte Kölle in seiner Anleitung an die Lehrer und Lehrerinnen weder, was er unter Intelligenz verstand, noch mit welcher wissenschaftlichen Methode die Intelligenz der Kinder in einem bestimmten Alter eruiert werden könne. «Schwachsinnigkeit» oder «Idiotie» erwiesen sich denn auch als nicht objektiv messbare, sondern vielmehr als auf verschiedensten Kriterien beruhende, subjektiv wahrnehmbare Grösse.
Zur Methode, welche die Lehrerinnen und Lehrer für die Untersuchung der vermuteten «Idiotie» anwenden sollten, gehörte zunächst das Feststellen körper-

licher «Abnormitäten». Die Gestalt eines «idiotischen» Kindes, so Kölle, sei nämlich fast immer auffallend.[12] Als körperliches Merkmal der «Idiotie» galt beispielsweise die geringere Grösse im Vergleich zu «normalen» Kindern. Ausserdem seien die Augen «meist trübe, ausdruckslos, oft schielend» und die Lippen «aufgeworfen, geifernd». Ein weiteres Kennzeichen sei eine unregelmässige Kopfform; Hydrocephalie («Wasserkopf») beispielsweise oder Mikrocephalie («Kleinschädel»). Zudem fänden sich zuweilen «drüsenartige Wucherungen des Nasen- und Rachenraumes», welche die Kinder zwingen würden, stets durch den geöffneten Mund zu atmen. Die Arme und Beine der Kinder seien «oft dick, unbeholfen», und ihr Gesichtsausdruck falle durch «Stumpfheit oder aussergewöhnliche Beweglichkeit» auf.[13]
Nachdem sich die Lehrer und Lehrerinnen ein Bild von der «allgemeine[n] Körperbeschaffenheit» der Kinder gemacht hatten, sollten sie sich mit deren Sinnesorganen befassen. Kölle begründete dies damit, dass die Sinnesorgane der «Idioten» häufig nicht «normal» seien.[14] Er verwahrte sich aber vehement und wiederholt gegen die seiner Meinung nach weitverbreitete Annahme, dass Kinder, welche in ihrer sinnlichen Wahrnehmungskraft in irgendeiner Weise behindert seien, grundsätzlich «schwachsinnig» wären: «Ein Mensch mit schwachen oder fehlenden Sinnen ist nicht schwachsinnig. Ein Taubstummer oder Schwerhörender, ein schwachsichtiger oder blinder kann sehr intelligent sein [...]. Schwache oder fehlende Sinne können durch andere Sinne ersetzt werden, ohne dass die Intelligenz zurückbleibt. Wenn unsere Sprache den Ausdruck schwachsinnig oder blödsinnig besitzt, so bezeichnet sie damit ein schwach oder blöde sein im *sinnen* und *denken*. Dieses schwach sein im sinnen, im denken oder urteilen beruht aber nicht auf einer Schwäche der Sinne, sondern auf einer Verkümmerung des Gehirns, welche schon vor der Geburt oder in frühester Jugend durch Krankheit erworben wurde.»[15]
Die beiden Merkmale, an denen man gemäss Kölle die «Idioten» am leichtesten erkennen könne, seien jedoch deren «Sprache» und – wie bereits im Zitat angesprochen – fehlendes Urteilsvermögen. Zur Erkennung von «Defekten» der Sprache empfahl er, vor allem auf allfälliges Stottern oder Stammeln[16] achtzugeben. Die kindliche Urteilsfähigkeit hingegen lasse sich testen, indem den Kindern Formen, Farben oder Zahlengrössen zur Unterscheidung vorgelegt würden.[17]
Schliesslich sollte das Lehrpersonal auf «eigentümliche Gewohnheiten» der Kinder achten, die aber in der Anleitung keine weitere Erläuterung fanden. Diese Gewohnheiten, so Kölle, zeigten «häufig ein mit Schwachsinn kompliziertes Irresein an».[18]

5.2 Die Funktion des Schularztes

Während die Angaben der Lehrerinnen und Lehrer vor allem statistischen Zwekken dienten, kam dem Stadtarztassistenten die Aufgabe zu, den Kindern «Schwachsinnigkeit» zu diagnostizieren und weitere Schritte zu ihrer Behandlung zu veranlassen. Das Gutachten mit dem daraus resultierenden Antrag reichte der Stadtarztassistent in der jeweiligen Kreisschulpflege ein.[19] Die Kreisschulpflege entschied dann – gestützt auf die ärztliche Diagnose – über die künftige schulische Laufbahn der Kinder. In diesem Zusammenhang eröffneten sich drei Szenarien: entweder wurden die Kinder für ein weiteres Jahr vom Unterricht befreit, in eine Spezialklasse oder in eine «Anstalt für Schwachsinnige» überwiesen. Letzteres kam einem Ausschluss aus der Volksschule gleich.
Es soll hier vorweggenommen werden, dass die Kreisschulpflegen den Anträgen des Stadtarztassistenten in der Regel folgten und damit dessen Definitions- und Selektionstätigkeit kaum einschränkten.[20]
Für den hier behandelten Zeitraum sind lediglich Gutachten des Stadtarztassistenten Adolf Kraft dokumentiert.[21] Die folgende Auswertung von acht exemplarischen Gutachten soll zeigen, welche Kriterien massgebend sein konnten, um Kinder explizit als «schwachsinnig» zu bezeichnen, und welche weiteren Massnahmen der Stadtarztassistent für die Betroffenen vorsah.
Die Gutachten zeichnen sich durch eine ähnliche Struktur aus. Dies ermöglichte es, sie für die Analyse anhand einer thematisch gegliederten Unterteilung miteinander zu vergleichen. Als erstes enthielten die ärztlichen Gutachten Angaben über die Ursachen der zu prüfenden «Schwachsinnigkeit». Diese Ursachenforschung bestand in einer Anamnese, welche die allfällige «hereditäre Belastung» der Kinder mit einbezog. Zum zweiten untersuchte Kraft den aktuellen Gesundheitszustand der Kinder, einzelne Charakterzüge, geistige Fähigkeiten sowie die (Aus-) Sprache und besondere Gewohnheiten. Anhand der Auflistung partieller Anzeichen für «Schwachsinnigkeit» stellte der Stadtarztassistent seine Diagnose, auf welche er seinen Antrag an die Kreisschulpflege abstützte.
Bei den von Kraft in den Jahren 1901 und 1902 untersuchten Kindern handelt es sich um die damals neunjährige Emma A.,[22] um die siebenjährige Luise F.,[23] die ebenfalls siebenjährigen Knaben Eugen H.,[24] Edwin L.[25] und Adolf M.,[26] um Aloisia R. (keine Altersangabe),[27] die achtjährige Emma T.[28] und den sechsjährigen Friedrich V.[29]
Für die Krankengeschichten und Angaben über eine eventuelle hereditäre Belastung musste Adolf Kraft zwangsläufig mit den Eltern der untersuchten Kinder in Kontakt treten. Wie diese Kontaktaufnahme vonstatten ging – persönlich oder über ein vorgefertigtes Formular –, ist aufgrund der vorliegenden Gutachten nicht klar.

Die Anamnese

«Hereditär belastende Momente» vermutete Kraft etwa im Umstand, dass Luises Grossmutter väterlicherseits an «Lungenschwindsucht» gestorben sei, während ihre Grossmutter mütterlicherseits im Kindbett «geisteskrank» geworden sei.[30] Zudem sei Luises Mutter während der Schwangerschaft «kränkelnd» gewesen. Auch bei Aloisia habe es sich um ein «hereditär belastet[es]» Kind gehandelt. Als Beleg führte Kraft in seinem Gutachten an, ihre Grossmutter väterlicherseits sei bereits in jungen Jahren an «Lungenschwindsucht» gestorben. Eugens Mutter dagegen litt oft unter Kopfschmerzen, sei geistig «nicht allzu hervorragend begabt», während der Vater «Alkoholiker» sei.

In den Gutachten über Emma A. und Adolf verwendete Kraft zwar nicht explizit den Ausdruck «hereditäre Belastung», für deren familiäres Umfeld interessierte er sich aber dennoch.

Emmas Familie war von Schicksalsschlägen nicht verschont geblieben: Als Emma ins schulpflichtige Alter kam, war eine ihrer Schwestern bereits an «Schwindsucht» gestorben, und ein Bruder befand sich in der «Taubstummenanstalt». Adolfs Grossvater väterlicherseits sei «starker Alkoholiker» gewesen. Er sei im «Irrenhaus» an «Dementia paralytica» gestorben. Sein Sohn, Adolfs Vater, neige ebenfalls zu «Alkoholexcessen», er sei ein «Trinker (Rückfälliger Abstinenzler, also im Charakter und in der Willenskraft geschwächt)». Die übrigen Kinder erhielten entweder zum Thema Vererbung keinen Vermerk oder, wie Friedrich, die Feststellung: «Der Knabe ist hereditär nicht belastet.»

Adolf Kraft scheint, wie oben dargestellt, dem Alkoholkonsum im Verwandtschaftskreis der Kinder besondere Beachtung geschenkt zu haben. Sein Interesse deckte sich in dieser Hinsicht mit demjenigen von Otto Veraguth,[31] welcher 1899 im Auftrag der Zentralschulpflege als Spezialist für «Nervenkrankheiten» 217 Kinder der «Spezialklassen für Schwachbegabte» untersuchte.[32] Otto Veraguth forschte in seiner Studie unter anderem nach den Ursachen des «Schwachsinnes im Kindesalter». «Hereditär belastet» waren seiner Auswertung gemäss 168 Kinder. Als häufigste Ursache für den «Schwachsinn» eruierte Veraguth, wenn er die Kinder als «hereditär belastet» kategorisierte, den «Alkoholismus». Er betonte, dass «der Alkohol» 113mal teils die einzige, teils eine komplizierende ursächliche Rolle gespielt habe und dass der somit «angeborene Schwachsinn» der Kinder mit einer geeigneten Prophylaxe durchaus hätte verhindert werden können.[33]

Leider machte Otto Veraguth keine näheren Angaben zur Umsetzung der von ihm propagierten prophylaktischen Massnahmen. Prävention war aber durchaus ein übergreifendes Thema, beispielsweise an der vierten «Schweizerischen Konferenz für das Idiotenwesen». Konferenzberichterstatter für die Zeitschrift «Der Schularzt» war Adolf Kraft. Die hauptsächlichen «vorbeugenden Massnahmen» wurden dort in der «Aufklärung des Volkes über das Wesen und die Folgen der erblichen Belastung», der «Bekämpfung des Alkoholmissbrauches sowie anderer Gewohnheitsgifte», der «Bekämpfung der Syphilis», der «Bekämpfung der Tuberkulose», der «Bekämpfung des Kretinismus» und der «Bekämpfung der Armut sowie des Elends überhaupt» gesehen.[34]

Es liegt auf der Hand, dass die Erhebungen Veraguths in den Zürcher Schulen sowie die Einzelabklärungen Krafts zur «hereditären Belastung» von einer grossangelegten Antialkoholkampagne beeinflusst war, die in der Schweiz bereits seit dem letzten Viertel des 19. Jahrhunderts im Gang war. Die explizite Verknüpfung von Alkohol mit hereditärer Belastung erfolgte einerseits aufgrund der Annahme, dass übermässiger Alkoholkonsum zu einer eigentlichen Vergiftung der Keimzellen führe. Einer weitverbreiteten Annahme zufolge hätte es bereits genügt, wenn ein Elternteil zum Zeitpunkt der Zeugung «von Alkohol berauscht» gewesen sei.[35] Andererseits galt «Alkoholismus» selber als erbliche Krankheit.[36] Diese Meinung fand später eine Relativierung, beispielsweise am Hygienekongress von 1907 in Berlin, wo der Wissenschaftler Heinrich Vogt bemerkte: «Natürlich wird nicht die Trunksucht als solche auf die Nachkommenschaft übertragen, sondern es treten in der Deszendenz von Alkoholikern psychopathische Zustände verschiedenster Art, Schwachsinn, Epilepsie, psychische Degeneration, Schwächezustände aller Art mit einer erschreckenden Häufigkeit auf [...].»[37]

Der Kampf gegen den Alkohol um die Jahrhundertwende zielte in erster Linie auf eine Aufklärung der Bevölkerung. Das beste Mittel, dem «Alkoholismus» entgegenzutreten, schien die totale Abstinenz vom Alkoholkonsum zu sein. Auf diesem Gebiet machten sich vor allem das 1877 von Louis-Lucien Rochat gegründete «Blaue Kreuz» sowie die «Schweizerische Gemeinnützige Gesellschaft» (SGG) stark. Ein grosser unternehmerischer Erfolg auf dem Gebiet der Alkoholbekämpfung war dem «Zürcher Frauenverein für alkoholfreie Wirtschaften» (ursprünglich «Frauenverein für Mässigung und Volkswohl») beschieden. Er entwickelte ein neuartiges Gaststättenkonzept mit alkoholfreien Getränken und einem billigen, gesunden Mahlzeitenangebot. Dieses neue Konzept wurde in der Stadt Zürich bald verschiedentlich praktiziert.[38] Die antialkoholischen Bestrebungen dehnten sich um die Jahrhundertwende auch auf die Schule aus, wo die Kinder vor den Gefahren des Alkoholkonsums gewarnt wurden.[39]

Die «hereditäre Belastung» sowie übermässiger Alkoholkonsum wurden nicht als einzige Ursachen des «Schwachsinnes» gewertet. Vielmehr klärte Adolf Kraft in seinen Gutachten ab, welche Krankheiten die Kinder seit ihrer Geburt bereits durchgemacht hatten und wie die Geburt verlaufen sei. So habe es bei Friedrichs Geburt Komplikationen gegeben, denn Friedrich sei «asphyktisch»[40] zur Welt gekommen. Die Geburtsschwierigkeiten führte Kraft auf die aussergewöhnliche Kopfgrösse des Kindes zurück. Diese sei im Verhältnis zum übrigen Körper zum Untersuchungszeitpunkt immer noch überdurchschnittlich gewesen, habe doch der Schädelumfang des einen Meter grossen Knaben nicht weniger als 51 Zen-

timeter betragen. Und schliesslich sei Aloisia einen Monat zu früh zur Welt gekommen, Luise von Geburt an «zart constituirt» gewesen. Emma T. sei in «Gesichtslage» geboren worden.
Edwin dagegen habe in seinem zweiten Lebensjahr durch eine Brandverletzung einen solchen «Schreck» erlitten, dass er die bereits in Ansätzen entwickelte Sprache für ein Jahr wieder verloren habe. In ihrer frühsten Kindheit sollen Emma A., Luise, Adolf und Aloisia die «englische Krankheit» beziehungsweise Rachitis durchgemacht haben, was sich, wie auch weitere Erkrankungen, negativ auf ihre Entwicklung ausgewirkt habe.[41]
Kraft führte die Ursachen für den vermuteten «Schwachsinn» einerseits auf eine «hereditäre Belastung» zurück. Andererseits deutete er «Schwachsinn» als direkte Folge einer Krankheit, eines Unfalls oder einer komplizierten Geburt. Eine solche Zweiteilung möglicher Ursachen deckt sich mit der 1887 von Hermann Emminghaus[42] durchgeführten und auch in der Schweiz rezipierten Studie über psychische Störungen bei Kindern. Emminghaus unterschied darin eine «angeborene» oder «originäre» «Idiotie» von einer «erworbenen». Die Ätiologie der seiner Meinung nach häufiger vorkommenden «originären Idiotie» beschrieb Emminghaus folgendermassen: «Die originäre Idiotie entsteht am häufigsten bei hereditärer Belastung, speciell bei Schwachsinn, Irresein, Epilepsie, Trunksucht, schwerer Hysterie der Erzeuger, bei naher Blutsverwandtschaft derselben, wenn schon neuropathische Disposition in der Familie grassirt, hier und da auch bei sehr jugendlichem oder sehr hohem Alter eines oder beider Erzeuger, bei Zeugung im Rausche des Vaters oder der Mutter, im Zustande erheblicher körperlicher wie geistiger Erschöpfung, bei Syphilis der Eltern, vielleicht auch wenn heftiger Schreck, schwerer Kummer die Mutter während der Schwangerschaft trafen. Beim Geburtsvorgang selbst kann Idiotie noch begründet werden durch Schädlichkeiten, welche den Kopf treffen [...].»[43]
Nachdem Kraft die vermuteten Ursachen des «Schwachsinns» abgeklärt hatte, stellte er in den jeweiligen Gutachten die eigentliche Diagnose. Dafür untersuchte er die Kinder auf allfällige Anzeichen von «Schwachsinnigkeit».

Symptome der «Schwachsinnigkeit»

Die Zeichen für «Schwachsinnigkeit» wurden zunächst auf einer körperlichen Ebene gesucht. So sei Luise «körperlich zurück», Aloisia «schwächlich» gewesen. Die beiden Mädchen hatten, wie bereits erwähnt, als Kleinkinder an Rachitis gelitten. Friedrich und Edwin hatten einen Kropf, und Emma A. schielte (Diagnose Strabismus). Ausserdem habe sie an einem «Gehördefekt» gelitten. Emma T. schliesslich sei «stark schwerhörig» gewesen.
Neben diesen körperlichen Merkmalen verwies Kraft auf Charaktereigenschaf-

ten oder Verhaltensweisen der Kinder, welche im Vergleich mit weiteren Gutachten einen stereotypen Eindruck erwecken. Eine solche Stereotypisierung findet sich ebenfalls in einer in der «Zeitschrift für die Behandlung Schwachsinniger und Epileptischer» veröffentlichten Übersicht über Charakteristiken «schwachsinniger» Schüler: Unter Abschnitt B «Gemüts- und Charakterzustand» war dort eine Auswahl möglicher «Gemütsstimmungen» der Kinder zu finden: «Still, ernst, traurig, schwermütig, verstimmt, verdriesslich, missmutig, mürrisch, gleichgültig, empfindlich, empfindsam, weich, weinerlich, rührselig, launenhaft, dickfellig, schüchtern, ängstlich, furchtsam, schreckhaft, heiter, munter, lebhaft, unbändig, aufbrausend, jähzornig.»[44]

Kraft attestierte Eugen, Adolf und Friedrich Jähzorn. In die Gutachten der beiden Ersterwähnten notierte er zusätzlich das Attribut «eigensinnig». Der Schularzt beschrieb Friedrich zudem als «eigenwillig», «boshaft», «unaufmerksam», «unstet und unruhig».

Um das Urteilsvermögen der Kinder zu bewerten, bediente sich Kraft einiger Hilfsmittel. So testete er beispielsweise deren Farbkenntnisse, welche er bei Friedrich, Adolf und Aloisia als nicht existent wertete.[45] Der siebenjährige Adolf habe zudem über keine Zahlenbegriffe verfügt. Aus dem täglichen Leben schöpfte Kraft, wenn es darum ging herauszufinden, wie sich die Kinder allein im öffentlichen Raum bewegten und ob sie fähig wären, einen an sie erteilten Auftrag auszuführen. So erkundigte er sich, ob die Kinder in der Lage seien, «Kommissionen» zu erledigen, was bei Eugen, Friedrich und Adolf nicht der Fall gewesen zu sein scheint. Bei drei Kindern – Edwin, Luise und Aloisia – beschränkte sich Kraft auf die Diagnose «geistig rückständig» oder «geistig noch unentwickelt», ohne weitere Angaben über die vorausgehende Untersuchung zu machen.

In einem weiteren Schritt prüfte der Stadtarztassistent die sprachlichen Fähigkeiten der Kinder. Vier der acht Kinder hatten auffallende Sprachschwierigkeiten. Emma A. und Aloisia sollen «gestammelt» haben. Luise schätzte der Stadtarztassistent als «sprachlich ganz besonders unentwickelt» ein – auch sie sei eine «Stammlerin» gewesen. In Friedrichs Gutachten schliesslich schrieb Kraft: «Die Sprache ist unentwickelt, der Knabe lallt und spricht im ganzen wenig.»

Zuletzt hielt Kraft weitere erwähnenswerte Auffälligkeiten der Kinder fest. Friedrichs «Triebleben» soll «überwuchert» haben, und er sei ein «starker Bettnässer». Adolf hingegen habe diese Angewohnheit erst vor kurzem überwinden können. Bei den zwei Knaben gab es gemäss Krafts Beobachtungen noch weitere Gemeinsamkeiten. Sie hätten beide häufig «gegeifert» und Probleme mit der Motorik oder dem Gleichgewicht gehabt. Adolf sei «unbeholfen in seinen Bewegungen», Friedrich könne gehen, falle aber schnell hin.

Die Diagnose

Kraft bezeichnete Emma A., Friedrich und Adolf explizit als «schwachsinnig». Im Fall von Emma T. liess der Stadtarztassistent offen, ob nun deren «Schwerhörigkeit» allein die «geistige Tätigkeit» beeinträchtige, oder ob «nicht wirklicher Schwachsinn mit der Hörstörung komplizirt» sei.
Auffallend ist, dass sich in den Gutachten der zwei Mädchen keine übermässige Anhäufung der Zeichen für «Schwachsinnigkeit» finden. In beiden Fällen wies Kraft jedoch auf einen «Gehördefekt» oder auf «Schwerhörigkeit» hin. Emma T. war gemäss Kraft so «stark schwerhörig», dass sie schon deswegen dem Unterricht in einer «Normalklasse» nicht folgen könne. Bei Emma A. entdeckte Kraft neben einem «Gehördefekt» weitere sicht- oder hörbare Auffälligkeiten, sie soll geschielt und gestammelt haben.
Die von Kraft als «schwachsinnig» bezeichneten Knaben (Friedrich und Adolf) hingegen kumulierten die Symptome der «Schwachsinnigkeit» geradezu. In Adolfs Gutachten stand, dass er «alle Zeichen des Schwachsinns» zeige, er sei unbeholfen in seinen Bewegungen, geifere, sei bis vor kurzem Bettnässer gewesen, könne keine Einkäufe tätigen, verfüge weder über Farbenkenntnisse noch Zahlbegriffe, sei «eigensinnig» und «jähzornig». In den übrigen Gutachten, in denen Kraft nicht explizit von «Schwachsinnigkeit» ausging, war die Einschätzung äusserst heterogen: Eugen sei ein «hereditär belastete[r], schwachbegabte[r] Schüler», Edwin sei «geistig rückständig» und Luise «körperlich zurück» und «auch geistig noch unentwickelt». Bei Aloisia schliesslich handle es sich um ein «anaemisches, scrophulöses Mädchen, das auch geistig rückständig» sei. Krafts Kategorisierung in «Schwachsinnige», «Schwachbegabte» und «geistig Rückständige» oder «geistig Unentwickelte» sagt jedoch noch nichts über seine Anträge an die Kreisschulpflege aus. Die einfachste Lösung bestand darin, den Kindern für das Erlangen der Schulreife ein weiteres Jahr Zeit zu geben. Kraft machte sich für diese Variante stark, wo dies aufgrund des Alters noch möglich schien. So wurden denn die siebenjährige Luise, die gleichaltrige Aloisia und der erst sechsjährige Friedrich für ein Jahr vom Unterricht dispensiert. Friedrich, den als «schwachsinnig» Bezeichneten, merkte Kraft allerdings ein Jahr darauf für die Spezialklassenprüfung vor.[46] Bis zu diesem Zeitpunkt sollte er gar nicht mehr eingeschult werden.
Die als «schwachsinnig» eingestufte Emma A. hingegen war bereits ein Jahr zuvor zurückgestellt worden. Kraft sah für sie die Spezialklasse vor, eventuell sogar eine Anstalt. In der Folge entschied sich die Kreisschulpflege für die Spezialklasse. Für den ebenfalls als «schwachsinnig» bezeichneten Adolf beantragte Kraft definitiv eine Anstaltsversorgung. Bis jedoch ein Platz für ihn frei würde, sollte ihn die Kreisschulpflege vom Schulbesuch befreien. Da auch Emma T. bereits ein Jahr zuvor zurückgestellt worden war, beliess man sie bis

zur Aufnahmeprüfung für die Spezialklasse, welche erst im Frühling 1903 stattfand, in der «Normalklasse».
Eugen, der gemäss Kraft «hereditär belastete, schwach begabte» und zudem «jähzornige» und «eigensinnige» Schüler, sollte die Spezialklasse besuchen, obwohl er zum Zeitpunkt der ärztlichen Untersuchung noch nicht einmal siebenjährig gewesen war. Edwin schliesslich sollte auch noch ein weiteres Jahr zu Hause verbringen. Seine Eltern weigerten sich aber bereits vor einem allfälligen Antrag Krafts an die Kreisschulpflege, diese Variante ins Auge zu fassen. Deshalb konnte Edwin einstweilen weiter in der ersten Klasse bleiben, obwohl Kraft die Eltern darauf aufmerksam machte, dass der Knabe die erste Klasse «ohne Zweifel» repetieren müsse.
Die acht Beispiele geben einen Einblick, wie viele Faktoren bei der Beurteilung von «Schwachsinnigkeit» mitspielten. «Schwachsinnigkeit» als Abweichung von einem Normalzustand liess sich nicht an einem einzelnen körperlichen Organ lokalisieren, obwohl gewisse körperliche Zeichen durchaus in die Diagnose einbezogen wurden.
Kraft bezeichnete die Kinder erst als «schwachsinnig», wenn sich verschiedene, als typisch erachtete Merkmale oder Eigenschaften zu einem Gesamtbild zusammenfügten. Welche Merkmale in welchem Mass vorhanden sein mussten, lag jedoch in seinem Ermessensspielraum. Er bezeichnete Emma A. beispielsweise aus ganz anderen Gründen als «schwachsinnig» als Adolf. Die primär schwerhörige Emma mit Sprechschwierigkeiten und der «jähzornige», «eigensinnige» Adolf waren aufgrund der Untersuchungsergebnisse nur sehr begrenzt miteinander vergleichbar.
An dieser Stelle drängt sich die Frage auf, weshalb dem ärztlichen Urteil so viel Wert beigemessen wurde, um so mehr als sich der Untersuchungsprozess nicht wesentlich von demjenigen zu unterscheiden schien, wie ihn die Lehrerinnen und Lehrer durchführen sollten. Oder anders gefragt: Welche Funktion hatte die ärztliche Gutachtertätigkeit in diesem Kontext?
Die primäre Aufgabe des Schularztes war eine medizinische Abklärung der Kinder. Sie sollte garantieren, dass körperliche Gebrechen wie beispielsweise eine starke Schwerhörigkeit, welche im besten Fall therapiert werden konnte, nicht irrtümlicherweise als geistige Behinderung fehlinterpretiert wurde.[47] Die Aufgabe des Schularztes bestand in einem solchen Fall in der Weitervermittlung der Kinder an Fachärzte. Seine Diagnosen entstanden mittels verschiedener Ausschlussverfahren. Hatte der Arzt aber erst einmal abgeklärt, dass die Kinder nicht an einem therapier- oder gar heilbaren körperlichen Gebrechen litten, urteilte er gemäss denselben Kriterien, wie sie der praxisorientierte Pädagoge Karl Kölle von der Anstalt für «Schwachsinnige» in Regensberg vorschlug.
Zweitens war die ärztliche Untersuchung zum Vollzug der gesetzlichen Bestimmungen notwendig. In diesem Sinn handelte der Schularzt als Experte: erst sein

Gutachten legitimierte die Schulbehörden, gewisse Kinder von der Schule auszuschliessen und ihnen im äussersten Fall das gesetzlich verankerte Recht auf Bildung vorzuenthalten. Umgekehrt erwies sich das ärztliche Gutachten in allen Fällen, ob das Kind nun als bildungsfähig oder bildungsunfähig erachtet wurde, als Zulassungsschein zu den vorhandenen und teilweise subventionierten Spezialeinrichtungen für «schwachsinnige» Kinder.

Die ärztliche Gutachtertätigkeit in der Schule ähnelt in einem Punkt in auffallender Weise derjenigen, die Dietrich Milles im Zusammenhang mit der Entwicklung des (deutschen) Sozialversicherungswesens feststellt. Milles kommt in seiner Darstellung zum Schluss, dass in der Praxis eine grosse Spanne zwischen wissenschaftlichen Messmethoden (zum Beispiel Körpergrösse) und der alltäglichen Erfahrung, mit der tatsächlich geurteilt wurde, bestand. Die Attestierung von «Schwachsinnigkeit» ging nämlich weniger aus den medizinischen Untersuchungen der Kinder hervor als aus dem zu einem guten Teil durch weiterführende Beobachtungen gewonnenen Gesamteindruck der Kinder – oder, wie Milles es ausdrückt, aus «alltäglichen Normalitätsvorstellungen».[48] Das heisst nichts anderes, als dass die Ärzte in diesem Bereich im Prinzip nicht mehr zu bieten hatten als diejenigen Pädagogen, die sich in Spezialinstitutionen tagtäglich mit «schwachsinnigen» Kindern beschäftigten. Was die ärztliche Untersuchung indes in Aussicht stellte, war eine Überprüfung bislang getätigter, nichtärztlicher Diagnosen.

Zu einem guten Teil lassen sich Milles Ausführungen auf den Schulraum übertragen. Interessant werden sie, wenn man sich nochmals kurz die Schularztfrage in ihrer ganzen Breite vor Augen führt. Dabei wird deutlich, dass sich Ärzte gerade auf diesem Gebiet der Diagnosetätigkeit in einem noch nicht klar umrissenen Terrain bewegten, sich aber trotzdem als Experten etablieren konnten.

Abschliessend bleibt die Frage offen, welche Konsequenzen das Etikett «schwachsinnig» für die Kinder haben konnte. Deren Abweichung von einem Normalzustand galt nicht als eine partielle, und sie betraf nicht ein einzelnes Organ. Vielmehr addierte Kraft partielle Abweichungen wie beispielsweise die «Schwerhörigkeit» von Emma A., ihr Schielen oder Stammeln und summierte sie unter dem Begriff «Schwachsinn» zu einem Ganzen. Hinter diesem Begriff wiederum verwischten sich die individuellen Unterschiede der Kinder.

Die Kategorisierung in «schwachsinnige» und «normale» Kinder brachte es mit sich, dass die Normalklasse weder für Emma noch für Adolf als geeignete Bildungsstätte betrachtet wurde. Für Kinder wie diese beiden, die, um mit Kölle zu sprechen, nicht so gewesen seien wie die anderen, wurden spezielle Einsrichtungen geschaffen. Diese Einrichtungen – die Spezialklassen und die «Anstalten für Schwachsinnige» – sollen in der Folge näher erläutert werden.

5.3 Die Spezialklassen

Die erste «Spezial-Klasse für Schwachbegabte»[49] wurde in Zürich noch vor der Eingemeindung eröffnet. Einen wesentlichen Beitrag zu ihrer Realisierung hatte die 1889 in Zürich durchgeführte «Konferenz für das Idiotenwesen» geleistet.[50] Am 3. und 4. Juni 1889 versammelten sich im kantonalen Gerichtsgebäude ungefähr hundert Konferenzteilnehmer und -teilnehmerinnen,[51] um sich verschiedene Referate anzuhören und nachträglich zu diskutieren.[52] Anlass für die Konferenz habe die «betrübende Thatsache» geliefert, «dass für die erschreckend grosse Zahl der unglücklichen Idioten in der Schweiz im Ganzen noch viel zu wenig Fürsorge getroffen» worden sei. Die Konferenz sollte nun Anregungen liefern, damit auch für «weniger bildungsfähige» Kinder ein passendes Bildungsangebot geschaffen werden könne.[53]
Organisiert hatte die Veranstaltung neben Friedrich Kölle[54] der in Riesbach tätige Lehrer Albert Fisler.[55] Fisler betonte in einem Referat die Notwendigkeit von «Hilfsklassen für Schwachbegabte». Für seine Ausführungen bezog er sich auf die Erfahrungen mit bereits bestehenden Einrichtungen in den deutschen Städten Köln und Elberfeld. Führend in der Schweiz war Basel, wo seit 1888 Hilfsklassen existierten. Der Bedarf für eine solche Einrichtung, so Fisler, sei aber auch in Zürich, insbesondere in den Ausgemeinden, gross, würden doch jährlich zwischen rund 3% und 6% aller Schülerinnen und Schüler der Elementarschule in Aussersihl, Riesbach, in der Enge und in Hottingen nicht versetzt.[56] Fislers Korreferent, Schulinspektor Largiadère aus Basel, unterstrich Fislers Forderungen mit der These, «dass es Pflicht des Staates» sei, Massnahmen zu ergreifen, damit «schwach begabte Kinder den Unterricht in einer der individuellen Anlage und dem Bedürfnisse entsprechenden Weise empfangen» könnten. Die Ausführungen Largiadères wurden von der Konferenz einstimmig verabschiedet.[57] Offensichtlich zeitigten sie Wirkung auf das Zürcher Schulwesen, denn bereits zwei Jahre später, 1891, wurde in Zürich unter der Leitung von Albert Fisler die erste der Volksschule angegliederte Spezialklasse eingerichtet. Der Lehrer nahm den Unterricht mit 19 Mädchen und Knaben aus der ersten bis fünften Primarschulklasse auf. Die Koedukation von Mädchen und Knaben stellte in Zürichs Schulen ein Novum dar, war doch in der Altstadt bis anhin eine klare Trennung der Geschlechter im Unterricht praktiziert worden.[58] Für städtische Verhältnisse ebenfalls ungewöhnlich waren die grossen altersmässigen Unterschiede der Kinder. Albert Fisler sah sich angesichts der aus verschiedenen Gründen heterogenen Zusammensetzung seiner Klasse einigen Problemen ausgesetzt, die er folgendermassen zu lösen versuchte: «Es ist begreiflich, dass diese also zusammengewürfelten Leutchen, von denen das jüngste 7, das älteste 12 Jahre zählte, das kleinste 97 cm., das grösste 120 cm. Körperlänge aufwies, nicht alle unter den gleichen Magisterhut zu bringen waren. Je nach Befähigung und Vorkenntnissen mussten

mehrere *Unterabteilungen* gebildet werden und zwar mit wechselnder Gruppirung innert der einzelnen Fächer. Besonders originelle Kauze, denen auch die unterste dieser Unterstufen noch als Hochschule erscheinen musste, waren nebenbei ‹a coram› zu nehmen.»[59]
Fisler bemühte sich, möglichst individuell auf die einzelnen Kinder einzugehen. Die vom Stadtarzt oder Stadtarztassistenten vorgenommene Einteilung der Kinder in die Kategorien «schwachsinnig», «schwachbegabt» etc. erwies sich in der Unterrichtspraxis als nicht mehr relevant. Denn sie konnte der Tatsache nicht gerecht werden, dass jedes Kind individuelle Fähigkeiten beziehungsweise Handicaps mitbrachte. Die Definitionsarbeit beziehungsweise Diagnosetätigkeit der Amtsärzte diente zur Trennung der «normalen» von den anderen Kindern und somit der Ausscheidung alles Pathologischen aus den Normalklassen. War diese Trennung einmal vollzogen, begannen sich die Kategorien im konkreten Unterricht zwangsläufig aufzulösen. Dennoch blieben die Kategorien und verteilten Etiketten ausserhalb der geschützten Spezialklassen wirksam. Denn mit der Existenz von Normal- und Spezialklassen fand die Kategorisierung in «Normale» und «Schwachbegabte» beziehungsweise «Schwachsinnige» eine räumliche Umsetzung.
In den Anfängen des Spezialklassenwesens ging es – zumindest wenn über die Existenzberechtigung der Einrichtung gesprochen wurde – um eine Normalisierung der Kinder. Das zeigt sich einerseits an den Lehrzielen, die sich an denjenigen der Primarschule orientierten, andererseits an der Erfolgsbilanz der Anzahl Übertritte in die Normalschule.[60]
Rückblickend auf das erste Unterrichtsjahr, zeigte sich Albert Fisler im Geschäftsbericht an die Stadtschulpflege zufrieden mit den erzielten Lernerfolgen. Auch die «Schwächsten» seien so weit gefördert worden, «dass sie einfache Urteile in verständlicher Sprache vollziehen, kleinere Wörter selbständig schreiben, solche in Schreib- und Druckschrift lesen und – mit einer einzigen Ausnahme – über die Zahlbegriffe im Umfang des ersten Zehners und zum Teil darüber hinaus in befriedigender Weise verfügen»[61] würden.
Diese Bilanz vermochte die Schulbehörden von der Notwendigkeit der Einrichtung zu überzeugen, und die Idee der Spezialklassen konnte in Zürich allmählich Fuss fassen. Mit der Eingemeindung der Vororte fand ein sukzessiver Ausbau der neuartigen Einrichtung statt. 1893 wurden im Stadtkreis III zwei neue Spezialklassen eröffnet. Die Kinder der übrigen Stadtteile besuchten einstweilen die bereits vorhandenen Klassen der Kreise I und III. Im Schuljahr 1905/06 existierten in Zürich 13 Spezialklassen, davon allein sechs im Kreis III,[62] der allerdings mit seinen 8'227 Schulkindern über die Hälfte der Zürcher Primarschülerinnen und -schüler auf sich vereinigte.[63]
Als im Jahr 1900 in allen Stadtkreisen Spezialklassen existierten, fiel auf ungefähr 50 Kinder der Normalklasse ein Kind der Spezialklasse. Auffallend grosse

Ärztliches Formular für die auf Beginn des Schuljahres 190 /190 zur Anmeldung in die Spezialklassen gelangenden Schüler.

Kreis .... **Schulhaus** .... **Klasse** ....

1. **Personalien:** Name des Schülers: ....
   Datum der Geburt: ....
   Name des Vaters oder Besorgers: ....
   Heimatgemeinde: ....
   Gegenwärtige Adresse: ....
   Allfällige frühere Nichtpromotion, Klasse: ....
2. **Eltern:** Religion: .... Beruf: ....
   Häusliche Verhältnisse des Kostortes (bei Kostkindern): ....
   ....
   Zahl der Fehlgeburten der Mutter: .... Kinderzahl: ....
3. **Geburt:** Ehelich — unehelich ....
4. **Erbliche Belastung** (Krankheiten der Eltern): Geisteskrankheit — Lues — Lungenleiden — Trunksucht — Verbrechen — Selbstmord ....
5. **Geschwister:** Schwachbefähigt — Blödsinnig — Epileptisch etc. ....
   ....
6. **Frühere Krankheiten:** Krämpfe — Lähmungen — Rachitis — Veitstanz ....
   ....
7. **Sinnesgebrechen:** Schielen — Blind — Taub — Sprachfehler ....
8. **Seelische Eigenschaften:** Lügenhaft — Diebisch — Scheu — Unruhig — Jähzornig — Unverträglich — Stumpf — Weinerlich ....
9. **Urteile des Lehrers** über Fleiss, Fortschritte, Begriffsbildung, Zahlenbegriffe, Lesen, Schreiben, Gedächtnis: ....
   Ist das Kind in einem früheren Jahre für die Spezialklasse angemeldet worden? ....
10. **Sonstige Bemerkungen:** ....

Zürich, den .... 190....

Der Lehrer: Der Schularzt:

....

Bild 30: *Ärztliches Anmeldeformular für die Spezialklasse.*

quartierspezifische Unterschiede in der prozentualen Verteilung der Kinder in Spezialklassen sind keine zu verzeichnen.[64] Das ist insofern eine interessante Feststellung, als Albert Fisler in seinem Referat von 1889 darauf hingewiesen hatte, dass die einzelne Quartiere sehr wohl unterschiedliche Quoten an nicht versetzten Primarschülerinnen und -schüler aufzeigten.[65] Dies legt den Schluss nahe, dass die Kinder trotz prozentual gleichmässiger Verteilung der Einrichtung nicht in jedem Quartier dieselben Chancen hatten, eine Spezialeinrichtung zu besuchen.

Konsequenzen für die Betroffenen

Obwohl sich das Angebot an Spezialklassen im Lauf der Jahre auf alle Stadtkreise erweitert hatte, konnten sich in Familien mit einem «schwachbegabten» Kind Probleme ergeben. Denn es kam durchaus vor, dass die Kinder ihren Schulweg nicht allein bewältigen konnten. Alice M. beispielsweise besuchte 1901 die Spezialklasse C im Schulhaus Wolfbach. Sie wohnte in Riesbach an der Wildbachstrasse. Der lange Schulweg bewog Alices Mutter, für ihre Tochter eine Dispensation vom Schulunterricht zu beantragen, damit diese zu Hause bei einer Lehrerin Privatunterricht nehmen könne. Sie schrieb: «Der Gründe, welche uns zu diesem Vorgehen bewegen sind hauptsächlich folgende: Abgesehen von dem weiten Weg, den das Kind besonders im Winter, wenn auch im Tram alltäglich 4 Mal hin & her zu machen hat, so ist der Kostenpunkt für uns während eines Jahres & ebenso der Verlust an Zeit viel zu gross, als dass wir ihn in der Folge tragen könnten. Man kann nämlich das Kind nie ohne Begleit hin & her zur Schule lassen. Es ist absolut nicht stupide, aber sehr scheu & ängstlich, so dass es bei dem grossen Wagenverkehr im Bellevue & Heimplatz sich nicht zu helfen weiss. Dies ist für uns eine ungerechtfertigte Ausgabe, & wollen lieber dieses Geld für Tramabonnements, dem Kinde, durch Privatunterricht zukommen lassen, bis wir näher der Stadt wohnen.»[66]

Die Schulbehörde hiess diesen Antrag gut, nicht zuletzt weil sich auch Alices Lehrer F. Beglinger bei Stadtrat Fritschi für den Antrag stark gemacht hatte. Beglinger argumentierte mit der seiner Ansicht nach viel zu heterogenen Zusammensetzung der einzelnen Spezialklassen. Neun seiner 24 Schüler und Schülerinnen seien «sehr schwach», «worunter 2 ausgesprochen körperlich und geistig schwachsinnige Knaben (Gottfried T[...] & Emil F[...]), deren Versorgung in eine Anstalt höchst wünschenswert wäre, woraus auf eine schwere Beeinträchtigung der Unterrichtsarbeit an den übrigen mehr bildungsfähigen Schülern geschlossen werden muss.»[67]

Neben der heterogenen Zusammensetzung der Spezialklassen hatten als «schwachsinnig» oder «schwachbegabt» bezeichnete Kinder damit zu kämpfen, dass sie unter Umständen innerhalb kurzer Zeit mehrere Male die Klasse wechseln mussten und somit gar keine Möglichkeit fanden, sich in einen Klassenverband zu integrieren. Die bereits erwähnte Emma A. beispielsweise war zunächst in eine Normalklasse eingetreten. Nach der Untersuchung durch den Stadtarztassistenten wurde sie für ein Jahr zurückgestellt. Danach besuchte sie wieder die erste Klasse, um von dort in den Kindergarten versetzt zu werden. Als sie, inzwischen bereits neunjährig (!), ein drittes Mal in die erste Klasse eintrat, stellte Stadtarztassistent Kraft den Antrag, sie in eine Spezialklasse oder Anstalt einzuweisen.[68] Die Kreisschulpflege entschied sich daraufhin für die Spezialklasse. Vielleicht hat es ihr dort gefallen, denn die Anzahl der zu unterrichtenden Kinder war per Verordnung auf 25 beschränkt.[69] Im Vergleich zu Normalklassen, in denen bis zu 60 Kinder bei ein und demselben Lehrer unterrichtet wurden,[70] befanden sich die Kinder einer Spezialklasse hinsichtlich der pädagogischen Betreuung in einer weit komfortableren Situation. Trotz der besonderen Betreuung in den Spezialklassen wurde jedoch eines der Ziele der Einrichtung, die Kinder wieder in eine Normalklasse zu integrieren, nur in einem Fünftel der Fälle erreicht.[71] Dies bedeutete, dass die Kinder über Jahre hinweg von den «normalen» Schulkindern separiert wurden.

Es konnte aber auch vorkommen, dass einzelne Kinder dem Unterricht in einer Spezialklasse nicht zu folgen vermochten. In einem solchen Fall wurde wiederum der Stadtarzt oder Stadtarztassistent für ein ärztliches Gutachten beigezogen. Wenn dieser den weiteren Verbleib eines Kindes in der Spezialklasse als nicht tragbar erachtete, stellte er einen Antrag auf Überweisung in eine entsprechende Anstalt, auf die ich im folgenden eingehen werde.

5.4 Institutionen II: geschlossene Anstalten für «Schwachsinnige»

Im April 1902 sprachen sich Stadtarztassistent Adolf Kraft und der damalige Schulvorstand Benjamin Fritschi für die Überweisung von 16 Kindern der Spezialklassen in «passende Anstalten» aus. Um ihnen eine spezielle Ausbildung zu ermöglichen, wandte sich Schulvorstand Fritschi an die kantonale Erziehungsdirektion. Dort beantragte er Unterstützungsbeiträge an deren Anstaltsversorgungskosten.[72] Den Schulausschluss der betreffenden Kinder begründete er damit, dass «diese Schwachsinnigen» für die übrigen Kinder in der Spezialklasse das «gleiche Hemmnis» darstellen würden wie die «Schwachbegabten in einer Normalklasse für die befähigten Schüler», «und sie sollten daher schon aus diesem Grund, in der Hauptsache aber um ihrer selbst willen, in passenden Anstalten versorgt werden».[73]

Weshalb die 16 Kinder in eine Anstalt übersiedeln sollten, zeigen die dem Antrag an die Erziehungsdirektion vorangegangenen ärztlichen Untersuchungen. Diese hatte wiederum Stadtarztassistent Adolf Kraft vorgenommen.

Kraft hielt die Resultate seiner Untersuchung jeweils auf einem gedruckten Formular fest.[74] Darin musste er neben den bereits weiter oben beschriebenen Untersuchungskriterien einen Kommentar zu den «Wohnungsverhältnissen» der betreffenden Familien abgeben. Zu diesem Zweck begab er sich beispielsweise am 9. April 1902 zur Familie H. an die Zentralstrasse 133. Als Familienmitglieder führte Kraft den Vater Jacob, der als Handlanger arbeitete, die Mutter und Hausfrau Anna, welche der Arzt als «geistig beschränkte Cretine» bezeichnete, die zwölfjährige Tochter Emma (Diagnose «cretinischer Idiotismus») und deren kleinere Geschwister Rosa und Emil an. Die Familie verfügte über keinerlei Vermögen und musste mit einem bescheidenen jährlichen Einkommen von 800 Franken über die Runden kommen. Dementsprechend lebte Emma in ärmlichen Verhältnissen. Kraft schien sich aber weniger an der Überbelegung der Wohnung zu stossen als an den dort vorgefundenen hygienischen Verhältnissen: «Die Familie bewohnt 2 Zimmer, wobei Schlafzimmer, welche räumlich beengt (24–30 cbm) wenig belichtet, zl. gut lüftbar sind. In beiden Zimmern, ganz besonders im Schlafzimmer ist die Ordnung & Reinlichkeit sehr mangelhaft, das Bettzeug schmutzig. Demgemäss auch ein sehr übler Geruch im Zimmer. Man darf von einem Zustand der Verwahrlosung sprechen. Gelüftet wird jedenfalls selten in genügender Weise.»[75]

Kraft zeichnete von amtlicher Seite her nicht nur für die Überprüfung der hygienischen, sondern auch der familiären Verhältnisse, in denen die Kinder aufwuchsen, verantwortlich. So notierte er auf dem Fragebogen des zehnjährigen Hans H., dass sich «verschlimmernd auf das sittlich defekte, geistig-körperlich rückständige Kind [...] auch die zweifelhaften Familienverhältnisse» auswirkten.[76]

Nach dem Tod von Hans' Mutter Agnes hatte sich der Vater wieder verheiratet. Diese zweite Ehe sei jedoch bereits wieder im Begriff, geschieden zu werden. Denn obwohl noch verheiratet, unterhalte Hans' Vater ein «konkubinatähnliches Verhältnis» zu seiner Haushälterin. Dies führe zu «erzieherische[n] Conflikte[n]». Eine «Anstaltsversorgung» des «Idioten»[77] Hans war gemäss Kraft «nach jeder Richtung empfehlenswert».[78]

Ein dritter Aspekt, dem Kraft Rechnung trug, waren die ökonomischen Verhältnisse, in denen die Kinder lebten, und in diesem Zusammenhang ihr Ernährungszustand. Anna S., von Kraft als «ererbt schwachsinnig in leichtem Grade» und «stark schwerhörig» bezeichnet, wuchs in «misslichen Verhältnissen» auf. Da die «Ernährung oft mangelhaft» gewesen sei, sei das Mädchen abgemagert und anämisch.[79]

Bei einem Versorgungsantrag in eine geschlossene Anstalt fielen demnach Kriterien wie Wohnverhältnisse, ökonomische oder familiäre Situation (Verdacht auf «Verwahrlosung»)[80] ebenso stark ins Gewicht wie die Gesundheit der Kinder.

Aus juristischer Sicht war es aber nicht einfach, die Kinder aus ihrem vertrauten, wenn auch von Amtes wegen nicht als ideal erachteten Umfeld zu nehmen. Da keine rechtlichen Grundlagen für eine Versorgung beziehungsweise eine amtliche Kindswegnahme existierten, mussten die Eltern zunächst von der Notwendigkeit einer Versorgung überzeugt werden. Die Eltern waren jedoch verpflichtet, die Versorgungskosten für ihre Kinder je nach finanzieller Lage entweder teilweise oder ganz zu übernehmen. Durch die ärztliche Diagnose hatten die Kinder das Recht auf unentgeltlichen Unterricht verloren.[81] Diese ungeregelte Rechtssituation hatte zur Folge, dass Kinder, deren Eltern einer Anstaltsversorgung aus irgendwelchen Gründen nicht zustimmten, in ihren Familien blieben und unter Umständen ohne jegliche Bildung aufwuchsen. Doch auch wenn die Eltern bereit waren, ihre Kinder einer Institution anzuvertrauen, hiess dies noch lange nicht, dass die Kinder dort Aufnahme fanden. Denn Anstaltsplätze waren in der Schweiz um die Jahrhundertwende überaus dünn gesät.

Der Nachweis des Bedürfnisses nach Anstaltsplätzen in der Schweiz

Die Anstaltsversorgung «schwachsinniger» Kinder wurde in der Zürcher Öffentlichkeit mindestens seit den 1880er Jahren vermehrt diskutiert. Sie war auch Thema der bereits erwähnten «Konferenz für das Idiotenwesen», welche 1889 in Zürich stattfand. In seinem Eröffnungsreferat warf Pfarrer Adam Ritter,[82] der Präsident der Konferenz, einen Blick zurück in die Geschichte des Anstaltswesens. Er berichtete, dass sich der Bestand der Anstalten seit den 1840er Jahren – damals wurde die erste «Kretinenanstalt» der Schweiz gegründet – lediglich auf fünf erhöht habe.[83] Gemäss Adam Ritter war das Angebot an Anstaltsplätzen in der Schweiz, verglichen mit Deutschland, Schweden, Norwegen und den Vereinigten Staaten, bei weitem zu klein. Die «Neue Zürcher Zeitung», die ausführlich über die Konferenz berichtete, gab Ritters Argumentation für eine Erweiterung entsprechender Einrichtungen wieder: «Bei der statistischen Berechnung, wonach in der Schweiz 5'100 Idioten sich befinden, und bei der Berechnung Dr. Bircher's, dass in der Schweiz sich nach dem Ergebnis der Rekrutenprüfungen etwa 30'000 Schwachbefähigte ergeben, ist derzeit bezüglich des Idiotenwesens viel zu wenig geboten.»[84]

Da Rekruten die Bevölkerung nur in beschränktem Mass repräsentieren, mögen diese Berechnungen etwas willkürlich erscheinen. In Anlehnung an die erwähnte Konferenz führte das Eidgenössische Statistische Amt deshalb 1897 erstmals eine offizielle Erhebung durch, in dem auch das weibliche Geschlecht vertreten sein sollte. Bewusst nahm man dabei von einer Zählung aller «Schwachsinnigen» in der Schweiz Abstand, deren Durchführung man als zu aufwendig und zu wenig ergiebig erachtete.[85] Man beschränkte sich auf Kinder im schulpflichtigen Alter, die durch ihre institutionelle Einbindung leicht zu erfassen waren. Die Erhebung ergab, dass von den 7'667 in der Schweiz erfassten «Geistesschwachen» im schulpflichtigen Alter nur 411 in Spezialklassen unterrichtet wurden. 576 weitere befanden sich in Spezialanstalten, 104 Kinder fristeten ihr Dasein in Armenhäusern.[86] Dies bedeutet, dass lediglich rund 13% aller als «geistesschwach» definierten Kinder von einem spezialisierten Bildungsangebot profitieren konnten.[87]

Von 1899 bis 1914 wurden diese Erhebungen jährlich durchgeführt. Allerdings beschränkte man sich auf die Erfassung der neu in die Schule eintretenden Kinder. Im ersten Jahr dürften sich jedoch schwerwiegende Fehler eingeschlichen haben. Wurden 1899 noch 3,03% aller in die Schule eintretenden Kinder als «blödsinnig» oder «schwachsinnig» bezeichnet, sank der Anteil im folgenden Jahr auf 1,77%.[88] Eine solche extreme Schwankung, welche in absoluten Zahlen eine Abnahme von 1'639 auf fast die Hälfte, nämlich 873 Kinder bedeutete, war erklärungsbedürftig. Emil Le Grand, der 1904 in der «Schweizerischen Zeitschrift für Statistik» eine Bilanz aus den sich jährlich wiederholenden Zählungen zog, begründete die statistische Auffälligkeit damit, dass erst ab 1900, mit der Einführung der bereits erwähnten Anleitungen für das Lehrpersonal, ein einheitlicher Massstab für die Eruierung von «Geistesschwachen» angewendet wurde. In den Jahren zuvor habe die «subjektive Ansicht der Lehrer» dazu geführt, dass viele Kinder als «schwachsinnig» bezeichnet wurden, «die in Wirklichkeit nur schwachbegabt waren, die vielleicht auch durch ihre allgemeine Körperkonstitution hinter den anderen Kindern zurückgeblieben waren, oder Kinder, welche von vorneherein sowohl in körperlicher als auch geistiger Beziehung nur sehr langsam sich entwickelten. Solche Kinder machen gewiss oft den Eindruck von Schwachsinnigen, sind es aber bei näherem Zusehen absolut nicht.»[89]

Die trotz einheitlicherem Verfahren besorgniserregenden Zahlenwerte schienen die Bevölkerung und gemeinnützige Organisationen alarmiert zu haben. Die Anzahl der schweizerischen Einrichtungen konnte sich von 1897 bis 1907 mehr als verdoppeln: Während im März 1897 erst 14 Anstalten für 427 «Zöglinge» existierten, waren es im März 1907 bereits deren 30 mit insgesamt 1'187 «Zöglingen».[90] Die meisten Einrichtungen erhielten staatliche Beiträge, verstanden sich aber als private Institutionen.[91]

Emil Le Grand führte den anhaltenden Zuwachs an Spezialeinrichtungen auf die «Konferenzen für das Idiotenwesen» von 1889 und 1899 zurück, insbesondere aber auf die eidgenössische Statistik.[92] Die Statistik lieferte eine konkrete Handlungsanweisung zur Schaffung neuer Fürsorgeeinrichtungen, auch wenn das Zahlenmaterial mitunter nicht über alle Zweifel erhaben schien.

Trotz des Zuwachses an Anstalten in der Schweiz blieben darin die Plätze für Kinder aus der Stadt Zürich beschränkt.

Das Versorgungsangebot für Zürcher Kinder

Die private «Kellersche Anstalt für schwachsinnige Mädchen» – mit Gründungsjahr 1849 eine der ältesten überhaupt – war nach der Eingemeindung die einzige Einrichtung auf städtischem Boden.[93] In ihr waren im Schuljahr 1892/93 nur gerade sechs Mädchen im Primarschulalter untergebracht, wobei nicht klar ist, wie viele von ihnen tatsächlich aus Zürich stammten.[94] In den Jahren 1893–1903 wurden jeweils zwischen einem und vier stadtzürcherischen Mädchen in der Kellerschen Anstalt an der Hofstrasse in Hottingen unterrichtet.[95]

Im Jahr 1870 gründeten Julius Hauser und Samuel Zeller das «Kinderasyl zur Pflege und Erziehung geistesschwacher Kinder auf dem Bühl» in Wädenswil.[96] Zwischen 1898 und 1903 war darin ein einziger Knabe aus Zürich versorgt.[97] Eine weitere private Einrichtung im Kanton Zürich war die seit 1894 bestehende «Martinsstiftung in der Mariahalde» in Erlenbach. Gleich im ersten Betriebsjahr fand darin ein Mädchen aus Zürich Aufnahme. Ein Jahr später kam ein Knabe hinzu, der aber kurz darauf wieder austrat. Bis 1903 blieb die Anzahl an Stadtzürcherinnen dann konstant bei eins.[98] Für Knaben aus Zürich wies die «Anstalt für die Erziehung schwachsinniger Kinder» in Regensberg mit bis zu sieben Plätzen im Jahr 1898 das grösste Angebot auf.[99]
Einige Kinder aus Zürich wurden auch ausserkantonal versorgt. Mit grösster Wahrscheinlichkeit handelte es sich hierbei um Kinder, die zwar zum Zeitpunkt der Einweisung in Zürich wohnhaft waren und zur Schule gingen, jedoch in einer Gemeinde eines anderen Kantons heimatberechtigt waren. Aufnahmepriorität hatten nämlich Bürger und Bürgerinnen desjenigen Kantons, in dem sich eine Anstalt befand.[100] Ausserkantonal untergebracht waren Kinder in Biberstein, Bremgarten (beide Kanton Aargau) und Walzenhausen (Kanton Appenzell Ausserrhoden).[101] Daneben fiel als Möglichkeit das nahe Ausland in Betracht. Die «schwachsinnige» Luise D. wurde beispielsweise am 1. Juni 1897 unter Vermittlung des Schulvorstandes in der «Anstalt Wilhelmsdorf» in der Nähe von Ravensburg untergebracht.[102]
Die Aufnahmeprozedur in eine Anstalt war aufgrund des beschränkten Platzangebots und der hohen Kosten überaus kompliziert. Die umfassenden Vorabklärungen konnten eine Aufnahme unter Umständen monatelang verzögern, wie der Fall von Pauline F. verdeutlicht.

Das lange Warten auf einen Anstaltsplatz

Pauline F. war am 25. Oktober 1885 geboren worden. 1892 kam sie ins schulpflichtige Alter. Eine erste Anmeldung für die «Anstalt für schwachsinnige Mädchen» an der Hofstrasse erfolgte aber erst im April 1896. Zu diesem Zeitpunkt besuchte Pauline die Spezialklasse und wohnte im Kreis III.
Im September 1896 wurde das Mädchen ein zweites Mal in der Anstalt angemeldet. Doch seine Versorgung schritt nicht recht voran. Dies veranlasste Schulvorstand Grob, sich persönlich um den Fall zu kümmern. Er holte in Paulines Bürgerort Teufenthal (Kanton Aargau) die Zusicherung eines jährlichen Versorgungsbeitrags von 150 Franken ein, welche er am 12. Februar 1897 erhielt. Danach richtete er ein weiteres Aufnahmegesuch an die Leiterin der «Kellerschen Anstalt», Frau von Orelli. Diese wiederum antwortete ihm am 22. Februar, dass sich Pauline erstmals bei ihr vorstellen könne, dass sie jedoch

nicht vor Pfingsten 1898 mit einem sicheren Platz rechnen könne. Gleichzeitig tönte sie aber an, es sei möglich, «dass schon in diesem Jahr ein Platz frei wird, aber nicht sicher».[103]
Frau von Orellis Vorahnung hinsichtlich des freien Platzes sollte sich bewahrheiten. Allerdings half der Schulvorstand dem Schicksal tüchtig nach. Denn die in der Anstalt untergebrachte Emma G. wurde auf sein Ersuchen hin am 23. März 1897 mit der Begründung weggewiesen, dass Emmas Vater seinen «finanziellen Verpflichtungen», welche er bei der Stadt hatte, nicht nachgekommen sei.
Bereits am 12. April meldete sich Frau von Orelli bei Schulvorstand Grob mit der Nachricht, Pauline könne nun probehalber aufgenommen werden. Das jährliche «Kostgeld» betrage 400 Franken. Für eine Ermässigung der anfallenden Kosten sei ein spezielles Gesuch notwendig. Daraufhin besorgte sich Grob einen Auszug aus dem Steuerregister von Paulines Vater August. Dieser war Schuster und versteuerte einen jährlichen Verdienst von 800 Franken.
Nun hätten die Kosten einer Anstalt die finanziellen Möglichkeiten von August F. bei weitem überschritten. Hätte August F. allein für die «Versorgung» seiner Tochter aufkommen müssen, hätte er dafür seinen halben Jahresverdienst verwenden müssen. Nachdem August F. dem Schulvorstand zugesichert hatte, einen jährlichen Beitrag von 60 Franken für Pauline zahlen zu können, stellte Grob der Anstalt ein Gesuch um Kostenermässigung. Am 17. April kam Frau von Orelli dem Gesuch nach. Sie reduzierte das «Kostgeld» um 100 Franken pro Jahr auf 300 Franken.[104] Die Kosten für Paulines Versorgung trug nun zur Hälfte die Heimatgemeinde Teufenthal und mit 60 Franken Paulines Vater. Die restlichen 90 Franken übernahm die Stadtkasse.[105]
Die finanzielle Unterstützung durch die Heimatgemeinde bedeutete aber, dass die Familie F. in Teufenthal «armengenössig» wurde, was mit einer erheblichen sozialen Stigmatisierung verbunden war. Ausserdem dürften die von Paulines Eltern trotz der Unterstützung der Heimatgemeinde und der Stadt zu begleichenden 60 Franken bei einem jährlichen Einkommen von 800 Franken massiv auf das Familienbudget geschlagen haben. Wie sich am Beispiel von Paulines Vorgängerin Emma G. gezeigt hat, war es bei weitem nicht allen Familien möglich, über längere Zeit einen festen Beitrag an die Versorgung eines Kindes zu zahlen. Dies hatte zur Folge, dass einige Kinder aus Kostengründen schon nach einem kurzen Aufenthalt in einer Anstalt wieder zu ihren Familien zurückkehrten. Sie und alle andern als «schwachsinnig» erachteten Kinder, die weder in eine Anstalt noch in eine Spezialklasse aufgenommen wurden, erhielten kaum Unterricht.[106]
Bevor ein Kind in eine private Anstalt eintreten konnte, musste ein Nachweis für die Finanzierung der Anstaltskosten erbracht werden. Dies bedingte jedoch zeitraubende Verhandlungen mit der Heimatgemeinde, mit den Eltern selber und vor allem mit der Anstaltsleitung.
Es liegt auf der Hand, dass längst nicht alle vom Stadtarzt oder vom Stadtarzt-

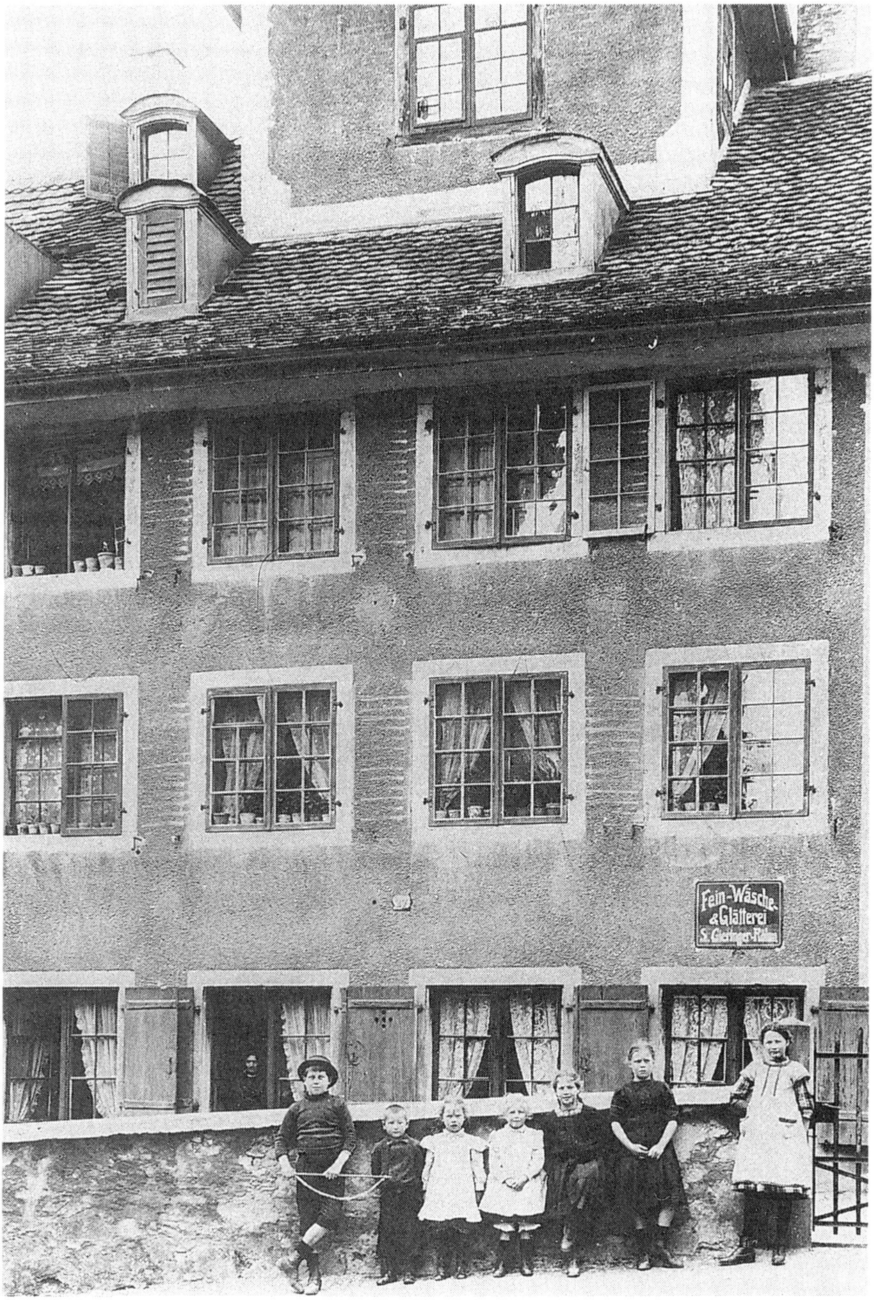

Bild 31: *Ehemalige «Anstalt für schwachsinnige Mädchen» an der Hofstrasse 27 in Hottingen. Hier mit neuen Bewohnerinnen und Bewohnern.*

assistenten als «schwachsinnig» definierten und für eine «Versorgung» vorgesehenen Kinder tatsächlich in eine Anstalt eintraten.[107] Wie aus dem Brief von Frau von Orelli an Schulvorstand Grob hervorgeht, war die Anstalt in Hottingen auf Monate hinaus voll belegt. Pauline verdankte ihren Platz lediglich dem Umstand, dass Emmas Eltern nicht mehr in der Lage waren, die für die Tochter anfallenden Anstaltskosten zu vergüten.
Was mit den Kindern geschah, die trotz der beschriebenen Schwierigkeiten in eine Anstalt eintraten, soll exemplarisch an der Anstalt Regensberg verdeutlicht werden.

Die Anstalt Regensberg

Die Anstalt in Regensberg ging, wie die meisten fürsorgerischen Einrichtungen für «Schwachsinnige», aus privater Initiative hervor. Die «Gemeinnützige Gesellschaft des Kantons Zürich» beschloss an ihrer Frühjahrsversammlung vom 28. Juni 1882, das Schloss Regensberg zu kaufen, um darin eine «Bildungs- und Erziehungsanstalt für schwachsinnige aber bis zu einem gewissen Grade bildungsfähige Knaben»[108] einzurichten. Die Anstalt nahm zunächst – in Ergänzung zur «Kellerschen Anstalt für Mädchen» in Hottingen – ausschliesslich Knaben auf. Nach einer Erweiterung der Anstalt im Jahr 1890 fanden unter Berufung auf gleiche Bildungschancen für Knaben und Mädchen neu auch Mädchen Aufnahme in Regensberg.[109]
Kurz nach dem Schlosskauf machte sich die Gesellschaft auf die Suche nach einem Anstaltsleiter. Unter den 34 Bewerbern wählte sie den bereits erwähnten Karl Kölle aus. Dieser war bis anhin in der württembergischen «Anstalt Stetten für Geistesschwache und Epileptische» tätig gewesen. Auf dem Gebiet der heilpädagogischen Praxis galt er in Zürich und sicher auch über die Kantonsgrenzen hinaus als Kapazität.
Die Anstalt konnte bereits im Mai 1883 mit neun Knaben eröffnet werden. Bis im Herbst desselben Jahres hatte sich die Anzahl der Knaben auf 33 erhöht. Von diesen stammten 27 aus dem Kanton Zürich, sechs aus weiteren Kantonen.
Kölles Anstaltskonzept baute auf drei Pfeilern. Den ersten Pfeiler stellte das «Familiensystem» dar. In der Anstalt wurde ein normales Familienleben simuliert. Zu diesem Zweck bildeten je zehn bis zwölf Knaben eine «Familie», die von einer «Wärterin», quasi als Ersatzmutter, geleitet wurde. Das väterliche Element stellte der Lehrer[110] dar, der als «Erzieher» auch über die Unterrichtszeit hinaus auf die Kinder einzuwirken hatte.[111] Die Lehrer mussten ihren Wohnsitz jedoch nicht in der Anstalt haben.[112] Die eigentlichen «Hauseltern» waren Karl Kölle und seine Frau.[113]
Die Knaben der verschiedenen Familien bewohnten je ein Wohn- und ein Schlaf-

zimmer; ältere Knaben erhielten jeweils zu zweit oder zu dritt einen separaten Schlafraum. Im Wohnzimmer, das als Aufenthaltsraum diente, fand nach der Schule das familiäre Beisammensein statt. Auch innerhalb der Anstalt trat die Familie als solche auf. Sie besetzte im gemeinschaftlichen Speisesaal ihren eigenen Tisch. Und die täglichen Spaziergänge fanden ebenfalls im Familienverband statt.[114]

Der zweite Pfeiler der Anstalt bestand im spezifisch auf die Kinder zugeschnittenen Unterricht und in der intensiven und umfassenden pädagogischen Betreuung. Der Lehrer sollte der Anstalt als möglichst flexible Arbeitskraft zur Verfügung stehen. Er sollte die «ihm ausserhalb des Schuldienstes auferlegten Obliegenheiten nicht als eine ihm fremdliegende Zumutung auffassen, sondern als eine Pflicht, welche durchaus zu seiner erzieherischen Tätigkeit»[115] gehöre.

Für die neu eingetretenen Kinder existierte eine Vorschule, in der sich in einer dreimonatigen Probezeit herausstellen sollte, ob sie in der Anstalt bleiben konnten oder die Anstalt wieder verlassen mussten, weil sie sich als «bildungsunfähig» herausgestellt hatten.[116] Der Lehrplan der Vorschule sah «Begriffsbildung», «Elementarbildung im Sprechen», «besondere Thätigkeitsübungen», Formen- und Farbenunterscheidungen, Zahlunterscheidungen, Zeichen- und Handfertigkeitsübungen sowie Turnunterricht vor. Die älteren Kinder erhielten Unterricht in den Fächern Religion, Anschauungsunterricht, Lesen, Schreiben, Sprachlehre, Rechnen, Formenunterricht, Zeichnen, Singen und Turnen.[117] Der Unterricht fand in Kleinklassen statt.[118]

Der dritte Pfeiler der Anstalt Regensberg bestand in der Förderung der handwerklichen Fertigkeiten der Kinder. Neun Wochenstunden waren für den Arbeitsunterricht reserviert. Die «schwächsten» Knaben und Mädchen beschäftigten sich zunächst noch mit Fröbelschen Arbeiten (Aufreihen von Perlen, Flechten etc.). Im Gegensatz zum Schulunterricht in der Anstalt fand der eigentliche Werkunterricht nach Geschlechtern getrennt statt. Der Unterricht reproduzierte ein bürgerliches Rollenverständnis, wonach die Mädchen mit Nähen und Stricken auf das häusliche Arbeiten vorbereitet wurden, die Knaben hingegen für eine spätere Erwerbsarbeit in einem kleingewerblichen Betrieb. Die Knaben erlernten zunächst das Flechten von Hausschuhen, später wurden sie in der hauseigenen Buch- und Bürstenbinderei sowie in der Korbflechterei eingesetzt. Der Verkauf der hergestellten Produkte stellte einen Teil der Anstaltseinnahmen dar.[119]

Das von Anstaltsseite 1896 erklärte primäre Ziel dieses Unterrichts war, «die Kinder neben der Schulzeit angemessen zu beschäftigen, Auge und Hand zu üben, die Kinder überhaupt an eine regelmässige Thätigkeit zu gewöhnen, er hat also einen rein pädagogischen Zweck».[120] Mit dieser Aussage wollte sich die Anstaltsleitung wohl in erster Linie gegen die Erwartungshaltung verwahren, wonach alle Kinder später eine Lehrstelle oder einen Arbeitsplatz finden würden. Gut zehn Jahre zuvor hatte sich die Anstaltsleitung in dieser Hinsicht noch

optimistischer gezeigt, indem sie explizit dargelegt hatte, dass der Handarbeitsunterricht die Kinder zu «eigenem Verdienen» befähigen würde.[121]
Das Konzept der Anstalt Regensberg beruhte vor allem auf einer umfassenden Erziehung der Kinder, welche über die tägliche Unterrichtszeit hinausging. In einer solchen Form konnte dies weder die Normalschule noch die Spezialklasse bieten. Die Internatsform der Anstalt bedingte jedoch eine räumliche Trennung der Kinder einerseits von ihrer Familie und andererseits von ihren als normal erachteten Altersgenossinnen und -genossen.
Diese langfristige Trennung dürfte viele Kinder und Eltern belastet haben. Da in Regensberg Kinder aus dem ganzen Kanton und sogar von ausserhalb aufgenommen wurden, konnte sich ein Besuch in der Anstalt als regelrechte Reise herausstellen. Otto B., der 1901 in Regensberg war, hatte beispielsweise zuvor in Grüningen gewohnt, Meinrad M. in Turbenthal. Josephine und Eduard S. kamen aus Schönenberg.[122] Falls ein Familienmitglied die Reise nach Regensberg antrat, galt es einige Regeln zu beachten. Besuchszeit für die Angehörigen war donnerstags, also an einem Arbeitstag, sowie sonntags von 14.00 bis 16.00 Uhr. Nach erfolgter Anmeldung bei Karl Kölle durften die Besucherinnen und Besucher die Kinder einzig auf dem Anstaltsgelände treffen. Es war den Angehörigen verboten, sich mit dem Anstaltspersonal zu unterhalten. Für den nötigen Informationsaustausch zwischen Familie und Anstalt war der Anstaltsleiter zuständig. Er gab den Angehörigen auf Verlangen Auskunft über das Befinden der Kinder und den Erfolg der «erzieherischen Bemühungen».[123] Die Möglichkeit, in die eigene Familie zurückzukehren, bestand lediglich während der Sommerferien. Für die Kinder bedeutete ein Anstaltsaufenthalt ein jahrelanges Abgeschirmtsein von der Aussenwelt, zumal der hinsichtlich eines optimalen Lernerfolgs als ideal erachtete Anstaltsaufenthalt bis zum achtzehnten Altersjahr dauern sollte. Verstärkend auf diese Zeitdimension wirkte die räumliche Isolierung der Kinder. Die Anstalt befand sich im ehemaligen Schloss, welches architektonisch weniger Schloss- als Burgcharakter hatte. Der von weitem sichtbare, über dem Wehntal trohnende, zur Anstalt gehörende Turm aus dem 13. Jahrhundert suggeriert noch heute die Uneinnehmbarkeit des Ortes. Zudem war ein Teil der Anstalt nach der Erweiterung von 1888 im ehemaligen, umfunktionierten Gefängnis untergebracht.[124] Die dadurch erzeugte symbolische Aufladung des Ortes potenziert die räumliche Ausschlusskraft der Anstalt.[125]
Das Stigma des Ein- beziehungsweise gesellschaftlichen Ausgeschlossenseins manifestierte sich aber nicht nur auf einer räumlichen, sondern auch auf einer sozialen Ebene. Oft habe es Eltern gegeben – und das ist ein Punkt, der die Anstaltsleitung wiederholt zu Klagen veranlasste –, die ihre Kinder anlässlich der geringsten Erfolge wieder nach Hause nehmen wollten. Sie hätten viel zu hohe Ansprüche an die Anstalt gestellt, indem sie die möglichst rasche Normalisierung ihrer Kinder im Sinn einer Heilung erwarteten. Im Jahresbericht von 1893

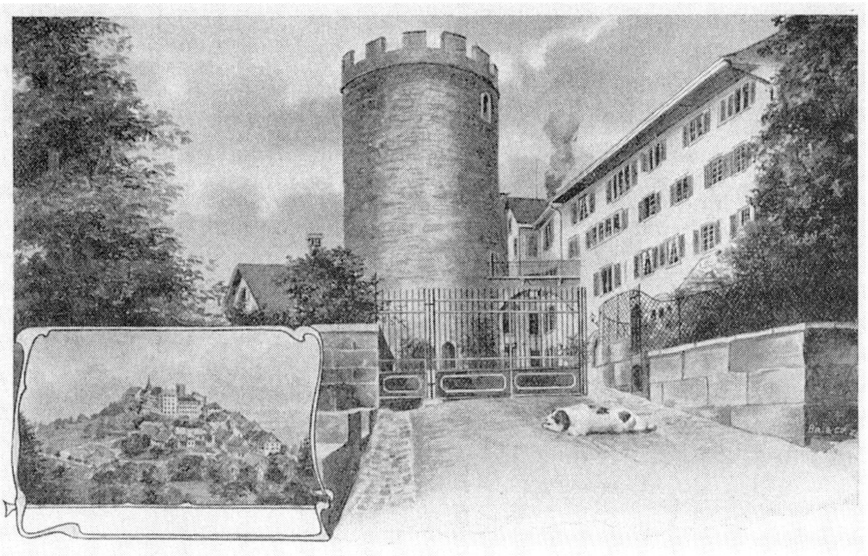

Bild 32: *Erziehungsanstalt für «schwachsinnige» Kinder in Regensberg.*

wurde vermerkt: «Zu unserem grossen Bedauern müssen wir hier bemerken, dass ein so grosser und beständiger Wechsel von 26 Ein- und Austretenden auf den Unterricht sehr störend einwirkte; wie gerne möchten wir oft solche Kinder noch behalten, die erfreuliche Fortschritte gemacht haben, die, wenn die ungemein schwierigen Anfänge überwunden sind, nun einige Freude am Lernen zeigen, und auch dem Lehrer einigermassen für seine Mühe lohnen. Allein da werden die Kinder dann oft heimgeholt, um die Alltagsschule zu besuchen, oder um sonst Verwendung zu finden, wobei dann die weitgehendsten Erwartungen an dieselben gerichtet werden, weil sie ein oder mehrere Jahre in der Anstalt gewesen.»[126]

In der Alltagsschule wiederum erhofften sich die Eltern, dass ihren Kindern das «Odium des Schwachsinns»[127] genommen würde. Für einen vorzeitigen Austritt spielten damit längst nicht nur finanzielle Überlegungen eine Rolle. Ebenso stark konnte die Tatsache wirken, dass sich das Kind in einer Institution befand, welche es – gerade durch den Aufenthalt in ihr – als «schwachsinnig» abstempelte. Auf der andern Seite bot die Anstalt den Kindern aber zweifelsohne einen Schonraum, in dem sie Selbstvertrauen entwickeln konnten, ohne Foppereien der Geschwister oder Gleichaltriger ausgesetzt zu sein.

Für sogenannt nichtbildungsfähige Kinder war weder in der Anstalt noch später auf dem Arbeitsmarkt ein Platz vorgesehen. Es ist deshalb nur logisch, dass in den Jahresberichten wiederholt die Forderung nach einer weiteren Differenzierung im Anstaltswesen laut wurde, indem das Angebot an (Verwahr-)Anstalten für sogenannt nichtbildungsfähige Kinder erweitert werden sollte.[128]

Dass der Normalisierungsanspruch weniger der heilpädagogischen Praxis entsprang als von aussen an die Anstaltsleitung herangetragen wurde, verdeutlicht die sporadisch erschienene Erfolgsbilanz in den Jahresberichten. Die Selbstdarstellung der Anstalt in diesen Berichten und die Auflistung der Erfolge geben einen Einblick in die, zumindest nach aussen vertretenen, gesetzten Zielerwartungen an die Zöglinge, welche nicht zuletzt ökonomischen Überlegungen verpflichtet waren. So stellte beispielsweise die voraussichtliche Erwerbsfähigkeit eines Kindes ein entscheidendes Argument dar, um kantonale Unterstützungsbeiträge zu erhalten.[129]

Die in den Berichten zum Ausdruck kommenden Vorstellungen einer Normalexistenz entsprangen einem eindeutig (protestantisch-)bürgerlich geprägten Lebenskonzept. Die Grundfeste dieses Konzepts bestanden in der Konfirmation sowie für Knaben in der Aufnahme in die Rekrutenschule, in der Ausübung einer Erwerbstätigkeit oder ganz einfach im Übertritt in die Alltagsschule.[130]

Als Quintessenz kann festgehalten werden, dass in Regensberg ein Modell praktizierte wurde, das Normalisierung, wie Pfarrer Alther es ausdrückte, als «‹Heilung›, im Sinn einer kulturellen Heranbildung zum Leben in der bürgerlichen Gesellschaft»,[131] verstand. Und in diesem Sinn wurden im Rahmen des ersten Informationskurses für Jugendfürsorge von 1908 zwei Leitsätze der «modernen» Schwachsinnigenfürsorge postuliert. Der eine forderte eine angemessene Förderung noch «vorhandener beschränkter Körper- und Geistesstärke» mit dem Ziel einer «Teilnahme am Heil des menschlichen Kultur- und Arbeitslebens». Die effektive Schädigung des Gehirns könne aber ebensowenig geheilt werden, wie sich ein einmal amputierter Finger ersetzen lasse.[132]

Der andere bezog sich auf die «Bewahrung geistesschwacher Kinder vor Verwahrlosung an Leib und Seele».[133] Die «Verwahrlosung» wurde zu einem zentralen Begriff der aufkommenden, zunehmend professionalisierten Kinder- und Jugendfürsorge. Sie ist Gegenstand des nächsten Kapitels. Doch vorher soll zusammenfassend nochmals auf die Rolle des Schularztes verwiesen werden.

*

In bezug auf Kinder mit einer geistigen Behinderung oder mit grossen Schulschwierigkeiten nahm der Amtsarzt eine wichtige Definitions- und Selektionsfunktion wahr. Im ersten Schuljahr klärte er den Gesundheitsstatus derjenigen Kinder ab, welche von den Lehrerinnen und Lehrern für den Unterricht als hinderlich bezeichnet wurden. Eine seiner ärztlichen Funktionen bestand darin, auszuschliessen, dass diese Kinder an einem körperlichen, eventuell therapierbaren Gebrechen litten, welches sie in ihrem Schulalltag behinderte.

Ergab die Untersuchung indes, dass es sich um ein «schwachsinniges», «schwachbegabtes» oder «geistig rückständiges» Kind handelte, stellte der Amtsarzt entweder einen Antrag auf dessen Rückstellung um ein Jahr, seine Überweisung in eine Spezialklasse oder in eine Anstalt.

In den Spezialklassen, die seit den 1890er Jahren ein Bestandteil der Zürcher Volksschule darstellten, übte der Amtsarzt wiederum eine ähnliche Selektionsfunktion aus. Denn die grosse Heterogenität der Kinder in bezug auf ihre Lernerfolge erwies sich im Spezialklassensystem als problematisch. Der Amtsarzt musste nun in einer weiteren Ausdifferenzierung diejenigen Kinder, welche dem Spezialklassenunterricht nicht zu folgen vermochten, untersuchen. Sprach er sich für einen Übertritt in eine Anstalt aus, kam dies einem Ausschluss aus der Volksschule gleich.

In seiner Definitions- und Selektionsarbeit verfügte der Amtsarzt über einen Interpretationsspielraum. Der Begriff «Schwachsinnigkeit» erwies sich nämlich in der konkreten Diagnosetätigkeit als unscharf. Zudem stellte er nicht zwingend den entscheidenden Schlüsselbegriff für das weitere schulische Schicksal der Kinder dar: In seiner Entscheidung stützte sich der Amtsarzt nicht nur auf die Einschätzung der geistigen Möglichkeiten der Kinder. Eine wichtige Rolle spielte ebenso deren soziales und räumliches Umfeld sowie deren ökonomische Verhältnisse. Die ärztliche Empfehlung, ein Kind in eine Anstalt einzuweisen, wägte all diese Faktoren gegeneinander ab.

6 Normalisierung auf sozialer Ebene: Massnahmen gegen «Verwahrlosung»

Wie in den vorangehenden Kapiteln dargestellt, konnten Kinder aufgrund geistiger oder körperlicher Behinderungen vom regulären Schulbetrieb ausgeschlossen werden. Doch vermochte eine solche Kategorisierung bei weitem nicht alle als störend erachteten Elemente des schulischen Normalbetriebs zu erfassen. Eine Kategorie von Kindern, welche gleichermassen im Brennpunkt des behördlichen Interesses stand, waren die sogenannten Verwahrlosten. Die städtische Schulpflege bemühte sich bereits vor der Eingemeindung, ihre Kompetenzen auf dem Gebiet des Kinder- und Jugendschutzes gegenüber solchen Kindern auszubauen.[1]

In den 1880er Jahren brachten gerichtliche Untersuchungen gegen «Ergänzungs»- und die jüngeren «Alltagsschüler»[2] Unruhe in die städtische Schulpflege. Die städtische Schulpflege wandte sich in der Folge an den kantonalen Erziehungsrat. Da Kinder unter zwölf Jahren gemäss geltendem Strafrecht wegen begangener Straftaten überhaupt nicht und solche unter sechzehn Jahren nur bedingt zur Rechenschaft gezogen werden konnten, wurden sie nach der strafrechtlichen Untersuchung meist wieder der Schule überantwortet.[3] Diese Praxis bezeichnete die Schulpflege gegenüber dem Erziehungsrat als Übelstand, um so mehr als sie befürchtete, die Delinquenten könnten als «ansteckende» Beispiele auf die Mitschüler und Mitschülerinnen wirken.[4]

Als weiterer Störfaktor innerhalb der Alltagsschule galten diejenigen Kinder, die zwar keine Straftat verübt hatten, aber dennoch als «verwahrlost» erachtet wurden. Auch sie konnte die Schulbehörde von Gesetzes wegen nicht direkt vom Unterricht dispensieren. Deshalb verlangte die Schulpflege anlässlich der anstehenden Revision des kantonalen Unterrichtsgesetzes, dass die Wegweisung von – ganz allgemein formuliert – «der Schule schädlichen Kindern»[5] und deren «Versorgung» auf Antrag der Erziehungsdirektion direkt durch den Regierungsrat ermöglicht würde. Dies wäre aber einer weitgehenden Ausschaltung der Vormundschaftsbehörde gleichgekommen. Dieser Umstand wiederum trug dazu bei, dass die Regelung keinen Eingang in das neue Volksschulgesetz von 1899 finden konnte.[6]

Obwohl die Schulbehörde keine Möglichkeit hatte, «verwahrloste» Kinder auf eigene Faust zwangsweise zu versorgen, war und blieb sie eine wichtige Instanz im Zusammenhang mit der Plazierung von Kindern in Pflegefamilien oder Heimen. Zeigten sich die Eltern bereit, ihre Kinder ausser Haus zu «versorgen», vermittelte die Schulbehörde zwischen Pflegepersonen oder Anstalten, den «bürgerlichen Armenpflegen» und den Eltern. Darauf wird später noch eingegangen. Zunächst soll geklärt werden, was man unter dem doch recht diffusen Begriff der «Verwahrlosung» verstand.

6.1 Definition und Definierende

Was die Behörden unter «Verwahrlosung» verstanden, wird aus den Geschäftsberichten der Zentralschulpflege ersichtlich. Auch wenn von «verwahrlosten» Kindern in diesen Berichten häufig die Rede ist, erweist sich eine Rekonstruktion des Begriffs in seiner zeitgenössischen Bedeutung als schwierig. Eine definitorische Annäherung ist nur über die Aufschlüsselung von als für eine «Verwahrlosung» typisch erachteten Anzeichen möglich.
In den Geschäftsberichten der Zentralschulpflege von 1893 bis 1905 manifestiert sich «Verwahrlosung» stets in gleicher Weise, nämlich durch den «Hang zum Lügen, Stehlen und Vagabundiren» sowie durch «rohes Benehmen», das «Versäumen des Unterrichtes ohne Wissen der Eltern», «Betteln» und schliesslich auch durch «unsittliches» Benehmen.[7]
Symptomatisch für die «Verwahrlosung» war primär ein soziales Verhalten beziehungsweise eine Handlung, welche zwar von einem gesellschaftlich sanktionierten Verhaltenskodex abwich, aber nicht unbedingt juristisch geahndet werden konnte. Deshalb konnten sowohl Kinder als «verwahrlost» gelten, welche bereits eine Straftat verübt hatten, als auch solche, welche offiziell noch nicht mit dem Gesetz in Konflikt gekommen waren. «Verwahrlosung» bezeichnete im weitesten Sinn einen Zustand der Gefährdung. Diese Gefährdung war äusserst vielschichtig. Einerseits befanden sich die als «verwahrlost» bezeichneten Kinder selber in Gefahr, die von ihrer Mit- und Umwelt (Eltern oder Erzieher) beziehungsweise dem Milieu, in welchem sie aufwuchsen, ausging. Gleichzeitig stellten solche Kinder wiederum für ihr soziales Umfeld, ihre Klassenkameradinnen und -kameraden ein Risiko dar, befürchtete man doch, dass ihr Verhalten Nachahmung finden könnte. Schliesslich galt «Verwahrlosung» als eigentliche Vorstufe zur Kriminalität.[8] In diesem Sinn stellten «Verwahrloste» ein langfristiges gesellschaftliches Bedrohungspotential dar.
Im Fall der «Verwahrlosung» drückte sich die Abweichung von einer Norm in erster Linie auf einer sozialen Verhaltensebene aus und konnte deshalb weder allein am kindlichen Körper noch an geistigen Kapazitäten festgemacht werden. Das abweichende Verhalten festzustellen war zunächst Aufgabe der Lehrkräfte. Sie waren verpflichtet, ein wachsames Auge auf ihre Schülerinnen und Schüler

zu werfen.[9] Das wichtigste Instrument dazu bestand im Führen einer Absenzenliste. Seit 1898 war das Absenzenwesen in Zürich mit Hilfe einer dafür eingesetzten Absenzenkommission zentral organisiert. Die Zentralisierung erhöhte die Transparenz über die Schulversäumnisse der einzelnen Kinder erheblich, konnten mit ihr doch deren Versäumnisse beispielsweise auch nach einem durch Umzug bedingten Klassenwechsel problemlos weiterverfolgt werden.[10] Die Methoden, welche die Absenzenkommission unter Berufung auf die verfassungsmässig verankerte allgemeine Schulpflicht anwendete, waren nicht gerade zimperlich. Zunächst wurden die unentschuldigt der Schule fernbleibenden Kinder vor das Präsidium der Absenzenkommission zitiert. Als zweiter Schritt war vorgesehen, dass ein sogenannter Ausläufer der Kommission fehlbare Kinder jeweils vom Wohnort in die Schule begleitete. Nützte auch diese Massnahme nichts, verhängte die Kommission einen Arrest über die Kinder, den sie am Sonntag Nachmittag absitzen mussten. Die letzte Massnahme sah die Überweisung der Fälle an den Schulvorstand vor unter dem Verdacht, dass eine «Verwahrlosung» vorliege.[11]

Dass sich die Absenzenkommission nicht damit begnügte, Schulversäumnisse weiterzuleiten, sondern zuweilen auch sehr gezielte Informationen über die Lebensverhältnisse der Kinder und deren Familien einholte, belegt das Beispiel von Lina S. Die fünfzehnjährige Lina liess sich 1897 nur selten in der Schule blicken. Dieser Umstand veranlasste die Absenzenkommission der Stadt Zürich, sich ein Bild über Linas Umfeld zu verschaffen. Die Verantwortung für Linas Absenzen lastete die Kommission Linas Mutter Luise an, welche «durch ihren unsittlichen Lebenswandel derart öffentliches Ärgernis erzeugte, dass das Mädchen, Lina, von ihren Mitschülerinnen verspottet + verhöhnt wurde + aus diesem Grunde der Schule gänzlich fern blieb». Die Kommission hatte nämlich vernommen, dass die 39jährige Luise S. mit einem 22jährigen Mann zusammenwohnte und mit ihm gar ein uneheliches Kind gezeugt habe. Diese Tatsache wertete die Kommission als um so schlimmer, als der junge Mann zuvor bereits mit einer älteren Tochter von Luise S. verlobt gewesen sei. Die «zerrütteten Familienverhältnisse» hätten Lina zu «lügnerischen Angaben + unzeitigem Herumstreichen auf den Strassen» gedrängt, «so dass für ihre Zukunft das Schlimmste zu befürchten» sei.[12]

Neben dem Lehrpersonal und der Absenzenkommission spielten die Polizeiorgane eine entscheidende Rolle, die Schulbehörde auf abweichendes Verhalten von Schülerinnen und Schülern aufmerksam zu machen. Denn bezeichnenderweise offenbarte sich abweichendes Verhalten meist nicht während der Schulzeit, sondern während der Freizeit. Die «Disziplinarordnung für die schulpflichtige Jugend» vom 24. Mai 1894 verpflichtete die Polizeibehörde, dem Schulvorstand «Ausschreitungen von Schulkindern, auch soweit sie nicht polizeiliche Strafen nach sich ziehen» würden, zu melden.[13] Das ausserschulische Leben der Kinder

wurde nach der Eingemeindung durch die Zusammenarbeit verschiedener behördlicher Instanzen verstärkt ins Auge gefasst.
Rissen die Kinder beispielsweise von zu Hause aus und griff sie die Polizei beim «Vagabundiren» auf, gingen ihre Akten von der Polizei- an die Schulbehörde weiter. Zuweilen gelang es den Kindern, unbehelligt recht weite Strecken zurückzulegen. 1894 glückte es einem Knaben, bis an den Bodensee zu wandern. Seinen Lebensunterhalt verdiente er sich zunächst bei einem Bauern, dem er bei der Heuernte half. Ein Schüler der vierten Klasse soll bis nach Schwyz gelangt sein, um dort als Stiefelputzer einer Truppeneinheit zu arbeiten.[14] Für Aufruhr sorgte ein vierzehnjähriger Knabe, der zwischen dem 9. Oktober und dem Silvesterabend 1897 quer durch die Schweiz reiste. Seine Wanderung soll ihn von Zürich über die Ostschweiz in den Kanton Graubünden geführt haben. Danach sei er über den San Bernardino ins Tessin gelangt. Laut Bericht verliess er den Kanton Tessin über den Gotthard, um seine Reise über den Furkapass nach Leuk und von dort über den Gemmipass nach Frutigen, Thun, Langnau, Luzern und Zug fortzusetzen, bis er schliesslich freiwillig in sein Elternhaus nach Zürich zurückkehrte. Obwohl der Knabe wiederholt zur Fahndung ausgeschrieben wurde, sei es der Polizei nicht gelungen, ihn zu fassen.[15]
Eine spezielle Gruppe unter den «Verwahrlosten» stellten delinquente Kinder dar. Diese wurden dem Schulvorstand von seiten der Justizbehörde bekanntgegeben, damit jener in der Lage war «zu prüfen, ob Verwahrlosung besteht oder ob nur ein momentaner Fehltritt das Kind in Konflikt mit dem Gerichte gebracht hat».[16]
Nach der Eingemeindung strebte die Schulbehörde eine verstärkte Zusammenarbeit mit den Justiz- und Polizeibehörden an. Der daraus resultierende verdichtete Informationsfluss machte den Schulvorstand auch auf mutmasslich «verwahrloste» Kinder aufmerksam, welche den Lehrerinnen und Lehrern unter Umständen bis anhin nicht aufgefallen waren. Die eigentliche Prüfung auf «Verwahrlosung» lief unter der Regie des Schulvorstandes.

6.2 Die behördlichen Abklärungen und die Frage nach den Ursachen

Der Schulvorstand veranlasste weitere Abklärungen, wenn er von den verschiedenen Seiten auf die Kinder aufmerksam gemacht worden war. Dazu diente ein Fragebogen, den mehrere Personen bearbeiten mussten. Die Aufgabe der Lehrerinnen und Lehrer bestand darin, Angaben zur Familie, Konfession sowie über die ökonomischen Verhältnisse der mutmasslich «verwahrlosten» Kinder zu geben. Zudem erteilte das Lehrpersonal Auskunft über die «besonderen Verhältnisse des Schülers». Darunter fielen bereits besuchte Schulen, Zeugnisse, «häusliche Erziehung» und «bisher angewandte Besserungsmittel». Wie sich die Lehrkräfte die nötigen Informationen beschafften, ist nicht klar.

Sobald sie ihre Arbeit erledigt hatten, überreichten die Lehrerinnen und Lehrer den Bogen dem Präsidenten der Kreisschulpflege für weitere Informationen. Denn der Kreisschulpflege unterstand beispielsweise die Aufnahme und Beförderung der Kinder sowie deren Entlassung oder zeitweilige Dispensation von der Schule.[17] In nächster Instanz wurde der Stadtarzt beziehungsweise sein Assistent aktiv. Er untersuchte den Gesundheitszustand des Kindes und die Wohnverhältnisse, erkundigte sich nach bisher durchgestandenen Krankheiten, nach allfälligen Impfungen und dem Gesundheitszustand der Eltern. Danach leitete der Stadtarztassistent die gesammelten Informationen an den Schulvorstand weiter, der zusätzliche Massnahmen erwog.[18] Wie stark der Stadtarztassistent den Schulvorstand mit seinen ärztlichen Gutachten jeweils in dessen Meinungsbildung beeinflusste, ist aufgrund des zur Verfügung stehenden Quellenmaterials schwierig abzuschätzen. Es gibt Hinweise darauf, dass er im Abklärungsprozess eine entscheidende Rolle spielte. Denn die Untersuchungen durch den Stadtarzt oder den Stadtarztassistenten konnten die Kinder unter Umständen vom Verwahrlosungsverdacht befreien.[19]

Die Fragebogen der als «verwahrlost» erklärten Kinder fanden in den jeweiligen Geschäftsberichten der Zentralschulpflege eine Auswertung. Da für eine weiterführende Analyse keine ausgefüllten Originalbogen zur Verfügung standen, müssen die Geschäftsberichte und zusätzlich überlieferte Aktenstücke genügen, um die für eine «Verwahrlosung» verantwortlich gemachten Ursachen genauer zu betrachten. Sie geben einen weiteren Hinweis darauf, wie das Phänomen «Verwahrlosung» um die Jahrhundertwende aus Behördensicht wahrgenommen wurde.

Soziale und räumliche Ursachen: zerrüttete Familien, enge Wohnungen und die Verlockungen der Strasse

Aus den Angaben der Lehrerinnen und Lehrer wurde in den Geschäftsberichten zunächst auf die familiären Verhältnisse der Kinder geschlossen. Lebten die Kinder nicht mit ihren beiden leiblichen Elternteilen zusammen, drohte Gefahr, denn oft sei es vorgekommen, «dass Waisen und Stiefkinder oder voreheliche Kinder von ihrem Pflegevater oder der Stiefmutter nur selten ein freundliches Wort, sondern vielfach nur Scheltworte über die Kosten, die sie verursachen, hören, statt eines Bissens Brot Schläge und Stösse erhalten [...].»[20]

Aber auch als intakt erachtete Familienkonstellationen konnten Risiken bergen. Die statistische Auswertung in den Geschäftsberichten ergab, dass die als «verwahrlost» bezeichneten Kinder sogar in den meisten Fällen mit beiden Elternteilen aufwuchsen.[21] Als besonders gefährdet wurden indes Familien eingeschätzt, in welchen sowohl der Vater als auch die Mutter einem ausserhäuslichen

Erwerb nachgingen und die Kinder deshalb «ganz sich selbst überlassen» waren. Eine solche familiäre Situation widersprach der bürgerlich geprägten Idealvorstellung, nach welcher der Familienvater als Ernährer und die Mutter als Hausfrau und Erzieherin zu wirken hatte. Zeitgenössisch ausgedrückt hatte die Mutter «als Priesterin am Altar des häuslichen Herdes» das «häusliche Glück zu gründen».[22] Die diesbezügliche Einschätzung einer Lehrerin widerspiegelt sich im Geschäftsbericht von 1895: «Da der Vater als Zimmermann, die Mutter als Wäscherin und Spetterin den ganzen Tag vom Hause abwesend sind, so sind die beiden Knaben ausser der Schulzeit sich selbst überlassen. Das Essen wird ihnen für den ganzen Tag bereit gestellt; so bleiben sie ohne jegliche Aufsicht. Kein Wunder, wenn dann die beiden Knaben Mittel suchen, sich selbst Annehmlichkeiten zu bereiten. Sie vergriffen sich am Geld ihrer Eltern, machten sich damit Ferienvergnügen auf Tramway, Dampfschwalben, Karoussel, in Buden etc. Schliesslich, als es im Haus nichts mehr zu stehlen gab, vergriffen sie sich an fremdem Eigentum.»[23]

Während in diesem Beispiel «Verwahrlosung» auf die mangelnde elterliche beziehungsweise implizit mütterliche Aufsicht zurückgeführt wird, wurde andernorts betont, dass der Vater, die Mutter oder beide Elternteile zusammen durch ihren Lebenswandel einen «schlechten Einfluss»[24] auf die Kinder ausübten. Die am häufigsten genannten Negativbeispiele stellten trinkende Väter[25] sowie Mütter mit einem als unsittlich bewerteten Lebenswandel dar.[26] Allgemein wurde festgehalten, dass die Ursache der «Verwahrlosung» in einer ungenügenden Erziehung durch die Eltern und Besorger zu suchen sei. Und dieser Missstand wiederum ergebe sich aus der «unzulängliche[n] Qualifikation» der Eltern zum «schwierigen Werke» der Jugenderziehung.[27]

Als möglicher Grund, weshalb Kinder von zu Hause ausrissen und sich auf diese Weise einer «Verwahrlosung» verdächtig machten, wurde elterliche Misshandlung angegeben. Oftmals würden Eltern ihre Kinder in «unmenschlicher Weise» züchtigen. Die Folge davon sei, dass die Kinder aus Furcht vor elterlichen Strafen abends nicht heimkehrten.[28]

Auch sexuelle Ausbeutung als Verwahrlosungsgrund kam in den Geschäftsberichten zur Sprache. Die Rede war sowohl von Eltern, die ihre Kinder «zur Befriedigung ihrer Genusssucht» zur Prostitution zwängen, als auch von innerfamiliären sexuellen Übergriffen auf die Kinder.[29] Die «Verwahrlosung» stand in solchen Fällen als Symptom für tiefer greifende Probleme, an welchen die Kinder zwangsläufig nachhaltigen Schaden erleiden mussten.

Doch nicht nur die Familie, auch das weitere soziale und räumliche Umfeld konnte Gefahren bergen. Die «Verführung durch schlechte Kameradschaft» und ungesunde Wohnverhältnisse galten als zusätzliche Faktoren, welche eine «Verwahrlosung» von Kindern begünstigten.[30]

Für die Untersuchung der Wohnverhältnisse war der Stadtarzt beziehungsweise sein Assistent zuständig. Er waltete auch hier als Experte in hygienischen Fragen. Stadtarzt Leuch bezeichnete 1894 die «Wohnungsverhältnisse» der insgesamt 45 als «verwahrlost» erklärten Kinder lediglich in zehn Fällen als befriedigend, in fünfzhen Fällen als «im allgemeinen noch genügend» und in zwanzig Fällen als «schlecht». Die prekären Verhältnisse zeichneten sich seinen Beobachtungen zufolge durch ungenügende Beleuchtung, «verdorbene Luft» infolge von Schmutz und «mangelhafter Ventilation», besonders aber durch überbelegte Wohnungen aus.[31] Wie bereits erwähnt, war es keine Seltenheit, dass Familien, um Mietkosten einzusparen, zusätzliche Personen in ihrer Wohnung unterbrachten und sich die Kinder deshalb auch mit fremden Mietern und Mieterinnen ein Zimmer oder gar ein Bett teilen mussten.[32]

Nicht zuletzt wurde im öffentlichen Raum, in den Strassen und dunklen, engen Gassen der Stadt, eine grosse Gefahr für die städtische Jugend vermutet. Dies nicht nur wegen des sich in ihnen ansammelnden Schmutzes und Staubs oder der zuweilen chaotischen Verkehrsverhältnisse. Vielmehr vermutete man in den Vergnügungsvierteln, wie beispielsweise im Zürcher Niederdorf mit seinen Wirtshäusern, einschlägigen Etablissements, seiner Kleinkriminalität und Strassenprostitution, eine enorme sittliche und moralische Gefahr für die heranwachsende Jugend. Zunehmende Anonymität, fehlende soziale Kontrolle, vor allem aber die mangelnde elterliche Aufsicht sollen das kindliche Unwesen und die bandenmässig organisierte Jugendkriminalität auf der Strasse gefördert haben.[33] Die «Verwahrlosung» von Kindern, die sich auf das Strassenleben einliessen, war gewissermassen vorprogrammiert: «Auf der Strasse findet man Schicksalsgenossen aller Farben; gute und böse Elemente treffen da zusammen und da das böse Beispiel so viel eher Nachahmung findet als das gute, so ist bald irgend ein schlimmer Streich ausgeheckt, den der einzelne für sich oder eine ganze Kameradschaft zusammen ausführt, wie das seit einigen Jahren auch in Zürich nicht selten vorkommt. Man lügt, man nascht, man stiehlt, man schädigt im Muthwillen, der nach und nach in Bosheit ausartet, fremdes Eigenthum, man treibt Unzucht und fällt von Tag zu Tag mehr der Verwahrlosung anheim.»[34]

Noch schlimmere Auswirkungen konnten die Gefahren der Strasse auf die Mädchen zeitigen. Der regelmässige, ziellose Aufenthalt auf städtischen Strassen stellte gewissermassen den Vorhof zur Prostitution dar. Dass sich der zuweilen auch nächtliche Aufenthalt auf den Strassen gerade für Mädchen in keiner Weise ziemte, zeigen die behördlichen Akten über Marie R. Die im September 1882 geborene Marie war den Schulbehörden bereits vor 1897 durch notorisches Schulschwänzen aufgefallen. Marie war Vollwaise und wohnte vorübergehend bei ihrer älteren Schwester. Wegen zweifachen Diebstahls musste sie sich vor Gericht verantworten. Maries ehemaliger Lehrer stellte in diesem Zusammenhang im September 1897 dem Mädchen eine Art Leumundszeugnis aus. Seine Aussagen stützte er auf Informationen von Maries Mitschülerinnen. Gemäss diesen

Informationen streifte Marie zusammen mit einer Freundin bis gegen Mitternacht umher und besuchte öffentliche Tanzlokale. Die beiden Mädchen hätten sich einem «liederlichen Lebenswandel hingegeben, der hart an das Gebiet der Strassendirnen» grenzte.[35] Im Januar 1898 gab Maries Lehrer erneut Auskunft über seine ehemalige Schülerin. Diesmal richtete sich sein Schreiben an Schulvorstand Johann Caspar Grob. Gegenüber dem Schulvorstand nahm Lehrer Keller kein Blatt mehr vor den Mund. Marie sei eine «Strichdirne», gab er nun unumwunden zu verstehen. Deshalb wollte der Lehrer Marie auf keinen Fall mehr in seine Klasse aufnehmen. Er empfahl dem Schulvorstand, das Mädchen aus der Stadt «wegzuschaffen», denn, so seine Begründung, «die Grossstadtluft ist für die R[...] das reine Gift, dagegen könnte vielleicht das einfachere Landleben mit der Zeit etwas Besserung bringen».[36]
Grob wies Marie schliesslich am 3. Februar 1898 ins «Vorasyl im Pilgerbrunnen» ein.[37] Das Vorasyl war 1889 an der Badenerstrassse 397 in Aussersihl unter der Regie des «Zürcherischen Frauenbundes zur Hebung der Sittlichkeit» eröffnet worden. Es nahm vorwiegend «gefallene Mädchen» aus der Unterschicht auf mit dem Ziel, sie zu fleissigen, ordentlichen, sparsamen Frauen zu erziehen.[38]
Anhand des Falls Marie R. lassen sich fast sämtliche sozialen und räumlichen Ursachen, welche für eine «Verwahrlosung» verantwortlich gemacht wurden, nachzeichnen. Als Vollwaise entbehrte Marie jeglicher elterlichen Aufsicht. Ihre Schwester nahm keine Erziehungsaufgaben wahr. Marie pflegte schlechten Umgang, machte sich strafbar und trieb sich zu nächtlicher Stunde auf der Strasse und in Tanzlokalen herum.

Ökonomische Ursachen

Die in den Geschäftsberichten erstellten Statistiken lassen den Schluss zu, dass «verwahrloste» Kinder mehrheitlich der «unbemittelten Volksklasse»[39] angehörten.
Im Jahr 1894 beispielsweise versteuerten 19 Familien, in denen ein «verwahrlostes» Kind lebte, ein jährliches Einkommen unter 1'000 Franken, 18 Familien verfügten über ein Einkommen von 1'000 Franken und sechs verdienten zwischen 1'100 und 1'500 Franken. Nur gerade je eine Familie wies Einkünfte von 2'000 beziehungsweise 4'000 Franken aus.[40] Es vermag deshalb kaum zu erstaunen, dass sich das Phänomen der «Verwahrlosung» sozialräumlich vor allem im Kreis III ansiedeln liess.[41]
Trotz der jährlichen, detaillierten Auflistungen der ökonomischen Verhältnisse der betreffenden Familien stellte deren finanzielle Notlage in den Geschäftsberichten der Zentralschulpflege zunächst kein entlastendes Moment dar. Es wurde aber festgehalten, dass viele Eltern von ihren Kindern bereits während der

obligatorischen Schulzeit verlangten, einen eigenen Beitrag an die Lebenshaltungskosten zu leisten. Doch Kinder, die «allzu früh» zu einer Erwerbsarbeit herangezogen wurden, konnten gemäss dem Geschäftsbericht von 1899 unmöglich zu einem «geordneten Lebenswandel»[42] gelangen. Die offenbar noch stark verbreitete Kinderarbeit sollte unter anderem durch das neue Schulgesetz von 1899 eingedämmt werden.[43] Vor 1899 waren die Kinder verpflichtet, nach der sechs Jahre dauernden «Alltagsschule» bis zur Vollendung ihres sechzehnten Altersjahrs die «Ergänzungsschule» zu besuchen. In der «Ergänzungsschule» erhielten die Jugendlichen lediglich an zwei Vormittagen pro Woche insgesamt acht Stunden Unterricht[44] und verfügten deshalb über genügend Zeit, daneben zu arbeiten.

Das Schulgesetz von 1899 sah nun eine Verlängerung der «Alltagsschulzeit» von sechs auf acht Jahre vor. Die verlängerte Schulzeit wurde nicht nur als Massnahme gegen Kinderarbeit, sondern ganz generell als vorbeugende Massnahme gegen die «Verwahrlosung» betrachtet: «Durch die im nächsten Schuljahre beginnende achtjährige Alltagsschulzeit wird für die Erziehung der gefährdeten Kinder unter vierzehn Jahren allerdings eine wesentliche Besserung eintreten, indem sie nun der Schule täglich unter der Kontrolle des Lehrers Beschäftigung, Belehrung und Anregung zum Guten erhalten; so ist denn zu erwarten, dass die Verwahrlosung unter der Schuljugend an Boden verliere.»[45]

Erst der Geschäftsbericht von 1904 anerkannte ungünstige ökonomische Verhältnisse als eigentlichen Grund für die «mangelnde Beaufsichtigung» und die «ungenügende Erziehung» der Kinder.[46]

Während bis anhin vor allem exogene Faktoren als mögliche Ursachen für die «Verwahrlosung» betrachtet wurden, sollen nun vermehrt auch endogene Faktoren, deren Abklärung in der Verantwortung des Stadtarztes beziehungsweise seines Assistenten lag, ins Blickfeld rücken.

Gesundheitliche Aspekte in der Überprüfung von «Verwahrlosung»

Obwohl der Stadtarztassistent seit der Eingemeindung den Gesundheitszustand der wegen «Verwahrlosung» registrierten Kinder untersuchen musste, fanden diese Untersuchungen erst im Geschäftsbericht der Zentralschulpflege von 1898 Erwähnung. Offenbar konnte diese Aufgabe erst wahrgenommen werden, als der Stadtarztassistent sein Amt angetreten hatte.

1898 berichtete Stadtarztassistent Arnold Müller, dass sich bei den betreffenden Kindern nicht selten «Abnormitäten» zeigten. Diese «Abnormitäten», wie durch «hereditäre Belastung» hervorgerufene «körperliche und geistige Leiden» und «körperliche Gebrechen», könnten nun, falls sie unbemerkt blieben oder vernachlässigt würden, zu «seelischen Defekten» führen. Solche Kinder würden dann durch eine ungerechte Behandlung seitens der Eltern richtiggehend in einen «als moralisch verwahrlost erscheinenden» Zustand getrieben. Das heisst, dass sie aufgrund des ärztlichen Befundes nicht eigentlich als «verwahrlost» betrachtet werden konnten. Ihr Problem war auf einer anderen Ebene angesiedelt und liess sich unter Umständen durch ärztliche Behandlung beheben.[47]

Der Geschäftsbericht aus dem Jahr 1898 vertrat nun die Position, dass «die von medizinischen Fachpersonen schon geäusserte Ansicht, dass alle Fälle von Verwahrlosung nur vom sanitarischen Standpunkte aus behandelt werden sollen, in dieser einseitigen Weise kaum haltbar» seien. Trotzdem sollten aber, um Falschdiagnosen vorzubeugen, Eltern und Lehrer in Zukunft vermehrt auf den Gesundheitszustand der Kinder achten und sich fragen, «ob bei einem Kinde, das moralisch verkommen erscheint, nicht körperliche Gebrechen den Anstoss gegeben haben und ob die ärztliche Untersuchung nicht Anhaltspunkte biete, der wirksamen Besserung moralischer Auswüchse durch entsprechende Pflege des Körpers unter die Arme zu greifen».[48]

Die Rolle endogener Faktoren wie Krankheit oder ein körperliches Leiden sollte von da an in der Untersuchung ebenso berücksichtigt werden wie diejenige exogener Faktoren. Der Stadtarztassistent nahm deshalb eine zweifache Funktion wahr: Er waltete einerseits als Arzt, andererseits aber, wenn er die Wohnverhältnisse der Kinder untersuchte, weiterhin als Hygieniker.

Stadtarztassistent Adolf Kraft stellte 1903 fest, dass von 30 untersuchten Kindern nur gerade zwei körperlich und geistig «gesund» seien. Der engagierte Sozialdemokrat stellte sehr wohl einen expliziten Zusammenhang zwischen Krankheit, «Verwahrlosung» und Armut her, indem er vermerkte: «Unter den Ursachen dieser geistigen und körperlichen Gebrechen spielen eine Rolle: Alkoholismus (38%), Tuberkulose, Rhachitis (40%) und Skrophulose, 11 Kinder sind Bettnässer und unreinlich überhaupt, was wohl vorwiegend auf Nachlässigkeit, sowie auf die dürftigen Lebensverhältnisse zurückzuführen ist. Ein Knabe wurde zum Alkoholmissbrauch angeleitet und ist nun auch geistig schwach.»[49]

Die Abweichung von einem Normalzustand auf einer sozialen Ebene war demnach sehr stark an festgestellte Abweichungen auf einer körperlichen und geistigen Ebene gekoppelt, was eine klare Grenzziehung zwischen diesen drei Ebenen fast verunmöglicht.

Die bei «verwahrlosten» Kindern ergriffenen Massnahmen konnten in der Folge variieren. Handelte es sich bei der «Verwahrlosung» um eine Fehleinschätzung, wie bei dem Knaben, dessen «Bruch», Nasenleiden und «Störungen in den innern Organen des Unterleibes» lange Zeit unentdeckt geblieben waren, versprach allein schon eine ärztliche Behandlung Besserung.[50] Die Massnahmen der Zürcher Schulbehörde gegen die «Verwahrlosung» zielten hingegen auf die bestmögliche Ausschaltung exogener Faktoren.

6.3 Prophylaxe auch im sozialen Bereich

Um der «Verwahrlosung» vorzubeugen, zog Johann Caspar Grob, der sich als Schulvorstand von 1893 bis 1898 mit den «verwahrlosten» Kindern zu beschäftigen hatte, verschiedene Massnahmen in Betracht. Er räumte guten Beziehungen zwischen den Lehrkräften und den Eltern einen hohen Wert ein, da mit vereinten Kräften eine «beginnende Verwilderung noch rechtzeitig gehoben und grösseres Übel verhütet werden» könne.[51] Die Eltern wüssten oftmals nicht einmal den Namen des Lehrers oder der Lehrerin ihres Kindes, was deren Gleichgültigkeit gegenüber der Schule beweise. Grob sah in der Einführung von Elternabenden eine Möglichkeit, den Kontakt zwischen Schule und Elternhaus zu verbessern. Ausserdem empfahl er den Lehrern und Lehrerinnen, die Eltern gegebenenfalls zu Hause aufzusuchen oder für ein klärendes Gespräch im Schulzimmer zu empfangen.[52]

Erste Priorität in der Frage nach der Verhütung von «Verwahrlosung» genoss die Freizeitgestaltung der Kinder und Jugendlichen: «Das Nichtstun ist für die Kleinen nicht minder gefährlich als für Grosse, und diejenigen Kinder bleiben am besten vor sittlichen Gefahren bewahrt, welche die freie Zeit, die ihnen die Schule lässt, mit anregender Beschäftigung zubringen können.»[53] Eine anregende, vor allem aber überwachte Beschäftigung bot die Schule den Kindern beispielsweise in den «Jugendspielen». Von Anfang Juni bis Ende September konnten sich Zürichs Schulkinder bei «englischen Bewegungsspielen» austoben. Die Spiele fanden unter der Leitung von Lehrerinnen und Lehrern, für Knaben und Mädchen getrennt, jeweils an mehreren Abenden pro Woche bis zum Einbruch der Dämmerung statt.[54]

Die bereits erwähnte Verlängerung der «Alltagsschulzeit» auf acht Jahre hatte zur Folge, dass zwölf- bis vierzehnjährige Kinder auch weiterhin lückenlos in den Schulbetrieb eingebunden wurden und somit weniger Freizeit zur Verfügung hatten, die es sinnvoll zu gestalten galt.

Wo die «natürlichen Erzieher» ihre Pflicht beispielsweise aufgrund von Erwerbsarbeit beider Elternteile gegenüber den Kindern nicht erfüllen konnten, sollte gemäss Grob die «Öffentlichkeit» einspringen. Dafür vorgesehen waren die zu jener Zeit neu entstehenden Kinderkrippen und Jugendhorte, in denen man dem bürgerlichen Familienideal soweit als möglich nachzuleben versuchte.[55]

Die Stadt sah also in der kontrollierten Freizeit von Kindern und Jugendlichen einen wesentlichen Beitrag, präventiv gegen «Verwahrlosung» vorzugehen. Aber auch die bereits in anderem Kontext erwähnten fürsorgerischen Leistungen der Stadt wie Mittagstische oder Kleiderabgaben wurden im weitesten Sinn als sozialpräventive Massnahmen gewertet: «Wenn das Kind Hunger hat, oder in Lumpen einhergehen muss, so darf man von ihm nichts Gutes erwarten; es gewahrt um sich herum Überfluss, von dem ihm nichts zu Gute kommt; Zweifel an der

waltenden Gerechtigkeit regen sich in ihm, und wenn nicht wohltätige Liebe seinen hungernden Magen beschwichtigt oder seine Blössen bedeckt, so wird es Menschenhass und der Verwahrlosung anheim fallen.»[56]
Die Ursachen, die zu einer «Verwahrlosung» führen konnten, sollten durch verbesserte Kommunikation zwischen Schule und Elternhaus, eine bessere Kontrolle der Kinder auch ausserhalb der Schulzeit und die Sicherstellung der existentiellsten Bedürfnisse der Kinder weitgehend behoben werden. Die Schule entwickelte sich damit immer stärker zu einer Institution, deren Einfluss sich auch auf das ausserschulische Leben erstreckte. Als Legitimationsgrundlage für das erweiterte Engagement dienten den Schulbehörden die in den Geschäftsberichten veröffentlichten Erhebungen über die «verwahrlosten» Kinder. Diese bestätigten Jahr für Jahr den Sinn der vorbeugenden Massnahmen. Denn obwohl verhältnismässig wenige Kinder als «verwahrlost» eingestuft wurden – 1896 waren es beispielsweise nur gerade 0,33% aller Volksschülerinnen und Volksschüler[57] –, bewegte sich doch ein Grossteil der Kinder in einem Umfeld, das durch Armut, ausserhäusliche Arbeit beider Elternteile oder ungünstige Wohnverhältnisse geprägt war. Alle diese Kinder schwebten in der permanenten Gefahr zu «verwahrlosen». Dem sollte mit den beschriebenen Präventivmassnahmen, welche sich an die Sozialhygiene anlehnten, abgeholfen werden.
Insgesamt waren diese Massnahmen von einer grossen Ambivalenz geprägt. Sie waren zweifelsohne ein notwendiger und ernst gemeinter Versuch, der Misshandlung und Ausbeutung von Kindern entgegenzutreten. Andererseits sind solche Bemühungen auch Ausdruck einer Gratwanderung zwischen dem Schutz der Interessen des Kindes, welche in den meisten Fällen von einer aussenstehenden, behördlichen Instanz formuliert und definiert wurden, und der Selbstbestimmung der oftmals nicht den bürgerlichen Idealvorstellungen entsprechenden Familie.

6.4 Weiterführende Massnahmen

Kinder, deren «Verwahrlosung» der Schulvorstand als nicht gravierend einschätzte, konnten eine Zeit lang unter die besondere Aufsicht ihres Lehrers oder ihrer Lehrerin gestellt werden. In welchen Fällen sie unter die Bezeichnung «leichter verwahrlost» fielen, ist ebenso unklar wie die Frage nach der konkreten Ausgestaltung einer solchen Beaufsichtigung. Die Lehrkräfte waren jedoch verpflichtet, dem Schulvorstand «von Zeit zu Zeit» einen Bericht über die «Haltung» solcher Kinder zu erstatten.[58]
Diese Praxis vermochte sich nicht durchzusetzen. Im Jahr 1898, als die Spezialaufsicht das erste Mal erwähnt wurde, fand sie in rund einem Viertel der Fälle Anwendung, das heisst 22- von 85mal. Während 1899 noch 32 von 80 Kindern

einer Überwachung unterstanden, waren es 1900 gerade noch 2 von 45, 1901 3 von 38, 1902 4 von 54, 1903 9 von 37 und 1904 5 von 46.[59]
Für die restlichen als «verwahrlost» bezeichneten Kinder setzte sich der jeweilige Schulpräsident wenn immer möglich für eine Anstalts- oder Familienversorgung ein. Der Geschäftsbericht der Zentralschulpflege von 1894 hielt fest, dass «solche durch die Macht der Verhältnisse heruntergekommene Kinder [...] nur durch Wegnahme aus der Familie auf dem Lande oder in einer Anstalt wieder auf die rechte Bahn gebracht werden» könnten.[60]
Familienversorgungen wurden im Lauf der Jahre zusehends seltener ins Auge gefasst.[61] Es sei nicht immer einfach gewesen, so die Begründung, geeignete Familien zu finden. Kinderlose Ehepaare hätten sich oftmals nicht zur Unterbringung «verwahrloster» Kinder geeignet, und in Familien mit Kindern befürchtete man den «gefährlichen Einfluss» der «verwahrlosten Elemente» auf die restlichen Kinder.[62]
Deshalb setzte sich mit der Zeit die Praxis durch, die Kinder in einer Spezialeinrichtung unterzubringen. Dies brachte aus schulischer Sicht den Vorteil mit sich, dass die Kinder gänzlich von der Normalschule ausgeschlossen wurden und somit ihre Mitschülerinnen und Mitschüler nicht negativ beeinflussen konnten. Im Geschäftsbericht von 1904 lässt sich diese Argumentationslinie ausmachen, indem die «Verwahrlosten» als «beständige sittliche Gefahr für die übrige Schülerschaft»[63] bezeichnet wurden. Die Argumentation verlief in diesem Sinn parallel zum Ausschluss von Kindern, die an einer ansteckenden Krankheit litten.
Zwecks Entlastung von der zeitaufwendigen Suche nach geeigneten ausserkantonalen «Anstalten» schloss Schulvorstand Grob nach der Eingemeindung einen Vertrag mit der «Kommission für Versorgung verwahrloster Kinder im Bezirke Zürich» ab. Diese Kommission konnte bereits auf eine 25jährige Erfahrung mit der Plazierung «verwahrloster» Kinder zurückblicken.[64] Seit 1893 «versorgte» die Kommission jährlich acht bis zehn Kinder in Anstalten oder Familien. Für ihre Bemühungen erhielt sie von der Stadt einen jährlichen Pauschalbeitrag von 800 Franken zugesprochen.[65]
Ungefähr zeitgleich realisierte Stadtrat Grob seine Idee einer städtischen Institution für «Verwahrloste». Im März 1895 beantragte er bei der Zentralschulpflege, den Ertrag einer Gesangsaufführung der Sekundarklassen in einem Fonds anzulegen, so dass in absehbarer Zeit eine «Anstalt» für «verwahrloste» Kinder eingerichtet werden könne.[66] Den grössten Beitrag zur Realisierung des Projekts lieferte aber die «Gemeinnützige Gesellschaft des Bezirkes Zürich» mit 50'000 Franken.[67]
Am 2. Oktober 1897 schliesslich beschloss der Grosse Stadtrat, zu Erziehungszwecken von «verwahrlosten» Kindern der Stadt Zürich auf dem Land ein «Pestalozzihaus» zu errichten, das in zwei räumlich getrennten Abteilungen geführt werden sollte.[68] Daraufhin wurden mit Mitteln des Fonds zwei Liegenschaften

erworben, «Schönenwerd» bei Aathal und «Burghof» bei Dielsdorf. Die erstere war für die jüngeren «Alltagsschüler» bestimmt, der «Burghof» für jugendliche «Ergänzungsschüler».[69] Bevor diese beiden Einrichtungen näher beschrieben werden, soll noch die Frage nach der konkreten Durchführung einer durch den Schulpräsidenten vermittelten «Versorgung» geklärt werden.

Der Verlauf einer «Versorgung»[70]

Hatte sich der Schulvorstand für eine «Versorgung» ausgesprochen, musste er zunächst abklären, ob die Eltern mit einem solchen Schritt einverstanden waren. Denn wie bereits erwähnt, konnte die Schulbehörde keine Zwangseinweisungen vornehmen. Oftmals hätten die Eltern positiv auf die Idee einer «Versorgung» reagiert bis zu dem Zeitpunkt, an dem sich die Kostenfrage gestellt habe: «Die Einwilligung der Eltern ist mit einigen Ausnahmen leicht zu erlangen, wird aber fast immer von der Bemerkung begleitet, dass nur wenig oder gar nichts an die Kosten beigetragen werden könnte. In diesen Fällen wird den Eltern erklärt, dass die Heimatgemeinde um gänzliche oder teilweise Übernahme der Kosten oder wenigstens um Garantie für den von den Eltern zugesicherten Beitrag ersucht werden müsste, worauf oftmals die Einwilligung wieder zurückgezogen wird. Allerdings werden solche Eltern durch die zunehmende Verwahrlosung der betreffenden Kinder später doch genötigt, die verschmähte Hilfe anzunehmen.»[71]

Waren die Eltern einverstanden, schickte der Schulvorstand die Akten der Kinder an die zuständige Heimatgemeinde. Falls die Beamten der Heimatgemeinde, die nicht mit der Wohngemeinde übereinstimmen musste, von der Dringlichkeit der «Versorgung» überzeugt waren, gab es zwei Handlungsmöglichkeiten. Entweder sicherten sie dem Schulvorstand einen festen finanziellen Betrag zu, damit sich dieser weiter um einen Versorgungsort kümmern konnte, oder aber sie leiteten die Versorgung der «Verwahrlosten» gleich selber ein in der Annahme, dass eine kostengünstigere Lösung gefunden werden könnte. Letzteres geschah beim vierzehnjährigen Jakob F., der den Behörden durch wiederholten Diebstahl aufgefallen war.[72] Am 2. September 1895 erhielt Schulvorstand Grob einen Brief der Armenpflege Egg, in dem diese bekannt gab, sie sehe sich genötigt, «den Jakob F. unverzüglich in die Gemeinde zu nehmen»,[73] um ihn dort bei einem Landwirt unterzubringen.

Eine «Versorgung» mit Einwilligung der Eltern konnte also einerseits direkt vom Schulvorstand oder von der Heimatgemeinde unter Vermittlung des Schulvorstandes vorgenommen werden. Der Schulvorstand wurde in seiner Tätigkeit von der «Kommission für die Versorgung verwahrloster Kinder im Bezirke Zürich» unterstützt. Andererseits konnte es in selteneren Fällen vorkommen, dass die

Eltern die «Versorgung» selber in die Wege leiteten. 1895 wurden beispielsweise neun Kinder durch den Schulvorstand, elf durch die Kommission, vier durch die Heimatgemeinde und zwei durch die Eltern bei Privaten und in verschiedenen Einrichtungen in den Kantonen St. Gallen, Graubünden, Aargau, Solothurn und Zürich untergebracht.[74] Drei Jahre später verfügte Zürich dann über eine eigene Anstalt für «Verwahrloste».

6.5 Institutionen III: das Pestalozzihaus

Die Eröffnung der beiden Abteilungen des Pestalozzihauses in Aathal und Dielsdorf fand am 15. Februar 1898 statt.[75] Die beiden Abteilungen wurden von sogenannten Hauseltern im Familiensystem geleitet.[76] In Schönenwerd war dies das Ehepaar Müller, das bis anhin in der Anstalt Freienstein tätig gewesen war. Im Burghof wurden Herr und Frau Schmidhauser angestellt, die ihre Erfahrungen als «Waiseneltern» in Altstätten (Kanton St. Gallen) gesammelt hatten.[77] Die Aufsicht über das Pestalozzihaus oblag einer vom Stadtrat gewählten siebenköpfigen Kommission. Wie aus den «Bestimmungen über ein Pestalozzihaus für verwahrloste Schulkinder» ersichtlich wird, sollte in diesem Gremium die «Kommission für die Versorgung verwahrloster Kinder im Bezirke Zürich» angemessen vertreten sein.[78] Als Präsident der Pestalozzihauskommission amtete bis zu seinem Tod im Jahr 1901 der eigentliche Initiant der Einrichtung, Stadtrat Johann Caspar Grob. Danach besetzte Schulvorstand Benjamin Fritschi das Präsidium bis 1904. Die Anmeldungen für das Pestalozzihaus liefen über den jeweiligen Präsidenten der Pestalozzihauskommission. Die Eltern, «Besorger», Gemeindebehörden und Vereine, die ein Kind im Pestalozzihaus «versorgten», waren verpflichtet, das Kind bis zur Vollendung der obligatorischen Schulzeit in der Einrichtung zu belassen.[79] Auch nach der Schulzeit sollten die Kinder bis zum Abschluss ihrer Berufsausbildung unter der «Fürsorge der Anstalt» bleiben.[80]

Ziel der Einrichtung war es, auf «Abwege» geratene Schulkinder auf den «Weg der Pflicht und guten Sitte» zurückzuführen.[81] Eine Reintegration in die Normalschule wurde aber im Pestalozzihaus in keiner Weise angestrebt. Wurden die Kinder dennoch vor der per Reglement festgelegten Frist aus der «Anstalt» genommen, musste der jeweilige «Versorger» für die Kosten aufkommen, welche der Einrichtung nach Abzug des bereits bezahlten Kostgeldes entstanden waren.[82] Damit wollte man sichergehen, dass die Kinder über längere Zeit in der Einrichtung blieben. Das jährliche Kostgeld betrug 200–400 Franken.[83]

Mit der Eröffnung im Februar 1898 wurden in Schönenwerd und im Burghof je zwei Knaben aufgenommen. Ein Mädchen befand sich bereits seit Mitte Januar in Schönenwerd. Bis Ende Jahr erhöhte sich die Zahl in Schönenwerd auf zehn Knaben und zwei Mädchen und im Burghof auf elf Knaben. Im ersten Bericht

über das Pestalozzihaus der Stadt Zürich an die Zentralschulpflege wurden die Kinder folgendermassen beschrieben: «Die Zöglinge des Pestalozzihauses stammen meist aus ungeordneten, teilweise ganz zerrütteten Familienverhältnissen, sind also in irgend einer Weise ‹sozial belastet›; bei den meisten ist der Grund der Zerstörung des Familienglücks im Alkohol zu suchen. Die jungen Leute entbehren der regelmässigen Beschäftigung und einer guten Zucht, lieben weder Schule noch Arbeit, sind dem Herumstreifen auf den gefährlichen städtischen Gassen, dem Vagabundiren in die Weite und öftern nächtlichen Aufenthalte ausser dem elterlichen Hause verfallen.»[84]
Ein etwas ausführlicher dokumentiertes Beispiel eines «Zöglings» findet sich in den Einweisungsunterlagen von Ernst M., die im Mai 1901 erstellt wurden. Ernst war zu diesem Zeitpunkt elf Jahre alt. Sechs Jahre zuvor, 1895, war sein Vater gestorben. Seit geraumer Zeit lebte seine «übelbeleumundete» Mutter im Zürcher Stadtkreis III mit einem Italiener im Konkubinat. Mit ihm zusammen hatte sie vier weitere Kinder. Nach dem Tod des Vaters wurden Ernst und sein älterer Bruder auswärts in Pflege gegeben. Ernst war zunächst in einer Familie in Hombrechtikon, dann in einer anderen in Henggart untergebracht. Die Pflegeeltern seien zwar «brave Leute», der Erziehung «eines solchen Naturells aber auf die Dauer nicht gewachsen» gewesen. Denn Ernst sei «mittelmässig beanlagt, ausserordentlich hartköpfig, etwas verschmitzt u. oft weder f. freundl. Ermahnung noch für Strafen zugänglich».[85] Für Kinder wie Ernst verfügte das Pestalozzihaus über ein einfaches Rezept: «regelmässige Beschäftigung» und eine «gute Zucht».[86]

Die «sittigende Macht der Arbeit»

Die Abteilung Burghof für die älteren Knaben war als eigentliche «Arbeitsanstalt» konzipiert. Dies scheint kein Widerspruch zur Tatsache gewesen zu sein, dass Kinderarbeit von den Behörden aufs Schärfste verurteilt wurde und teilweise gar als mögliche Ursache für die «Verwahrlosung» galt.
Harte körperliche Arbeit prägte das Leben der in den Burghof eingewiesenen Kinder.[87] Neben dem täglichen Unterricht von fünf Stunden im Winter und drei Stunden im Sommer[88] verrichteten die Knaben des Burghofs landwirtschaftliche Arbeiten auf dem umliegenden Land. «Hausvater» Schmidhauser berichtete 1898: «Der Frühling rückte ins Land und damit auch die Arbeiten in Garten, Wiese und Feld. Den unter städtischen Verhältnissen aufgewachsenen Burschen war alles fremd, was auf dem Lande vorging; aber sie zeigten grosses Interesse an den landwirtschaftlichen Arbeiten und griffen überall tapfer zu. Wir säeten die ersten Gemüse, schnitten, reinigten und düngten die Obstbäume, pflanzten jüngere Bäume, fertigten Starenkistchen, eggeten Wege und düngten die Wiesen, bestell-

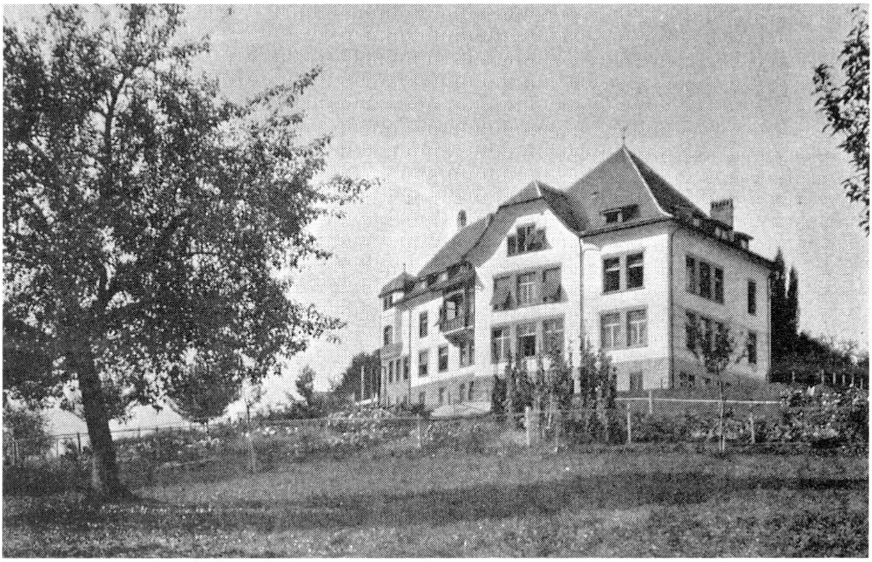

Bild 33: *Eine neue Bleibe für «verwahrloste» Kinder auf dem Land: das Pestalozzihaus Burghof der Stadt Zürich bei Dielsdorf.*

ten das Kartoffelfeld, verbesserten Wege und Strassen, bauten einen Hühnerhof u. s. w. Die Knaben teilten sich in die Besorgung der verschiedenen Hausgeschäfte und Stallarbeiten.»[89]

Im Sommer und Herbst standen dann die Heu-, Getreide- und Emdernte an, die der Leiter des Burghofs als «angestrengt» bezeichnete. Arbeit, insbesondere Landarbeit, wurde als Mittel gesehen, die «übersprudelnde Kraft» der Kinder in gelenkten Bahnen zu nutzen. Sie galt als «unentbehrliches Erziehungsmittel»,[90] und ihr wurde eine «sittigende Macht»[91] zugeschrieben.

Diese Devise bekamen auch die jüngeren Kinder in Schönenwerd zu spüren. Im Gegensatz zu den Knaben im Burghof erhielten die Schönenwerder Kinder täglich fünf bis sechs Stunden Unterricht.[92] Die Knaben wurden daneben mit Arbeiten im zur Anstalt gehörenden Garten, im Stall, auf dem Hühnerhof und auf der Wiese beschäftigt. Die Mädchen wurden an zwei Nachmittagen pro Woche in «weiblichen Handarbeiten» unterrichtet. Das Gelernte sollten sie bei den im Haus anfallenden Arbeiten anwenden.[93]

Dass das Pestalozzihaus für seine Finanzierung durchaus auf die Arbeit der Kinder angewiesen war, belegt die Jahresrechnung von 1899. Der Ertrag aus der Landwirtschaft stellte neben den städtischen Beiträgen mit 11'803 Franken die grösste Einnahmequelle dar.[94]

Der Tagesablauf in den beiden Abteilungen des Pestalozzihauses war klar reglementiert. Im Sommer wurden die Kinder um 5.30 Uhr geweckt, im Winter eine Stunde später. Die erste tägliche Arbeit galt dem Aufräumen der Schlafräume. Danach mussten sich die Kinder waschen, kämmen und ordentlich anziehen. Nach dem Morgenessen besuchten sie eine «kurze Andacht», worauf die individuellen Hausarbeiten folgten. Erst dann begann der Unterricht. Nach der Schule und dem Mittagessen erhielt jedes Kind eine «passende Beschäftigung», meist auf dem landwirtschaftlichen Betrieb. Damit waren die Kinder bis am Abend ausgelastet. Freizeit war kaum vorgesehen. Die wenigen arbeitsfreien Momente verbrachten die Kinder unter Aufsicht. Die «Zöglinge» konnten sich beim Fussball, Armbrustschiessen oder ähnlichem sportlich betätigen. Ausserdem wurden ein- bis zweimal pro Jahr Ausflüge in die nähere Umgebung organisiert.[95]

Änderung in der Aufnahmepraxis

Im Jahr 1902 nahm man in Schönenwerd Abstand von der Praxis, gleichzeitig Mädchen und Knaben zu erziehen. Die vier Mädchen, die sich anfangs des Jahres noch im Pestalozzihaus befanden, wurden im Laufe des Jahres «anderweitig versorgt». Es waren vorwiegend sittliche Bedenken, welche diesen Schritt veranlasst hatten, denn «es hatte sich gezeigt, dass die baulichen Einrichtungen im Wohngebäude nicht zweckmässig seien, um heranwachsende Knaben und Mädchen von verschiedener Herkunft und mit den verschiedensten sittlichen Defekten behaftet gemeinsam und so familiär, wie unsere Verhältnisse es bedingten, gedeihlich erziehen zu können».[96]

Das Pestalozzihaus war schon seit den Anfängen auf die Aufnahme von Knaben ausgerichtet gewesen. Mädchen sollten gemäss dem «Reglement betreffend das Pestalozzihaus» nur in Ausnahmefällen zugelassen werden.[97]

Dass die Stadt Zürich für «verwahrloste» Knaben eine eigene «Anstalt» errichtete, während sie für die Mädchen nichts Ähnliches ins Auge fasste, erstaunt nicht. Die «Verwahrlosung» war ein Phänomen, von dem zahlenmässig vor allem Knaben betroffen waren.[98] Warum die Anzahl der «verwahrlosten» Knaben so viel höher ausfiel als diejenige der Mädchen wurde jedoch kaum thematisiert. Eine der wenigen Aussagen über das Geschlechterverhältnis von «verwahrlosten» Kindern findet sich in einem Vortrag des Knonauer Pfarrers Rudolf Egg anlässlich einer Sitzung der «Gemeinnützigen Gesellschaft des Kantons Zürich». Er stellte fest, es sei auffällig, «dass nur etwa 1/10 aller Verurtheilten dem weiblichen Geschlechte angehört. Ist dieses widerstandsfähiger? Wir glauben es nicht. Wir suchen den Grund darin, dass die auf Arbeit gehende Mutter mit alleingelassenen Mädchen gewöhnlich eher etwas anzufangen weiss, als mit Knaben. Sie anvertraut sie einer Nachbarin, bei der sie sich durch Kinderwarten oder kleine häusliche Dienste während der schulfreien Zeit nützlich machen. Aber je grösser eine

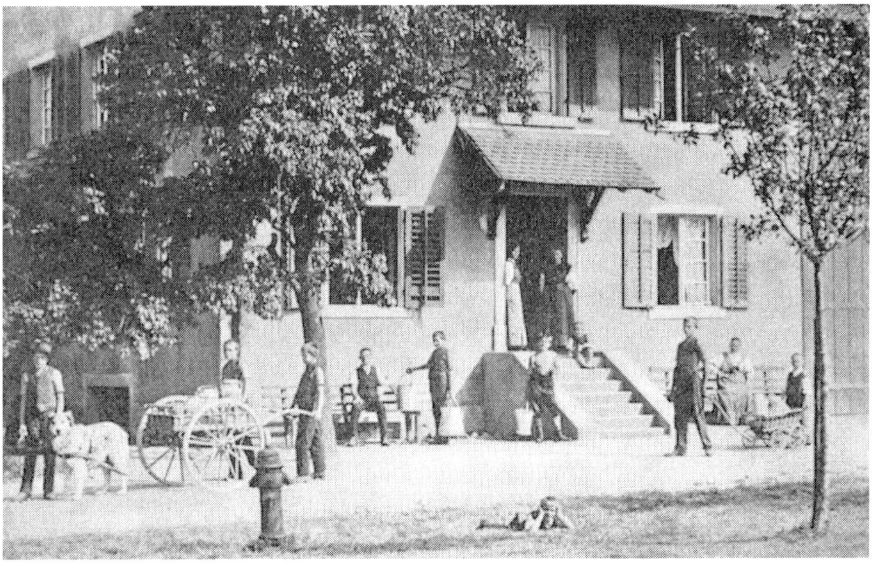

34

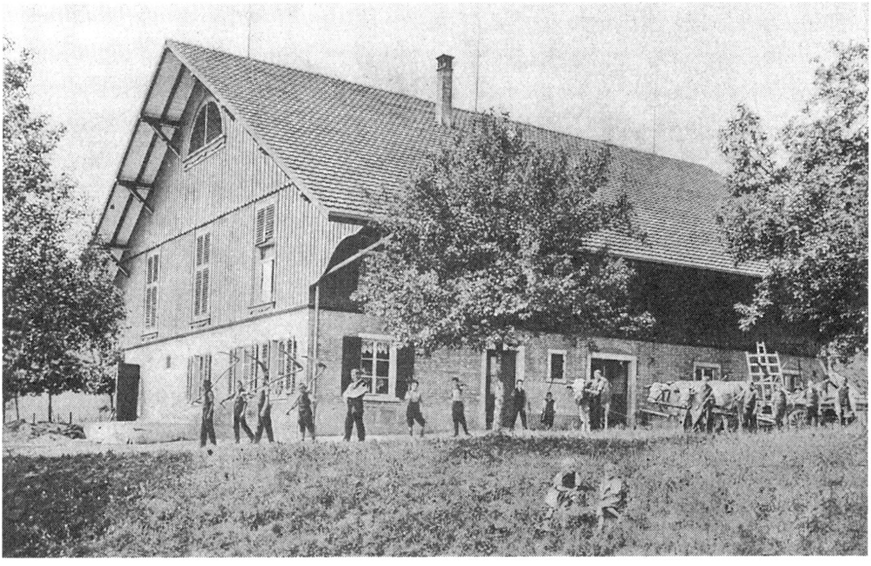

35

Bilder 34 und 35: *Harte körperliche Arbeit als Erziehungsmittel für «verwahrloste» Stadtkinder: Milchtransport und Auszug zur Heuernte.*

Stadt, desto häufiger kommt es doch vor, dass eine solche Auskunft nicht getroffen werden kann.»[99]
Dieser Erklärungsansatz macht die unterschiedlichen Sozialisationsräume von Knaben und Mädchen für das ungleiche Geschlechterverhältnis jugendlicher Straftäter verantwortlich. Gemäss diesem Ansatz ist die Anbindung der Mädchen an den privaten, häuslichen Raum grösser. Deshalb erscheint es durchaus logisch, dass die Mädchen nach einem Fehltritt öfters in Pflegefamilien anstatt in Anstalten untergebracht wurden.

6.6 Ausschaffungen

Eine spezielle Kategorie von «Verwahrlosten» stellten ausländische Kinder dar. Ihnen drohte die Ausschaffung. Der Deutsche Philipp S. sollte unter anderem «versorgt» werden, weil sein Vater «unbekannt abwesend» war und sich seine Mutter in Untersuchungshaft befand.[100] So schrieb Schulvorstand Grob im Februar 1895 an das «kantonale Polizeikommando»: «Bezugnehmend auf unsere Zuschrift vom 11. September 1893 und das Ihnen damals zugestellte Aktenstück erlauben wir uns neuerdings, an Sie das Ansuchen zu richten, Sie möchten den Knaben Philipp S. seiner Heimatgemeinde Hau (Hessen-Fulda) zuführen lassen, damit er dort in geeigneter Weise versorgt werde. Seit seiner Rückkehr (Ende Dezember) besucht er zwar die Schule ziemlich regelmässig, allein der Lehrer hat den Eindruck, dass die Verwahrlosung im vorigen Jahr in Bedenken erregender Weise zugenommen hat.»[101] Die Schulbehörde begründete den Ausschaffungsantrag mit dem «verderblichen Einfluss», den der Knabe auf seine Mitschüler ausübe. Zudem sei die Behörde nicht in der Lage, die Versorgungskosten für Ausländer aufzubringen, «insbesondere wenn es sich um eine Familie handelt, die, wie die Familie S., den Behörden wiederholt zum Einschreiten Veranlassung gegeben hat».[102] Im März doppelte Grob mit einem Brief nach, um nochmals auf die Dringlichkeit seines Anliegens hinzuweisen.[103] Wie aus der Antwort der kantonalen Justiz- und Polizeidirektion ersichtlich wird, befand sich die in der Zwischenzeit wieder aus der Untersuchungshaft entlassene Frau S. mit ihrem Sohn Philipp jedoch auf der Flucht.[104]
Einer «Versorgung» und Ausschaffung nicht entziehen konnte sich im Gegensatz zu Philipp S. der vierzehnjährige Paul T. In seinem Fall beantragte Schulvorstand Grob beim Polizeivorstand nicht nur die «Versorgung» des Knaben in Deutschland, sondern die Ausschaffung der ganzen Familie. Paul sei «hochgradig verwahrlost», er schwänze die Schule, stehle, wo er könne, komme manchmal während mehrerer Tage nicht nach Hause und habe alle Anlagen zu einem «Vaganten» und Verbrecher. Seine häusliche Erziehung sei äusserst mangelhaft und die Schule könne gegenüber den «verbrecherischen Neigungen» des Knaben

nichts ausrichten. Hinsichtlich Pauls Vater hiess es, dieser sei ein «unverschämter Bettler, der keinen Streich arbeite, aber trotzdem flott lebe». Die Informationen über ihn beschaffte sich die Schulbehörde von der «Freiwilligen und Einwohnerarmenpflege».[105]

Grobs Antrag brachte die behördliche Mühle in Gang. Im Dezember 1897 erhielt der Schulvorstand die Nachricht, dass die ganze Familie durch die «kantonale Justiz und Polizei» ausgeschafft worden sei.[106]

*

Auch wenn die Schulbehörde, wie eingangs beschrieben, auf sehr begrenzte rechtliche Grundlagen zur Versorgung von «Verwahrlosten» zurückgreifen konnte, verfügte sie in der Praxis doch über einen beachtlichen Handlungsspielraum. Sobald der Schulvorstand die Eltern von der «Notwendigkeit» der immer häufiger praktizierten «Anstaltsversorgung» überzeugen konnte, war ein wesentliches Ziel der Schulbehörde erreicht: Die normalen Kinder wurden vor den «verwahrlosten» Kindern geschützt.

Anlässlich der Eruierung «verwahrloster» Kinder gestalteten sich die regen Kontakte mit den verschiedenen Verwaltungsbehörden für die Schulbehörde als äusserst nützlich. Diese Kontakte dienten auch dazu, die für eine Ausschaffung zuständigen Justiz- und Polizeibehörden auf unerwünschte ausländische Kinder und allenfalls deren ganze Familie aufmerksam zu machen. Obwohl die Schulbehörde in solchen Fällen die Ausschaffung nicht selber vornahm, trug sie doch einen wesentlichen Teil dazu bei. Die Schulbehörde nutzte den ihr zustehenden Handlungsspielraum aus im Prozess, in dem die «verwahrlosten» Kinder von der Normalschule ausgesondert werden sollten. Die Rolle des Stadtarztes oder des Stadtarztassistenten bestand hierbei in der ärztlichen Untersuchung der Kinder und deren «Wohnungsverhältnissen». Da sich eine vermeintliche «Verwahrlosung» an verschiedenen, teilweise vagen Anzeichen manifestierte, lag es unter anderem am Stadtarzt oder am Stadtarztassistenten herauszufinden, ob die vorgefundenen «Wohnungsverhältnisse» eine «Anstaltsversorgung» als wünschenswert erscheinen liessen und ob nicht vielleicht durch die medizinische Behandlung allfälliger «körperlicher Gebrechen» eine Besserung «moralischer Auswüchse» erreicht werden könnte. In diesem Fall intervenierte die schulärztliche Tätigkeit gegen eine zu rasche Wegweisung «verwahrloster» Kinder aus dem «normalen» Schulbetrieb.

Bei der «Verwahrlosung» handelt es sich um einen äusserst diffusen Begriff zur Umschreibung eines sozialen Phänomens. Eine allein auf wissenschaftlichen Konzepten beruhende Erklärung des Phänomens «Verwahrlosung» existierte nicht. Der Begriff «Verwahrlosung» entsprang der Praxis und war stark von bürgerlichen Familien- und Idealvorstellungen geprägt. Trotzdem verschrieb sich die Behörde einem präventiven Ansatz, und zwar in einem doppelten Sinn: Einerseits wurde die Schulzeit verlängert und das Freizeitangebot für Schulkinder vergrössert in der Hoffnung, die Kinder vom negativen Einfluss der Strasse zu bewahren. Auf der anderen Seite sollten diejenigen Kinder, die nach zeitgenössischem Empfinden eine Gefahr für die Allgemeinheit darstellten, wenn immer möglich vom schulischen Normalbetrieb ausgeschlossen werden.

Schluss

Einer der inhaltlichen Ausgangspunkte dieser Arbeit war die Feststellung, dass die Schule im zweiten Drittel des 19. Jahrhunderts seitens der Medizin verstärkt als Institution wahrgenommen wurde, welche für die schulpflichtige Jugend grosse Gesundheitsrisiken barg. Die wissenschaftlich belegte Aussage, dass die Schule – vereinfacht formuliert – krank macht, wurde um die Jahrhundertwende aber geradezu in ihr Gegenteil verkehrt. Die Schule sollte mit Hilfe der Erkenntnisse der Hygiene zu der Institution werden, die eine sowohl körperlich als auch geistig gesunde Jugend heranbildete. So simpel eine solche Feststellung auf den ersten Blick erscheinen mag, so komplex erweist sich dieser Vorgang in einer detaillierteren Analyse.

Kritik an der Schule als gesundheitsschädigende Institution war zwar schon vor dem 19. Jahrhundert verschiedentlich zu vernehmen gewesen. Ungefähr in der Mitte des 19. Jahrhunderts erhielt sie aber ihr wissenschaftliches Fundament. Ebenso auf wissenschaftlicher Basis fussten die verschiedenen Konzepte zur Erhaltung der Gesundheit beziehungsweise zur Verhütung von Krankheit, welchen sich die Hygiene verschrieben hatte. Doch erfuhr die wissenschaftliche Hygiene zwischen 1860 und 1900 einige Perspektivenverschiebungen.

Die erste betraf die Lokalisierung der Krankheitsursachen und mit ihr die Ziele der hygienischen Interventionen. Die ursprüngliche Meinung, dass die Ursachen für die Krankheiten hauptsächlich im Schulraum zu suchen seien, verschob sich hin zur Gewissheit, dass das Elternhaus eine zusätzliche, nicht zu unterschätzende Gefahrenquelle darstellen konnte.

Gleichzeitig begann man nicht nur den Raum, sondern vermehrt auch die menschlichen Akteure und deren (soziales) Umfeld als Interventionsziele hygienischer Massnahmen ins Auge zu fassen. Dies weil neue, empirisch-wissenschaftliche Studien die Schule zu einem gewissen Teil von den Vorwürfen entlasten konnten, gesundheitsschädigend auf die Kinder zu wirken. Diese Perspektivenverschiebung resultierte wiederum aus einer Ausdifferenzierung der ursprünglichen Schulhygiene zur Schülerhygiene oder – auf einer allgemeineren Ebene – der Hygiene zur Sozialhygiene.

In der Zeitspanne von 1860 bis 1900 bildete sich in Zürich der institutionelle und rechtliche Rahmen für die Umsetzung schulhygienischer Massnahmen aus: die

Schaffung von Lehrstühlen für Hygiene an der Universität und der Eidgenössischen Technischen Hochschule, eine Verwaltungsreform im Zuge der Eingemeindung, ein revidiertes kantonales Unterrichtsgesetz, worin schulärztliche Untersuchungen festgehalten waren, unzählige kleine Schritte hin zu einer Ausdifferenzierung des Volksschulsystems sowie das Engagement von vernetzten Wissenschaftlern und Ärzten in gesundheits- und schulpolitischen Belangen.
Auf internationalem Parkett fanden zahlreiche Hygienekongresse statt, welche nebst vielem anderen die Notwendigkeit von übergreifenden hygienischen Massnahmen in der Schule unterstrichen. Im Vorfeld der Kongresse hatten empirische Studien zum Einfluss der Schule auf die kindliche Gesundheit die Aufmerksamkeit auf den Schulraum zu lenken gewusst und die Forderungen nach Schularztstellen als dringlich erscheinen lassen. Diese Studien stammten in der Hauptsache von Ophthalmologen, den eigentlichen Begründern der Schulhygiene. Sie stützten sich auf die Auswertungen von Massenuntersuchungen, die sich in bezug auf die menschliche Sehkraft durch einfachste Testverfahren und ohne grossen technischen Aufwand durchführen liessen.
Die in der vorliegenden Studie gewählte methodische Vorgehensweise hat den Institutionalisierungsprozess von Schularztstellen von verschiedenen Seiten her beleuchtet, welche wiederum unterschiedlichen theoretischen Konzepten verbunden sind. Diese Forschungsperspektiven wurden in den ersten beiden Kapiteln unter dem Aspekt der Verwissenschaftlichung gebündelt. Vor dem Hintergrund der Untersuchungen lässt sich die These formulieren, dass im Zürcher Gesundheitswesen im letzten Drittel des 19. Jahrhunderts eine Verwissenschaftlichung stattgefunden hat, welche sich unter anderem durch den Einsatz von (Schul-) Ärzten als neue Experten in der Verwaltung manifestiert.
Auch wenn sich in der Analyse des Institutionalisierungsprozesses des schulärztlichen Dienstes unter den Aspekten des szientistischen Sendungsbewusstseins, des kommunalen Verwaltungshandelns und ärztlicher Professionalisierungsbestrebungen teilweise inhaltliche Überschneidungen ergaben, so eröffnen sich doch insbesondere für weitere Forschungsunterfangen neue methodische Erkenntnisse.
Für Untersuchungen zur Etablierung der kommunalen Leistungsverwaltung wäre es beispielsweise durchaus bereichernd, der Funktion wissenschaftlicher Erkenntnisse, welche aus verschiedenen Wissenschaftszweigen generiert wurden, verstärkte Aufmerksamkeit zukommen zu lassen. Dasselbe gilt für eine Geschichte der Professionalisierung der Ärzteschaft. Es könnte aufschlussreich sein, Professionalisierungsprozesse auch auf innerwissenschaftliche Entwicklungen sowie auf Diskussionen hin weiterzuverfolgen, welche direkte Auswirkungen auf ein ärztliches Selbstverständnis haben konnten.
Der übergreifende Ansatz der Verwissenschaftlichung vermochte in der vorliegenden Studie aufzuzeigen, dass die Institutionalisierung von Schularztstel-

len nicht nur als eine Geschichte der Durchsetzung unterschiedlicher Interessen, sondern vielmehr als Geschichte von sich ständig weiterentwickelnden und neu positionierenden wissenschaftlichen Perspektiven zu sehen ist.

Nach diesen methodischen Erörterungen könnte man sich auch aus einer entgegengesetzten Perspektive fragen, ob die Verwissenschaftlichung des Gesundheits- und Schulwesens nicht in einem krassen Gegensatz zu den Entwicklungslinien der Schulhygiene steht.

Genau in diesem sich konstituierenden Zweig der Hygiene hat nämlich um 1900, so wurde zumindest seitens einer sich als wissenschaftlich begreifenden Hygiene beklagt, quasi eine «Entwissenschaftlichung» stattgefunden. Die Schulhygiene oder Schulgesundheitspflege entwickelte sich zu einem Gebiet, welches sich für seine Handlungsdispositive nicht exklusiv auf die wissenschaftliche Hygiene berief. Die inhaltliche Ausrichtung der Schulhygiene steckte mit ihrer Mischung aus Hygiene, Fürsorge und Sozialpolitik einen überaus breiten Rahmen ab. Die tragenden Säulen der Schulhygiene stellten zunehmend Lehrer, Politiker und Verwaltungsbeamte dar. Die angestrebte Vernetzung und Zusammenarbeit von Wissenschaft und Praxis fand in der Schul- und Schülerhygiene in geradezu idealer Weise eine Umsetzung.

Zwar markierten Wissenschaftler und Ärzte in den Vereinigungen und Publikationen der Schulhygiene immer noch starke Präsenz. Es waren aber vor allem die Lehrerinnen und Lehrer, die täglich mit den Kindern zu tun hatten und die die hygienischen Konzepte letztlich in die Praxis umzusetzen hatten. Ein erklärtes Ziel der Hygieniker und Ärzte war mit der Entstehung schulhygienischer Vereinigungen und Organe eigentlich erreicht worden – nämlich eine mögliche Form der Popularisierung hygienischer Anliegen. Mit diesem Diffusionsprozess musste aber ein gewisser wissenschaftlicher Hegemonialanspruch gegenüber der Schule neu überdacht beziehungsweise gesichert werden, was nicht immer ganz reibungslos vonstatten gegangen zu sein scheint.

Die Instanz, die den Graben zwischen den beiden Perspektiven der Verwissenschaftlichung und Popularisierung zu schliessen vermochte, war der Schularzt. Er war in seiner Funktion als Arzt und Hygieniker der Verbindungsmann von Wissenschaft, Verwaltung und Schule. Dies lässt sich zumindest für die Stadt Zürich festhalten.

Inwieweit eine solch verbindende Funktion des Schularztes als generelles Phänomen postuliert werden kann, ist schwierig zu beurteilen. Denn Vergleiche – das musste in dieser Arbeit mehrmals festgestellt werden – lassen sich nur mit äusserster Vorsicht ziehen. Der internationale Überblick über die institutionelle Verankerung von Schularztstellen mittels zeitgenössischer edierter Quellen und auch das Fallbeispiel Zürich machen deutlich, dass im Prinzip jedes kommunale Schularztsystem anhand der spezifischen Verwaltungsquellen untersucht werden müsste. Der Grund dafür liegt darin, dass das Verständnis des Begriffs Schularzt

und damit verbunden die inhaltliche Ausrichtung der schulärztlichen Tätigkeit enorm variieren konnten. Zweifelsfrei darf hingegen festgehalten werden, dass die ersten Schulärzte ein durchwegs städtisches Phänomen waren.
Um die Jahrhundertwende verfügte Zürich – das hat die Analyse im zweiten Kapitel ergeben – bereits über ein gut ausgebautes System schulärztlicher und hygienischer Kontrolle, obwohl die in der Schule tätigen Ärzte noch nicht unter der offiziellen Bezeichnung «Schularzt» arbeiteten. Ein wichtiger Punkt ist zudem, dass – in Anlehnung an das Cohnsche und das Wiesbadener Schularztmodell – weit mehr Ärzte für die Schulgesundheitspflege verantwortlich waren als nur der Amtsarzt. In Zürich wurde eine Art Doppelarztmodell praktiziert. Neben den Amtsärzten (Stadtarzt und Stadtarztassistent) standen der Schule spezialisierte Augen- und Ohrenärzte zur Verfügung, welche die Stadt nebenamtlich beschäftigte.
Das Fundament des Zürcher Schularztsystems bildete eine sehr umfassend verstandene Prophylaxe. Im Zentrum der Schulgesundheitspflege stand immer die Gesundheitsvorsorge, nie aber die Therapie. Therapeutische Massnahmen fielen nach wie vor in den Kompetenzbereich der Hausärzte oder Polikliniken. Die in der Schule angestrebte Prophylaxe erstreckte sich bis in den Bereich der Fürsorge, welche die existentiellen Grundbedürfnisse der Kinder – wie beispielsweise Nahrung – abdecken sollte.
Die beiden Klassiker in diesem übergreifenden Prophylaxekonzept stellen die spezifisch auf die Schule bezogene Epidemiologie und die sich in baulichen Massnahmen ausdrückende Schulhygiene dar. Sie waren Gegenstand des dritten Kapitels, welches sich durchaus als Ergänzung zu den bereits unternommenen Studien zur Schulhygiene in der Westschweiz lesen lässt.
Vorkehrungen zur Verhütung von Epidemien wurden in einem seuchenpolizeilichen Kontext praktiziert im Sinne amtlich verordneter Isolationsmassnahmen. Solche Massnahmen waren in ihren Grundstrukturen – im Interesse der Allgemeinheit – immer restriktiv und freiheitsbeschränkend, wurden aber dem jeweiligen Verständnis der Ursachen von Krankheiten angepasst. Am Beispiel des Scharlachs konnte verfolgt werden, dass Kinder, die mit scharlachkranken Kindern zusammenwohnten, ebenfalls vom Schulbesuch ausgeschlossen wurden. Jene galten als potentielle Trägerinnen und Träger von Krankheitserregern, auch wenn sie selber keine Krankheitssymptome aufwiesen.
Längerfristige prophylaktische Massnahmen lassen sich unter dem Stichwort Schulhygiene fassen: Durch bauhygienische Massnahmen versuchte man mögliche Gefahrenherde im Schulraum auszuschalten. Die neu erstellten Schulhäuser, welche nicht zuletzt auch als Antwort auf die stetig wachsende Nachfrage nach Schulraum zu verstehen sind, wurden deshalb nach hygienischen Normen, welche etwa die Raumhöhe und -fläche oder die Ausrichtung der Schulhäuser berücksichtigten, gebaut. Insgesamt verfügten die Schulhäuser über eine mo-

derne Ausstattung: Elektrisches Licht, Linoleumböden, ein Siphonsystem bei den Toiletten und Dusch- oder Badegelegenheiten waren um die Jahrhundertwende in Privathaushalten keineswegs schon selbstverständlich.

Solche räumlichen Vorgaben verfolgten aber einen weiteren Zweck. In der Schule sollten die Kinder hygienisches Verhalten erlernen. Mit den Duschen beispielsweise wurde die Schule, in Ergänzung zum Elternhaus, zum Ort der Körperhygiene. Darüber hinaus begann sich die Unterrichtsgestaltung neuen wissenschaftlichen Erkenntnissen anzupassen, welche ein Höchstmass der wöchentlichen Schulstunden oder die ideale Fächerverteilung über die Schulwoche festlegten.

Die Notwendigkeit all dieser Neuerungen konnte wissenschaftlich begründet werden. Die Aufgabe des Amtsarztes bestand in diesem Zusammenhang im Aufdecken hygienischer Missstände in den einzelnen Schulhäusern sowie im Erstellen von Gutachten, welchen – wie das Beispiel der Schulbaracken gezeigt hat – eigene Studien vorausgegangen waren.

Bei der Schülerhygiene, welche im Zentrum der Kapitel vier bis sechs steht, wurde in bestimmten Bereichen auf die Zusammenarbeit der Amtsärzte mit Spezialisten gesetzt. Die in der ersten, später auch in der sechsten Klasse unternommenen Reihenuntersuchungen bezweckten eine Früherkennung möglicher Krankheiten, Hör- oder Sehbehinderungen und die Berücksichtigung allfälliger Handicaps der Kinder im Unterrichtsalltag. Die Kombination von Amts- mit Spezialärzten, bei welcher der Amtsarzt in der Schule die Reihenuntersuchungen und der Spezialist in seiner Praxis die weiteren Abklärungen vornahm, wurde in Zürich seit 1898 praktiziert. In den 1880er Jahren war es noch der jeweilige Professor für Ophthalmologie an der Universität Zürich, der die Augenuntersuchungen in der Altstadt, mitunter zu Forschungszwecken, persönlich durchführte; mit der Eingemeindung von 1893 übernahm das Lehrpersonal die Voruntersuchung, während spezialisierte Augen- und Ohrenärzte die genaueren Abklärungen trafen.

In den drei letzten Kapiteln geht diese Studie über herkömmliche Untersuchungen zur Schulhygiene hinaus, indem sie entlang den weiterführenden schülerhygienischen Massnahmen die ärztliche Gutachter- und Untersuchungstätigkeit erforscht und in diesem Kontext auch die Objekte der ärztlichen Definitionsmacht – die aus der Schule ausgesonderten Kinder – zu berücksichtigen versucht. Für die Analyse wurde die ärztliche Tätigkeit in der Schule unter dem Begriff der Normalisierung gefasst.

In diesem Kontext spielten unterschiedlichste und vielschichtige Vorstellungen und Konzepte von Normalität eine wichtige Rolle. Die in der Schule agierenden Ärzte konnten Normalität in einigen Fällen mittels verschiedener Testverfahren messen beziehungsweise eruieren. Normalität liess sich deshalb durch Zahlenwerte ausdrücken. In anderen Fällen hingegen waren die Untersuchungsverfahren weit komplexer und das ihnen zugrunde liegende Verständnis von Normalität blieb diffus.

Den Verfahren, in welchen sich Normalität beziehungsweise Abweichungen von Normalität durch Zahlen manifestierten, entsprangen traditionsgemäss die Forderungen nach hygienischen und ärztlichen Interventionen im Schulraum, wie sich am Beispiel der ärztlichen Augenuntersuchungen darlegen liess. Aber auch noch in späteren Jahren verfügten solche Messverfahren über einen nicht zu unterschätzenden Legitimationscharakter schulhygienischer Bestrebungen: Die Ferienkolonien verdankten es den Auszählungen der Blutkörperchen und der Auswertung des Hämoglobingehalts des Blutes der Kolonieteilnehmerinnen und -teilnehmer, dass sie sich von einer privaten Fürsorgeeinrichtung zu einer Einrichtung entwickeln konnten, der ein grosser hygienischer Wert beigemessen wurde und welche die Stadt tatkräftig unterstützte.
Andere ärztliche Betätigungsfelder stellten sich als vielschichtiger, aber keineswegs weniger bedeutungsvoll heraus. Durch seine Untersuchungstätigkeit war der Schularzt nämlich in ein System eingebunden, das Kinder, die aus unterschiedlichsten Gründen als nicht normal galten, aus der Normalschule ausschloss. Die vorliegende Arbeit hat gezeigt, dass die ärztlichen Untersuchungen in diesem Ausschlussprozess sowohl den momentanen Gesundheitszustand der Kinder, deren Krankengeschichte und «hereditäre» Veranlagungen als auch deren geistige Fähigkeiten sowie die Familien- und Wohnverhältnisse berücksichtigten. Insbesondere letzteres spielte eine wichtige Rolle, wenn es darum ging, die Kinder für kurze oder längere Zeit in speziellen Einrichtungen unterzubringen, sei dies nun in der Erholungsstation auf dem Schwäbrig, in Spezialklassen für «schwachbegabte» Kinder oder in verschiedenen Heimen für gehörlose, blinde sowie «schwachsinnige» und «verwahrloste» Kinder.
Der Expertenstatus, der dem Schularzt zukam, ist in diesem Kontext speziell hervorzuheben. Er zeichnete sich nicht nur durch rein ärztliche Kompetenzen aus, sondern vielmehr durch ein sehr breit gefasstes Verständnis von Hygiene und Prophylaxe, welches sich nicht im Gedanken der Erhaltung der körperlichen Gesundheit der Kinder erschöpfte und welches, wie bereits erwähnt, das räumliche und soziale Umfeld in die Betrachtungen einbezog.
Die auf diese Weise in der Schule angestrebte Prophylaxe sollte oftmals in einem zweifachen Sinn wirken: Einerseits ging es darum, die Interessen der gesunden und «normalen» Kinder zu schützen – beispielsweise wenn kranke Kinder per Verordnung vorübergehend vom Schulbetrieb dispensiert wurden. Aber auch Kinder mit Lernschwierigkeiten oder «verwahrloste» Kinder galten als störend. Ihr Ausschluss aus der Normalschule sollte den sowohl geistig «normalen» als auch in «normalen» sozialen Verhältnissen lebenden Kindern einen ungehinderten und geordneten Unterricht garantieren. Andererseits versuchte man, den ausgesonderten Kindern in deren eigenem Interesse eine spezielle Behandlung zukommen zu lassen – dies am besten fern der Stadt sowie fern dem gewohnten familiären, sozialen und räumlichen Umfeld. In der zeitgenössischen Wahrneh-

mung galten die städtischen Strassen nicht nur aufgrund des Staubs und Schmutzes als gesundheitsgefährdend, sondern ebenso als akute Gefahr für die kindliche Moral aufgrund der im städtischen Kontext konzentriert auftretenden Erscheinungen wie Prostitution oder Kleinkriminalität. Prophylaxe wurde hier also auch als Schutz der ausgesonderten Kinder vor einem ungesunden und schädigenden Milieu verstanden.

Die sozialpolitische Dimension der ärztlichen Tätigkeit in der Schule darf nicht unterschätzt werden. Schulärzte wurden in einer Zeit eingesetzt, in welcher die medizinische Grundversorgung der Bevölkerung noch nicht per Gesetz geregelt beziehungsweise garantiert war. Es sollte in dieser Arbeit in keiner Weise in Frage gestellt werden, dass die von Ärzten in der Schule geleistete Arbeit in vielen Fällen zu einer Verbesserung der Gesundheit der Schuljugend und der hygienischen Verhältnisse in den Schulen beitragen konnte. Auf der anderen Seite aber waren schulhygienische Massnahmen oft ein Balanceakt zwischen dem Schutz der kindlichen Gesundheit beziehungsweise des allgemeinen kindlichen Wohlergehens und einer Einmischung in die Privatsphäre.

Die Institution Schularzt, so die bereits in Kapitel eins und zwei entwickelte Ausgangsthese der Kapitel vier bis sechs, vermochte den medizinischen Markt zu vergrössern und damit die Medikalisierung der Bevölkerung ein gutes Stück weit voranzutreiben. Diese These lässt sich bei einer genaueren Betrachtung der Zürcher Verhältnisse in einigen Punkten erhärten; in einigen Punkten aber muss sie relativiert werden: Der These sicherlich zuträglich ist die Tatsache, dass in der Bevölkerung in gewissen Bereichen eine grosse Akzeptanz der schulhygienischen Leistungen und Massnahmen festzustellen ist. Gemäss den ärztlichen Statistiken nahmen in den 1890er Jahren etwa 95% der vom Lehrpersonal oder vom Schularzt zu weiteren Abklärungen ausgesonderten Kinder das Angebot einer augenärztlichen Abklärung wahr. Nach anfänglicher Skepsis pendelten sich auch die Zahlen der ohrenärztlichen Abklärungen auf ungefähr demselben Niveau ein.

Auf überaus grosse Nachfrage in der Bevölkerung sind die Ferienkolonien gestossen. Das Organisationskomitee der Ferienkolonien wurde von Anmeldungen förmlich überschwemmt, was zur Folge hatte, dass nur etwa ein Zehntel der Interessierten von den allsommerlichen Ferienversorgungen profitieren konnte. Doch genau aufgrund dieses Engpasses zeitigten die Kolonien einen hygienisch-medizinischen Nebeneffekt. Selbst die angemeldeten Kinder, welche schliesslich nicht an den Kolonien teilnehmen durften, waren zweimal ärztlich untersucht worden und konnten aufgrund dieser Erfassungsarbeit, falls sich ernsthafte gesundheitliche Probleme abzeichneten, an weitere Einrichtungen weitervermittelt werden.

Die Behörden sowie die Amts- und Spezialärzte setzten in grossem Mass auf die Aufklärung und die erhoffte Kooperation der Bevölkerung, sei es nun bei Brillenrezepten oder der Einweisung der Kinder in eine Spezialeinrichtung. Die Zusammenarbeit mit den Eltern und dem Lehrpersonal war insofern unabdingbar, als die Rechtsgrundlagen für weiterführende Massnahmen – ausser bei den seuchenpolizeilichen oder läusespezifischen Zwangsmassnahmen – fehlten. Eine Professionalisierung im Bereich der Kinder- und Jugendfürsorge zeichnete sich um die Jahrhundertwende ebenfalls erst in Ansätzen ab.

Die Medikalisierungsthese relativiert sich indes durch den Umstand, dass die an die Eltern gerichteten schulärztlichen Instruktionen lediglich den Charakter von Empfehlungen hatten. Die ärztliche Tätigkeit in der Schule beruhte auf dem Grundsatz, keine Behandlungen oder Therapien vorzunehmen. Die ärztlichen Ratschläge seien zwar gerne angenommen worden, so die amtlichen Quellen, doch ob sie in der Folge auch wirklich befolgt wurden, lässt sich nicht mit Sicherheit feststellen. Für einige Eltern mochte die Tatsache hemmend gewirkt haben, dass sie aufgrund ihrer ökonomischen Situation im Fall von weiterführenden Massnahmen auf die armenrechtliche Hilfe ihrer Heimatgemeinde hätten zurückgreifen müssen. In der damaligen vorsozialstaatlichen Schweiz bestand noch kein versicherter Anspruch auf Leistungen, welcher der Stigmatisierung der Leistungsempfängerinnen und -empfänger hätte Einhalt gebieten können.

Offensichtliche Widerstände gegenüber schulhygienischen Massnahmen manifestierten sich vor allem dort, wo Ärzte mittels Hausbesuchen Druck auf die Eltern der betroffenen Kinder ausübten und ihnen, wie am Beispiel der Läusebekämpfung aufgezeigt wurde, mit Zwangsmassnahmen und Bussen drohten.

Zusammenfassend darf aber festgehalten werden, dass die ärztliche Präsenz in der Schule einen Gewöhnungseffekt zur Folge hatte und dass insbesondere Kinder aus den unteren sozialen Schichten spätestens mit ihrem Eintritt in die Schule zum ersten Mal mit Ärzten in Kontakt kamen.

Dies leitet über zur Frage, was sich in bezug auf mögliche Zielgruppen der schulhygienischen Massnahmen aussagen lässt. Zu einzelnen schulhygienischen Interventionen existieren stadtkreisspezifische Statistiken. Über bereits getätigte Forschungen zur sozialen Segregation in der Stadt Zürich ist ein Instrumentarium greifbar, welches eine sozialräumliche Interpretation solcher Daten zulässt. Ins Zentrum des Interesses rückte auf diese Weise der Stadtkreis III (Aussersihl und Wiedikon), das Arbeiterquartier der Stadt Zürich.

Spezialklassen waren, nachdem sie in allen Kreisen eingeführt worden waren, im Verhältnis zur Anzahl Volksschulkinder gleichmässig auf die Stadt verteilt, und mochten die Schulduschen in den einzelnen Kreisen anfänglich noch eher einen Luxus darstellen, wurden sie von 1901 bis 1906 auch im Kreis III sehr schnell installiert.

Es lässt sich zudem der Schluss ziehen, dass die Bewohnerinnen und Bewohner Wiedikons und Aussersihls am stärksten von den Massnahmen mit Zwangscharakter betroffen waren. Die Scharlachepidemie von 1903 bis 1905 beispielsweise, welche Vorkehrungen wie Schulausschluss, Unterbringungen in einem Absonderungsgebäude und Wohnungsdesinfektionen zur Folge hatte, verbreitete

sich im Kreis III am heftigsten. Ebenso waren die Wiedikoner und Aussersihler Kinder prozentual am stärksten von Läusen und deshalb auch von Zwangsreinigungen betroffen.
Andererseits scheinen nicht nur die repressiven, sondern auch die fürsorgerischen Massnahmen im Kreis III am stärksten gegriffen zu haben. Kurz nach der Jahrhundertwende stammte weit über die Hälfte der mit Suppe verköstigten Kinder aus Aussersihl und Wiedikon.
Nach diesen kurzen sozialräumlichen Überlegungen soll abschliessend der Fokus auf die Schulärzte gelegt werden, um nochmals die Relevanz dieser Institution zu verdeutlichen.
Kein System der medizinischen Kontrolle und Prävention war annähernd früh so flächendeckend wie das Schularztsystem, kam doch potentiell die gesamte städtische Bevölkerung im Lauf ihres Lebens mit ihm in Kontakt: Seit den späten 1880er Jahren begannen Schulärzte in ganz Europa mittels Reihenuntersuchungen jedes eingeschulte Kind auf seinen körperlichen und geistigen Gesundheitszustand hin zu untersuchen.
Als Experte war der Schularzt, und hier möchte ich mich wieder auf Zürich beschränken, auf verschiedenen Ebenen tätig. Er war einerseits mitbeteiligt an einem Entscheidungsprozess, der den weiteren Lebensweg der Kinder massgeblich und in verschiedenen Richtungen beeinflussen konnte. Andererseits verfasste er mittels eigener Studien Gutachten zu schulhygienischen Einrichtungen, welche deren Notwendigkeit wissenschaftlich fundiert zu unterstreichen wussten.
Auf einer allgemeineren Ebene befand sich der Schularzt an einer Schnittstelle zwischen Wissenschaft und Verwaltung, dort, wo die Fäden zwischen der Verwissenschaftlichung der Verwaltung und der Popularisierung von Wissensdispositiven zusammenliefen.

Anmerkungen

Einleitung

1 Vgl. o. V.: Eltern gegen Schularztsystem, in: Neue Luzerner Zeitung, 11. April 2000. Monika Zech: Hat der Schularzt fertig untersucht?, in: Tages-Anzeiger, 13. April 2000, S. 11. Bernadette Scherer: System aus dem letzten Jahrhundert, in: Neue Luzerner Zeitung, 26. April 2000. Hannes Geiges (Kinder- und Jugendarzt sowie Oberstufenschularzt in Rüti): Schularztwesen gestern, heute – und vielleicht morgen, in: Neue Zürcher Zeitung, 19. September 2000, S. 89. Christoph Schilling: Der verhasste Gang zum Schularzt, in: Tages-Anzeiger, 21. Oktober 2000, S. 13.
2 Vgl. Bernadette Scherer: System aus dem letzten Jahrhundert, in: Neue Luzerner Zeitung, 26. April 2000.
3 Anfänglich wurden nur Männer als Schulärzte eingesetzt.
4 Raphael, Verwissenschaftlichung, S. 166.
5 Ebd., S. 171–179.
6 Braun, Schulärztliche Tätigkeit, S. 6.
7 Foucault, Der Wille zum Wissen, S. 167.
8 Raphael, Verwissenschaftlichung, S. 175.
9 Der von Gerhard Oestreich geprägte Sozialdisziplinierungsbegriff stellt einen Vermachtungsprozess in den Vordergrund, der sich an einem Repressionsmodell orientiert, das Macht in Makrostrukturen an zentralen gesellschaftlichen Schnittstellen verortet. Michel Foucault hingegen begreift die Disziplinierung nicht von einem Zentrum ausgehend, sondern ausgehend von verstreuten, vielfältigen Machtkonstellationen. So erzeugt die Disziplinierung nicht nur gefügigere und berechenbarere Individuen, sondern auch leistungsfähigere und individuellere. Breuer, Sozialdisziplinierung, S. 59 f.
10 Frühe Abhandlungen um 1900: zum Beispiel Kraft, Schulhygienische Tätigkeit. Müller, Stand der Schularztfrage. Stocker, Schularztfrage.
11 Kopp, Schulgesundheitspflege.
12 Braun, Schulärztliche Tätigkeit.
13 Walther, Geschichte des Schularztwesens in Basel.
14 Bennack, Gesundheit und Schule.
15 Ebd., S. 38.
16 Ebd., S. 160–163 und 273–282.
17 Allgemeine Überblicke zu den Entwicklungen innerhalb der Medizin im 19. und 20. Jahrhundert: zum Beispiel Porter, Kunst des Heilens. Eckart, Geschichte der Medizin. Hudemann Simon, Eroberung.
18 Hahn, Schulhygiene.
19 Ein ausführlicher Überblick dazu: Labisch/Spree, Neuere Entwicklungen und Trends, hier S. 172–174. Jütte, Sozialgeschichte der Medizin. Labisch, Sozialgeschichte der Medizin.
20 Um nur einige Veröffentlichungen im deutschsprachigen Raum zu nennen: Demographischer Ansatz in den 1980er Jahren: Spree, Soziale Ungleichheit. Spree, Bedeutung des Gesundheitswesens. Zur Professionalisierung und Medikalisierung: Brändli, Geselligkeit als Programm.

Braun, Professionalisierung. Frevert, Krankheit als politisches Problem. Göckenjan, Wandlungen im Selbstbild. Huerkamp, Aufstieg der Ärzte. Labisch/Spree, Medizinische Deutungsmacht. Loetz, Vom Kranken zum Patienten. Loetz, «Medikalisierung». Zum öffentlichen Gesundheitswesen: Labisch, History of Public Health. Labisch, Gemeinde und Gesundheit. Eckart/Jütte, Das europäische Gesundheitssystem. Zu Stadt und Gesundheit: Reulecke/Castell Rüdenhausen, Stadt und Gesundheit. Bleker, Stadt als Krankheitsfaktor. Rodenstein, «Mehr Licht, mehr Luft». Witzler, Grossstadt und Hygiene. Zur Patientenperspektive: Lachmund/Stollberg, Patientenwelten.

21 Über die verschiedenen Ansätze der Sozialdisziplinierungsdiskussion: Breuer, Sozialdisziplinierung.

22 Zum Beispiel Sachsse/Tennstedt, Soziale Sicherheit. Frevert, «Fürsorgliche Belagerung». Mesmer, Reinheit.

23 Carrupt, «Mens sana».

24 In diesem Zusammenhang soll auf eine Seminararbeit verwiesen werden, welche die Institutionalisierung des schulärztlichen Dienstes im Kanton Graubünden exemplarisch untersucht, die erst in den 1930er Jahren stattgefunden hat. Vgl. Saluz, Institutionalisierung.

25 Vgl. zur Übersicht Felt/Nowotny/Taschwer, Wissenschaftsforschung. Vgl. speziell zur wissenschaftsgeschichtlichen Herangehensweise für die Medizin: Schlich, Wissenschaft.

26 Tendenzen in der Medizingeschichte: Konstruktivistischer Ansatz Anfang der 1990er Jahre: Lachmund/Stollberg, Social Construction of Illness. Jordanova, Social Construction of Medical Knowledge. Labisch, Social Construction of Health.

27 Sarasin, Reizbare Maschinen. Gradmann, Bazillen, Krankheit und Krieg.

28 Erismann, Bemerkungen. Erismann, II. Jahresversammlung. Reclam, Heutige Gesundheitspflege.

29 Cohn, Schularztdebatte. Dunant, Quatrième Congrès.

30 Vgl. Editorial der Erstausgabe.

31 Burgerstein, Schulgesundheitspflege. Cohn, Nothwendigkeit.

32 Da es während des behandelten Zeitraums von 1893 bis 1905 fünf Kreisschulpflegen gab, war es mir nicht möglich, alle entsprechenden Protokolle systematisch über den ganzen Zeitraum zu bearbeiten. Deshalb wurden die Protokolle nur für die Abklärung konkreter Fragen beigezogen.

33 Solche ärztlichen Gutachten sind entweder in den Protokollen der Kreisschulpflege IV aus den Jahren 1901 und 1902 überliefert oder im Staatsarchiv im Zusammenhang mit Finanzgesuchen der städtischen Schulbehörde an die kantonale Erziehungsdirektion betreffend die «Versorgung» einzelner Schülerinnen und Schüler zu finden (StAZH, U 11 a 3. 4). Eine telefonische Anfrage beim schulärztlichen Dienst hat ergeben, dass die von den Schulärzten ausgefüllten Schülerkarten vernichtet werden, sobald die ehemaligen Schülerinnen und Schüler das dreissigste Altersjahr erreicht haben.

34 Systematisch bearbeitet habe ich die Geschäftsberichte und Protokolle der Zentralschulpflege von 1875 bis 1905.

1 Die Schule: Domäne der Wissenschaft

1 Bloch, Schulpflicht, S. 128.

2 Flüeler, Geschichte des Kantons Zürich, Bd. 3, S. 134.

3 Criblez, Bildungsartikel. Reichesberg, Schulen, S. 513 ff. Weil die Durchsetzungskompetenzen bei den Kantonen lagen, konnte die effektive Schulzeit von Kanton zu Kanton stark variieren. Die meisten Kantone hatten das System eines Primarschulobligatoriums mit anschliessender Ergänzungsschule, deren Wochenstundenzahl stark unter derjenigen der Primarschule lag. Vgl. Mattmüller, Bildungspolitik, S. 408.

4 Flüeler, Geschichte des Kantons Zürich, Bd. 3, S. 134.

5 Kraft, Schulbankfrage, S. 9.

6 Schubert, Schularztwesen, S. 511.

7 Johann Peter Frank (1745–1821). Studium der Philosophie und der Medizin. Hofmedikus des

regierenden Markgrafen in der Markgrafschaft Baden. Leibarzt des Fürstbischofs von Speyer. 1784 Berufung an die medizinischen Fakultäten in Göttingen und Pavia. Generaldirektor des Medizinalwesens in der Lombardei. 1795 Eintritt in die österreichischen Dienste. 1804 Berufung an die Universität zu Wilna (Russland), später an die medizinisch-chirurgische Akademie in Petersburg. Vgl. Pieper, Körper des Volkes, S. 108 f.

8 Cohn, Nothwendigkeit, S. 244. Leubuscher, Geschichte der Schulhygiene, S. 2. Müller, Stand der Schularztfrage, S. 15. Erismann, Über Gesundheitspflege in der Schule, S. 301. Zur Schularztfrage allgemein vgl. Samosch, Schulärztliche Statistik, S. 54 f. Kraft, Schulbankfrage, S. 9. Selter, Handbuch der deutschen Schulhygiene. Stocker, Schularztfrage auf Grund bisheriger Erfahrungen. Fürst/Pfeiffer, Schulhygienisches Taschenbuch. U. v. m. Kopp hingegen bezeichnete Lorinser als ersten Schularztverfechter. Vgl. Kopp, Schulgesundheitspflege, S. 2.

9 Pieper, Körper, S. 117. Pieper versucht mit seinem Aufsatz das hohe Ansehen, das Frank in der traditionellen Medizingeschichte geniesst, kritisch zu hinterfragen, indem er sein Werk auf bevölkerungspolitische Massnahmen hin untersucht. Er hält in einem kürzlich erschienenen Aufsatz fest, dass die unheilige Allianz der Quantität und Gesundheit (und damit der «Qualität») eines Volkes unter anderem wegen Franks ausgesprochenen Gedanken über Heiratsrestriktionen «zur Ausmusterung aller solcher, die nur schlechten Saamen in den Acker des gemeinen Wesens aussäen» von den Nationalsozialisten gerne herangezogen wurde im Zusammenhang mit eugenischen Programmen. (Frank zit. nach Pieper, Körper, S. 115.)

10 Zit. nach Cohn, Nothwendigkeit, S. 244.

11 Erismann, Über Gesundheitspflege in der Schule, S. 301. Leubuscher, Geschichte, S. 3.

12 Lorinser, Zum Schutz der Gesundheit in den Schulen. Berlin 1836. Zit. nach Erismann, Über Gesundheitspflege in der Schule, S. 301. Vgl. zu dieser Studie auch Leubuscher, Geschichte, S. 5. Varrentrapp, Stand, S. 530. Kopp, Schulgesundheitspflege, S. 2 f.

13 Leubuscher, Geschichte, S. 5.

14 Gemäss Cohn sind bereits 1814 im württembergischen Ellwangen «ärztliche Revisionen» durchgeführt worden. Cohn, Nothwendigkeit, S. 244.

15 Zu Zürich vgl. Kap. 3.2.

16 Cohn, Nothwendigkeit. Leubuscher, Geschichte der Schulhygiene. Müller, Stand der Schularztfrage. Erismann, Über Gesundheitspflege in der Schule. Samosch, schulärztliche Statistik. Selter, Handbuch der deutschen Schulhygiene. Stocker, Schularztfrage. Fürst/Pfeiffer, Schulhygienisches Taschenbuch.

17 Bezeichnend ist, dass die beiden herangezogenen Beispiele Frank und Lorinser in fast allen von mir gesichteten schulhygienischen Abhandlungen, insbesondere zur Schularztfrage, zitiert wurden.

18 Leubuscher, Geschichte, S. 4 und 8.

19 Mesmer, Umwelthygiene, S. 36.

20 Raphael, Verwissenschaftlichung, S. 190.

21 Vgl. Felt/Nowotny/Taschwer, Wissenschaftsforschung, S. 212.

22 Vgl. Kap. 1.6.

23 «Öffentliches Gesundheitswesen» wird hier verstanden als der Teil des Gesundheitswesens, der von unmittelbaren (Bund, Länder [Kantone], Kreise [Bezirke] und Gemeinden) oder mittelbaren (Körperschaften, Anstalten oder Stiftungen des öffentlichen Rechts) Trägern der Staatsverwaltung oder durch deren Einrichtungen wahrgenommen wird. Definition gemäss Gundermann, Lehrbuch der Hygiene, S. 503.

24 Ebd., S. 1.

25 Die traditionelle, medizinhistorische Zugangsweise in der Literatur ist ein ideengeschichtlicher Abriss der Grundlinien wichtiger medizinischer Strömungen am Beispiel «grosser Männer». Neuere Forschungstendenzen finden sich in der wissenschaftsgeschichtlichen Neuinterpretation und Einbettung dieses Wissens in einen gesamtwissenschaftlichen Diskurs, wobei vor allem die «Wissensproduktion» und deren Kontext eine bedeutende Rolle spielt. Ein guter Überblick zur Wissenschaftsforschung findet sich in Felt/Nowotny/Taschwer, Wissenschaftsforschung. Für eine Herangehensweise, die den «cultural studies» nahe ist: zum Beispiel bei

Sarasin, Subjekte. Ein breiter Überblick zur Sozialgeschichte der Medizin: Labisch/Spree. Entwicklungen.

26 Vgl. dazu zum Beispiel Eulner, Hygiene als akademisches Fach. Eulner, Entwicklung der medizinischen Spezialfächer. Gundermann, Lehrbuch. Mann, Hygieniker.

27 Zum Beispiel Frevert, Fürsorgliche Belagerung. Labisch, Homo Hygienicus. Mesmer, Reinheit.

28 Zum Beispiel Stolberg, Körper. Sarasin, Subjekte. Sarasin, Reizbare Maschinen.

29 Zum Beispiel Frevert, Krankheit. Labisch, Hygiene ist Moral. Loetz, Vom Kranken. Loetz, Medikalisierung.

30 Zum Beispiel Bleker, Stadt als Krankheitsfaktor. Koller, Gesundes Wohnen. Labisch/Vögele, Stadt und Gesundheit. Mesmer, Umwelthygiene. Münch, Stadthygiene. Rodenstein, «Mehr Licht, mehr Luft». Reulecke/Castell Rüdenhausen. Stadt und Gesundheit. von Simson, Kanalisation.

31 Göckenjan versteht denn die «öffentliche Hygienebewegung» auch als Bindeglied zwischen Technik, Naturwissenschaft und ärztlicher Standespolitik. Göckenjan, Wandlungen, S. 96.

32 Reclam, heutige Gesundheitspflege, S. 4 f.

33 Vgl. Ackerknecht, Geschichte der Medizin, S. 111–120. Porter, Kunst des Heilens, S. 307–350. Mesmer, Verwissenschaftlichung, S. 38 f., und den Sammelband Rheinberger/Hagner, Experimentalisierung.

34 Faure, Der Arzt, S. 108.

35 Vgl. Opitz, Kochs Ansichten, S. 370.

36 Eulner, Hygiene als akademisches Fach, S. 18.

37 Schott, Chronik der Medizin, S. 55 und 67.

38 Dieser Begriff wurde vom Medizinhistoriker Charles E. Rosenberg geprägt. Zu Beginn des 19. Jahrhunderts leiteten sich Therapieformen noch von einem Glaubenssystem ab, das Ärzte und Laien gleichermassen teilten. Der Körper wurde metaphorisch als dynamisches System der Interaktion mit seiner Umwelt begriffen. Die Therapie stellte dabei eine Art kulturelles Ritual dar, das in einer (von Patient und Arzt) geteilten Verpflichtung gegenüber einem rationellen Modell der Pathologie und einer therapeutischen Aktion bestand. Dies änderte sich gegen Ende des Jahrhunderts radikal. Das Verhältnis zwischen Arzt und Patient erfuhr einen Wandel, nicht nur weil die ärztlichen Aktionen in die Arztpraxis oder in Spitäler ausgelagert wurden. Die Therapie beruhte nun auf einem Glaubenssystem, das sich nicht mehr auf den gemeinsamen Glauben des Arztes und Patienten, sondern auf den Glauben des Patienten *in* den Arzt und indirekt in die Wissenschaft stützte. Die (mehrheitlich nicht kausaltherapeutischen) Medikamente hatten einen Placeboeffekt. Vgl. Rosenberg, Explaining Epidemics, Kap. 1.

39 Tanner, Heilendes Ritual, S. 96.

40 Ebd., S. 99.

41 Das war die erste These der «Section für öffentliche Gesundheitspflege» an der «Versammlung deutscher Naturforscher und Ärzte» in Innsbruck 1869, in: Deutsche Vierteljahresschrift für öffentliche Gesundheitspflege (1869), S. 589.

42 Max von Pettenkofer, geboren 1818 in Lichtenheim (Bayern). Ausbildung zum Apotheker, später zum Mediziner. Studium der «medizinischen Chemie» und Studien in den Laboratorien Liebigs in Giessen. 1845: Assistentenstelle beim Münzamt in München, wo er ebenfalls wissenschaftlich arbeitete (über den Scheidungsprozess der Edelmetalle). 1847: Besetzung des neu geschaffenen Lehrstuhls an der medizinischen Fakultät in München (ausserordentliche Professur). In dieser Stellung: Vorlesungen über «diätetische Chemie», die sich bald zur Grundlage von Betrachtungen über hygienische Fragen ausbildeten und Anlass zu Untersuchungen der Umgebung des Menschen mit Hilfe chemisch physikalischer Methoden gaben. 1852: Ordentliche Professur für medizinische Chemie. 1865: Ernennung zum ordentlichen Professor für Hygiene und damit Institutionalisierung der Hygiene als Wissenschaft in Bayern. Aber bereits vorher: Forschungen auf dem Gebiet der experimentellen (und umweltbezogenen) Hygiene. In epidemiologischer Hinsicht fand sein wissenschaftliches Selbstexperiment viel Beachtung. Er trank 1892 in Bouillon gezüchtete Cholerabazillen, um zu beweisen, dass nicht die Cholerabazillen allein verantwortlich für den Ausbruch der Krankheit seien. Max von Pettenkofer wählte 1901 den Freitod. Vgl. Erismann, Max von Pettenkofer.

43 Daten tabellarisch dargestellt in Eulner, Hygiene als akademisches Fach, S. 27–31. Die genauen Angaben zu den einzelnen Phasen: *erste Phase (1860–1870):* München (1865), Erlangen (1865, im Nebenamt zus. mit Chemie), Würzburg (1865), Heidelberg (1868); *zweite Phase (1871–1880):* Wien (1875), Bern (1876), Strassburg (1876), Leipzig (1878); *dritte Phase (1881–1890):* Göttingen (1881), Rostock (1883), Zürich 1883, (diese Zahl korrespondiert nicht mit Wyss-Enz, Oscar Wyss-Kienast, S. 149, der die Einführung einer ordentlichen Hygieneprofessur auf 1887 festsetzt), Graz (1884), Prag (1884), Berlin (1885), Freiburg (1885), Marburg (1885), Jena (1886), Breslau (1887), Basel (1888), Giessen (1888), Greifswald (1888), Halle (1889), Kiel (1889), Königsberg (1889); *vierte Phase (1891–1900):* Bonn (1894), Innsbruck (1897); *fünfte Phase (1901–1910):* Tübingen (1906); *sechste Phase (1911–1920):* Köln (1913), Frankfurt a. M. (1914), Hamburg (1919), Düsseldorf (1920); *siebte Phase (1921–1930):* Münster (1924).

44 Eulner, Hygiene als akademisches Fach, S. 19. Vgl. zur Bakteriologie auch Kap. 1.12.

45 Robert Koch (1843–1910) studierte von 1862 bis 1866 in Göttingen Medizin und praktizierte in der Folge bis 1880 in einigen kleineren Städten. Daneben begann er in seinem Laboratorium zu forschen. 1876 wies er am Beispiel von Anthrax zum ersten Mal nach, dass spezifische Erreger Krankheiten verursachen können. 1880 wurde er nach Berlin ins Kaiserliche Gesundheitsdepartement beordert, 1885 auf den Berliner Hygienelehrstuhl berufen und Direktor des neuen Hygieneinstituts. Vgl. Otis, Membranes, S. 28–31. Vgl. auch Brock, Robert Koch.

46 Vgl. die Übersicht in: Eulner, Hygiene als akademisches Fach, S. 23.

47 Evans relativiert die These Eulners mit dem Hinweis, dass bis um die Jahrhundertwende an deutschen *und* ausländischen Universitäten dreissig Pettenkofer-Schüler als Leiter von Hygieneinstituten tätig waren. Die Ausstrahlung Pettenkofers auch ins nichtdeutschsprachige Ausland darf also nicht unterschätzt werden. Evans, Tod in Hamburg, S. 309.

48 Bakteriologie wurde in ihrer Anfangszeit, also zu Beginn der 1880er Jahre, an den deutschsprachigen Universitäten vor allem in der Pathologie, in wenigen Fällen in der Chirurgie, gelesen. Vgl. Eulner, Entwicklung der medizinischen Spezialfächer, S. 155.

49 Lindenberg, Bei Robert Koch, S. 14.

50 Eulner, Entwicklung der medizinischen Spezialfächer, S. 155.

51 Darunter ist in diesem speziellen Fall Epidemiologie und Ätiologie zu verstehen.

52 Wyss-Enz, Oscar Wyss-Kienast.

53 Otto Roth (1853–1927) absolvierte sein Medizinstudium in Bern. Er bildete sich weiter in Berlin, Wien, Prag und Paris. Nachdem er einige Jahre in Teufen praktiziert hatte, entschloss er sich, in Berlin bei Robert Koch zusätzliche Studien in Bakteriologie zu absolvieren. Von dort wurde er dann 1887 zum Assistent und Privatdozent ans Hygieneinstitut der Universität Zürich berufen. Seinen zusätzlichen Lehrauftrag für Bakteriologie und Hygiene an der Eidgenössischen Technischen Hochschule Zürich konnte er mit der Gründung des Eidgenössischen Hygieneinstitutes 1894 in eine ordentliche Professur umwandeln. Zur Person von Otto Roth vgl. Zentralbibliothek Zürich: Nekrologe: ZB DP 703.

54 Wyss-Enz, Oscar Wyss-Kienast, S. 145–157.

55 Mesmer, Umwelthygiene, S. 46.

56 So der vielzitierte Physiologe Emil Du Bois-Reymond, hier zit. nach Tanner, Fabrikmahlzeit, S. 60.

57 Vgl. Sarasin, Reizbare Maschinen, S. 27 und 114 ff.

58 Reclam, Die heutige Gesundheitspflege, S. 2.

59 Sarasin/Tanner, Physiologie und industrielle Gesellschaft, Einleitung, S. 37.

60 Zum wissenschaftlichen Experiment, zur Entstehung wissenschaftlicher Tatsachen vgl. Fleck, Entstehung. Vgl. auch Sammelband Rheinberger/Hagner. Experimentalisierung.

61 Vgl. dazu Kap. 1.7.

62 Mesmer, Verwissenschaftlichung, S. 38. Porter, Kunst des Heilens, S. 325 ff.

63 Vgl. Kap. 3.4.

64 Cholera trat in Deutschland in den Jahren 1831, 1849, 1852, 1855, 1859, 1866, 1873, 1874, 1892/93 und 1904/05 auf. Vgl. Labisch, Homo Hygienicus, S. 127. Die Sterblichkeit erreichte zum Beispiel in Glasgow 1832 15‰, in Paris 21,8‰ und 1873 in Ungarn 65‰. Vgl. Roden-

stein, «Mehr Licht, mehr Luft», S. 56 f. In Hamburg, 1892 als einzige Stadt Westeuropas von der Cholera heimgesucht, starben innerhalb weniger Wochen an die 10'000 Menschen. Vgl. Evans, Tod in Hamburg, S. 375.

65 Conzett, Erstrebtes und Erlebtes, S. 13 f.

66 Faure, Der Arzt, S. 89.

67 Unter einem «Contagium» verstand man um 1850 «ein krankhaftes Erzeugnis eines lebenden thierischen Körpers, welches die Fähigkeit besitzt, dieselbe Krankheit, oder wenigstens eine ähnliche Form derselben, hervorzubringen, wenn es mit dem Körper eines zur Ansteckung disponierten Individuums in Berührung gelangt. Sobald der Ansteckungsstoff von wirksamem Erfolg begleitet ist, so ist dadurch immer wieder die Fähigkeit zu weiterer Fortpflanzung der Krankheit und des Contagiums gegeben». Schürmayer 1848 zit. nach Rodenstein, «Mehr Licht, mehr Luft», S. 56.

68 «Miasma [...] Luftverunreinigung, soll sich auch seinem Ursprung nach von dem Contagium unterscheiden, indem ersteres immer aus der todten, letzteres nur aus der belebten Natur entstehe. Ohne für diese zwei Arten von Ansteckungsstoffen sinnlich wahrnehmbare oder physisch-chemische Eigenschaften aufstellen zu können, beruht das Kriterium der Unterscheidung [...] darauf, dass das Miasma sich von dem von ihm inficierten Körper – Menschen –, ohne Rücksicht auf körperliche Disposition zur Ansteckung, nicht mehr mit ansteckendem Erfolge auf einen andern fortzupflanzen vermögend ist, während das Contagium diese Art der Fortpflanzungsfähigkeit so lange übt, als Ansteckungsgefahr vorhanden ist ...» Schürmayer 1848. Zit. nach Rodenstein, «Mehr Licht, mehr Luft», S. 57. Vgl. zu den Entwicklungslinien und verschiedenen Positionen auch Porter, Health, S. 79–87, und ausführlich zu den im 19. Jahrhundert vorherrschenden Krankheitsverursachungstheorien Worboys, Spreading Germs, S. 28–42.

69 Evans, Tod in Hamburg, S. 347.

70 Rodenstein, «Mehr Licht, mehr Luft», S. 78, und Worboys, S. 39 ff.

71 Einen allgemeinen Überblick zur Entstehung der öffentlichen Gesundheit in Europa vgl. Porter, Health, Teil 2: the Right to Health and the Modern State. und Porter, History of Public Health, Introduction. Zur Entstehung des öffentlichen Gesundheitswesens in England vgl. zum Beispiel Hamlin, Public Health, und Hamlin, State Medicine. Hardy, Epdemic Streets. Zum «Sanitary Movement» vgl. Labisch, Homo Hygienicus, S. 114–116.

72 Zur öffentlichen Hygiene in Frankreich vgl. ausführlich Murard/Zylberman, L'hygiène dans la République. La Berge, Mission and Method. Ramsey, Public Health in France, S. 53–61.

73 Rodenstein, «Mehr Licht, mehr Luft». Teil A und B.

74 Mesmer, Umwelthygiene, S. 41 f.

75 Ebd., S. 41.

76 Vgl. Rosen, Sozialmedizin, S. 288–294.

77 Rodenstein, «Mehr Licht, mehr Luft», S. 64.

78 Virchow, Mittheilungen, S. 324.

79 Ebd., S. 311.

80 Ebd., S. 228–237 und 321–334.

81 Rodenstein, «Mehr Licht, mehr Luft», S. 65.

82 Mesmer, Umwelthygiene, S. 45. Posner, Rudolf Virchow, S. 667. Mit dem Aufkommen der Bakteriologie galt Virchow zunehmend als Konservativer, weil er an seinen Ideen festhielt. Erst mit Behring und der Entdeckung des Immunsystems, das bewies, dass die Zellen auf Krankheitserreger reagieren, wurde die Zellularpathologie wieder aktuell.

83 In wissenschaftsgeschichtlicher Hinsicht ist die Zellularpathologie interessant, weil diese Virchows Demokratieverständnis widerspiegelt, indem er seine Wahrnehmung sozialer Phänomene auf den menschlichen Organismus übertrug. Virchow fasste die Zelle als kleinste lebendige Organisationseinheit auf. Übertragen auf sein Gesellschaftsverständnis entsprach diese Idee dem Individuum als kleinste soziale Einheit. Der demokratische Grundgedanke war nun, dass sowohl der Organismus als auch der Staat nur durch das störungsfreie Zusammenwirken sämtlicher Organisationseinheiten, die je eine besondere Aufgabe zu erfüllen hatten, funktionieren könne. Gesundheit war gemäss diesem Verständnis eine demokratische Zusammenarbeit

der Zellen, Krankheit eine Störung der zellulären Interaktionen. Vgl. Mesmer, Verwissenschaftlichung, S. 56. Gleichzeitig beruhte seine Zellularpathologie auf dem Grundsatz, dass jede Zelle aus einer Zelle entsteht. Das bedeutete, dass alle Zellen das Vielfache eines einzigen Originals darstellten. Vgl. Porter, Kunst des Heilens, S. 334. Virchows Zellularpathologie kann als komplementärer Ansatz zur Bakteriologie verstanden werden, indem Virchow Bakterien als Ursache und nicht als Wesen der Krankheit erkannte. Vgl. Otis, Membranes, S. 25.

84 Mesmer, Verwissenschaftlichung, S. 39.

85 Lenoir, Politik, S. 36 f.

86 Mit «experimentell» ist hier nichts anderes gemeint als die sich auf die Naturwissenschaften abstützende Hygiene.

87 Definition gemäss Labisch, Public Health, S. 3.

88 Mesmer, Umwelthygiene, S. 48.

89 Die Idee des Gärungsprozesses basierte auf den Erkenntnissen des Physiologen Justus von Liebig.

90 Evans, Tod in Hamburg, S. 309–314.

91 Labisch, Gesundheitskonzepte, S. 22.

92 Evans, Tod in Hamburg, S. 309–314.

93 Zit. nach Hohlfs, Wechselverhältnis der Nationalökonomie zur Hygiene, S. 85.

94 Mesmer, Verwissenschaftlichung, S. 44.

95 Vgl. dazu etwa Varrentrapp, Der heutige Stand. Kap. 3.2 dieser Arbeit.

96 Vgl. dazu ausführlich Mathieu/Messerli Populäre Medien. Sarasin, Reizbare Maschinen. Kap. 2 und 3.

97 Weitere Schweizerische Studien: Guillaume, L. Die Gesundheitspflege in den Schulen. Betrachtungen über den Gesundheitszustand in den Schulen, Aarau 1865. Frey, J. Der rationelle Schultisch als das hauptsächlichste Verhütungsmittel der schlechten Brustentwicklung, der schlechten Haltung und der Rückgratsverkrümmung, Zürich 1868. Weitere Autoren: Klopsch, Eulenburg, Schildach, Parow und Falk. Vgl. Leubuscher, Geschichte der Schulhygiene, S. 8.

98 Fahrner, Hans Conrad. Das Kind und der Schultisch. Zürich 1865. Vgl. zu dieser Studie: Kost, Volksschule, S. 74–78.

99 Cohn, Hermann. Untersuchungen der Augen von 10'060 Schulkindern nebst Vorschlägen zur Verbesserung der den Augen nachtheiligen Schuleinrichtungen. Eine ätiologische Studie. Leipzig 1867.

100 Vgl. Fürst/Pfeiffer, Schulhygienisches Taschenbuch, S. 5. Walther, Geschichte des Schularztwesens, S. 8.

101 Hermann Cohn (1838–1906) hatte eine naturwissenschaftliche Ausbildung. Nachdem er bei Robert Wilhelm Bunsen, Gustav Robert Kirchhoff und Hermann von Helmholtz Naturwissenschaften studiert hatte, begann er sein Medizinstudium. Danach erwarb er sich seine Kenntnisse in der Ophthalmologie durch Hospitationen beim eigentlichen Begründer der Augenheilkunde Albrecht von Graefe in Berlin und Ferdinand Arlt in Wien. Vgl. Hahn, Schulhygiene, S. 26.

102 Vgl. Hahn, Schulhygiene, S. 27.

103 Cohn, Virchows Verdienste, S. 667. Bei Erismann findet diese Studie, die ich für dieselbe halte, Erwähnung unter dem Titel: Über gewisse, die Gesammtheit benachteiligende Einflüsse der Schule. (Archiv für pathologische Anatomie und Physiologie 1869.) Vgl. Erismann, Virchow als Hygieniker, S. 13. Weitere schulhygienische Studien Virchows: Über die zweckmässigste Ventilation und Heizung der Schulzimmer, in: Vierteljahresschrift für gerichtliche Medizin 1875. Bd. XXII, 2. Heft. Über die Überbürdung der Schüler in den höheren Lehranstalten, 1883. (In der «Zeitschrift für gerichtliche Medizin»).

104 Erismann, Virchow als Hygieniker, S. 13.

105 Cohn, Virchows Verdienste, S. 668.

106 Erismann, Friedrich. Ein Beitrag zur Entwicklungsgeschichte der Myopie, gestützt auf die Untersuchung der Augen von 4'358 Schülern und Schülerinnen. Graefe Arch. 1871, hier zit. nach Kraft, Friedrich Erismann, S. 437.

107 Cohn, Virchows Verdienste, S. 676 f. («mit der prinzipiell völlig unhaltbaren Entgegnung,

‹dass eine schulärztliche Beaufsichtigung Misstrauen und Vorurteil gegen die Schulen bei den Eltern hervorrufen würde›».)

108 Die «Gesellschaft Deutscher Naturforscher und Ärzte» wurde 1822 auf Initiative des Naturphilosophen Lorenz Oken in Leipzig gegründet. Zweck der Gesellschaft war die Verbesserung der Kommunikation unter den Naturwissenschaftlern und Ärzten und die Erleichterung des Austauschs wissenschaftlicher Erkenntnisse. Der Hauptzweck war jedoch gemäss den Statuten, dass Naturforschern und Ärzten die Möglichkeit geboten wurde, sich persönlich kennen zu lernen. Ein sehr aktives Mitglied der Gesellschaft war Rudolf Virchow. Er hielt 1861 in Speyer, 1868 in Dresden, 1871 in Rostock und 1873 in Wiesbaden Referate über die Bedeutung der Naturwissenschaften. Vgl. Daum, Wissenschaftspopularisierung, S. 119 ff. Aus dem «Verein Deutscher Naturforscher und Ärzte» ging 1873 der «Verein für öffentliche Gesundheitspflege» hervor. Eine «Section für öffentliche Gesundheitspflege» existierte jedoch bereits früher. Sie wurde 1867 von G. Varrentrapp angeregt. Vgl. Rodenstein, «Mehr Licht, mehr Luft», S. 100.

109 So eine These an der Naturforscherversammlung in Innsbruck (1869). Vgl. Sitzungsbericht der Section für öffentliche Gesundheitspflege und der Section für Medicinalreform der 43. «Versammlung deutscher Ärzte und Naturforscher» zu Innsbruck, in: Deutsche Vierteljahresschrift für öffentliche Gesundheitspflege 1 (1869), S. 292–422. Leubuscher, Geschichte der Schulhygiene, S. 9. An dieser Versammlung nahmen 979 Mitglieder teil. Einer der Hauptreferenten war Hermann von Helmholtz «Über das Ziel und die Fortschritte der Naturwissenschaft». Vgl. Daum, Wissenschaftspopularisierung, S. 123.

110 So zum Beispiel am Kongress des deutschen Vereins für Gesundheitspflege 1877 in Nürnberg, 1878 in Dresden oder an der Naturforscherversammlung in Danzig 1880.

111 Dunant, Quatrième Congrès, S. 7.

112 Um zwei Beispiele zu nennen: 1882 in Genf rund 530 Teilnehmer aus 33 Ländern; 1903 in Brüssel über 1500 Teilnehmende aus allen Kontinenten.

113 Zu diesem Kongress vgl. Dunant, Quatrième Congrès.

114 Bereits vorher hatten internationale Hygienekongresse stattgefunden: 1852 und 1876 in Brüssel, 1878 in Paris, und 1880 in Turin. Der erste Kongress in Brüssel ging zunächst wieder vergessen. Deshalb wurde der Genfer Kongress im Kongressbericht als «Quatrième Congrès» bezeichnet.

115 Der Kongress war unterteilt in die Sektionen: 1. «Allgemeine, internationale und öffentliche Hygiene», 2. «Öffentliche Hygiene, Militär-Hygiene, Spital-Hygiene», 3. «Beziehungen der Gesundheitspflege zu Physik, Chemie, Baukunde und Ingenieurwissenschaft, Hygiene der Berufsarten und des Gewerbes», 4. «Hygiene des Kindesalters, Privat-Hygiene, Veterinär-Hygiene», 5. «Demographie und Medicinal-Statistik».

116 Zum Beispiel in Stocker, Schularztfrage, S. 144. Fürst/Pfeiffer, Schulhygienisches Taschenbuch, S. 6.

117 Sämtliche 18 Thesen in Dunant, Quatrième Congrès, S. 60–62.

118 Dunant, Quatrième Congrès, These 3.

119 Vgl. Kap. 3.4 dieser Arbeit.

120 Dunant, Quatrième Congrès, These 15.

121 Ebd., These 16.

122 Ebd., These 12.

123 Ebd., Thesen 6 und 7.

124 Cohn, Schularztdebatte, S. 8.

125 Zur Professionalisierung vgl. Kap. 2.2.

126 Vgl. Mesmer, Umwelthygiene, S. 52. Mesmer stellt diese Tendenz im Zusammenhang mit der Bildung der Dachorganisation des «Deutschen Vereins für öffentliche Gesundheitspflege» von 1873 fest.

127 Nach Genf war 1884 Hannover an der Reihe, einen Hygienekongress zu organisieren. Cohn, Nothwendigkeit, S. 253.

128 Es gab am Kongress in Wien zwei schulhygienische Themenbereiche: «XII: Ärztliche Überwachung der Schulen, besonders mit Bezug auf die Verhütung der Verbreitung von Infek-

tionskrankheiten und Myopie» und «XIII: Der hygienische Unterricht an Volksschulen, Mittelschulen, Gewerbeschulen, Mädchenschulen, Lehrerbildungsanstalten, Priesterseminarien etc.». Vgl. Burgerstein, Schulgesundheitspflege, S. 36 f.

129 Wasserfuhr war Mitherausgeber der ersten Nummer der deutschen «Vierteljahresschrift für öffentliche Gesundheitspflege» (1869) zusammen mit Dr. Göttisheim in Basel, Stadtbaurat Hobrecht in Stettin, Prof. Dr. Carl Reclam in Leipzig und Dr. Georg Varrentrapp in Frankfurt am Main. Die Vierteljahresschrift wurde im Auftrag der «Versammlung Deutscher Naturforscher und Ärzte» produziert.

130 Cohn, Schularztdebatte, S. 6.

131 Ebd., S. 7.

132 Ebd., S. 8.

133 Leubuscher argumentiert, dass die Behörden vor allem die Folgekosten der ärztlichen Tätigkeit in den Schulen scheuten. Leubuscher, Geschichte der Schulhygiene, S. 12.

134 Vgl. dazu auch Kap. 2.2.

135 Cohn, Schularztdebatte, S. 14.

136 Ebd., S. 13.

137 Vgl. dazu ausführlich Huerkamp, Aufstieg der Ärzte: Kapitel «Medizinalbeamte, Allgemeinpraktiker, Spezialisten: Zur Differenzierung der Berufsrollen», S. 167–193.

138 So zu lesen in der Medizinischen Rundschau anlässlich des 50-Jahr-Doktorjubiläums Max von Pettenkofers am 30. Juni 1893. Zit. nach Erismann, Max von Pettenkofer, S. 16.

139 Cohn, Schularztdebatte, S. 48.

140 Gemäss Huerkamp machte sich ein solcher Konflikt just zu dem Zeitpunkt bemerkbar, als sich die Diskussion von nur bauhygienischen Massnahmen hin zu systematischen Schüleruntersuchungen verlagerte. Die grosse Frage war, wer für die Schüleruntersuchungen verpflichtet werden sollte. Vgl. Huerkamp, Aufstieg der Ärzteschaft, S. 176 f.

141 Stephani, System der Schulärzte, S. 502.

142 Schulärztinnen waren in der Anfangszeit noch nicht üblich. Ein Hinweis, dass in Russland Schulärztinnen tätig waren, findet sich in der ZS 7 (1889), S. 354.

143 Mangels Fachliteratur, welche aufgrund verlässlicher Quellenrecherchen in den entsprechenden kommunalen Archiven einen Überblick über das Schularztwesen bieten sollte, bin ich für dieses Kapitel ausschliesslich auf zeitgenössische Abhandlungen über die Geschichte der Schulärzte angewiesen. Hier zum Beispiel Cohn, Nothwendigkeit.

144 1901 empfahl der Frankfurter Arzt Laquer an der zweiten Jahresversammlung des «Deutschen Vereins für Schulgesundheitspflege», überall ärztliche Fragebogen einzuführen. Durch sie liesse sich in erster Linie die «krankhafte erbliche Belastung der Kinder», die für die Schule «eine Fessel» sei, nachweisen. Schule und Schularzt müssten sich gemeinsam bemühen, «schwachbegabte» und «geistig minderwertige» Kinder rechtzeitig zu erkennen. Zit. nach Erismann, II. Jahresversammlung, S. 313.

145 Cohn, Nothwendigkeit, S. 278 f.

146 Cohn, Schularztdebatte, S. 17.

147 Nachdem in den 1830er Jahren in verschiedenen Kantonen ein Pockenschutzimpfzwang eingeführt worden war, kam auf gesamtschweizerischer Ebene das Bundesgesetz bezüglich Massnahmen gegen gemeingefährliche Epidemien vom 31. Januar 1882 aufgrund des darin vorgesehenen Impfzwanges mit einem überragenden Neinstimmenanteil zu Fall. Vgl. Imboden, Tätigkeit, S. 19.

148 Cohn, Schularztdebatte, S. 17.

149 Cohn, Nothwendigkeit, S. 275 f. Vgl. dazu auch Stocker, Schularztfrage, S. 151–160.

150 Cohn, Nothwendigkeit, S. 282.

151 Seit 1886. Vgl. Cohn, Schularztdebatte, S. 34. Walther, Geschichte.

152 Vgl. dazu Heller, «Tiens-toi droit!», S. 163 ff.

153 Stocker, Schularztfrage, S. 169.

154 Vgl. Carrupt, «Mens sana», S. 133.

155 Vgl. ebd., S. 133. Heller, «Tiens-toi droit!», S. 163.

156 Haltenhoff, zit. in Cohn, Nothwendigkeit, S. 279.
157 Braun, Tätigkeit, S. 12–16.
158 Cohn, Schularztdebatte, S. 28. Cohn, Schularztfrage in Breslau, S. 643 f.
159 Leubuscher, Geschichte der Schulhygiene, S. 12.
160 Ebd., S. 13.
161 Cohn, Schularztfrage in Breslau, S. 651.
162 Leubuscher, Geschichte der Schulhygiene, S. 13.
163 Zollinger, Bestrebungen, S. 200 f.
164 Zum Perspektivenwechsel vgl. Castell Rüdenhausen, Armenschule, S. 204 f.
165 Originaltitel: Key, Axel. Läroveks komitens betänkande III, Bilaga E tile läroverks komitens utlatande och förslag, Stockholm 1885.
166 Key zit. nach Leubuscher, Geschichte der Schulhygiene, S. 12.
167 In der Studie Axel Hertel: Om Sundhedsforholdene i de hojere Drenge-og Pigeskoler i Kjobenhavn, Kopenhagen 1881. Zit. nach Leubuscher, Geschichte der Schulhygiene, S. 12.
168 Erismann, Schmid-Monnard, S. 2.
169 Castell Rüdenhausen, Armenschule, S. 204.
170 Hahn, Schulhygiene, S. 32 f.
171 Donders, Jaeger, Zehender.
172 Hahn, Schulhygiene, S. 32 f.
173 Ebd., S. 33 f.
174 Vgl. dazu auch die interessante zeitgenössische Studie: Kirchner, Entstehung der Kurzsichtigkeit, S. 419. Kurzsichtigkeit wurde hier etwa auf die Anlagen des Schädelbaus zurückgeführt.
175 Siegrist, Zweck, S. 50.
176 Ebd., S. 52.
177 Kirchner, Entstehung der Kurzsichtigkeit, S. 415.
178 Ebd., S. 416.
179 Hahn, Schulhygiene, S. 34.
180 Friedrich Stocker war ein aktives Mitglied der «Schweizerischen Gesellschaft für Schulgesundheitspflege» (SGS) seit deren Gründung. Seine Ausführungen zur «Schularztfrage» wurden im Jahrbuch der SGS publiziert. Auf die Tätigkeit der SGS wird in Kap. 2.1 hingewiesen.
181 Stocker, Schularztfrage, S. 148.
182 Leubuscher, Geschichte der Schulhygiene, S. 12 f.
183 Samosch, Schulärztliche Statistik, S. 54.
184 Ebd.
185 Vgl. dazu Kap. 3.2.
186 Kraft, Schulbaraken, S. 1.
187 Castell Rüdenhausen, Armenschule, S. 204. Schubert, Schularztwesen, S. 138 f.
188 Friedrich Erismann studierte in Zürich, Würzburg und Prag Medizin und siedelte 1869 als praktischer Augenarzt nach St. Petersburg über. Er war am Aufbau des hygienischen Institutes an der Universität Moskau beteiligt, wo er bis zu seiner Entlassung 1896 eine Stelle als Professor der Hygiene innehatte. Daraufhin kehrte er nach Zürich zurück. Hier stieg der Sozialdemokrat unverzüglich in die Politik ein. Ab 1901 war er Vorstand des städtischen Gesundheitswesens.
189 Erismann, Über Gesundheitspflege in der Schule, S. 320.
190 SAZH, V. H. a 42, 1899, Nr. 36.
191 Vgl. Kap. 2.
192 Editorial der ZS 1 (1889), S. 2.
193 Vgl. dazu die Ausführungen in Kap. 1.13.
194 ZS 1 (1888), S. 1.
195 Ebd., S. 2.
196 Erismann, Versammlung, S. 529.
197 Erismann, II. Jahresversammlung, S. 329.
198 Ebd., S. 328.

199 Ebd., S. 330.
200 Erismann bedauert deren Fehlen an der Versammlung sehr. Ebd., S. 303.
201 Ebd., S. 329.
202 Vgl. Kap. 1.13 und Oelkers, Physiologie.
203 Erismann, II. Jahresversammlung, S. 306.
204 ZS 1 (1898), S. 3.
205 Vgl. Kap. 2.1.
206 Kraft, V. Jahresversammlung, S. 691 f.
207 Kraft, III. Jahresversammlung, S. 589.
208 Ebd.
209 Erismann, Bemerkungen, S. 383.
210 Paul Schubert wurde am 17. Januar 1849 in Neisse geboren. Er absolvierte sein Studium in Breslau, Berlin, Wien und Würzburg, wo er 1875 mit einer Dissertation über die Physiologie der Ernährung promovierte. Danach trat er bei Hermann Cohn in die Klinik ein und spezialisierte sich vor allem auf die Themen Kurzsichtigkeit, Statistik der Augenkrankheiten, Beleuchtung, Schulbänke und ganz allgemein auf Augenhygiene. Er bildete sich weiter in Ohrenheilkunde aus und liess sich 1879 als Augen- und Ohrenarzt in Nürnberg nieder. Dort eröffnete er eine eigene Augen- und Ohrenklinik, in welcher er selber zahlreiche Schüler ausbildete. Schubert war ein Verfechter der Augenhygiene in den Schulen. Er verfasste Studien zur Frage, welche Schriftart aus hygienischer und physiologischer Sicht die idealste für die Lehrmittel wäre. Ausserdem war Schubert aktiv in der «Gesellschaft Deutscher Naturforscher und Ärzte», an internationalen Hygienischen Kongressen sowie in der «Gesellschaft für Schulgesundheitspflege». 1903 wurde er der erste Redaktor von «Der Schularzt». Dieses neue Presseerzeugnis war im selben Jahr aus der «Zeitschrift für Schulgesundheitspflege» entstanden. Vgl. Cohn, Nachruf, S. 633–641. Erismann, Andenken, S. 645–648.
211 Erismann, Bemerkungen, S. 362.
212 Ebd., S. 363.
213 Ebd.
214 Vgl. zu Zürich: Ramsauer, «Verwahrlost», S. 97 f.
215 Erismann, Bemerkungen, S. 364.
216 Ebd., S. 365.
217 Ebd.
218 Robert Koch konnte 1882 nachweisen, dass «bei allen tuberkulösen Affektionen» Tuberkelbazillen beteiligt waren. Damit waren die von ihm postulierten Punkte für ein experimentelles Vorgehen hinsichtlich der Erforschung von Krankheitsursachen erfüllt: Der Nachweis eines spezifischen Erregers im erkrankten Organismus, eine Isolierung und Züchtung in Reinkultur und die erneute Erzeugung der Krankheit mit Hilfe des Erregers im Tierexperiment. Vgl. Schlich, Einführung, S. 13.
219 Hudemann-Simon, Eroberung, S. 23. Vgl. allg. zur Bakteriologie Ackerknecht, Geschichte der Medizin, S. 123–131. Porter, Kunst des Heilens, S. 432–464.
220 Während sich umwelthygienische Massnahmen meist mit liberalem Gedankengut deckten, waren kontagionistische Krankheitserklärungsansätze dagegen verbunden mit freiheitseinschränkenden Massnahmen für das Individuum (Quarantänegebiete, Cordons sanitaires etc.). Vgl. Otis, Membranes, S. 11. Otis wiederum beruft sich auf Ackerknecht, Anticontagionism.
221 Otis, Membranes, S. 27 f.
222 Vgl. zur Kriegsmetaphorik in der Bakteriologie Gradmann, Bazillen.
223 Der um die Cholera entstandene Streit zwischen Max von Pettenkofer, dem antikontagionistisch orientierten Vertreter der experimentellen Hygiene, und dem Kontagionisten und Bakteriologen Robert Koch wird ausführlich beschrieben in: Evans, Tod in Hamburg, S. 618–638. In diesem Zusammenhang schluckte Pettenkofer in einem Selbstversuch eine ganze Cholerakultur. Die Tatsache, dass er den Versuch überlebte, nahm er als Beweis, dass Kochs bakteriologische Theorie nicht gültig war. Vgl. S. 626.
224 Robert Koch präsentierte der Öffentlichkeit 1890 mit dem Tuberkulin ein vermeintlich wirk-

sames Heilserum gegen Tuberkulose, welches sich in der Folge nicht bewährte. Zu diesem «Fehlschlag» der Wissenschaft und ihren Folgen (es stellte sich später heraus, dass Koch nicht ein Heilmittel gegen Tuberkulose gefunden hatte, sondern dass er die Überempfindlichkeitsreaktion beobachtet hatte, welche später den Tuberkulosetest ermöglichte) vgl. Gradmann, Ein Fehlschlag und seine Folgen.

225 Grotjahn, Soziale Hygiene, S. 411.

226 Ebd., S. 412.

227 Faure, Der Arzt, S. 109.

228 Einige Beispiele: Schubert, Schularztwesen, S. 511 f. Schubert, Soll der Schularzt durch den Lehrer ersetzt werden? S. 594 f. Erismann, Anforderungen an den Stundenplan, S. 172 f. Erismann, Die Gesundheitspflege in der Schule, S. 688 f. Erismann, Bemerkungen, S. 367 f. Leuch, Notwendigkeit des Unterrichts über Hygiene, S. 241 f. Burgerstein, Schulgesundheitspflege, S. 82 ff.

229 Schubert, Soll der Schularzt durch den Lehrer ersetzt werden? S. 594 f.

230 Vgl. Erismann, Die Gesundheitspflege in der Schule, S. 688 f.

231 Erismann, Bemerkungen, S. 367.

232 Erismann, Die Gesundheitspflege in der Schule, S. 691.

233 Leuch, Notwendigkeit des Unterrichts über Hygiene, S. 241.

234 Erismann, Die Gesundheitspflege in der Schule, S. 688.

235 Erismann, Bemerkungen, S. 367.

236 Vgl. dazu auch Oelkers, Physiologie.

237 Zum Beispiel von Mosso, Kraepelin, Burgerstein, Sikorsky, Ebbinghaus etc. Für Literaturhinweise vgl. Vannod, Méthodes.

238 Vgl. Kap. 3.4.

239 Erismann, Anforderungen an den Stundenplan, S. 173.

240 Schubert, Schularztwesen, S. 514.

241 Ebd., S. 514.

242 SAZH, V. H. c 47: 1897, Nr. 636: Brief Rudolf Martin an Caspar Grob, 19. Juni 1896. Weitere konkrete Forschungsfragen lauteten: «Inwieweit sind Abweichungen von der festgestellten Norm von schulhygienischer Bedeutung? Besteht eine Correlation zwischen körperlicher und geistiger Entwicklung und ergeben sich hieraus Winke für Vermehrung resp. Verminderung der geistigen Arbeit auf gewissen Altersstufen? In welcher Weise entwickeln sich die wichtigsten physiologischen resp. psycho-physischen Fähigkeiten und wodurch können dieselben bei Minderbeanlagten gehoben werden?»

243 SAZH, V. H. c 47, 1897, Nr. 636: Brief Rudolf Martin an Caspar Grob.

244 Längen-Breiten-Index des Kopfes, Längen-Höhen-Index, Gesichtsindex, Nasenindex.

245 SAZH, V. H. c 47, 1897, Nr. 636: Beobachtungs-Formular zur Schweizerischen Rassenkunde.

246 Martin, Lehrbuch, S. 23.

247 Diese bestand unter anderem aus Stadtarzt Leuch, Dr. W. Schulthess und Lehrer Wipf. Vgl. SAZH, V. H. a 42, 20. Juni 1896, Nr. 409.

248 SAZH, V. H. a 42, 12. November 1896, Nr. 655.

249 SAZH, V. H. c 47: Verfügung des Schulvorstandes der Stadt Zürich vom 27. November 1897.

250 Gemäss der Verordnung betreffend Schulgesundheitspflege vom 31. Dezember 1890.

251 SAZH, V. H. c 47: Verfügung des Schulvorstandes der Stadt Zürich vom 27. November 1897.

252 SAZH, V. H. c 47: Brief Rudolf Martin an Caspar Grob, 30. November 1897.

253 Eine seiner Studentinnen, Lucy Hoesch-Ernst, hatte 1906 ihre Dissertation mit dem Titel «Anthropologisch-psychologische Untersuchungen an Zürcher Schulkindern» verfasst, auf welche er sich abstützte.

254 Schubert, Schularztwesen, S. 730 f.

2 Der zähe Institutionalisierungsprozess des Zürcher Schularztsystems

1 Auf Erismanns Vereinskritik, die ja gerade den Mangel an wissenschaftlich ausgebildeten Vereinsmitgliedern bemängelte, wurde bereits in Kap. 1.11 hingewiesen.
2 Friedrich Zollinger wird in Anbetracht des ihm zugeschriebenen Expertenstatus auf dem Gebiet der Schulhygiene ein Jahr später vom Bundesrat an die Weltausstellung nach Paris entsandt werden, um einen mehr als 300seitigen Bericht über die Schulgesundheitspflege zu verfassen: Zollinger, Bestrebungen.
3 Schmid war ein eifriger Hygienekongressbesucher. So war er zum Beispiel als offizielles Mitglied beim Hygienekongress in Dresden 1893, in Brüssel und in Berlin auf den Teilnehmerlisten verzeichnet.
4 JSGS 1 (1900), S. 1.
5 Artikel 1 der Statuten der SGS.
6 JSGS 1 (1900), S. 2.
7 Das Zirkular für die erste konstituierende Versammlung wurde ausdrücklich an Erziehungsdirektionen, Behördenmitglieder, Schulmänner, Hygieniker, Ärzte etc. versandt. Vgl. JSGS 1 (1900), S. 2.
8 Die Mitglieder sind zwar namentlich in Listen aufgeführt, oftmals fehlt aber der Vorname und der akademische Titel. Bei den als Wissenschaftler identifizierten Personen handelt es sich um Friedrich Erismann, der ab 1901 als Stadtrat in die Politik wechselte, PD Silberschmidt (hier handelt es sich um den späteren Hygieneprofessor William Silberschmidt), Oskar Wyss, Professor für Hygiene an der Eidgenössischen Technischen Hochschule Zürich und Prof. Dr. Zürcher (mit grösster Wahrscheinlichkeit ist dies Prof. Dr. iur. Emil Zürcher, der massgeblich an der Ausarbeitung des Strafgesetzbuches beteiligt war).
9 JSGS 1 (1900), S. 225–239.
10 Seit 1921: «Schweizerische Zeitschrift für Gesundheitspflege», seit 1929: «Schweizerische Zeitschrift für Hygiene», seit 1934: «Gesundheit und Wohlfahrt».
11 Seit 1916: «Jugendwohlfahrt», seit 1920: «Pro Juventute».
12 Vgl. SBSK 1910, S. 81.
13 So hielt Stadtarzt Müller an der konstituierenden Versammlung der SGS ein Referat zum «Stand der Schularztfrage».
14 Vgl. Müller, Stand der Schularztfrage, S. 19 f.
15 Stocker, Schularztfrage, S. 173.
16 Mesmer, Reinheit, S. 475.
17 Vgl. dazu Labisch, Homo Hygienicus, S. 143.
18 Stocker, Schularztfrage, S. 175.
19 Ebd.
20 Von Bunge, Lösung. Vorwort.
21 Vgl. dazu Kap. 6.
22 Mittlerweile waren Schulärzte in Basel, Luzern, La Chaux-de-Fonds, Le Locle, Wetzikon, Zürich, Lausanne (1883 im Zug des Hygienekongresses von 1882) und Genf (seit 1888) tätig. Vgl. Carrupt, «Mens sana», S. 133 f., und SAZH, V. F. c 19.37: Brief A. Kraft an den Vorstand des Gesundheitswesens vom 26. Juni 1904.
23 Mit den Entwicklungen in Deutschland beziehungsweise in Preussen hat sich Claudia Huerkamp detailliert auseinandergesetzt: Huerkamp, Aufstieg der Ärzte. Huerkamp, Ärzte und Patienten. Huerkamp, preussisch-deutsche Ärzteschaft. Vgl. ebenso Frevert, Krankheit. Spree, Soziale Ungleichheit, S. 138 f. Göckenjan, Wandlungen im Selbstbild des Arztes, S. 89–102.
24 Zur Schweiz vgl. den Übersichtsartikel von Braun, Professionalisierung.
25 Dazu gehörten unter anderem wandernde «Specialisten» und im 18. Jahrhundert nicht zünftig organisierte Naturheiler, Lachsnerinnen und Lachsner, «Kräuterweiber» etc. Vgl. Brändli, Geselligkeit, S. 63.
26 Unter «Medikalisierung der Bevölkerung» verstehe ich in Anlehnung an Claudia Huerkamp die

Auflösung und Verdrängung des traditionalen, subkulturell verfestigten Gesundheitsverhaltens der Bevölkerung anhand der Durchsetzung hygienischer Normen und einer damit verbundenen zunehmenden Orientierung der Bevölkerung an rationalistischen Massstäben der naturwissenschaftlichen Medizin. Huerkamp, Aufstieg der Ärzte, S. 12. Francisca Loetz hat jedoch aufgezeigt, dass in der französischen, britischen und deutschen Forschung ein sehr unterschiedlicher Medikalisierungsbegriff verwendet wird, der sich auf unterschiedliche Interpretationskategorien abstützt. Während in der französischen Forschung (Goubert) vor allem soziokulturelle Konflikte zwischen akademischer Medizin und Laienheilkunde von zentraler Bedeutung seien, lege die deutsche Forschung (Frevert) grösseren Wert auf soziopolitische Gegensätze. Die Erweiterung des Medikalisierungskonzepts in Hinblick auf einen medizinischen «Markt» und die individuelle Arzt-Patienten-Beziehungen hingegen sei aus der britischen Forschung (Porter) eingeflossen. Vgl. Loetz, «Medikalisierung». Diese zusätzliche Perspektive versuche ich ebenfalls zu berücksichtigen.

27 Zur Pockenschutzimpfung in Deutschland: Huerkamp, History of Smallpox.

28 Huerkamp, Aufstieg der Ärzte, S. 14–20.

29 254'340 Neinstimmen gegen 68'027 Jastimmen.

30 In einer 1876 von der Schweizerischen Ärztekommission veranlassten Abstimmung empfahlen von 1'168 in der Schweiz praktizierenden Ärzten 1'128 die Impfung gesunder Kinder, und 1'010 sprachen sich für einen Impfzwang aus. Zahlen aus: Schmid, Impfwesen, S. 647. Vgl. auch Roth, Streit um Heilwissen, S. 120 f. Rudolf Braun betont, dass sich die Ärzte seit den 60er Jahren des 19. Jahrhunderts eine politische Partizipation in der eidgenössischen Legislative und Exekutive sichern konnten und ein beachtliches politisches Durchsetzungsvermögen erlangten. Vgl. Braun, Professionalisierung, S. 354 f. Diese Tatsache könnte dazu beigetragen haben, dass die Räte das Gesetz im Gegensatz zum männlichen Stimmvolk guthiessen.

31 Zur Pockenschutzimpfung in der Schweiz beziehungsweise in Zürich: Schmid, Impfwesen, S. 639–662. Hindenmann, Pockenprophylaxe.

32 In der Literatur wird das Impfobligatorium auch auf das Jahr 1819 angesetzt. Vgl. Fritzsche/Lemmenmeier, Revolutionäre Umgestaltung, S. 58.

33 Schmid, Impfwesen, S. 652.

34 Biedermann, Entwicklungen der Krankenversicherung, S. 62.

35 «Der Bund wird auf dem Wege der Gesetzgebung die Kranken- und Unfallversicherung einrichten unter der Berücksichtigung der bestehenden Krankenkassen. Er kann den Beitritt allgemein oder für einzelne Bevölkerungsklassen obligatorisch erklären.»

36 Es sollte bis 1996 dauern, bis das Obligatorium auf Bundesebene geregelt war.

37 Roth, Streit um Heilwissen, S. 113.

38 Biedermann, Entwicklung der Krankenversicherung, S. 23. Studer, Soziale Sicherheit, S. 170 f.

39 StAZH, S 141 b 1. 4: Brief vom 14. Februar 1899 der kantonalen Ärztegesellschaft an den Regierungsrat betreffend das Volksschulgesetz 1899. Die 1810 gegründete Gesellschaft war, wie andere kantonale Ärztegesellschaften auch, aus der 1790 vom Zürcher Arzt Johann Heinrich Rahn initiierten «correspondierenden Gesellschaft schweizerischer Ärzte und Wundärzte» hervorgegangen. Vgl. Brändli, Geselligkeit, S. 59 f.

40 100 Jahre Zürcher Stiftung in Unterägeri, S. 4.

41 Hürlimann, Gesundheitspflege, S. 131.

42 Ebd.

43 Ebd., S. 132.

44 Ebd., S. 133.

45 Ebd., S. 141.

46 Das Schlussvotum Hürlimanns war in der Neuen Zürcher Zeitung, Nr. 99, Beilage, 8. April 1888, abgedruckt.

47 Neue Zürcher Zeitung, Nr. 99, Beilage, 8. April 1888.

48 Ebd.

49 Neue Zürcher Zeitung, Nr. 103 I, 12. April 1888.

50 Das revidierte zürcherische Schulgesetz, S. 408.

51 Correspondenz-Blatt, 1888, S. 740.
52 Das Fabrikgesetz hatte festgelegt, dass Kinder nicht vor dem vierzehnten Altersjahr arbeiten durften. Wurden die Kinder nun aber mit zwölf Jahren aus der Schule entlassen, bestand für sei eine bis zu zweijährige Vakanz bis zur gesetzlich bewilligten Arbeitsaufnahme. Neue Zürcher Zeitung, Nr. 331 I, 26. November 1888.
53 Vgl. Neue Zürcher Zeitung, Nr. 346 I, 11. Dezember 1888.
54 Kreisschreiben des Erziehungsrates des Kantons Zürich an die Gemeinde-, Sekundar- und Bezirksschulpflegen, sowie an die Primar- und Sekundarlehrer und an die Arbeitslehrerinnen vom 6. Dezember 1890, zweiter Abschnitt, Absatz 1.
55 Vgl. Kap. 4.4.
56 Kreisschreiben vom 6. Dezember 1890, zweiter Abschnitt.
57 Da die Zentralschulpflege im weiteren Verlauf dieser Arbeit eine wichtige Rolle einnehmen wird, soll hier kurz auf sie eingegangen werden. Ihre Funktion bestand in der Leitung des städtischen Schulwesens sowie in der unmittelbaren Leitung und Beaufsichtigung der von der Gemeinde freiwillig errichteten höheren Schulen und Fortbildungsschulen, des Gewerbemuseums etc. Ihr oblagen gemäss Artikel 126 der Gemeindeordnung von 1892 die allgemeinen Anweisungen zur Anwendung der Schulordnung, die Festsetzung der Stundenpläne, der Erlass allgemeiner Vorschriften über die Benützung der Schulgebäude und Plätze zu anderweitigen Zwecken usw. Die Zentralschulpflege bestand aus einem Mitglied des Stadtrates (Schulvorstand) als Präsident und 16 (1893–1901) beziehungsweise 25 (1902–1905) weiteren Vertretern der einzelnen Schulkreise aus den verschiedensten Berufssparten. Zudem waren in der Zentralschulpflege jeweils neun Lehrer in beratender Funktion vertreten.
58 SAZH, V. H. c 47, 1895, Nr. 559: Brief der Direktion des Erziehungswesens des Kantons Zürich vom 12. August 1895 an die Zentralschulpflege der Stadt Zürich.
59 StAZH, S 141 b 1. 4: Brief 14. Februar 1899.
60 Ebd.
61 Ebd.
62 Gesetz über die Volksschule vom 11. Juni 1899, § 52. Dieses wird in der Folge Volksschulgesetz genannt.
63 Allerdings nicht genau in der Form, wie ursprünglich vorgesehen. Darüber zeigte sich Friedrich Erismann empört. Er ärgerte sich über die Abänderung des Vorschlages der kantonalen Ärztegesellschaft, welche «periodische» also wiederkehrende Untersuchungen in den Wortlaut «zeitweise Untersuchungen» umwandeln wollte. Auf diese Weise bleibe es wiederum den Behörden überlassen, wie oft sie solche Untersuchungen durchführen wollten. Vgl. ZS 1 (1900), S. 56.
64 Höpflinger, Verbände, S. 171 f.
65 Correspondenz-Blatt, 1888, S. 739.
66 Johann Friedrich Horner (1831–1886). Geboren in Zürich. Medizinstudium an der Universität Zürich, unter anderem Anatomie beim späteren Leipziger Physiologen Carl Ludwig. Ab 1862 Extraordinariat für Augenheilkunde an der Universität Zürich und Vorsteher der zugleich gegründeten, separaten Augenklinik. Ende 1860er Jahre: Aufgabe der Familienpraxis. 1873 Eröffnung einer eigenen Privatklinik (Hottingerhof). Horner war zudem wesentlich beteiligt an der Gründung des Zürcher Kinderspitals, das 1874 eröffnet wurde. Vgl. Koelbing (Hg.), Johann Friedrich Horner.
67 Vgl. dazu Kap. 4.1.
68 Koelbing, Einleitung zu Johann Friedrich Horner, S. 7.
69 Dies sei die junge Schule um Nélaton, Broca, Jobert, Folin und Robin gewesen.
70 Koelbing, Johann Friedrich Horner, S. 47 f.
71 Ebd., S. 70.
72 Titel der Dissertation: Über Intoxikations-Amblyopien.
73 GB SS ZH 1886/87, S. 14.
74 Horner, Griffel, S. 727.
75 GB SS ZH 1877/78, S. 28.
76 GB SS ZH 1878/79, S. 15.

77 Zur Disziplinierung der Schulkinder vgl. ausführlich Kost, Volksschule.
78 GB SS ZH 1878/79, S. 15.
79 GB SS ZH 1887/88, S. 18. Diesmal aber nicht von Horner, sondern von seinem Nachfolger Prof. Haab.
80 Vgl. Kap. 1.9.
81 GB SS ZH 1882/83, S. 5 f.
82 Ebd., S. 7.
83 Ebd.
84 Eine Übersicht dazu findet sich in den entsprechenden Geschäftsberichten der Stadtschulpflege.
85 GB SS ZH 1884/85, S. 12.
86 Otto Haab lebte von 1850 bis 1931. Der Professor für Augenheilkunde war als Präsident der Ärztegesellschaft Zürichs massgeblich mitbeteiligt an der Gründung der 1885 eröffneten «Zürcherischen Heilstätte bei Ägeri für scrophulöse und rhachitische Kinder». Vgl. 100 Jahre Zürcher Stiftung in Unterägeri.
87 GB SS ZH 1887/88, S. 20.
88 Vgl. SAZH Fa 921: Beilage zur Gemeindeordnung der Stadt Zürich 1892.
89 GB SS ZH 1877/78, S. 10.
90 Ebd., S. 13.
91 Gemäss Cohn, Schularztfrage in Breslau, S. 651.
92 Vgl. Wex, Entwicklung, S. 156.
93 Dies waren 1878 Dr. med. Salomon Konrad Heinrich Hirzel-Wiliam sowie Dr. med. Hans von Wyss.
94 GB SS ZH 1891/92, S. 82.
95 Benjamin Fritschi wurde 1842 in Teufen-Freienstein geboren. Er machte eine Ausbildung zum Primarlehrer, leitete aber später eine Seidenzwirnerei. 1877 kaufte er eine Druckerei in Dielsdorf und gründete 1878 die Zeitschrift «Freie Stimmen vom Uto» (später «Zürcher Volksblatt»), die er in seiner eigenen Druckerei in Aussersihl druckte. Von 1875 bis 1878 war der Demokrat im Kantonsrat, ab 1881 waltete er als Gemeinderat von Aussersihl. Nach der Eingemeindung war er bis 1914 Mitglied des Stadtrates. Er starb 1916 in Locarno. Vgl. HBLS, Bd. 3, Neuenburg 1926.
96 Vgl. SAZH, V. L. 136.7, Schachtel 2: Artikel der Zürcher Wochen-Chronik vom 9. Mai 1914, o. S.
97 Tanner, Albert, Arbeitsame Patrioten – wohlanständige Damen, S. 665–673.
98 Kraft, Schulhygienische Tätigkeit, S. 187.
99 Gemeindeordnung der Stadt Zürich 1892, Artikel 100k.
100 Keller, In memoriam, S. 435.
101 Zu dieser Gesellschaft Vgl. Kap. 2.5. Ausserdem war Leuch im Verlauf seines Lebens Oberst, Sanitätsoffizier, Mitglied des Sanitätsrates, Präsident der Ärztegesellschaft des Kantons Zürichs, Vorstandsmitglied des Schweizerischen Pflegerinnenschule, Präsident der Ärzteprüfungskommission und Mitglied der Neu-Zofingia. Er starb 1933. Vgl. Neue Zürcher Zeitung, Nr. 390, 4. März 1933.
102 Keller, In memoriam, S. 435.
103 GB ZS ZH 1894, S. 45 f.
104 Gemeindeordnung 1892, Artikel 148.
105 Pr StR ZH, 23. September 1897, Nr. 1203.
106 GB ZS ZH 1896, S. 49–70.
107 Vgl. GB ZS ZH 1900, S. 93.
108 Die Zahlen basieren auf der Bewegung der Schülerzahlen der ersten bis sechsten Primarklassen während der Schuljahre 1892/93 bis 1904/05 in den einzelnen Kreisen der Stadt Zürich. Zahlen aus: Kraft, Schulbaraken, S. 11.
109 Überschuss der Geburten über die Todesfälle.
110 Diese Zahl bezieht sich auf die Altstadt, den späteren Kreis I. Auf diesem Gebiet, welches ab 1893 zur Stadt gezählt wurde, lebten damals 59'287 Menschen. Vgl. SAZH Fa 921: Beilage zur Gemeindeordnung der Stadt Zürich.

111 Fritzsche/Lemmenmeier. Auf dem Weg, S. 181 f.
112 Zur sozialen Segregation vgl. Fritzsche, Mechanismen der sozialen Segregation. Bleek, Stadtviertel als Sozialraum. Schwippe, Prozess der sozialräumlichen innerstädtischen Differenzierung. Weitere Studie zur Stadtsoziologie: Saunders, Soziologie der Stadt, Kap. 4: Die Stadt als sozioräumliches System, S. 112–143.
113 Fritzsche/Lemmenmeier, Auf dem Weg, S. 201.
114 Ebd., S. 181 f.
115 Sennrich, Aussersihler Erinnerungen, S. 10.
116 Mehr dazu in Koller, «Gesundes Wohnen», S. 119–125 und 319–323. Zur Wohnungsfürsorge vgl. zusätzlich: Fritzsche, Vorhänge.
117 Künzle, Stadtwachstum, S. 43–58. Weiterführende Literatur zu Aussersihl: Bärtschi, Industrialisierung.
118 Eine sehr interessante Passage zur Thematik Stadt und Gesundheit findet sich in der von Erismann 1878 verfassten Gesundheitslehre, S. 79 f. Zu den verschiedenen Wahrnehmungsmustern der Stadt als Ort der Gesundheitsbedrohung vgl. zudem Sieferle/Zimmermann, Stadt als Rassengrab.
119 Vgl. Erismann, Kommunale Sozialpolitik.
120 Gemäss Krabbe war der Munizipalsozialismus eines der Ziele der 1884 gegründeten philanthropischen «Fabian society». Vgl. Krabbe, Kommunalpolitik, S. 84.
121 Zur kommunalen Leistungsverwaltung vgl. Krabbe, Kommunalpolitik. Krabbe, Entfaltung. Matzerath, «Kommunale Leistungsverwaltung». Kurz/Schempp, Gemeindewerke. Ein Beispiel für die Stadt Zürich: Galliker, Tramstadt.
122 Erismann, Kommunale Sozialpolitik, S. 162.
123 Das städtische Gaswerk in Schlieren wurde 1898 erstellt. Vgl. INSA.
124 Die Strassenbahn ging 1896 in den Besitz der Stadt über. Vgl. Galliker, Zürich mobil, S. 80.
125 Erismann, Kommunale Sozialpolitik, S. 180.
126 Vgl. Kap. 3.2.
127 Vgl. SAZH, V. L 136.7, Schachtel 3: Nachruf Erismann.
128 Die Umstrukturierung Stadtverwaltung hatte wie bereits erwähnt mit der Eingemeindung von 1893 stattgefunden. Vgl. dazu ausführlich: Tecklenburg, Bürokratisierung.
129 Vgl. Geschäftsordnung des Stadtrates vom 26. April 1894, S. 117.
130 Vgl. Gemeindeordnung der Stadt Zürich 1892, S. 24.
131 Erismann, Gesundheits- und Wohlfahrtspflege, S. 121.
132 Vgl. Geschäftsordnung des Stadtrates vom 26. April 1894, S. 117.
133 Matzerath, Kommunale Leistungsverwaltung, S. 11.
134 Siegenthaler, Schweiz, S. 458.
135 Die Anzahl der Beamten und Angestellten der Stadt Zürich verdreifachte sich beinahe im Zeitraum von 1893 bis 1914. (1893: 604 Beamte und Angestellte; 1914: 1721 Beamte und Angestellte). Im Bereich des Gesundheitswesens war das absolute Wachstum sogar überdurchschnittlich hoch: 1893: 43 Beamte und Angestellte, 1914: 138 Beamte und Angestellte). Zahlen aus: Tecklenburg, Bürokratisierung, S. 77.
136 Matzerath macht diese Unterscheidung für deutsche Städte. Sie lässt sich aber durchaus auch für die Schweiz anwenden.
137 Matzerath, Kommunale Leistungsverwaltung, S. 10 f.
138 Reulecke, Urbanisierung, S. 129.
139 Vgl. Studer, Soziale Sicherheit.
140 Das Prinzip, dass die Heimatgemeinde und nicht etwa die Wohnortgemeinde im Fall der Bedürftigkeit für fürsorgerische Leistungen verantwortlich war, konnte sich bis 1927 halten.
141 Die Funktionen der Stadt waren seit dem Mittelalter die folgenden: 1. Polizeiliche Ordnungsfunktion in Form des Feuerschutzes, der Nachtwachen etc. 2. Soziale Funktionen mit Hilfe von Spitälern und Waisenhäusern. 3. Wirtschaftsfunktionen, indem die Stadt Eigentümerin von Lagerhäusern, Brücken, Brunnen, Märkten, etc. war. Vgl. Krabbe, Entfaltung, S. 375.
142 Kraft, Schulhygieinische Tätigkeit, S. 187.

143 In diesem Jahr beantragte der Vorstand der Gesellschaft nämlich, die Sitzungsprotokolle im «Correspondenz-Blatt für Schweizer Ärzte» zu publizieren. Vgl. Correspondenz-Blatt 1890, S. 626.

144 Vgl. zum Aufbau der Hygieneinstitute Kap. 1.3. Oscar Wyss, der Leiter des Zürcher Hygieneinstituts, war mindestens von 1893 bis 1897 Präsident und wurde in der Folge von Otto Roth abgelöst.

145 In den 1920er Jahren machte sich die Gesellschaft dann unter Wilhelm von Gonzenbach auch vermehrt für rassenhygienische Anliegen stark. Vgl. die revidierten Statuten von 1921 (Zentralbibliothek Zürich). Wilhelm von Gonzenbach war seit 1914 Privatdozent für Hygiene an der Universität und seit 1920 Professor für Hygiene an der Eidgenössischen Technischen Hochschule Zürich. Er initiierte 1932 in Zürich die erste «Zentralstelle für Ehe- und Sexualberatung», welche auch rassenhygienische Zielsetzungen verfolgte. Vgl. Ramsauer/Meyer, Eugenik in der Schweiz, S. 120.

146 Vgl. Sitzung vom 10. November 1897, in: Correspondenz-Blatt 1898, S. 50 f., sowie Sitzung vom 2. Februar 1898, in: Correspondenz-Blatt 1898, S. 213 f.

147 Vgl. Sitzung vom 2. Mai 1900, in: Correspondenz-Blatt 1901, S. 158.

148 Vgl. SAZH V. Ha. 67, Bd. 1 und 2, 1895–1909. In dieser Funktion hatte Otto Roth bereits 1896 die Aufgabe übernommen, das Programm für schulhygienische Instruktionskurse für die städtische Lehrerschaft auszuarbeiten. Vgl. Sitzung vom 19. Juni 1896.

149 Pr StR ZH, 23. September 1897, Nr. 1203.

150 Ebd.

151 Der Gemeinderat hiess damals noch Grosser Stadtrat.

152 Pr GStR ZH, 18. Dezember 1897.

153 Pr StR ZH, 19. Januar 1898, Nr. 38.

154 Ebd.

155 Ebd.

156 Pr StR ZH, 26. Februar 1898, Nr. 209.

157 SAZH, V. F. c 19.37: Brief A. Kraft an den Vorstand des Gesundheitswesens vom 26. Juni 1904.

158 Vgl. SAZH, V. F. c 19.37: Weisung des Gesundheitsvorstandes an den Stadtrat betreffend Wahl des Stadtarztes, 23. Dezember 1898.

159 Pr StR ZH, 31. Dezember 1898, Nr. 1544. Schläpfer war auch ein Mitglied der «Zürcher Gesellschaft für wissenschaftliche Gesundheitspflege».

160 Pr StR ZH, 31. Dezember 1898, Nr. 1544.

161 Pr StR ZH, 26. Januar 1899, Nr. 87.

162 Kruker war ausserdem Mitglied des Sanitätsrates, Vorstandsmitglied der Zürcher Ferienkolonien, Prüfungsexperte für Krankenpflegerinnen, Hauptmann der Sanität. In seinem Nachruf in der «Neuen Zürcher Zeitung» wurde berichtet, dass er der «freisinnigen Weltanschauung» ein «stiller aber eifriger Gesinnungsfreund» gewesen sei. Kruker starb 1938. Vgl. Neue Zürcher Zeitung, Nr. 1237, 11. Juli 1938.

163 SAZH, V. F. c 19.37: Brief Stadtarzt Kruker an Stadtrat Erismann vom 14. März 1904.

164 Pr StR ZH, 4./7. Januar 1901, Nr. 6.

165 Pr StR ZH, 31. Januar 1901, Nr. 86.

166 Ebd., Nr. 87.

167 Vgl. die Berichte der Gesellschaft im «Correspondenz-Blatt für Schweizer Ärzte».

168 In seinem Nachruf steht zu lesen: «In der sozialdemokratischen Partei glaubte er das Arbeitsfeld gefunden zu haben, um seinen sozialen Idealen gemäss wirksam zu sein. Er trat bald öffentlich hervor und wurde auch rasch mit der Kehrseite politischer Aktivität bekannt, sodass er sich veranlasst sah, nach acht Jahren in Wetzikon eine neue Praxis zu gründen.» Vgl. Neue Zürcher Zeitung, Nr. 142, 26. Januar 1928.

169 Später war Kraft Kantonsrat für die Sozialdemokratie. Bei der Parteispaltung von 1916 trat er dem Grütliverein bei, um nach dessen Auflösung wieder bei den Sozialdemokraten mitzuwirken. Ausserdem war er Präsident der Arbeiterunion Zürich, Präsident der kantonalen Sozial-

demokratischen Partei und engagierte sich stark im Krankenkassenwesen. Mindestens seit 1903 war Kraft ein Mitglied der Kinderschutz-Vereinigung beziehungsweise deren Vizepräsident. Er starb 1928 im Alter von 67 Jahren. Vgl. Neue Zürcher Zeitung, Nr. 142, 26. Januar 1928.

170 SAZH, V. F. c 19.37: Brief Kruker, 14. März 1904, S. 2.

171 Ebd., S. 4.

172 Ebd., S. 14.

173 Basel, Luzern, La Chaux-de-Fonds.

174 SAZH, V. F. c 19.37: Brief Kraft, 26. Juni 1904.

175 Ebd.

176 Ebd.

177 SAZH, V. H. c 47. 9. September 1904, Nr. 454.

178 Pr StR ZH vom 11. Januar 1905, Nr. 26.

179 Ab diesem Zeitpunkt an unterstand auch die Schulzahnpoliklinik dem Schularzt. Vgl. Kraft, Schulärztliche Tätigkeit, S. 1. Die Gründe, warum die Umteilung erst 1909 geschah, scheinen organisatorischer Natur gewesen zu sein. Vgl. dazu SAZH, V. F. c 19.37: Brief der Kommission betreffend Umfang der stadtärztlichen Tätigkeit an den Stadtrat Zürich vom 17. November 1904.

180 Pr StR ZH vom 7. Dezember 1904, Nr. 1201.

181 GB ZS ZH 1905, S. 35.

182 Kopp, Schulgesundheitspflege, S. 8. Bereits 1902 hatte der Stadtarztassistent in einer grösseren Untersuchung auf den bedenklichen Zustand der Zähne der Schuljugend hingewiesen. Vgl. SAZH, V. H. a. 42, 1902, Nr. 251.

183 Braun, Tätigkeit, S. 6.

184 Kopp, Schulgesundheitspflege, S. 6.

185 Zum Wiesbadener System vgl. Kap. 1.10.

186 Kraft, VI. Jahresversammlung, S. 104 f.

3 Schulhygiene als Betätigungsfeld von Ärzten

1 Der Begriff «ansteckende Krankheiten» ist zwar zeitgenössisch, jedoch nach damaligem Wissensstand bereits unscharf. Die Wissenschaft hatte sich um die Jahrhundertwende durch die Erkenntnisse der Bakteriologie von diesem Begriff entfernt, implizierte er doch immer noch die Existenz kontagiöser, miasmatischer und miasmatisch-kontagiöser Krankheiten. Vgl. Burckhardt, Bekämpfung, S. 17. Die Unschärfe des Begriffs kommt teilweise in den Massnahmen zur Bekämpfung «ansteckender» Krankheiten zum Ausdruck. Er ist deshalb auch nicht eins zu eins mit der Bezeichnung «übertragbare Krankheit» oder «Infektionskrankheit» zu übersetzen. Im Text wird deshalb vorwiegend mit dem zeitgenössischen Begriff gearbeitet.

2 Burckhardt, Bekämpfung, S. 20.

3 Die ärztliche Meldepflicht war vorher bereits in der «Verordnung betreffend die örtlichen Gesundheitsbehörden vom 25. Juli 1883» und im «Beschluss des Sanitätsrates betreffend die Anzeige der Fälle von ansteckenden Krankheiten vom 10. Mai 1879» enthalten.

4 Verordnung über den Ausschluss vom Schulbesuche bei ansteckenden Krankheiten im Gebiete der Stadt Zürich vom 6. Mai 1893, Artikel 3.

5 Verordnung über den Ausschluss vom Schulbesuche, 6. Mai 1893, Artikel 5.

6 Albrecht Burckhardt (1853–1921) studierte Medizin in Basel, Tübingen und Göttingen. Seit 1882 war er Privatdozent für Hygiene, 1892 besetzte er den neugeschaffenen Lehrstuhl für Hygiene an der Universität Basel. Vgl. HLS (Internetartikel zu Albrecht Burckhardt, verfasst von Huldrych M. Koelbing).

7 Burckhardt, Bekämpfung, S. 26.

8 Verordnung über den Ausschluss vom Schulbesuche, 6. Mai 1893, Artikel 11.

9 Stadtarzt Kruker erwähnte in einem Brief an den Vorstand des Gesundheitswesens Friedrich Erismann, dass er die Durchführung der Verordnung betreffend den Schulausschluss zu kon-

trollieren habe. SAZH, V. F. c 19.37: Brief Stadtarzt Kruker an Stadtrat Erismann, 6. März 1904.

10 Verordnung über den Ausschluss vom Schulbesuche, 6. Mai 1893, Artikel 3.

11 GB ZS ZH 1902, S. 49. In den Desinfektionsanstalten wurden zudem Matratzen, Decken, Kissen, Kleider, Wäsche etc. desinfiziert. Vgl. GB des Stadtrates der Stadt Zürich 1895, S. 101.

12 Verordnung über den Ausschluss vom Schulbesuche, 6. Mai 1893, Artikel 4.

13 Ebd., Artikel 9.

14 Vgl. die folgende Tabelle.

15 Für das Schuljahr 1903/04 sind 15'564 Volksschülerinnen und Volksschüler verzeichnet. Vgl. Kraft, Schulbaraken, S. 11.

16 GB ZS ZH 1903, S. 30.

17 Zwischen 1896 und 1905 starben in Zürich 91 Personen an Scharlach, 230 an Masern, 266 an Diphtherie und 290 an Keuchhusten. Auf 100'000 Lebende starben an Scharlach 6,0, an Masern 15,2, an Diphtherie 17,6 und an Keuchhusten 19,2 Personen. Vgl. Statistisches Amt der Stadt Zürich (Hg.), Statistik, S. 102 f.

18 Vgl. Kap. 2.6.

19 Dem Stadtarzt unterstand die «administrative und fachmännische Leitung der städtischen Quarantäne-, Kranken- und Pflegeanstalten». Vgl. SAZH, V. F. c 19.37: Brief Stadtarzt Kruker an Stadtrat Erismann, 6. März 1904.

20 Gemeint ist damit, dass Kraft durch den Kontakt mit kranken Kindern zum potentiellen Träger des «Krankheitserregers» geworden wäre. Und das hätte, weil er unter anderem auch Reihenuntersuchungen in den Schulen vornahm, verheerende Folgen haben können. SAZH, V. F. c 19.37: Brief Stadtarzt Kruker an Stadtrat Erismann, 6. März 1904.

21 SAZH, V. H. a 42, 5. Februar 1903, Nr. 31. Im Kantonsspital existierte ein spezielles Absonderungshaus mit insgesamt 60 Betten (Stand 1909). Vgl. Eichhorst, Medizinische Abteilung, S. 243. Das Zürcher Kinderspital war 1874 eröffnet worden. Seit 1882 verfügte es über eine Scharlachabsonderungsbaracke mit insgesamt 26 Betten und einer speziellen Bade- und Desinfektionseinrichtung für die Kinder. Vgl. von Muralt, Kinderspital, S. 282.

22 Vor der Eingemeindung wurden Kranke jeweils in kurzfristig erstellten Baracken im Sihlhölzli untergebracht. Vgl. Wedekind, Bekämpfung, S. 9.

23 SAZH, V. H. a 42, 5. Februar 1903, Nr. 31, und 28. Mai 1903, Nr. 235.

24 SAZH, V. F. c 19.37: Brief Stadtarzt Kruker an Stadtrat Erismann, 6. März 1904.

25 SAZH, V. H. a 42, 5. Februar 1903, Nr. 31. Dieselben Aussagen bei Burckhardt, Bekämpfung, S. 18.

26 SAZH, V. H. a 42, 5. Februar 1903, Nr. 31.

27 Fritzsche/Lemmenmeier, Auf dem Weg, S. 187.

28 Vgl. SAZH, V. F. c 19.37: Brief Stadtarzt Kruker an Stadtrat Erismann, 6. März 1904.

29 Wedekind, Bekämpfung, S. 21.

30 SAZH, V. H. a 42, 16. Juli 1903, Nr. 310.

31 SAZH, V. H. a 42, 16. September 1903, Nr. 356.

32 Es wurden nur noch 606 Kinder aufgrund von Scharlach dispensiert. Vgl. GB ZS ZH 1906, S. 37.

33 SAZH, V. F. c 19.37: Brief Stadtarzt Kruker an Stadtrat Erismann, 6. März 1904.

34 Ebd.

35 Zum Konflikt zwischen Naturheilkunde und Schulmedizin vgl. Roth, Streit.

36 Burckhardt, Bekämpfung, S. 28. Zwar isolierte Edward Klein 1887 erstmals Streptokokken aus dem Blut Scharlachkranker, doch konnte er die Krankheit bei Tieren nicht reproduzieren. Erst 1924 gelang es, hämolysierende Streptokokken zu identifizieren. Vgl. Porter, Kunst des Heilens, S. 448.

37 Pott, Scarlatina, S. 415.

38 Der Scharlachimpfstoff war erst ab 1924 verfügbar. Die Penicillin-Massenproduktion begann in den 1940er Jahren. Vgl. Schmidt, Discoveries, S. 431, und Porter, Kunst des Heilens, S. 461. Zu den Impfungen vgl. auch Burckhardt, Bekämpfung, S. 22.

39 Eine mögliche Komplikationsform von Scharlach ist eine Herzmuskelentzündung, welche zum Tod führen kann.
40 Eulenburg, Real-Encyclopädie, S. 145.
41 Die erste erfolgreich verlaufene Serumtherapie wurde in den 1890er Jahren durchgeführt. Sie diente der Behandlung von Diphtherie. Die Blutserumtherapie ging von der Annahme aus, dass die Erreger von Infektionskrankheiten nicht mit biodesinfizierenden Chemikalien, sondern mit Antitoxinen bekämpft werden müssten. Diese Gegengifte müssten vom Körper im Rahmen einer Abwehrreaktion selber entwickelt werden. Später entwickelte Behring einen Impfstoff gegen Diphtherie (1913) und Tetanus (erfolgreicher Einsatz während des ersten Weltkriegs). Eckart, Geschichte, S. 284 f.
42 Eulenburg, Real-Encyclopädie, S. 144–147.
43 Artikel 6 der «Verordnung über den Ausschluss vom Schulbesuche bei ansteckenden Krankheiten auf dem Gebiete der Stadt Zürich» vom 6. Mai 1893 sah für an Scharlach erkrankte Kinder einen mindestens sechswöchigen Schulausschluss vor. Bei Masern sollten die Kinder drei Wochen, bei Röteln und Mumps mindestens zwei Wochen zu Hause bleiben. An Diphtherie erkrankte Kinder durften erst vierzehn Tage nach dem Verschwinden der letzten Beläge im Rachenraum wieder zur Schule gehen.
44 Pott, Scarlatina, S. 415.
45 Eulenburg, Real-Encyclopädie, S. 143.
46 Verordnung über den Ausschluss vom Schulbesuche, 6. Mai 1893, Artikel 5.
47 Stocker, Schularztfrage, S. 196.
48 Kraft, Rezension: Elgart, Jaroslav, S. 897.
49 SAZH, V. F. c 19.37: Brief Kraft an den Vorstand des Gesundheitswesens vom 26. Juni 1904.
50 Geiser, Neuere städtische Schulhäuser, S. 93–95.
51 Ebd., S. 94.
52 Erismann, Die Gesundheitspflege in der Schule, S. 687.
53 Protokoll Schulhaus Kernstrasse, S. 634. GB ZS ZH 1902, S. 49.
54 Kraft, Orientirung, S. 83.
55 Ebd., S. 83 f.
56 Meterkerze ist gemäss Brockhaus der veraltete Ausdruck für Lux. Lux wiederum bezeichnet die Beleuchtungsstärke (E) einer vom Lichtstrom getroffenen Fläche.
57 Als ausreichend galt eine Beleuchtung von 25 Meterkerzen. Vgl. Kraft, Orientirung, S. 84.
58 SAZH, V. H. a 67, Bd. 2, Nr. 13: Frage betr. Beleuchtung der Schulzimmer. Auszug aus einem Referat, das Friedrich Erismann vor der Kommission für Schulhygiene hielt.
59 Kraft, Orientirung, S. 84.
60 Fissler, Schulhausbauten, S. 410 f.
61 Stadtbaumeister Fissler betonte, dass die Schulhäuser südlich bis südöstlich ausgerichtet sein sollten. Vgl. Fissler, Schulhausbauten, S. 406. In der «Verordnung über das Volksschulwesen des Kantons Zürich vom 7. April 1900», § 24,wurde eine Ost- bis Südostbeleuchtung propagiert.
62 Fissler, Schulhausbauten, S. 411.
63 Ebd.
64 Insbesondere in den Paragraphen 22 und 23 der «Verordnung betreffend das Volksschulwesen des Kantons Zürich» vom 7. April 1900.
65 Fissler, Schulhausbauten, S. 407.
66 Studie zit. in Kraft, Schulbankfrage, S. 10.
67 Kraft, Schulbankfrage, S. 10.
68 Geiser, Zwischendecken, S. 118, und Fissler, Schulhausbauten, S. 410.
69 Geiser, Neuere städtische Schulhäuser, S. 100.
70 Fissler, Schulhausbauten, S. 410.
71 Geiser, Neuere städtische Schulhäuser, S. 96.
72 Fissler, Schulhausbauten, S. 412.
73 Geiser, Neuere städtische Schulhäuser, S. 97 f.
74 Geiser, Primarschulgebäude, S. 152.

75 Vgl. Geiser, Primarschulgebäude, o. S.: Grundriss Schulhaus Kernstrasse.

76 Illi, Schîssgruob, S. 104 f. Das Baugesetz von 1893 machte es nicht nur zur Pflicht, jede neu erbaute oder renovierte Wohnung mit einem Abtritt auszurüsten, es machte auch Auflagen in bezug auf die Spülung. Gemäss statistischen Erhebungen von 1896 verfügten im Kreis I bereits 78% der Abtritte über eine Wasserspülung.

77 Fissler, Schulhausbauten, S. 410.

78 Illi, Schîssgruob, S. 117.

79 Geiser, Neuere städtische Schulhäuser, S. 98.

80 Gemäss Illi verfügten im Kreis I 1896 erst 10% aller Wohnungen über eine Siphonvorrichtung. Vgl. Illi, Schîssgruob, S. 105.

81 Das Problem bei den herkömmlichen Pissoirs war, dass sie aus Schieferplatten bestanden. Weil ein Teil des Urins an der rauhen Oberfläche der Platten zurückblieb und sich zersetzte, stank es in den Pissoirs erheblich. Durch das Bestreichen der Schieferplatten mit Ölfarbe konnte der Urin ungehindert abfliessen, was zu einer besseren Luftqualität in den Pissoirs führte. Vgl. Illi, Schîssgruob, S. 106 f.

82 Geiser, neuere städtische Schulhäuser, S. 98 f.

83 Franz Kost und Geneviève Heller haben sich in ihren Studien «Volksschule und Disziplin» beziehungsweise «Tiens-toi droit!» ausführlich damit auseinandergesetzt. Kost, Volksschule. Vgl. das Kapitel zur Schulbankdebatte, S. 69–189, und Heller, «Tiens-toi droit!», S. 88–100.

84 Fissler, Schulhausbauten, S. 410 f., und Geiser, Neuere städtische Schulhäuser, S. 101. Kraft, Schulbankfrage. Kraft, Zürcher und Luzerner Schulbank. Grob, Schulbankfrage.

85 Kraft, Zürcher und Luzerner Schulbank, S. 207. Vgl. in diesem Zusammenhang auch Kap. 1.7 dieser Arbeit zur Schularztdebatte und weiterführend Kap. 4.1 zu den Augenuntersuchungen.

86 §§ 14–36. § 22: «Für den Unterricht sind folgende Lokalitäten notwendig: 1) Ein Lehrzimmer für jede Schulabteilung. 2) Ein Lehrzimmer für weibliche Arbeiten. 3) Ein Sammlungszimmer, insbesondere für Sekundarschulen. 4) Ein Turnlokal.» § 23: «Die Bodenfläche jedes Lehrzimmers soll für den einzelnen Schüler wenigstens $1 m^2$ Raum bieten. Die Höhe des Lehrzimmers im Lichten soll in der Regel nicht unter 3,5 Meter betragen.»

87 Lincke, Schulbäder, S. 23–28.

88 Gemäss einer Wohnungsenquete von 1896 verfügte damals etwa jede zehnte Wohnung über ein Badezimmer. Vgl. Illi, Schîssgruob, S. 105. 1910 wiesen in Zürich 27,7% aller Wohnungen ein Badezimmer auf, 1920 36% und 1930 60,4%. Vgl. Heller, Propre, S. 280. Tuchschmid schätzte, dass um 1900 in Basel ca. 15% aller Schülerinnen und Schüler über ein Badezimmer verfügten. Vgl. Tuchschmid, Schulbäder, S. 44.

89 Vgl. dazu: Hunziker Keller, Badeanstalten.

90 Ost, Schulbäder.

91 Ebd., S. 36.

92 Ebd., S. 37.

93 Ebd.

94 Ebd., S. 38.

95 Ebd., S. 37.

96 Der Begriff «Homöostase» wurde von Walter Bradford Cannon geprägt. Homöostase bezeichnet die Fähigkeit von Lebewesen, ein physiologisches Gleichgewicht zu wahren. Ermöglicht wird dies durch das autonome Nervensystem, das Salz-, Zucker-, Sauerstoff- und Temperaturwerte in fein abgestimmter Balance hält. Die kontinuierliche innerliche Nachregelung, welche ein stabiles inneres Milieu sichern soll, erfolgt in erster Linie durch hormonelle Steuerung. Vgl. Porter, Kunst des Heilens, S. 563.

97 Elias, Prozess der Zivilisation.

98 Tuchschmid, Schulbäder, S. 45.

99 Ost, Schulbäder, S. 36 und 39. Tuchschmid, Schulbäder, S. 47.

100 Tuchschmid, Schulbäder, S. 46. Im Original gesperrt.

101 Ost, Schulbäder, S. 39.

102 Ebd.

103 Tuchschmid, Schulbäder, S. 45.
104 Reglement über die Benutzung der Schulbrausebäder der Stadt Zürich vom 21. Januar 1897.
105 Instruktion über die Handhabung der Badeeinrichtung, S. 34.
106 Darauf verweist der Punkt in der Instruktion, welcher verbietet, nasse Badewäsche in die Schulzimmer mitzunehmen. Vgl. Instruktion über die Handhabung der Badeeinrichtung, S. 34.
107 Tuchschmid, Schulbäder, S. 54.
108 Schulhaus Hirschengraben im Kreis I, Schulhaus Huttenstrasse, Weinbergstrasse und Nordstrasse im Kreis IV, Schulhaus Karthaus und Ilgenstrasse im Kreis V.
109 GB ZS ZH 1901, S. 52.
110 Vgl. dazu auch die Ausführungen über die Choleraepidemie in Zürich: Condrau/Tanner, Working-class Experiences, S. 114. Diese wiederum berufen sich auf Douglas, Purity and Danger.
111 GB ZS ZH 1900, S. 41.
112 Tuchschmid, Schulbäder, S. 54. Für Bern: Ost, Schulbäder, S. 41.
113 GB ZS ZH 1900, S. 41.
114 GB ZS ZH 1899, S. 57.
115 GB ZS ZH 1901, S. 52.
116 Tuchschmid, Schulbäder, S. 49.
117 Ebd.
118 Ebd.
119 Zum Anstieg der Anzahl Schülerinnen und Schüler vgl. Tab. 1 und Fig. 1, S. 83.
120 Insbesondere § 22 und § 23 der «Verordnung betreffend das Volksschulwesen des Kantons Zürich» vom 7. April 1900.
121 Kraft, Schulbaraken, S. 4.
122 Ebd., S. 3.
123 Ebd., S. 12.
124 Ebd., S. 4.
125 Calmon hatte schon in Hamburg gebaut, Unmack in Elberfeld und Brümmer in Paris.
126 Kraft, Temperaturverhältnisse, S. 149.
127 Kraft, Schulbaraken, S. 7.
128 Ebd.
129 Ebd., S. 6.
130 Ebd., S. 5.
131 Kraft, Temperaturverhältnisse, S. 154.
132 Kraft, Schulbaraken, S. 5, 14 und 17.
133 GB ZS ZH 1899, S. 53.
134 SAZH, V. H. a 67. Bd. 2. Nr. 17: Bekämpfung der Läusesucht. 15. Oktober 1902.
135 Duden, Das Herkunftswörterbuch. Etymologie der deutschen Sprache, Mannheim 1989.
136 Dass die grossangelegte Bekämpfung von Ungeziefer in Preussen durchaus als nationale Angelegenheit verstanden wurde, welche eine antisemitische Dimension aufwies, zeigt Paul Weindling auf. Weindling, Epidemics, S. 49–108.
137 GB ZS ZH 1901, S. 53.
138 SAZH, V. H. a 42, 9. Januar 1902, Nr. 23.
139 Ebd.
140 Ebd.
141 GB ZS ZH 1903, S. 38.
142 GB ZS ZH 1902, S. 49.
143 Ebd., S. 48 f.; SAZH, V. H. a 42, 9. Januar 1902, Nr. 23.
144 Dies dürfte auf die Tatsache zurückzuführen gewesen sein, dass die Knaben im Gegensatz zu den Mädchen ihr Haar in der Regel kurz trugen.
145 GB ZS ZH 1903, S. 39 f.
146 Ebd. Leider sind die weiterführenden Massnahmen im Geschäftsbericht nicht mehr nach den einzelnen Stadtkreisen aufgeschlüsselt.
147 GB ZS ZH 1904, S. 39.

148 SAZH, V. a. 67, Bd. 2, Nr. 17: Bekämpfung der Läusesucht, 15. Oktober 1902.

149 Gestützt auf § 40 der «Verordnung über das Volksschulwesen» von 1900 waren die Lehrer und Lehrerinnen verpflichtet, auf die Reinlichkeit der Kinder zu achten.

150 SAZH, V. H. c 47, 1901, Nr. 476: Brief L. Berchtold an Stadtarztassistenten Kraft vom 22. Juni 1901.

151 SAZH, V. H. c 47, 1901, Nr. 476: Brief L. Berchtold an Stadtarztassistenten Kraft vom 1. Juli 1901.

152 SAZH, V. H. c 47, 1901, Nr. 476: Brief Kraft an 1. Sekretär des Schulwesens der Stadt, 24. Juli 1901, und Brief Kraft an den Vorstand des Schulwesens vom 17. Juli 1901.

153 Hans Naegeli wurde 1865 in Bad Nuolen am Zürichsee geboren. Nachdem er sein Theologiestudium beendet hatte, wurde er 1891 Aktuar der Stadtschulpflege Zürich, ab 1893 Sekretär der bürgerlichen Verwaltung und Armenpflege und ab 1901 Erster Sekretär des Schulwesens. Vgl. Biographisches Lexikon verstorbener Schweizer, Bd. 1, Zürich 1947.

154 SAZH, V. H. a 42, 26. Juli 1901, Nr. 476.

155 SAZH, V. H. c 47, 1901, Nr. 476: Brief Kraft an den Vorstand des Schulwesens, 17. Juli 1901.

156 Vgl. dazu ausführlich Oelkers, Physiologie.

157 Oelkers, Physiologie, S. 271.

158 Rabinbach, Ermüdung, S. 286.

159 Ebd., S. 287.

160 Oelkers, Physiologie, S. 270 f.

161 Aus schulhygienischen Handbüchern ist ersichtlich, dass die «Hygiene des Unterrichts» ein wesentlicher Bestandteil der Schulhygiene war. Vgl. zum Beispiel Selter, Handbuch. Die «Hygiene des Unterrichts» ist darin unterteilt in: «A. Leistungen des Nervensystems und seine Beziehungen zur Unterrichtshygiene». In diesem Kapitel geht es um den Aufbau, die Entwicklung und die Funktionen des Nervensystems, um die Grosshirnfunktion und die Anforderungen des Unterrichts an das Nervensystem. In einem zweiten Abschnitt werden etwa die «Hygiene des Lesens und des Schreibens», Lehrpläne und Stundenpläne, Ferien, Hausaufgaben, Prüfungen, Schulstrafen oder das Büchertragen auf dem Schulweg diskutiert.

162 Emil Kraepelin (1856–1926) war seit 1886 ordentlicher Professor an der Universität Dorpat (Estland), ab 1891 an der Universität in Heidelberg und 1903 an der Universität in München. Von nachhaltiger Bedeutung war sein Klassifikationssystem für geistige Krankheiten. Vgl. Kohl, Emil Kraepelin, S. 98–101.

163 Vannod, Méthodes, S. 369–371.

164 Ebd., S. 371.

165 Boruttau, Arbeitsleistungen, S. 20.

166 Ebd.

167 Ebd., S. 21.

168 Auf die Rationalisierung der Produktivkräfte des Körpers, die Ergonomie, Arbeitswissenschaft, Rationalisierungs- und Reformbestrebungen ist Rabinbach eingegangen. Vgl. Rabinbach, Ermüdung.

169 Ästhesie = Empfindungsvermögen. Vgl. hierzu auch Jütte, Sinne, S. 252–254.

170 Vannod, Méthodes, S. 373.

171 1895: Prof. Griesbach in Mulhouse, 1896: Théodore Vannod in Bern und Ludwig Wagner in Eulenburg. 1898: Boleslaw Blazek in Lemberg, 1899: Th. Heller in Wien. Vgl. Vannod, Méthodes, S. 374 f.

172 Vannod, Méthodes, S. 375.

173 Ebd., S. 374.

174 Vannod wurde unter anderem von dem von ihm zuvor angegriffenen Kraepelin kritisiert. Vgl. Vannod, S. 378.

175 Vannod, Méthodes, S. 407.

176 Ebd.

177 Erismann, Stundenplan, S. 175 f. (Hervorhebung im Original).

178 Ebd., S. 177.

179 Ebd., S. 178 und 180.
180 Dieses legte beispielsweise für Erstklässlerinnen und Erstklässler ein Soll von 15–20 Stunden fest, in der siebten und achten Klasse sollten die Kinder mindestens 27, höchstens aber 33 Schulstunden pro Wochen absolvieren. Ebenso stand fest, dass der Samstagnachmittag frei war und dass regelmässige Pausen stattfinden sollten, in denen die Zimmer gelüftet wurden. Der Stundenplan wurde von der Schulpflege mit Lehrern aufgestellt und von der Bezirksschulpflege bewilligt. Dabei sollte darauf geachtet werden, dass «eine geeignete Abwechslung zwischen anstrengenden und weniger anstrengendem Unterricht» stattfand. Vgl. Volksschulgesetz 1899 §§ 15, 19, 21, 43 und 52, und Lehrplan 1905, Kap. 2.2.
181 Volksschulgesetz 1899, § 22.

4 Die Normalisierung des Körpers

1 Canguilhem, Das Normale, S. 18 und 22. Zu Canguilhem vgl. auch Link, Versuch, S. 126–132.
2 Siegrist, Zweck, S. 39. Kirchner ging im Gegensatz zu Siegrist in seiner Untersuchung von 1889 von fünf Bogenminuten aus: «Bekanntlich bezeichnet man das Sehvermögen als normal, S = 1, wenn das Auge Gegenstände in unendlicher Entfernung erkennt, welche von einem Sehwinkel von 5 Bogenminuten eingeschlossen werden. Es ist klar, dass diese Gegenstände um so grösser sein müssen, in je grösserer Entfernung vom Auge sich dieselben befinden. Erkennt ein Auge eine Sehprobe Nr. 6, welche ein normales Auge in 6 m Entfernung gut sehen muss, erst in 5 m, so ist sein Sehvermögen = 5/6, d. h. S < 1; erkennt es dagegen diese Sehprobe noch in 8 m Entfernung, so ist sein Sehvermögen = 8/6, d. h. S > 1.» Kirchner, Entstehung der Kurzsichtigkeit, S. 435.
3 Siegrist, Zweck, S. 39.
4 Link unterscheidet zwischen einem Protonormalismus und einem Flexibilitätsnormalismus, wobei der Protonormalismus seine Normen ex ante festlegt und bereit ist, sie den Individuen repressiv aufzuzwingen. Der flexible Normalismus errechnet die Normen hingegen ex post aus statistischen Erhebungen und «überlässt es den Individuen, ihr Verhalten aufgrund ihres Wissens über die Statistik selbst zu adjustieren.» Link, Versuch, S. 92.
5 Siegrist, Zweck, S. 39, und Steiger, Zweck, S. 67.
6 Vgl. Siegrist, Zweck, S. 48.
7 Ebd., S. 40–53.
8 Steiger, Zweck, S. 67.
9 Die Entfernung betrug 5 Meter, die Tafel musste 1,5 Meter über dem Boden aufgehängt werden. Vgl. SAZH, V. H. a 42, 16. Dezember 1897, Nr. 668.
10 Steiger, Zweck, S. 63.
11 GB ZS ZH 1899, S. 38.
12 SAZH, V. H. a 42, 16. Dezember 1897, Nr. 668.
13 Adolf Steiger war von der Stadt als freier Augenschularzt angestellt. Für seine Arbeit erhielt er eine Jahrespauschale, die 1899 500 Franken betrug. Vgl. SAZH, V. H. a. 67, Bd. 1, 1899, Nr. 55. Steiger war es auch, der für Zürich die Messtafeln entwickelt hatte. Er war jahrelang Mitglied der Kommission für Schulhygiene. Vgl. SAZH, V. H. a. 67, Bd. 1 und 2, 1896–1909.
14 Steiger, Schreibhaltung, S. 82.
15 Steiger, Zweck, S. 60.
16 Ebd., S. 66.
17 Ebd., S. 67.
18 Im Schuljahr 1886/87: 109 von 382 Kindern, im Schuljahr 1887/88: 122 von 373 Kindern, im Schuljahr 1888/89: 132 von 365 Kindern. Vgl. GB SS ZH 1886/87, 1887/88 und 1888/89, S. 22, 18 und 14.
19 Leider sind nur Zahlen verfügbar für die Jahre 1895–1897: 1895 erschienen 3,5% (13 von 374) der Kinder nicht zur Spezialuntersuchung, 1896 2,5% (14 von 550) und 1897 2,7% (18 von 675). Zahlen aus den jeweiligen Geschäftsberichten der Zentralschulpflege.

20 GB ZS ZH 1896, S. 57.
21 Steiger, Zweck, S. 62.
22 Ebd., S. 65.
23 Ebd., S. 58.
24 Ebd., S. 59.
25 Ebd., S. 65.
26 GB ZS ZH 1904, S. 35: Die Eltern hätten zwar auf ein Angebot der Armenschulpflege zur Finanzierung von Brillen zurückgreifen können, was aber nicht im Sinne einer eigentlichen Fürsorge zu betrachten sei.
27 Steiger, Zweck, S. 60.
28 Ebd., S. 63.
29 Diese findet sich im GB SS ZH 1887/88, S. 21.
30 Ebd.
31 Ebd.
32 Steiger, Zweck, S. 63.
33 Vgl. Kap. 2.6.
34 GB ZS ZH 1899, S. 42.
35 Steiger, Zweck, S. 71.
36 GB ZS ZH 1899, S. 43.
37 Steiger, Zweck, S. 74 f.
38 GB ZS ZH 1899, S. 47.
39 Tanner, Arbeitsame Patrioten, S. 260 f. Tanner stellte fest, dass in Zürich zwar ein Grossteil der Kinder aus bürgerlichen und aristokratischen Kreisen die Volksschule besuchte und dass deshalb eine gewisse soziale Durchmischung stattgefunden hat (allerdings immer im Hinblick auf die quartierspezifische soziale Zusammensetzung der Schulklassen). In den weiterführenden und höheren Schulen hingegen seien diese Kinder weitgehend unter sich gewesen.
40 GB ZS ZH 1899, S. 44.
41 Ebd., S. 45 f.
42 1899: a) 47 Kinder, b) 118 Kinder, c) 154 Kinder. 1900: a) 32 Kinder, b) 147 Kinder, c) 170 Kinder. Vgl. GB ZS ZH 1899, S. 45–47, und GB ZS ZH 1900, S. 35 f.
43 GB ZS ZH 1899, S. 46.
44 Laubi, Zweck, S. 70.
45 Thematisiert wurde dies im GB ZS ZH von 1899, S. 38. Als möglicher Ort für die Ohrenuntersuchungen wurden darin zum Beispiel Turnhallen in ruhiger Umgebung empfohlen.
46 Laubi, Zweck, S. 69, und GB ZS ZH 1898, S. 27.
47 Laubi, Zweck, S. 69.
48 Ebd.
49 Diese Informationen stammen aus einem an die Eltern abgegebenen Merkblatt. Vgl. Laubi, Zweck, S. 87.
50 Die benötigten Daten zur Berechnung der jeweiligen Prozentzahlen können den entsprechenden Geschäftsberichten entnommen werden.
51 GB ZS ZH 1896, S. 56, und GB ZS ZH 1897, S. 26.
52 Laubi, Zweck, S. 79.
53 Ebd., S. 72 und 77.
54 GB ZS ZH 1894, S. 44, und GB ZS ZH 1895, S. 52.
55 GB ZS ZH 1895, S. 44, und GB ZS ZH 1895, S. 51.
56 GB ZS ZH 1895, S. 52.
57 Ab 1810 wurden die verschiedenen lokalen, vor allem in den liberalen Kantonen tätigen Hilfsgesellschaften in der Dachorganisation der «Schweizerischen Gemeinnützigen Gesellschaft» (SGS) zusammengefasst. Vgl. Mesmer, Ausgeklammert – Eingeklammert, S. 56.
58 1810 Haus zur Froschau bei der Predigerkirche, 1819 Brunnenturm oberhalb der Spiegelgasse. Vgl. StAZH, N 64 c 1. 1: Bericht der Erziehungsdirektion betreffend die Übernahme der Blinden- und Taubstummenanstalt in Zürich durch den Kanton, Zürich 1906, S. 1.

59 Vgl. zur Geschichte der Blinden- und Taubstummenanstalt: Wieler, Blinden- und Taubstummenanstalt. Offenbar sah sich die Anstalt ab 1826 gezwungen, auch gehörlose Kinder aufzunehmen, da die Nachfrage nach Anstaltsplätzen für blinde Kinder beschränkt war. Zudem war der seit 1826 mit der Anstaltsleitung beauftragte Thomas Scherr zuvor bereits Leiter einer Doppelanstalt im Württembergischen Gmünd gewesen, was der Idee einer Erweiterung sicher auch zuträglich war.

60 Zit. nach StAZH, N 64 c 1.1: Bericht der Erziehungsdirektion, S. 3. Diese Formulierung entspricht in etwa der im Unterrichtsgesetz enthaltenen Zielsetzung der Zürcher Volksschulen (§ 50).

61 StAZH, N 64 c 1.1: Bericht der Erziehungsdirektion, S. 3.

62 Kull, Taubstummenfürsorge, S. 330.

63 Das Schulgesetz von 1859 äusserte sich folgendermassen zur Schulpflicht (§ 54): «Diejenigen Bewohner des Kantons Zürich, welche bis zum 1. Mai eines Jahres das sechste Lebensjahr zurückgelegt haben, sollen auf Anfang des Kurses desselben Jahres in die Volksschule eintreten, es wäre denn, dass sie wegen körperlicher oder geistiger Schwäche von der Schulpflege noch für kürzere oder längere Zeit vom Schulbesuch dispensirt würden.» Das Volksschulgesetz von 1899 hielt fest: § 11: «Kinder, welche wegen Schwachsinnes oder körperlicher Gebrechen dem Schulunterricht nicht folgen können oder demselben hinderlich sind, sollen nach Einholung eines amtsärztlichen Zeugnisses von der Schule ausgeschlossen werden. Soweit möglich hat für solche Kinder eine besondere Fürsorge einzutreten.»

64 StAZH, N 64 c 1.1: Bericht der Erziehungsdirektion, S. 3.

65 Kull, Taubstummenfürsorge, S. 337.

66 Vgl. Alther, Schwachsinnigenfürsorge, S. 588.

67 StAZH, N 64 c 1.1: Kull, Gotthilf, Sachliche Mitteilungen zur bestehenden Referendumsvorlage über den Aussonderungsvertrag mit dem Bund, die Neuinstallation und zugleich räumliche Erweiterung der Universität und die Übernahme der Blinden- und Taubstummen-Anstalt durch den Kanton. Fünftes Zirkular. Die Blinden- und Taubstummen-Anstalt, Zürich o. J.

68 Ein solches Begehren wurde am 21. September 1906 unterzeichnet vom Präsidenten Vögeli-Bodmer, vom Sekretär Syz-Schindler und vom kantonalen Erziehungsdirektor H. Ernst. Vgl. StAZH, N 64 c 1.1: Bericht der Erziehungsdirektion, S. 17.

69 StAZH, N 64 c 1.1: Kull, Sachliche Mitteilungen.

70 Im Jahr 1896 teilte Direktor Kull dem Schulvorstand mit, dass die Lehrkräfte der «Anstalt» Ende Mai schon «über Gebühr» überlastet gewesen seien und somit keine weiteren Kinder mehr aufgenommen werden könnten. Vgl. SAZH, V. H. c 47: Akten der Zentralschulpflege und des Schulvorstandes 1896, Nr. 237.

71 StAZH, N 64 c 1.1: Kull, Sachliche Mitteilungen.

72 StAZH, N 64 c 1.1: Bericht der Erziehungsdirektion, S. 17.

73 Vgl. Wieler, Blinden- und Taubstummenanstalt.

74 Leuch, Erfolge, S. 657.

75 Vgl. zum Beispiel GB ZS ZH 1903, S. 38, und 1904, S. 39.

76 Die Gründung der Hülfsgesellschaft, zu deren Aufgaben das Verteilen von Nahrung und Kleidern an Bedürftige zählte, fällt auf das Jahr 1799. Vgl. Kofmehl, Armenspeisung, S. 18.

77 Legler, Wohlfahrtspflege, S. 109. Der Verein Volksküche wurde 1879 gegründet. Doch bereits vorher existierten etliche Organisationen, welche sich der Armenspeisung verschrieben hatten. Vgl. Kofmehl, Armenspeisung, S. 16 ff.

78 Walter Bion lebte von 1830 bis 1909. Er engagierte sich stark für Fürsorge- und Wohlfahrtseinrichtungen sowie für das Volkshaus in Zürich. Im Jahre 1878 erhielt er das Ehrenbürgerrecht der Stadt Zürich. Vgl. Puenzieux/Ruckstuhl, Medizin, Moral und Sexualität, S. 301 f. Bion war langjähriges Mitglied der Zentralschulpflege.

79 Bion, Erfolge, S. 126.

80 Ebd., S. 127.

81 Ebd.

82 Ebd., S. 141 f.

83 Ebd., S. 128.
84 Ebd., S. 142.
85 Ebd., S. 127.
86 Ebd., S. 134.
87 1893 betrugen die rein städtischen Subventionen beispielsweise 1'500 Franken. Vgl. SAZH, V. H. a 42, 21. Dezember 1893, Nr. 843. Städtische und kantonale Subventionen zusammen betrugen 1890 1'400 Franken, 1891 2'100 Franken, 1892 1'500 Franken, 1893, 3'232 Franken, 1894 3'463 Franken, 1895 7'823 Franken. Vgl. Marthaler, Ferienkolonien, S. 76.
88 SAZH, V. H. a 42, 1897, Nr. 197.
89 Vgl. SAZH, V. H. a 42, 1897, Nr. 197 und 213.
90 Bions Initiative stiess im In- und Ausland auf reges Interesse. Der Pfarrer bekam Anfragen aus Wien und Frankfurt, um dort Starthilfe für ähnliche Projekte zu leisten. Bis 1879 verbrachten Stadtkinder aus Frankfurt, Wien, Basel, Aarau, Bern und Genf organisierte Aufenthalte auf dem Land. Rund 20 Jahre später bestand diese Einrichtung in 26 schweizerischen und 162 deutschen Städten. In Frankreich, Spanien, Italien, Grossbritannien, Belgien, den Niederlanden, Österreich-Ungarn, Galizien, Russland, Finnland und in den USA sei seine Idee ebenfalls auf Interesse gestossen. Vgl. Bion, Erfolge, S. 126–130.
91 Bestand der Ferienkolonien, S. 237.
92 Kraft, Erfolge, S. 284.
93 Ebd., S. 285.
94 Ebd., S. 284 f. Kraft nimmt expliziten Bezug auf Leuchs Studie.
95 Die erste Studie dazu wurde von Dr. Varrentrapp in Frankfurt durchgeführt. Er berichtete darüber am internationalen Kongress für Hygiene in Genf 1882. Vgl. Bestand der Ferienkolonien, S. 237.
96 Kraft, Erfolge, S. 285.
97 Stierlin, Blutkörperchen-Zählungen, S. 12. Zum Normalwertkonzept in der Medizin vgl. Büttner, Herausbildung, und Nikolow, Mathematizität.
98 Heute wird darunter eine bestimmte Verlaufsform von Tuberkulose verstanden.
99 Stierlin, Blutkörperchen-Zählungen, S. 63.
100 Ebd.
101 Die genaue Untersuchungsfrage lautete: «Lässt sich aus den Zählungen der rothen Blutkörperchen und den Bestimmungen des Blutfarbstoffgehalts die Ansicht gewinnen, dass der Ferienaufenthalt auf das Blut dieser Kinder eine günstige Wirkung, einen verbessernden Einfluss gehabt hat?» Stierlin, Blutkörperchen-Zählungen, S. 66.
102 Stierlin, Blutkörperchen-Zählungen, S. 69.
103 Leuch, Erfolge, S. 661.
104 Kraft, Erfolge, S. 287.
105 Leuch, Erfolge, S. 661.
106 Stierlin, Blutkörperchen-Zählungen, S. 12.
107 Ebd.
108 Der eruierte «Normalzustand» war: 5'200'000 Blutkörperchen und 80% Hämoglobingehalt. Stierlin, Blutkörperchen-Zählungen, S. 16 f. und 65.
109 Stierlin, Blutkörperchen-Zählungen, S. 69.
110 Kraft, Erfolge, S. 36.
111 Leuch, Erfolge, S. 661.
112 In Zahlen ausgedrückt nahm der Hämoglobingehalt der Knaben durchschnittlich um 11,1%, derjenige der Mädchen um 8,3% zu. Die roten Blutkörperchen vermehrten sich um durchschnittlich 17,95% beziehungsweise 18,1%.
113 Die Normalisierungsdifferenz betrug im Hinblick auf den Hämoglobingehalt bei den Knaben 11,1%, bei den Mädchen 9,3%. Im Hinblick auf die Anzahl der Blutkörperchen betrug sie 13,8% beziehungsweise 14,1%.
114 Leuch, Erfolge, S. 662.
115 Ebd., S. 668.

116 Ebd., S. 660.
117 Ebd.
118 Ebd., S. 668
119 Ebd.
120 Ebd., S. 669.
121 Von 3'463 auf 7'823 Franken. Vgl. Marthaler, Ferienkolonien, S. 76. Die Ferienkolonien finanzierten sich trotz städtischer Subventionen in erster Linie über Spenden. Toggenburger, Ferien-Kolonieen, S. 24.
122 Toggenburger, Ferien-Kolonieen, S. 5.
123 Ebd., S. 7.
124 Ebd., S. 6.
125 Ebd.
126 Ebd., S. 5 f.
127 Ebd., S. 7.
128 Ebd., S. 6.
129 Bei demselben attestierten Bedürftigkeitsgrad galt die Regel, zuerst die Stadtzürcher, dann die Schweizer und zuletzt die ausländischen Kinder zu berücksichtigen. Ebd., S. 10.
130 1901 waren von 658 Teilnehmenden 94 deutscher, fünf italienischer, zehn österreichischer und einer französischer Staatsangehörigkeit. Vgl. ebd., S. 10.
131 Um 1900 betrug der Ausländeranteil in der Stadt Zürich gegen 30%. Vgl. Thomann, Entwicklung, S. 92.
132 Toggenburger, Ferien-Kolonieen, S. 8.
133 Ebd., S. 10.
134 Zum «Italiener-Krawall»: 1896 stach ein Italiener im Streit in Zürich einen elsässischen Maurer nieder und verletzte ihn tödlich. Dies löste eine Welle der Gewalt aus. Mehrere hundert Menschen griffen gezielt italienische Einrichtungen und von Italienern bewohnte Wohnungen an und verwüsteten sie. Polizei und Militär versuchten über mehrere Tage hinweg, die wütende Menge im Zaun zu halten. Vgl. Geschichte des Kantons Zürich, S. 195, und Looser, Italienerkrawall.
135 Zit. nach Toggenburger, Ferien-Kolonieen, S. 9.
136 Tanner, Arbeitsame Patrioten, S. 391 f.
137 Vgl. zur Ferienthematik ausführlich Schumacher, Ferien, hier S. 90–102.
138 Eine solche Erwartungshaltung wird zumindest geweckt in Toggenburger, Ferien-Kolonien, S. 16: «Gute, gute Mutter! Wie glücklich wirst Du beim Wiedersehen sein, wenn dein bleichwangiges, mattes Kleines so rotbackig und rund, gebräunt und so lachend in Deine Arme zurückkehrt!»
139 Eine Kolonie wurde im Haus auf dem Schwäbrig untergebracht. Die weiteren Kolonien weilten meist in Gasthöfen. Im Kanton Appenzell: Gupf bei Rehtobel, Trogen, Wald, Hundwil. Im Kanton St. Gallen: Degersheim. Im Kanton Zürich: Hiltisberg bei Wald, Steg-Fischental, Forch. Vgl. GB ZS ZH 1895, S. 70.
140 Toggenburger, Ferien-Kolonieen, S. 4.
141 Ebd.
142 Axmann, Auswahl, S. 483 f.
143 Toggenburger, Ferien-Kolonieen, S. 12.
144 Vgl. dazu auch den Artikel Unsere Ferienkolonien, S. 43: «Das Söhnchen der Lohnwäscherin trippelt neben dem Töchterlein des hochangesehenen Herrn Stadtrats, der Filius des Taglöhners marschiert neben der Thekla oder Hulda des glücklicher Situierten, dem der Vater des ersteren das Holz und die Kohlen ins Haus bringt.»
145 SSA, 362: 44 Z 2: Wegleitung für das Aufsichtspersonal der Ferienkolonien. (Vom Juni 1900), S. 3.
146 Ebd.
147 Toggenburger, Ferien-Kolonieen, S. 18.
148 Ebd.

149 Vgl. Tanner, Fabrikmahlzeit, S. 151: «1912 spielten im (nach den Konsumausgaben berechneten) ‹Warenkorb› einer Arbeiterfamilie Milch und Milchprodukte (mit 30,3 Prozent), Fleisch und Fisch (mit 19,5 Prozent) und Brot und Getreideprodukten (mit 19,7 Prozent) die Hauptrolle. Zusammen wiesen diese drei Gruppen einen Anteil von 69,5 Prozent auf, sie sollten auch nach dem Ersten Weltkrieg die Ernährung dominieren [...].»

150 SSA, 362: 44 Z 2: Wegleitung für das Aufsichtspersonal der Ferienkolonien vom Juni 1900, S. 1–6.

151 Toggenburger, Ferien-Kolonieen, S. 26.

152 SAZH, V. H. a 42, 21. März 1894, Nr. 217.

153 GB ZS ZH 1894, S. 59.

154 Bion, Erfolge, S. 135.

155 GB ZS ZH 1894, S. 59.

156 Vgl. Aufgabenbereiche des Stadtarztes, Kap. 2.4 dieser Arbeit und SAZH, V. H. a 42, 10. September 1895.

157 GB ZS ZH 1903, S. 38.

158 Toggenburger, Ferien-Kolonieen, S. 26.

159 GB ZS ZH 1895, S. 59, und 1895, S. 70.

160 GB ZS ZH 1896, S. 75.

161 Bion, Erfolge, S. 133.

162 GB ZS ZH 1893, S. 30, und 1895, S. 69.

163 Vgl. GB ZS ZH 1900, S. 50–52.

164 Die Anzahl der Kinder im Kreis I betrug 86, im Kreis II 104, im Kreis III 300, im Kreis IV 235 und im Kreis V 328. Vgl. GB ZS ZH 1900, S. 50–52.

165 GB ZS ZH 1901, S. 65–74.

5 Normalisierung: die geistige Ebene

1 Der Fall Guggenbühl ist in der zeitgenössischen Fachliteratur, aber auch in späteren heilpädagogischen Grundlagenwerken immer wieder auf grosse Resonanz gestossen: Johann Jakob Guggenbühl wurde am 13. August 1813 in Meilen geboren. Nach seiner Ausbildung zum Arzt liess er sich im Kanton Glarus nieder. Er befasste sich zeitlebens mit dem Phänomen des sogenannten Kretinismus (ein aufgrund von Jodmangel bei Feten oder Neugeborenen auftretender Mangel an Schilddrüsenhormonen, welcher eine irreversible Unterentwicklung des Gehirns zur Folge hat). Er betrieb einerseits eigene Forschung auf diesem Gebiet, andererseits aber war er in der Fürsorge tätig. Seine Anstalt auf dem Abendberg scheint ihm denn auch für Forschungszwecke gedient zu haben: «Daneben probierte er nun alles Mögliche und wohl auch Unmögliche an seinen Zöglingen. So suchte und versuchte er darauflos, verfolgte alle Fortschritte der Physik, Chemie und Medizin, um endlich das entscheidende Heilmittel zu entdecken, von dem er seinen Freunden und Gönnern immer wieder vorschwärmte. Gerade diese Seite seines Vorgehens, seine fanatisch klingenden Hoffnungsrufe und seine stets neuen, oft voreiligen Versprechungen liessen ihn in der engeren Heimat immer mehr als Utopisten und Charlatan erscheinen, und es mehrten sich die Stimmen, die ihn sogar als Betrüger anklagten.» Kirmsse, zit. nach Hanselmann, Heilpädagogik, S. 125. Vgl. zu Guggenbühl auch Müller, Stellung, S. 116. Graf, Konferenz, S. 397. Alther, Schwachsinnigenfürsorge, S. 583–585. Wolfisberg, Heilpädagogik und Eugenik.

2 Anleitungen für das Lehrpersonal, um die in das Alter der Schulpflicht getretenen Schüler auf das Vorhandensein geistiger oder körperlicher Gebrechen zu untersuchen, o. O. 1901.

3 «Schwachsinn» und «Schwachsinnigkeit» wurden in den Quellen synonym verwendet.

4 Vgl. zu Kölle und zur «Anstalt» Regensberg Kap. 5.4.

5 Anleitungen, S. 1 f.

6 Er verwendete hier den französischen Begriff.

7 Anleitungen, S. 2.

8 Vgl. dazu das «Gesetz über das gesammte Unterrichtswesen des Kantons Zürich» von 1859, § 54: «Diejenigen Bewohner des Kantons Zürich, welche bis zum 1. Mai eines Jahres das sechste Lebensjahr zurückgelegt haben, sollen auf Anfang des Kurses desselben Jahres in die Volksschule eintreten, es wäre denn, dass sie wegen körperlicher oder geistiger Schwäche von der Schulpflege noch für kürzere oder längere Zeit vom Schulbesuch dispensirt würden.»

9 Vgl. «Gesetz über die Volksschule» 1899, § 11.

10 So argumentierte zum Beispiel K. Alther im Rahmen des ersten Informationskurses für Jugendfürsorge, der 1908 in Zürich stattfand. Der Kurs wurde von der «Schweizerischen Gesellschaft für Schulgesundheitspflege» initiiert. Alther führt das Beispiel eines als Kind völlig vernachlässigten, im Jahr 1869 geborenen Mannes an, der sein Dasein als Erwachsener im Armenhaus fristen musste. Hätte dieser Mann bereits als Kind zehn Jahre in einer Anstalt für Schwachsinnige verbringen können, hätte dieser Aufenthalt gemäss Alther rund 6'000 Franken gekostet. In der Anstalt hätte er gelernt, seinen Lebensunterhalt selber zu verdienen. Zum Zeitpunkt von Althers Betrachtung befand sich der Mann aber bereits 32 Jahre lang im Armenhaus, wo er nichts zu seinem Lebensunterhalt beitrug. Diese jahrelange Unterbringung im Armenhaus habe die Gemeinde 10'816 Franken gekostet. Lebe der Mann weitere zehn Jahre, beliefen sich die Kosten auf insgesamt 14'536 Franken. Die Gemeinde hätte allein an diesem Mann gut 8'000 Franken einsparen können, wenn ihm eine Schulbildung in einer speziellen Einrichtung zu Gut gekommen wäre. Vgl. Alther, Die Schwachsinnigenfürsorge, S. 559 f., und auch die Argumentation Gotthilf Kulls im Kapitel über die «Blinden- und Taubstummenanstalt» (Kap. 4.3).

11 Im Kanton Waadt ermöglichte das «Loi sur le régime des personnes atteintes de maladies mentales» 1928 die Sterilisierung von Personen, welche von einer unheilbaren «maladie mentale» oder von einer «infirmité mentale» betroffen waren. Es war europaweit das erste Gesetz dieser Art. Die Sterilisierung aus eugenischer Indikation war aber in der Schweiz bei weitem nicht auf den Kanton Waadt beschränkt. Doch erfolgte sie ohne direkten Zwang, das heisst unter Einwilligung der Betroffenen resp. deren gesetzlichen Vertreter. Vgl. zur utilitaristischen Orientierung, Eugenik und Euthanasie bei Menschen mit einer geistigen Behinderung Müller, Stellung, S. 310 ff.

12 Anleitungen, S. 2.

13 Ebd., S. 2 f.

14 Testverfahren für Augen und Ohren wurden in den Kapiteln 4.1 und 4.2 besprochen.

15 Kölle, Fürsorge, S. 24.

16 Unter «Stammeln» verstand er, dass die Kinder schwierige Laute entweder phonetisch unkorrekt bildeten, wegliessen oder durch andere, leichter aussprechbare Laute ersetzten. Als Beispiele dienten etwa «Duppe etten» anstelle von «Suppe essen», «Tüche» anstelle von «Küche», «Woss» anstelle von «Ross» etc. Anleitungen, S. 8 f.

17 Diese Tests bestanden etwa darin, die Kinder Kreise, Ovale, Drei- Vier- und Vielecke in einem Brett in die ihnen entsprechende Vertiefung versenken zu lassen. Vgl. 20. JBAR, 1902, S. 109.

18 Anleitungen, S. 3 f.

19 Vgl. Bestimmungen betreffend die Spezialklassen an der Primarschule der Stadt Zürich vom 15. Februar 1894, Artikel 3.

20 Dies kann anhand der Protokolle der verschiedenen Kreisschulpflegen nachgewiesen werden.

21 Diese Gutachten habe ich in den Protokollen der Kreisschulpflege IV aus den Jahren 1901 und 1902 gefunden. Während sich in den Protokollen der übrigen Kreisschulpflegen nur die jeweils erlassenen Verfügungen finden, hat sich der Protokollführer der Kreisschulpflege IV in den Jahren 1901 und 1902 die Mühe gemacht, die amtsärztlichen Zeugnisse von Adolf Kraft in ganzer Länge zu zitieren. Originale Gutachten sind im Stadtarchiv Zürich weder bei den Akten zu den in den Protokollen der Zentral- beziehungsweise Kreisschulpflege geschilderten Fällen abgelegt, noch in irgendeiner Weise gesammelt auffindbar.

22 Das Gutachten zu Emma A. befindet sich im SAZH, V. H. a 46, 1901, Nr. 287.

23 SAZH, V. H. a 46, 1902, Nr. 113.

24 SAZH, V. H. a 46, 1901, Nr. 289.

25 Ebd., Nr. 290.

26 SAZH, V. H. a 46, 1902, Nr. 115.
27 Ebd., Nr. 205.
28 Ebd., Nr. 132.
29 Ebd., Nr. 108.
30 Die folgenden Aussagen über die einzelnen Kinder beziehen sich immer auf Textstellen in den oben aufgeführten Protokollen und werden in der Folge nicht mehr separat vermerkt.
31 Der 1870 geborene Otto Veraguth war ausgebildeter «Nervenarzt» und übernahm 1918 an der Universität Zürich die Professur für physikalische Therapie. Er verfasste einige Werke auf dem Gebiet der Neurologie. Vgl. HBLS, Bd. 7, Neuenburg 1934. Nach dieser Untersuchung in den Zürcher Schulen schien er sich aber nicht mehr spezifisch für die wissenschaftliche Erforschung des «kindlichen Schwachsinns» interessiert zu haben. Vgl. Süssli, Otto Veraguth.
32 Diese Untersuchung wurde ausgewertet im GB ZS ZH 1899, S. 48–51.
33 GB ZS ZH 1899, S. 51.
34 Kraft, IV. Schweizerische Konferenz für das Idiotenwesen, S. 790.
35 Ebd., S. 790, und Schenker, Alkoholismus, S. 255.
36 Schenker, Alkoholismus, S. 255.
37 Vogt, Alkoholismus, S. 374. Heinrich Vogt war 1907 Privatdozent und Abteilungsleiter am Senkenberg-Institut in Frankfurt a. M.
38 Vgl. Rühl, Familienstuben.
39 Vgl. Heller, «Tiens-toi droit!», S. 118–128.
40 Asphyxie: drohender Erstickungszustand des Feten oder des Neugeborenen.
41 Aloisia sei zudem an Lungenentzündung erkrankt und Adolf habe die Masern gehabt.
42 Hermann Emminghaus (1845–1904) war Professor für Psychiatrie und ein Vorreiter der Kinderpsychiatrie.
43 Emminghaus, Störungen des Kindesalters, S. 264 f.
44 Übersicht über die bei Abfassung der Charakteristiken schwachsinniger Schüler zu beobachtenden Merkmale, S. 248.
45 «Lückenhafte Farbenvorstellungen» bei «Schwachsinnigen» galten zu dieser Zeit offensichtlich geradezu als «charakteristisches Merkmal des kindlichen Schwachsinnes». Vgl. Le Grand, Die schwachsinnigen Kinder, S. 15.
46 Vgl. Bild 30.
47 Kraft, Spezialklassen, S. 427.
48 Milles, Physiologie als Grundlage, S. 376.
49 So lautete in den ersten Jahren die offizielle Bezeichnung dieser Einrichtung. Später wurde sie dann kurz «Spezialklasse» genannt.
50 Vgl. zur weiter zurückliegenden Vorgeschichte der Spezialklassen und aber auch insgesamt zur Entwicklung der Heilpädagogik in der Schweiz. Wolfisberg, Heilpädagogik und Eugenik.
51 In der Neue Zürcher Zeitung, Nr. 155/II vom 4. Juni 1889, wird explizit erwähnt, dass auch Frauen an der Konferenz teilnahmen.
52 Die Referate: Dr. med. Wildermuth (Württemberg): «Die Pathologie der idiotischen Zustände», Friedrich Kölle: «Die Idiotenanstalt», ein Direktor Erhard (St. Gallen): «Schwerhörige Schwachsinnige», August Forel: «Jugendliche Geisteskranke», Albert Fisler und Dr. Largiadère: «Hilfsklassen für Schwachbegabte». Vgl. Ritter, Verhandlungen.
53 Neue Zürcher Zeitung, Nr. 141/I, 21. Mai 1889.
54 Dieser ist nicht zu verwechseln mit dem bereits erwähnten Karl Kölle. Friedrich Kölle konnte für die Organisation der ersten «Schweizerischen Konferenz für das Idiotenwesen» auf einige Erfahrungen in diesem Bereich zurückgreifen. Denn bevor er von Württemberg nach Zürich übersiedelte, war er Mitglied der 1874 in Berlin initiierten deutschen «Konferenz für Idiotenpflege». Vgl. Alther, Die Schwachsinnigenfürsorge, S. 585. Zum Zeitpunkt des Referats war Friedrich Kölle Direktor der «Anstalt» für Epileptische in Riesbach.
55 Albert Fisler wurde 1847 geboren. Nach seiner Lehrerausbildung war er bis 1881 in Wädenswil als Lehrer tätig. Danach war er zwei Jahre Waisenvater in St. Gallen, bevor er sich 1886 in Riesbach, wiederum als Lehrer, niederliess. Vgl. HBLS, Bd. 3, Neuenburg 1926.

56 Fisler, Über Hilfsklassen, S. 153.
57 Neue Zürcher Zeitung, Nr. 155/II, 4. Juni 1889.
58 Nach der Eingemeindung wurde die Geschlechtertrennung in der Altstadt beibehalten, während die Mädchen und Knaben der Kreise II bis V zusammen in die Schule gingen. Vgl. Mousson, Organisation des städtischen Schulwesens, S. 392.
59 Fisler, Spezialklassen, S. 32.
60 Ebd., S. 34 f.
61 GB SS ZH 1891/92, S. 6.
62 GB ZS ZH 1905, S. 88.
63 Vgl. GB ZS ZH 1905, S. 90.
64 Die dieser Aussage zugrunde liegenden Zahlen sind den Geschäftsberichten 1900, S. 92 f., 1901, S. 114, 1903, S. 90, und 1905, S. 90, entnommen. Darin ist die Anzahl der Kinder in den Primarklassen und den Spezialklassen am Ende des Schuljahres aufgeführt. Im Zeitraum zwischen 1900 und 1905, als in allen Stadtkreisen Spezialklassen existierten, lag das Verhältnis zwischen den Kindern in Spezialklassen und denen in der Normalschule stets unter 2,6% (absolutes Maximum 1903 im Kreis IV) und 1,2% (absolutes Minimum 1902 im Kreis II).
65 Fisler, Über die Hilfsklassen, S. 154.
66 SAZH, V. H. c 47, 1901, Nr. 560.
67 Ebd.
68 SAZH, V. H. a 46, 1901, Nr. 287.
69 Bestimmungen betreffend die Spezialklassen an der Primarschule der Stadt Zürich vom 15. Februar 1894, Artikel 6.
70 Im Kreis III waren 1896 82 Primarlehrerinnen und Primarlehrer tätig. Sie unterrichteten insgesamt 4'959 Kinder, was einer durchschnittlichen Klassengrösse von ungefähr 61 Kindern entspricht. Vgl. GB ZS ZH 1900, S. 88 und 92.
71 Von 53 Kindern, die von 1891 bis 1895 die Spezialklasse im Kreis I besuchten, konnten 11 in die obligatorische Volksschule zurückversetzt werden. Vgl. Fisler, Spezialklassen, S. 34.
72 Im § 81 des «Gesetzes über die Volksschule» von 1899 war die direkte staatliche Unterstützung in Versorgungsfällen vorgesehen: «Unterrichtsanstalten für verwahrloste, schwachsinnige, blinde, taubstumme, epileptische, skrophulöse oder rhachitische Kinder werden mit angemessenen Staatsbeiträgen unterstützt, sofern sie den staatlichen Anforderungen genügen. Solche Anstalten können vom Staate selbst übernommen oder errichtet werden. Im Falle des Bedürfnisses können auch Staatsbeiträge an die Kosten der Versorgung und des Unterrichts einzelner Kinder verabreicht werden.»
73 StAZH, U 11 a 3. 4: Brief des Vorstandes des Schulwesens der Stadt Zürich an die Erziehungsdirektion, 12. April 1902.
74 Sieben dieser Formulare sind vorhanden: StAZH, U 11 a 3. 4: Mitteilungen betreffend die schwachsinnigen und sittlich verwahrlosten Kinder, 9. April 1902.
75 StAZH, U 11 a 3. 4: Mitteilungen, 9. April 1902.
76 Ebd.
77 Hans H.s Diagnose lautete: «Der im übrigen mit keinen körperlichen Organleiden behaftete Knabe ist anaemisch, scrophulös, Bettnässer, onanirt; zeigt starke Salivation [...]. Zu Hause ist er wenig lenksam & ungehorsam.» Ausserdem attestierte Kraft Hans H. er sei «sittlich defekt». Vgl. StAZH, U 11 a 3. 4: Mitteilungen, 9. April 1902.
78 StAZH, U 11 a 3. 4: Mitteilungen, 10. April 1902.
79 Ebd.
80 Vgl. Kap. 6.
81 Vgl. § 54 des «Gesetzes über das gesammte Unterrichtswesens des Kantons Zürich» von 1859 und § 11 des «Gesetzes über die Volksschule» von 1899.
82 Pfarrer Ritter war 1889 in der Neumünsterpfarrei tätig. Vgl. Ritter, Konferenz. Einband.
83 Neue Zürcher Zeitung, Nr. 155/II, 4. Juni 1889.
84 Ebd.
85 Le Grand, Über die schwachsinnigen Kinder, S. 1.

86 Vgl. Le Grand, Über die schwachsinnigen Kinder, S. 2, und Alther, Die Schwachsinnigenfürsorge, S. 587.
87 Die Kinder in den Armenhäusern wurden nicht mitgezählt.
88 Zeitschrift für Schweizerische Statistik 1901, S. 458 und 468.
89 Le Grand, Über die schwachsinnigen Kinder, S. 3.
90 Bei diesen Zahlen sind auch Erwachsene mit einbezogen. Vgl. Alther, Schwachsinnigenfürsorge, S. 591.
91 Auer, Die Schweizerischen Erziehungs- und Pflegeanstalten, S. 590.
92 Le Grand, Über die schwachsinnigen Kinder, S. 1.
93 Die «Anstalt» war von Barbara Keller gegründet worden, die bis 1862 als «Hausmutter» waltete. Vgl. Neue Zürcher Zeitung, Nr. 156, 5. Juni 1889.
94 17 weitere Mädchen waren bereits im Sekundarschulalter. Vgl. StAZH, U 55 b 2. 22: «Jahresbericht der Privatinstitute und Privatschulen, freien Schulen, Rettungsanstalten, Kleinkinderschulen (§ 267–273 des «Gesetzes über das gesammte Unterrichtswesen des Kantons Zürich» von 1859) an die Erziehungsdirektion», 28. April 1893.
95 Vgl. die jeweiligen Geschäftsberichte der Zentralschulpflege unter «Fürsorge».
96 SSA, K 357: Stiftung Schloß Regensberg, Jahresberichte: Bericht zum Bestehen der Erziehungsanstalt Regensberg 1883–1933, S. 6.
97 Vgl. die jeweiligen Geschäftsberichte der Zentralschulpflege unter «Fürsorge».
98 Vgl. ebd.
99 Vgl. ebd.
100 So zumindest in Regensberg. Vgl. StAZH, U 11 a 3. 4: Mappe Anstalt Regensberg: Reglement für die Aufnahme der Zöglinge in die Anstalt für Erziehung schwachsinniger Kinder in Regensberg, o. J., § 1.
101 In den einzelnen Anstalten befanden sich zwischen 1898–1903 je eins bis höchstens drei Kinder aus Zürich. Vgl. die jeweiligen Geschäftsberichte der Zentralschulpflege unter «Fürsorge».
102 SAZH, V. H. a 42, 22. Mai 1897, Nr. 298.
103 SAZH, V. H. c 47, 1897, Nr. 208.
104 Ebd. und SAZH, V. H. a 42, 13. April 1897.
105 In den einzelnen Geschäftsberichten sind «Versorgungskosten» für «gebrechliche Kinder» jeweils summarisch aufgelistet. Daraus wird ersichtlich, dass die Stadt nach den Abzügen der durch die Armenbehörden und die Eltern geleisteten Beiträge für den Rest aufkam. Somit wird auch verständlich, dass Schulvorstand Grob bei der Anstaltsleitung den Austritt von Emma G. forderte: Grob war nicht bereit, den vom Emmas Vater vorenthaltenen Beitrag aus der Stadtkasse zu bezahlen.
106 Die Eltern waren erst mit Artikel 275 des Zivilgesetzbuches von 1907 verpflichtet, ihren geistig «gebrechlichen» Kindern eine angemessene Ausbildung zu verschaffen. Vgl. Alther, Schwachsinnigenfürsorge, S. 588.
107 Wie weiter oben bereits beschrieben, sollten 1902 aufgrund ärztlicher Gutachten 16 Kinder aus den Spezialklassen in eine Anstalt versetzt werden. Ein Jahr später befanden sich aber nur gerade fünf Kinder aus Zürich in Anstalten. Hierbei ist jedoch nicht klar, ob diese fünf erst 1903 eingetreten sind, oder ob sie bereits seit längerem dort waren. Vgl. GB ZS ZH 1903, S. 49.
108 SSA, K 357: Stiftung Schloss Regensberg, Jahresberichte: Bericht zum 50jährigen Bestehen der Erziehungsanstalt Regensberg 1883–1933, S. 12.
109 8. JBAR 1890, S. 188.
110 Es waren allerdings auch Lehrerinnen angestellt.
111 15. JBAR 1897, S. 120.
112 Alther, Schwachsinnigenfürsorge, S. 593.
113 11. JBAR 1893, S. 212.
114 Zollinger, Anstalten und Einrichtungen, S. 745. 18. JBAR 1900, S. 102.
115 15. JBAR 1897, S. 121.
116 StAZH, U 11 a 3. 4: Mappe Anstalt Regensberg: Reglement für die Aufnahme der Zöglinge in die Anstalt für Erziehung schwachsinniger Kinder in Regensberg, o. J., § 1. Aus dem Jahres-

bericht der Anstalt von 1892 ist jedoch ersichtlich, dass das Reglement vor 1892 erstellt worden sein muss, da es zu dieser Zeit schon gültig war.

117 SSA, K 357: Stiftung Schloss Regensberg, Jahresberichte: Bericht zum 50jährigen Bestehen der Erziehungsanstalt Regensberg 1883–1933, S. 13–17. Vgl. im Detail auch 5. JBAR 1887, S. 158 f., und 20. JBAR 1902, S. 109.

118 1896 befanden sich vier Knaben und zwei Mädchen in der Vorschule, in der ersten Klasse sieben Knaben und fünf Mädchen, in der zweiten Klasse zehn Knaben und acht Mädchen, in der dritten Klasse neun Knaben und zwei Mädchen, in der vierten Klasse sieben Knaben und zwei Mädchen, in der fünften Klasse sieben Knaben und ein Mädchen und in der achten Klasse acht Knaben. 14. JBAR 1896, S. 131. Wie bereits verschiedentlich erwähnt, konnte eine Klasse der städtischen Primarschule aus bis zu 60 Kindern bestehen.

119 16. JBAR 1898, S. 188 f., und 21. JBAR 1903, S. 154 f.

120 14. JBAR 1896, S. 125.

121 3. JBAR 1885, S. 69.

122 StAZH, U 11 a 3. 4: Mappe Anstalt Regensberg: Brief Karl Kölle an die Erziehungsdirektion des Kantons Zürich vom 15. April 1901.

123 StAZH, U 11 a 3. 4: Mappe Anstalt Regensberg: Reglement für die Aufnahme der Zöglinge in die Anstalt für Erziehung schwachsinniger Kinder in Regensberg, o. J., § 10–12.

124 6. JBAR 1888, S. 168.

125 Vgl. Bild. 32.

126 11. JBAR 1893, S. 207 f.

127 14. JBAR 1896, S. 125.

128 Zum Beispiel 15. JBAR 1897, S. 126.

129 StAZH, U 11 a 3. 4: Mappe Anstalt Regensberg: Brief K. Kölle an die Erziehungsdirektion des Kantons Zürich vom 15. April 1901.

130 SSA, K 357: 10. JBAR 1892 S. 4. 16. JBAR 1898, S. 191.

131 Alther, Schwachsinnigenfürsorge, S. 584.

132 Ebd., S. 582.

133 Ebd.

6 Normalisierung auf sozialer Ebene: Massnahmen gegen «Verwahrlosung»

1 Vgl. dazu die Studie von Kost, Volksschule und Disziplin.

2 Die Alltagsschule ist ein Synonym für die Primarschule, Ergänzungsschule ein Synonym für die Oberstufe.

3 Im Strafgesetzbuch war eigentlich eine Unterbringung solcher Kinder in entsprechenden Einrichtungen vorgesehen. In der Praxis sei dies jedoch meist gescheitert, weil die Finanzierung der «Versorgung» noch nicht klar geregelt gewesen sei. Vgl. Kost, Volksschule und Disziplin, S. 227. Vgl. auch den Kommentar des zeitgenössischen Strafrechtsprofessors Emil Zürcher: «Das zürcherische Strafgesetzbuch scheidet vorerst die Altersstufe der Kindheit bis zum zurückgelegten zwölften Altersjahre aus. Hier ist die staatliche Strafverfolgung ausgeschlossen. Dagegen kann der Bezirksrat auf Veranlassung der Staatsanwaltschaft nach Umständen die Unterbringung dieser Kinder in eine Erziehungs- oder Besserungsanstalt verfügen. Auf der zweiten Altersstufe, bis zum zurückgelegten sechszehnten Altersjahr wird dem Richter die Frage gestellt, ob der Thäter die zur Unterscheidung der Strafbarkeit ihrer Handlung erforderliche geistige Ausbildung besass *(Strafmündigkeit)*. Bejahendenfalls wird der Angeklagte zu einer (gemilderten) Strafe verurteilt, verneinendenfalls wird er behandelt wie das Kind.» Zürcher, Fürsorge für jugendliche Verbrecher, S. 4.

4 Kost, Volksschule und Disziplin, S. 227. Die Eingabe erfolgte am 11. Oktober 1886.

5 Protokoll der Stadtschulpflege vom 27. April 1882. Zit. nach Kost, Volksschule und Disziplin, S. 227.

6 Vgl. Kost, Volksschule und Disziplin, S. 226–233.

7 Zum Beispiel im GB ZS ZH 1894, S. 57, GB ZS ZH 1900, S. 48 oder GB ZS ZH 1904, S. 50.
8 So zum Beispiel im GB ZS ZH 1898, S. 86.
9 Nach der Eingemeindung mussten Lehrerinnen und Lehrer dem Schulvorstand beobachtete Fälle der «Verwahrlosung» anzeigen. Vgl. Grob, Verwahrlosung, S. 6.
10 GB ZS ZH 1898, S. 38.
11 SAZH, V. H. a 42, 16. Februar 1898, Nr. 89.
12 SAZH, V. H. c 47, 1898, Nr. 76.
13 Disziplinarordnung für die schulpflichtige Jugend vom 24. Mai 1894, Artikel 11.
14 SAZH, V. H. a 42, 15. Februar 1895, Nr. 87.
15 GB ZS ZH 1897, S. 39.
16 Grob, Verwahrlosung, S. 6.
17 Vgl. Gemeindeordnung 1892, Artikel 127.
18 Ein solcher Musterfragebogen befindet sich im Staatsarchiv des Kantons Zürich unter der Signatur U 11 a 3. 4. Leider konnte ich keine ausgefüllten Bögen ausfindig machen.
19 1894 wurden 65 Kinder als «verwahrlost» angezeigt. In zwanzig Fällen habe keine eigentliche «Verwahrlosung» vorgelegen. Vgl. GB ZS ZH 1894, S. 56.
20 GB ZS ZH 1898, S. 37.
21 1900 lebten die Eltern in 32 von 45 Fällen zusammen, lediglich in 3 Fällen getrennt. 7 Kinder hatten einen Stiefvater, 3 eine Stiefmutter, ein Kind lebte nur mit dem Vater zusammen, eines nur mit der Mutter, und 4 Kinder stammten von ledigen Müttern. Vgl. GB ZS ZH 1900, S. 47. Bei der Durchsicht der anderen Geschäftsberichte von 1894 bis 1905 ergibt sich, dass jeweils über die Hälfte aller Kinder mit dem Vater und der Mutter zusammenlebten.
22 32. Jahresbericht der «Kommission für die Versorgung verwahrloster Kinder im Bezirke Zürich» 1897/98, S. 106.
23 GB ZS ZH 1895, S. 67.
24 GB ZS ZH 1896, S. 73.
25 GB ZS ZH 1895, S. 67: Vater, der sich dem «Alkoholgenusse» hingebe. GB ZS ZH 1896, S. 73: Vater, der «Gewohnheitstrinker» sei und Vater der «häufig betrunken» heimkomme. GB ZS ZH 1900, S. 48: «Wirtshausleben des Vaters».
26 Vgl. zum Beispiel SAZH, V. H. c 47, 1898, Nr. 76.
27 GB ZS ZH 1904, S. 50.
28 GB ZS ZH 1897, S. 89.
29 GB ZS ZH 1898, S. 37, und GB ZS ZH 1898, S. 37.
30 GB ZS ZH 1900, S. 48.
31 GB ZS ZH 1894, S. 57.
32 Beispiele im GB ZS ZH 1896, S. 72, GB ZS ZH 1897, S. 38, und GB ZS ZH 1898, S. 36.
33 25. Jahresbericht der «Kommission für Versorgung verwahrloster Kinder» 1889/90, S. 216 f.
34 Ebd.
35 SAZH, V. H. c. 47, 1898, Nr. 76: Zeugnis des Lehrers J. Keller, 30. September 1897 an die Bezirksanwaltschaft Zürich über die Schülerin Marie R.
36 SAZH, V. H. c 47, 1898, Nr. 76: Brief Lehrer Keller an den Schulvorstand der Stadt Zürich Herrn Stadtrat Grob, 25. Januar 1998.
37 SAZH, V. H. a 42, 9. Februar 1898, Nr. 76.
38 Vgl. Jenzer, Vorasyl zum Pilgerbrunnen.
39 GB ZS ZH 1896, S. 72.
40 GB ZS ZH 1894, S. 57. Als Vergleich dazu einige jährliche Lohnansätze von städtischen Beamten: Kanzlist 1'600–3'200 Franken, Buchhalter 3'000–3'600 Franken, Stadtförster 1'400 bis 2'000 Franken, Primarlehrer 2'800–3'800 Franken, Primarlehrerin 2'600–3'000 Franken. Vgl. Gemeindeordnung der Stadt Zürich 1893, S. 34 f. und 38.
41 Vgl. die Aufstellungen in den verschiedenen Geschäftsberichten.
42 GB ZS ZH 1899, S. 64.
43 Ein erster Versuch, der Kinderarbeit auf Bundesebene Einhalt zu gebieten, war mit der Fabrikgesetzgebung von 1877 unternommen worden. Der Artikel 16 des Fabrikgesetzes vom 16. Mai

1877 sah ein Verbot für die Fabrikarbeit von Kindern unter 14 Jahren vor. Kinder, die das sechzehnte Altersjahr noch nicht vollendet hatten, waren nur unter der Bedingung in den Fabriken zugelassen, dass ihre Arbeitszeit und ihre Unterrichtszeit elf Stunden pro Tag nicht überschreite. Vgl. Reichesberg, Schulen, S. 504.

44 Vgl. «Gesetz über das gesammte Unterrichtswesen des Kantons Zürich» 1859, §§ 55 und 62.

45 GB ZS ZH 1899, S. 64.

46 GB ZS ZH 1904, S. 50.

47 GB ZS ZH 1898, S. 37.

48 Ebd.

49 GB ZS ZH 1903, S. 38.

50 GB ZS ZH 1898, S. 37.

51 Grob, Verwahrlosung, S. 11 f.

52 Ebd., S. 11.

53 Ebd., S. 13.

54 GB ZS ZH 1893, S. 23.

55 Ziltener, Krippe.

56 Grob, Verwahrlosung, S. 14.

57 Ebd., S. 8.

58 Ebd., S. 10.

59 GB ZS ZH 1898–1904, S. 38, 64, 49, 63, 56, 48 und 51.

60 GB ZS ZH 1894, S. 57.

61 1894 waren noch 8 von 20 «versorgten» Kindern bei Privaten untergebracht. In den darauffolgenden Jahren waren es 5 von 9, 7 von 9 und 3 von 5; 1898 und 1899 hingegen noch 2 von 10. Im Jahr 1900 wurde noch ein Kind von einer Pflegefamilie aufgenommen. Geschäftsberichte der Zentralschulpflege 1900–1903, S. 49, 63, 55 und 48.

62 GB ZS ZH 1894, S. 57.

63 GB ZS ZH 1904, S. 50.

64 Die Kommission wurde 1865 aus privater Initiative von der «Gemeinnützigen Gesellschaft des Bezirkes Zürich» gegründet. Das ursprüngliche Ziel war, sich «armer, verlassener Kinder anzunehmen, an ihnen Vormundstelle zu vertreten, wo die Eltern fehlen oder aus verschiedenen Gründen dem Erziehungswerke nicht vorstehen können, um die Ärmsten der Armen vor körperlichem und sittlichem Untergange zu schützen». Sie finanzierte sich ausschliesslich aus eingegangenen Spenden. Vgl. 36. Jahresbericht der «Kommission für Versorgung verwahrloster Kinder im Bezirke Zürich» 1900/01, S. 24, und: Rückblick auf die verflossenen 25 Jahre. In Zürcher Jahrbuch für Gemeinnützigkeit 1891, S. 231.

65 SAZH, V. H. a 42, 22. November 1894, Nr. 823.

66 SAZH, V. H. a 42, 14. März 1895, Nr. 180.

67 GB ZS ZH 1897, S. 41.

68 Vgl. SAZH, V. H. a 42, 4. März 1898, Nr. 142.

69 SAZH, V. H. a 42, 4. März 1898, Nr. 142.

70 An dieser Stelle soll ausschliesslich auf die «Versorgungen» eingegangen werden, die von der Schulbehörde initiiert wurden. Zu dieser Zeit ebenfalls praktizierte «Versorgungen» durch die Vormundschaftsbehörde, die dem Waisenamt unterstellt war, oder «Versorgungen» aufgrund eines gerichtlichen Urteils in eine «Korrektionsanstalt» können nicht berücksichtigt werden. Vgl. jedoch zu Kindswegnahmen durch die Amtsvormundschaft und «Versorgungen» im Zeitraum von 1900 bis 1945 ausführlich: Ramsauer, Verwahrlost.

71 GB ZS ZH 1900, S. 48.

72 SAZH, V. H. a 42, 7. September 1895, Nr. 605.

73 SAZH, V. H. c 47, 1895, Nr. 605: Brief der Armenpflege Egg an Stadtrat Grob vom 8. September 1895.

74 GB ZS ZH 1895, S. 68.

75 Vgl. Abb. 21 im Anhang: Pestalozzihaus der Stadt Zürich: Schönenwerd bei Aathal.

76 Vgl. zum Familiensystem Kap. 5.4.

77 Bericht über das Pestalozzihaus der Stadt Zürich für das Jahr 1898, S. 88.

78 Bestimmungen über ein Pestalozzihaus für verwahrloste Schulkinder vom 2. Oktober 1897.

79 Reglement betreffend das Pestalozzihaus vom 19. Januar 1898, Artikel 4.

80 Knabenhans, Erziehungs- und Besserungsanstalten, S. 88.

81 Bericht über das Pestalozzihaus der Stadt Zürich für das Jahr 1898, S. 86.

82 Reglement betreffend das Pestalozzihaus vom 19. Januar 1898, Artikel 7.

83 Ebd., Artikel 6.

84 Bericht über das Pestalozzihaus der Stadt Zürich für das Jahr 1898, S. 90.

85 StAZH, U 11 a 3, Pestalozziheim: Brief der Armenpflege der Stadt Zürich an Herrn Stadtrat Grob, z. Hd. der Pestalozzihauskommission, 15. Mai 1901.

86 Bericht über das Pestalozzihaus der Stadt Zürich für das Jahr 1898, S. 86.

87 Vgl. Bild 34 und 35.

88 Bericht über das Pestalozzihaus der Stadt Zürich für das Jahr 1899, S. 117.

89 Bericht über das Pestalozzihaus der Stadt Zürich für das Jahr 1898, S. 92.

90 Bericht über das Pestalozzihaus der Stadt Zürich für das Jahr 1899, S. 118.

91 Bericht über das Pestalozzihaus der Stadt Zürich für das Jahr 1898, S. 89.

92 Bericht über das Pestalozzihaus der Stadt Zürich für das Jahr 1899, S. 117.

93 Bericht über das Pestalozzihaus der Stadt Zürich für das Jahr 1898, S. 86–90.

94 Bericht über das Pestalozzihaus der Stadt Zürich für das Jahr 1899, S. 121.

95 Ebd., S. 117–119.

96 Bericht über das Pestalozzihaus der Stadt Zürich für das Jahr 1902, S. 106.

97 Reglement betreffend das Pestalozzihaus vom 19. Januar 1898, Artikel 2.

98 In den Geschäftsberichten der Zentralschulpflege waren die Mehrzahl der als «verwahrlost» aufgeführten Kinder Knaben. 1895: 33 Knaben, 7 Mädchen, 1897: 48 Knaben, 8 Mädchen, 1899: 59 Knaben, 21 Mädchen, 1900: 35 Knaben, 10 Mädchen, 1901: 30 Knaben, 8 Mädchen, 1902: 30 Knaben, 24 Mädchen, 1903: 29 Knaben, 8 Mädchen, 1904: 40 Knaben, 9 Mädchen, 1905: 32 Knaben, 7 Mädchen. Vgl. die jeweiligen Geschäftsberichte unter «Versorgung verwahrloster Kinder».

99 Egg, Fürsorge für verwahrloste Kinder, S. 20.

100 SAZH, V. H. a 42, 11. September 1894, Nr. 636.

101 SAZH, V. H. a 42, 26. Februar 1895, Nr. 135.

102 Ebd.

103 SAZH, V. H. a 42, 8. März 1895, Nr. 162.

104 SAZH, V. H. a 47, 1895, Nr. 174.

105 SAZH, V. H. a 42, 1. Juli 1897, Nr. 369.

106 SAZH, V. H. a 42, 11. Dezember 1897, Nr. 647.

Bildnachweis

Abb. 1: Graphische Sammlung der Zentralbibliothek Zürich: Postkarten (Zürich: Kreis 4, Langstrasse).
Abb. 2: Baugeschichtliches Archiv Zürich: St. Peterstrasse (um 1910, Gesundheitsamt).
Abb. 3: Mädchenschulhaus am Hirschengraben, in: Geiser, Neuere städtische Schulhäuser, Bildanhang.
Abb. 4: Baugeschichtliches Archiv Zürich: Schulhaus Feldstrasse (um 1895).
Abb. 5: Baugeschichtliches Archiv Zürich: Schulhaus Lavater an der Schulhausstrasse (um 1897).
Abb. 6: Baugeschichtliches Archiv Zürich: Schulhaus Lavater an der Schulhausstrasse (um 1900).
Abb. 7: Baugeschichtliches Archiv Zürich: Schulhaus Hofacker an der Hofackerstrasse (1914).
Abb. 8: Graphische Sammlung der Zentralbibliothek Zürich: Postkarten (Zürich: Kreis 3, Bühlschulhäuser).
Abb. 9: Graphische Sammlung der Zentralbibliothek Zürich: Postkarten (Zürich: Kreis 4, Schulhaus Kernstrasse).
Abb. 10: Grundriss Schulhaus Kernstrasse, in: Geiser, Primarschulgebäude, Bildanhang (Massstab nicht mehr originalgetreu).
Abb. 11: Schulbrausebad, in: Geiser, Neuere städtische Schulhäuser, Bildanhang.
Abb. 12: Graphische Sammlung der Zentralbibliothek Zürich: Fotosammlung Breitinger (Schachtel 9, Enge).
Abb. 13: Baugeschichtliches Archiv Zürich: Kanzleistrasse/Ankerstrasse (um 1904).
Abb. 14: Zweiklassige Schulbaracke an der Ankerstrasse, Grundriss, in: Kraft, Schulbaraken, S. 17.
Abb. 15: Zweiklassige Schulbaracke an der Ankerstrasse Zürich III (Innenansicht), in: Schweizerisches Zentralblatt für Staats- und Gemeindeverwaltung 2 (1906), Beilage.
Abb. 16: Baugeschichtliches Archiv Zürich: Wildbachstrasse (1946).
Abb. 17: Sehprobengabeln, in: Steiger, Zweck, S. 64.
Abb. 18: Formular, in: Steiger, Zweck, S. 62.
Abb. 19: Baugeschichtliches Archiv Zürich: Künstlergasse (1910).
Abb. 20: Kantonale Gehörlosenschule Zürich: Foto um 1916: Seilziehen.
Abb. 21: Kantonale Gehörlosenschule Zürich: Foto um 1916: Heimkinder an der Sonne.
Abb. 22: Stiftung Zürcher Schülerferien: Ausflug im Appenzellischen.
Abb. 23: Stiftung Zürcher Schülerferien: Speisesaal auf dem Schwäbrig.

Abkürzungsverzeichnis

GB SS ZH	Geschäftsbericht der Stadtschulpflege der Stadt Zürich
GB ZS ZH	Geschäftsbericht der Zentralschulpflege der Stadt Zürich
HBLS	Historisch-biographisches Lexikon der Schweiz
HLS	Historisches Lexikon der Schweiz
JBAR	Jahresbericht über die Anstalt für die Erziehung schwachsinniger Kinder in Regensberg
JSGS	Jahrbuch der Schweizerischen Gesellschaft für Schulgesundheitspflege
Lehrplan	Lehrplan der Volksschule des Kantons Zürich vom 15. Februar 1905
Pr StR ZH	Protokoll des Stadtrates Zürich
Pr GStR ZH	Protokoll des Grossen Stadtrates Zürich
SAZH	Stadtarchiv Zürich
SBSK	Schweizerische Blätter für Schulgesundheitspflege und Kinderschutz
SGG	Schweizerische Gemeinnützige Gesellschaft
SGS	Schweizerische Gesellschaft für Schulgesundheitspflege
SSA	Schweizerisches Sozialarchiv Zürich
StAZH	Staatsarchiv Zürich
SZSG	Schweizerisches Zentralblatt für Staats- und Gemeindeverwaltung
Unterrichtsgesetz	Gesetz über das gesamte Unterrichtswesen des Kantons Zürich vom 23. Dezember 1859
Volksschulgesetz	Gesetz über die Volksschule vom 11. Juni 1899
ZS	Zeitschrift für Schulgesundheitspflege
ZSS	Zeitschrift für schweizerische Statistik

Bibliographie

Ungedruckte Quellen

Stadtarchiv Zürich (SAZH)

V. F. c 19.37	Gesundheits- und Wirtschaftsamt, verschiedene Akten: Akten des Stadtarztadjunkten 1898–1925.
V. H. a 42	Protokolle der Zentralschulpflege 1893–1985.
V. H. a 43	Kreisschulpflege I: Protokoll 1893–1934.
V. H. a 44	Kreisschulpflege II: Protokoll 1892–1933.
V. H. a 45	Kreisschulpflege III: Verfügungen und Sitzungen 1893–1933.
V. H. a 46	Kreisschulpflege IV: Protokoll 1893–1933.
V. H. a 47	Kreisschulpflege V: Protokoll 1893–1933.
V. H. a 67	Kommission für Schulhygiene: Protokoll 1896–1909.
V. H. c 47	Akten der Zentralschulpflege und des Schulvorstandes 1893–1937.
V. H. c 48	Akten der Kreisschulpflege I 1893–1933.
V. L. 136.7	Dokumentation Stadträte seit 1893.

Protokolle des Stadtrates Zürich 1893–1905.

Protokolle des Grossen Stadtrates Zürich 1894–1905.

Staatsarchiv Zürich (StAZH)

N 64 c 1	Blinden- und Taubstummenanstalt Zürich 1818–1910.
S 141 b 1. 4	Sanitätspolizei betr. Bauten, Wohnungen, Wirtschaften, Gasthöfe, Werkstätten, Schlachtlokale: Schulhygiene 1891–1903.
U 11 a 3. 4	Unterstützung armer Schulkinder: Versorgung armer, schwachsinniger und gebrechlicher Kinder im Allgemeinen 1900–1903.
U 55 b 2. 22	Privatschulen und -institute im Bezirk Zürich: Anstalt für schwachsinnige Mädchen in Hottingen 1888–1893.

Schweizerisches Sozialarchiv, Zürich (SSA)

K 357	Stiftung Schloss Regensberg, Jahresberichte.
362: 44 Z 2	Mappe Ferienkolonien.

Gedruckte Quellen

Allgemeine Ergebnisse der ärztlichen Untersuchung der in den Jahren 1899–1904 ins schulpflichtige Alter gelangten Kinder, in: ZSS (1906), S. 223–225.
Anleitungen für das Lehrpersonal, um die in das Alter der Schulpflicht getretenen Kinder auf das Vorhandensein geistiger oder körperlicher Gebrechen zu untersuchen, o. O. 1901.
Alther, K.: Schwachsinnigenfürsorge unter besonderer Berücksichtigung der Schweizerischen Verhältnisse, in: JSGS 9 (1908), Teil II, S. 578–603.
Auer, C.: Die Schweizerischen Erziehungs- und Pflegeanstalten für Geistesschwache, Bestand im März 1907, in: JSGS 9 (1908), S. 590.
Axmann: Zur Auswahl der Ferienkolonisten, in: ZS 7 (1904), S. 482–484.
Bericht über das Pestalozzihaus der Stadt Zürich, in: GB ZS ZH (1898–1905).
Bericht über die hygienische Section auf der Grazer Naturforscherversammlung, in: Deutsche Vierteljahresschrift für öffentliche Gesundheitspflege 8 (1876), S. 275–291.
Beschlüsse und Verordnungen von Behörden der Stadt Zürich. Amtliche Sammlung, Bde. 1–5, Zürich 1893–1898.
Bestimmungen betreffend die Spezialklassen an der Primarschule der Stadt Zürich vom 15. Februar 1894, in: Beschlüsse und Verordnungen von Behörden der Stadt Zürich. Amtliche Sammlung, Bd. 2, Zürich 1894.
Bestimmungen über ein Pestalozzihaus für verwahrloste Schulkinder (Vom 2. Oktober 1897), in: Beschlüsse und Verordnungen von Behörden der Stadt Zürich. Amtliche Sammlung, Bd. 5, Zürich 1989, S. 260–262.
Bion, W.: Die Erfolge der Ferienkolonien. Referat, in: JSGS 1 (1900), S. 124–148.
Boruttau, H.: Die Arbeitsleistungen des Menschen. Einführung in die Arbeitsphysiologie, Leipzig, Berlin 1916.
Bunge, Gustav von: Zur Lösung der sozialen Frage, Basel 1919.
Burckhardt, Albrecht: Die Bekämpfung der ansteckenden Krankheiten in der Schule, in: JSGS 3 (1902), S. 16–36.
Burgerstein, Leo: Die Schulgesundheitspflege auf dem Wiener Kongresse für Hygiene und Demographie, in: ZS 1/2 und 3 (1888), S. 36–42 und 74–94.
Cohn, Hermann: Nachruf für Hofrat Dr. Paul Schubert, den Nürnberger Schulhygieniker, in: ZS 10 (1905), S. 632–641.
Cohn, Hermann: Virchows Verdienste um die Schulhygiene. Ein Vortrag, gehalten bei der Virchow-Feier im Humboldt-Verein für Volksbildung zu Breslau, 6. Dezember 1902, in: ZS 12 (1902), S. 665–679.
Cohn, Hermann: Die Schularztfrage in Breslau, in: ZS 12 (1898), S. 643–659.
Cohn, Hermann: Die Schularztdebatte auf dem internationalen hygienischen Kongresse zu Wien, Hamburg, Leipzig 1888.
Cohn, Hermann: Über die Nothwendigkeit der Einführung von Schulärzten, Leipzig 1886.
Das revidierte zürcherische Schulgesetz und die Schulgesundheitspflege, in: ZS 8 (1889), S. 408 f.
Conzett, Verena: Erstrebtes und Erlebtes. Ein Stück Zeitgeschichte, Leipzig 1929.
Correspondenz-Blatt für Schweizer Aerzte 1890–1905.
Dunant, P.-L.: Quatrième Congrès international d'Hygiène et de Démographie à Genève. (Du 4 au 9 septembre 1882). Comptes rendus et mémoires, Genève 1883.

Egg, Rudolf J.: Fürsorge für verwahrloste Kinder. Referat, vorgetragen in der Sitzung der Gemeinnützigen Gesellschaft des Kantons Zürich am 19. November 1885, in: Zürcher Jahrbuch für Gemeinnützigkeit 1885, S. 9–28.

Eichhorst, Hermann: Die medizinische Abteilung (des Zürcher Kantonsspitals), in: Gesundheits- und Wohlfahrtspflege. Von den städtischen Behörden dargebotene Festschrift, Zürich 1909, S. 243–246.

Emminghaus, Hermann: Die psychischen Störungen des Kindesalters, New York 1976 (Tübingen 1887).

Erismann, Friedrich: Ernährung und Kleidung dürftiger Schulkinder, in: JSGS 9 (1908), Teil II, S. 208–247.

Erismann, Friedrich: Dr. Schmid-Monnard. Nekrolog, in: ZS 1 (1904), S. 1–6.

Erismann, Friedrich: Einige Bemerkungen zum ersten Internationalen Kongress für Schulhygiene in Nürnberg, in: ZS 6 (1904), S. 361–385.

Erismann, Friedrich: Was verstehen wir unter kommunaler Sozialpolitik?, in: SZSG 21 (1902), S. 161–181.

Erismann, Friedrich: Die II. Jahresversammlung des Allgemeinen Deutschen Vereins für Schulgesundheitspflege am 31. Mai 1901 in Wiesbaden, in: ZS 6 (1901), S. 301–330.

Erismann, Friedrich: Max von Pettenkofer. Separatabdruck aus der Zukunft Nr. 30, 27. April 1901.

Erismann, Friedrich: Virchow als Hygieniker. Sonderabdruck aus der Deutschen Medicinischen Wochenschrift 4 (1901).

Erismann, Friedrich: Die erste Versammlung des «Allgemeinen Deutschen Vereins für Schulgesundheitspflege» in Aachen (16. September 1900), in: ZS 10 (1900), S. 525–542.

Erismann, Friedrich: Die Gesundheitspflege in der Schule. Von der 36. Versammlung der Aargauischen kantonalen Lehrerkonferenz am 3. September 1900, in: ZS 12 (1900), S. 686–694.

Erismann, Friedrich: Die hygienischen Anforderungen an den Stundenplan. Korreferat, gehalten auf der I. Jahresversammlung der Schweizerischen Gesellschaft für Schulgesundheitspflege in Zürich (9. und 10. Juni 1900), in: ZS 2 (1901), S. 171–181.

Erismann, Friedrich: Über Gesundheitspflege in der Schule, in: Schweizerische Lehrerzeitung 38–40 (1900), S. 301–303, 309 f. und 319–321.

Erismann, Friedrich: Gesundheitslehre für Gebildete aller Stände, München 1885 (St. Petersburg 1878).

Eulenburg, Albert (Hg.): Scharlach, in: Eulenburgs Real-Encyclopädie der gesamten Heilkunde. Medizinisch-chirurgisches Handwörterbuch für practische Ärzte, Bd. 8, Berlin 1913, S. 128–148.

Fisler, Albert: Die Spezialklassen, in: Das Schulwesen der Stadt Zürich in seiner geschichtlichen Entwicklung, auf Anordnung des Schulvorstandes bearbeitet für die Schweizerische Landesausstellung in Genf 1896, S. 30–37.

Fisler, Albert: Über «Hilfsklassen für Schwachbefähigte», in: Adam Ritter (Hg.): Verhandlungen der 1. Schweizerischen Konferenz für das Idiotenwesen in Zürich am 3. und 4. Juni 1889, S. 140–163.

Fissler, Fr.: Schulhausbauten der Stadt Zürich und ihre Einrichtungen, in: Gesundheits- und Wohlfahrtspflege der Stadt Zürich. Von den städtischen Behörden dargebotene Festschrift, Zürich 1909, S. 402–418.

Fürst, Moritz, Ernst Pfeiffer (Hg.): Schulhygienisches Taschenbuch, Hamburg, Leipzig 1907.

Geiser, A.: Die Zwischendecken in unseren Schulgebäuden, in: SBSK 8 (1906), S. 117–120.

Geiser, A.: Das Primarschulgebäude samt Turnhalle an der Kernstrasse in Zürich, in: SBSK 10 (1905), S. 149–154.

Geiser, A.: Neuere städtische Schulhäuser in Zürich, in: JSGS 1 (1900), S. 91–107.

Geschäftsberichte der Stadtschulpflege der Stadt Zürich über das Schulwesen der Stadt Zürich 1877–1892.

Geschäftsberichte der Zentralschulpflege der Stadt Zürich 1893–1905.

Geschäftsordnung des Stadtrates (Zürich) vom 26. April 1894.

Gemeindeordnung der Stadt Zürich, Zürich 1892.

Gesetz über das gesammte Unterrichtswesen des Kantons & Zürich vom 23. Dezember 1859, in: Erziehungsdirektion des Kantons Zürich (Hg.): Sammlung der Gesetze und Beschlüsse über das Volksschulwesen und die hauswirtschaftliche Fortbildungsschule, Zürich 1940, S. 1–26.

Gesetz über die Volksschule vom 11. Juni 1899, in: Erziehungsdirektion des Kantons Zürich (Hg.): Sammlung der Gesetze und Beschlüsse über das Volksschulwesen und die hauswirtschaftliche Fortbildungsschule, Zürich 1940, S. 27–76.

Graf, H.: III. Schweizerische Konferenz für das Idiotenwesen in Burgdorf am 10. und 11. Juni 1901, in: ZSS 7 (1901), S. 396–406.

Grob, C[aspar]: Wie steuern wir der Verwahrlosung unter der Schuljugend? Nach einem Vortrag, gehalten am 27. Februar 1896 in der Aula des Grossmünsterschulhauses, Zürich 1896.

Grob, J.: Zur Schulbankfrage, in: SZSG, Nr. 22, 24. Januar 1904, S. 173–176.

Grotjahn, Alfred: Soziale Hygiene, in: Ders., J. Kaup (Hg.): Handwörterbuch der Sozialen Hygiene, Bd. 2, Leipzig 1912, S. 410–412.

Hohlfs, Heinrich: Über das Wechselverhältnis der Nationalökonomie zur Hygiene in seiner historischen Ausbildung, in: Deutsches Archiv für Geschichte der Medicin und Medicinische Geographie 1 (1878), S. 71–106.

Horner, Friedrich: «Griffel, Bleistift und Feder» als Schreibmittel für Primarschulen. Schreiben an Herrn Schulpräsident Paul Hirzel, Zürich, in: Deutsche Vierteljahresschrift für öffentliche Gesundheitspflege (1878), S. 724–727.

Hürlimann, Josef: Über Gesundheitspflege und Revision des schweizer. Volksschulwesens (Eine Skizze), in: Correspondenz-Blatt für Schweizer Aerzte (1888), S. 131–141.

Instruktion über die Handhabung der Badeeinrichtung in den Schulhäusern der Stadt Zürich, in: JSGS 4 (1903), S. 33 f.

Jahrbuch der Schweizerischen Gesellschaft für Schulgesundheitspflege 1900–1910 (JSGS).

Jahresberichte der «Kommission für Versorgung verwahrloster Kinder im Bezirk Zürich», in: Zürcher Jahrbuch für Gemeinnützigkeit 1885–1905.

Jahresberichte über die Anstalt für die Erziehung schwachsinniger Kinder in Regensberg. Erstattet von der Grösseren Kommission der Anstalt, in: Zürcher Jahrbuch für Gemeinnützigkeit 1885–1905.

Kirchner, M[artin]: Untersuchungen über die Entstehung der Kurzsichtigkeit, in: Zeitschrift für Hygiene 7 (1889), S. 397–504.

Knabenhans, C.: Die Erziehungs- und Besserungsanstalten für verwahrloste Kinder und jugendliche Rechtsbrecher in der deutschen Schweiz, in: JSGS 13 (1912), S. 1–244.
Kölle, K[arl]: Fürsorge für die Schwachsinnigen bei ihrem Austritt aus der Schule. Vortrag, gehalten am Sonntag, den 1. Juni 1902, im Gasthof zur Krone in Hombrechtikon, vor der gemeinnützigen Gesellschaft des Bezirkes Meilen, in: Jahrbuch für Gemeinnützigkeit 1901/02, S. 22–32.
Kraft, Adolf: Prof. Dr. Friedrich Erismann. Korrespondierendes Mitglied der Schweizerischen Statistischen Gesellschaft. Ein Lebensbild, in: ZSS (1915), S. 436–442.
Kraft, Adolf: Schulärztliche Tätigkeit in der Stadt Zürich. Separatabdruck aus der Festschrift für den Deutschen Verein für öffentliche Gesundheitspflege, Zürich 1909.
Kraft, Adolf: Spezialklassen für Schwachbegabte, in: Gesundheits- und Wohlfahrtspflege der Stadt Zürich. Von den städtischen Behörden dargebotene Festschrift, Zürich 1909, S. 425–431.
Kraft, Adolf: Stottererkurse, in: Gesundheits- und Wohlfahrtspflege der Stadt Zürich. Von den städtischen Behörden dargebotene Festschrift, Zürich 1909, S. 428–431.
Kraft, Adolf: Schulbaraken, in: SZSG, Nr. 1 und 2, 4. April 1906 und 18. April 1906, S. 1–7 und 11–19.
Kraft, A[dolf]: Die gesundheitlichen Erfolge der Ferienkolonien. Separatabdruck aus der ZSS, Bern 1905.
Kraft, Adolf: Die neueste Zürcher und Luzerner Schulbank, in: SZSG, Nr. 25, 1. März 1905, S. 207–213.
Kraft, Adolf: VI. Jahresversammlung der Schweiz. Gesellschaft für Schulgesundheitspflege am 14. und 15. Mai 1905 in Luzern, in: SBSK 7 (1905), S. 101–106.
Kraft, Adolf: Die Temperaturverhältnisse in zürcherischen Schulbaraken, in: SZSG, 13. Dezember 1905, S. 149–154.
Kraft, Adolf: Die V. Jahresversammlung der Schweizerischen Gesellschaft für Schulgesundheitspflege am 11. und 12. Juni in Bern, in: ZS 10 (1904), S. 678–692.
Kraft, Adolf: Rezension: Elgart, Jaroslav. Über akute Exantheme. Neue Methode ihrer Prophylaxe, Leipzig 1903, in: ZS 12 (1904), S. 896 f.
Kraft, Adolf: Die IV. Schweizerische Konferenz für das Idiotenwesen am 11. und 12. Mai in Luzern, in: Der Schularzt 10 (1903), S. 788–791.
Kraft, Adolf: Die III. Jahresversammlung der Schweizerischen Gesellschaft für Schulgesundheitspflege am 14. und 15. Juni 1902 in Basel, in: ZS 9 und 10 (1902), S. 510–521 und 580–589.
Kraft, Adolf: Die Orientirung der Schulhäuser, in: SZSG, Nr. 11, 20. August 1902, S. 83–85.
Kraft, Adolf: Die Schulbankfrage, in: SZSG, Nr. 2, 16. April 1902, S. 9–11.
Kraft, Adolf: Die schulhygienische Tätigkeit des Stadtarztes von Zürich, in: SZSG, Nr. 24 und 25 (1902), S. 187–189 und 195–197.
Kull, Gotthilf: Die Taubstummenfürsorge in der Schweiz, in: JSGS 6 (1905), S. 301–338.
Kull, Gotthilf: Die Taubstummenfürsorge in der Schweiz, in: JSGS 9 (1908), Teil II, S. 489–508.
Laubi, Otto: Zweck und Methode der Ohrenuntersuchungen in den Volksschulen und Vorschläge zur Verhütung der wichtigsten Ohrenkrankheiten, in: JSGS 4 (1903), S. 60–87.

Le Grand, Emil: Über die schwachsinnigen Kinder in der Schweiz, in: ZSS (1901), S. 1–15.

Leubuscher, G.: Geschichte der Schulhygiene, in: Hugo Selter (Hg.): Handbuch der deutschen Schulhygiene, Dresden, Leipzig 1914, S. 1–18.

Leubuscher, G.: Schulhygienische Erwägungen, in: ZS 12 (1904), S. 842–853.

Leuch, Gottfried: Die Notwendigkeit des Unterrichts über Gesundheitslehre (Hygiene) insbes. Schulgesundheitspflege in Lehrerbildungsanstalten. Vortrag 1897.

Leuch, [Gottfried]: Eine sogenannte Chorea-Epidemie in der Schule, in: Correspondenz-Blatt für Schweizer Aerzte 15 (1896), S. 465–477.

Leuch, [Gottfried]: Sanitäre Erfolge der Zürcher Feriencolonien im Jahre 1895, in: Correspondenz-Blatt für Schweizer Aerzte 21 (1896), S. 657–669.

Lincke, Paul: Die Schulbäder. Die technische Einrichtung, in: JSGS 4 (1903), S. 22–34.

Lindenberg, Paul: Bei Robert Koch, in: Gartenlaube 1 (1891), S. 11–15.

Marthaler, Harald: Die Ferienkolonien für arme Schulkinder in der Schweiz in den Jahren 1891–1895, zugleich Überblick über die ersten 20 Jahre der Entwicklung: 1876–1895, in: ZSS (1897), S. 61–88.

Martin, Rudolf: Lehrbuch der Anthropologie in systematischer Darstellung, mit besonderer Berücksichtigung der anthropologischen Methoden, für Studierende, Ärzte und Forschungsreisende, Jena 1914.

Mousson, Heinrich: Organisation des städtischen Schulwesens, in: Die Gesundheits- und Wohlfahrtspflege der Stadt Zürich. Von den städtischen Behörden dargebotene Festschrift, Zürich 1909, S. 391–401.

Müller, A.: Der heutige Stand der Schularztfrage (Referat), in: JSGS 1 (1900), S. 15–25.

Muralt, Wilhelm von : Kinderspital Zürich (Eleonoren-Stiftung), in: Die Gesundheits- und Wohlfahrtspflege der Stadt Zürich. Von den städtischen Behörden dargebotene Festschrift, Zürich 1909, S. 282–287.

Ost, Dr. med.: Die Bedeutung der Schulbäder in hygienischer Hinsicht, in: JSGS 4 (1903), S. 35–42.

Posner, Carl: Rudolf Virchow, in: Gartenlaube 24 (1902), S. 666–668.

Pott, [...]: Scarlatina, in: Bibliothek der gesammten Medicinischen Wissenschaften für praktische Ärzte und Specialärzte, Bd. 3, Wien, Leipzig 1898, S. 414–439.

Protokoll der für den Bau des Schulhauses in der Kernstrasse in Zürich ernannten Schulhausbaukommission, in: ZS 9 (1904), S. 634–642.

Reclam, C.: Die heutige Gesundheitspflege und ihre Aufgaben, in: Deutsche Vierteljahresschrift für öffentliche Gesundheitspflege 1 (1869), S. 1–5.

Reglement betreffend das Pestalozzihaus (Vom 19. Januar 1898), in: Beschlüsse und Verordnungen von Behörden der Stadt Zürich. Amtliche Sammlung, Bd. 6, Zürich 1902, S. 61–64.

Ritter, Adam (Hg.): Verhandlungen der 1. Konferenz für das Idiotenwesen in Zürich am 3. und 4. Juni 1889, Zürich 1889.

Sammlung der Gesetze und Verordnungen über das Volksschulwesen und die hauswirtschaftliche Fortbildungsschule, hg. von der Erziehungsdirektion des Kantons Zürich, 3. Auflage, nachgeführt bis Ende 1939, Zürich 1940.

Samosch (Schularzt Breslau): Über schulärztliche Statistik und die Prinzipien bei Auswahl der sogenannten ärztlichen Beobachtungsschüler, in: Der Schularzt 4 und 5 (1903), S. 255–261 und 315–324.

Schenker (Arzt, Aarau): Der Alkoholismus in Bezug auf Idioten und Imbecile. Aus einem Vortrage des Dr. Schenker-Aarau: Über Beobachtungen an schwachsinnigen Kindern mit spezieller Berücksichtigung der Ätiologie und Therapie des Schwachsinns, in: ZS 4/5 (1901), S. 255–257.

Schubert, Paul: Das Schularztwesen in Deutschland. Bericht über die Ergebnisse einer Umfrage bei den grösseren Städten des deutschen Reiches, in: Der Schularzt 7–11 (1903), S. 511–519, 595–605, 725–747 und 823–900.

Schubert, Paul: Soll der Schularzt durch den Lehrer ersetzt werden?, in: ZS 11 (1900), S. 589–606.

Schweizerische Blätter für Schulgesundheitspflege und Kinderschutz 1900–1910 (SBSK).

Selter, Hugo (Hg.): Handbuch der deutschen Schulhygiene, Dresden, Leipzig 1914.

Sennrich, Dölf: Allerlei Aussersihler Erinnerungen aus der Zeit vor 1914 und anderes mehr, Zürich 1954.

Siegrist, A.: Zweck und Methode der Augenuntersuchungen in den Volksschulen, in: JSGS 3 (1902), S. 37–54.

Statistisches Amt der Stadt Zürich (Hg.): Statistik der Stadt Zürich, Heft 45, Sterblichkeit in der Stadt Zürich 1893–1933, Zürich 1937.

Steiger, A.: Schreibhaltung und Kurzsichtigkeit, in: SBSK (1903), S. 81–85.

Steiger, A.: Zweck und Methode der Augenuntersuchungen in den Volksschulen. Referat unter besonderer Berücksichtigung der Augenuntersuchungen in der Stadtschule Zürich, in: JSGS 3 (1902), S. 55–76.

Stephani, Paul: Erfahrungen über das System der Schulärzte, in: Bericht über den XIV. Internationalen Kongress für Hygiene und Demographie, Berlin, 23.–29. September 1907, Bd. II, Berlin 1908, S. 502–414.

Stierlin, Robert: Blutkörperchen-Zählung und Hämoglobinbestimmungen bei Kindern. Inaugural-Dissertation Universität Zürich, Leipzig 1889.

Stocker, Friedrich: Die Schularztfrage auf Grund bisheriger Erfahrungen, in: JSGS 6 (1905), S. 140–208.

Stüssi, Heinrich: Gesetze und Verordnungen betreffend das zürcherische Volksschulwesen, Winterthur 1881.

Thomann, H.: Entwicklung und Zusammensetzung der Bevölkerung, in: Gesundheits- und Wohlfahrtspflege der Stadt Zürich. Von den städtischen Behörden dargebotene Festschrift, Zürich 1909, S. 90–97.

Toggenburger, R.: Die zürcherischen Ferien-Kolonieen. Separat-Abdruck aus der «Zürcher Post», August 1901.

Tuchschmid, A.: Die Schulbäder nach ihrer pädagogischen Bedeutung und praktischen Verwertung, in: JSGS 4 (1903), S. 43–59.

Übersicht über die bei Abfassung der Charakteristiken schwachsinniger Schüler zu beobachtenden Merkmale, in: ZS 4/5 (1898), S. 247–255.

«Unsere Ferienkolonien – eine Vorschule für junge Republikaner», in: Familien-Wochenblatt 6 (1907), S. 43.

Vannod, Th[éodore]: Les différentes méthodes de mensuration de la fatigue intellectuelle, in: JSGS 5 (1904), S. 368–413.

Varrentrapp, Georg: Der heutige Stand der hygienischen Forderungen an Schulbauten, in: Deutsche Vierteljahresschrift für öffentliche Gesundheitspflege 1 (1869) S. 466–532.

Virchow, Rudolf: Mittheilungen über die in Oberschlesien herrschende Typhus-Epidemie, in: Gesammelte Abhandlungen aus dem Gebiete der öffentlichen Medicin und der Seuchenlehre von Rudolf Virchow, Bd. 1, Berlin 1879, S. 214–334.
Virchow, Rudolf: Was die «medicinische Reform» will, in: Gesammelte Abhandlungen aus dem Gebiete der öffentlichen Medicin und der Seuchenlehre von Rudolf Virchow, Bd. 1, Berlin 1879, S. 1–5. (Original in: Medicinische Reform, Nr. 1, 10. Juli 1848.)
Vogt, Heinrich: Der Alkoholismus. Die Ursachen des Alkoholismus, in: Bericht über den XIV. Internationalen Kongress für Hygiene und Demographie, Brüssel, 23.–29. September 1907, Bd. II, Berlin 1908, S. 373–380.
Wedekind, Armin: Referat über die Bekämpfung der ansteckenden Krankheiten vom gegenwärtigen Standpunkt der Wissenschaft. Für die Versammlung der kantonalen Gemeinnützigen Gesellschaft in Zürich am 23. Juni 1891, in: Zürcher Jahrbuch für Gemeinnützigkeit 1891, S. 1–28.
Wex, (Dr.): Die Entwicklung der Schularzt-Institution in Deutschland und der Schularzt in Rostock, in: Der Schularzt 2 (1903), S. 156.
Zeitschrift für Schulgesundheitspflege 1888–1905 (ZS).
Zeitschrift für schweizerische Statistik 1897–1913 (ZSS).
Zollinger, Friedrich: Anstalten und Einrichtungen der Jugendfürsorge, in: JSGS 9 (1908), S. 698–814.
Zollinger, Friedrich: Bestrebungen auf dem Gebiete der Schulgesundheitspflege und des Kinderschutzes. Bericht an den hohen Bundesrat der Eidgenossenschaft, Zürich 1901.
Zum 20jährigen Bestand der Ferienkolonien in Zürich, in: Zürcher Jahrbuch für Gemeinnützigkeit 1896, S. 232–239.
Zürcher, Emil: Die Fürsorge für jugendliche Verbrecher und Verwahrloste in Beziehung auf die neue schweizerische Gesetzgebung, in: Zürcher Jahrbuch für Gemeinnützigkeit (1899/1900), S. 1–14.

Darstellungen

Ackerknecht, Erwin H.: Geschichte der Medizin, 7., überarbeitete und ergänzte Auflage von Hinrich Murken, Stuttgart 1992.
Ackerknecht, Erwin H.: Anticontagionism between 1821 and 1867, in: Bulletin of the History of Medicine 22 (1948), S. 562–593.
Bärtschi, Hans-Peter: Industrialisierung, Eisenbahnschlachten und Städtebau: Die Entwicklung des Zürcher Industrie- und Arbeiterstadtteils Aussersihl. Ein vergleichender Beitrag zur Architektur- und Technikgeschichte, Basel 1983.
Bennack, Jürgen: Gesundheit und Schule. Zur Geschichte der Hygiene im preussischen Volksschulwesen, Köln 1990.
Biedermann, Paul: Die Entwicklung der Krankenversicherung in der Schweiz, Diss., Zürich 1955.
Bleek, Stephan: Das Stadtviertel als Sozialraum. Innerstädtische Mobilität in München 1890–1933, in: Wolfgang Hardtwig, Klaus Tenfelde (Hg.): Soziale Räume in der Urbanisierung. Studien zur Geschichte Münchens im Vergleich 1850–1933, München 1990, S. 217–235.

Bleker, Johanna: Die Stadt als Krankheitsfaktor. Eine Analyse ärztlicher Auffassungen im 19. Jahrhundert, in: Medizinhistorisches Journal 18 (1983), S. 118–136.

Bloch, Alexandra: Schulpflicht, Unentgeltlichkeit und Laizität des Unterrichts im Kanton Zürich zwischen 1770 und 1900, in: Lucien Criblez et al. (Hg.): Eine Schule für die Demokratie. Zur Entwicklung der Volksschule in der Schweiz im 19. Jahrhundert, Bern 1999, S. 123–153.

Brändli, Sebastian: Geselligkeit als Programm. Ärztliche Standesorganisationen in der Schweiz des 19. Jahrhunderts, in: Hans Ulrich Jost (Hg.): Geselligkeit, Sozietäten und Vereine, Zürich 1991, S. 59–80.

Braun, E.: Die schulärztliche Tätigkeit an den schweizerischen Volksschulen und ihr jetziger Stand. Separatschrift aus Pro Juventute 4/5 (1939).

Braun, Rudolf: Zur Professionalisierung des Ärztestandes in der Schweiz, in: Werner Conze, Jürgen Kocka (Hg.): Bildungsbürgertum im 19. Jahrhundert, Teil I: Bildungssystem und Professionalisierung in internationalen Vergleichen, Stuttgart 1985, S. 332–357.

Breuer, Stefan: Sozialdisziplinierung. Probleme und Problemverlagerungen eines Konzepts bei Max Weber, Gerhard Oestreich und Michel Foucault, in: Christoph Sachsse, Florian Tennstedt (Hg.): Soziale Sicherheit und soziale Disziplinierung. Beiträge zu einer historischen Theorie der Sozialpolitik, Frankfurt a. M. 1986, S. 45–72.

Brock, Thomas D.: Robert Koch. A Life in Medicine and Bacteriology, Madison 1988.

Büttner, Johannes: Die Herausbildung des Normalwertkonzeptes im Zusammenhang mit quantitativen diagnostischen Untersuchungen der Medizin, in: Volker Hess (Hg.): Normierung der Gesundheit. Messende Verfahren der Medizin als kulturelle Praktik um 1900, Husum 1997, S. 17–32.

Canguilhem, Georges: Wissenschaftsgeschichte und Epistemologie. Gesammelte Aufsätze, Frankfurt a. M. 1979.

Canguilhem, Georges: Das Normale und das Pathologische, München 1974.

Carrupt, Emilia: «Mens sana in corpore sano»: L'hygiène à l'école primaire 1860–1920. L'exemple genevois, Lizentiatsarbeit, Genève 1992.

Castell Rüdenhausen, Adelheid: Die Überwindung der Armenschule. Schülerhygiene an den Hamburger öffentlichen Volksschulen im Zweiten Kaiserreich, in: Archiv für Sozialgeschichte 22 (1982), S. 201–226.

Condrau, Flurin, Jakob Tanner: Working-class Experiences, Cholera and Public Health Reform in Nineteenth-century Switzerland, in: Sally Sheard, Helen Power (Hg.): Body and City. Histories of Urban Public Health, Aldershot 2000, S. 109–122.

Criblez, Lucien: Der Bildungsartikel in der Bundesverfassung vom 29. Mai 1874, in: Lucien Criblez et al. (Hg.): Eine Schule für die Demokratie. Zur Entwicklung der Volksschule in der Schweiz im 19. Jahrhundert, Bern 1999, S. 337–362.

Daum, Andreas W.: Wissenschaftspopularisierung im 19. Jahrhundert. Bürgerliche Kultur, naturwissenschaftliche Bildung und die deutsche Öffentlichkeit, München 1998.

Douglas, Mary: Reinheit und Gefährdung. Eine Studie zu Vorstellungen von Verunreinigung und Tabu, Frankfurt a. M. 1988. (Original: Purity and Danger. An Analysis of Concepts of Pollution and Taboo, London 1966.)

Eckart, Wolfgang U.: Geschichte der Medizin, 4., überarbeitete und ergänzte Auflage, Berlin 2000.

Eckart, Wolfgang, Robert Jütte (Hg.): Das europäische Gesundheitssystem. Gemeinsamkeiten und Unterschiede in historischer Perspektive, Stuttgart 1994.

Elias, Norbert: Über den Prozess der Zivilisation. Soziogenetische und psychogenetische Untersuchungen, Frankfurt a. M. 1978 (1936).

Eulner, Hans-Heinz: Die Entwicklung der medizinischen Spezialfächer an den Universitäten des deutschen Sprachgebietes (Studien zur Medizingeschichte des neunzehnten Jahrhunderts), Stuttgart 1970.

Eulner, Hans-Heinz: Hygiene als akademisches Fach, in: Walter Artelt et al. (Hg.): Städte-, Wohnungs- und Kleidungshygiene des 19. Jahrhunderts in Deutschland. Vorträge eines Symposiums, Stuttgart 1969, S. 17–33.

Evans, Richard J.: Tod in Hamburg. Stadt, Gesellschaft und Politik in den Cholera-Jahren 1830–1910. Aus dem Englischen von Karl A. Klewer, Reinbek b. Hamburg 1990.

Faure, Olivier: Der Arzt, in: Ute Frevert, Heinz-Gerhard Haupt (Hg.): Der Mensch des 19. Jahrhunderts, Frankfurt a. M. 1999, S. 86–119.

Felt, Ulrike, Helga Nowotny, Klaus Taschwer: Wissenschaftsforschung. Eine Einführung, Frankfurt a. M. 1995.

Fleck, Ludwig: Entstehung und Entwicklung einer wissenschaftlichen Tatsache. Einführung in die Lehre vom Denkstil und Denkkollektiv, Frankfurt a. M. 1980.

Flüeler, Niklaus, Marianne Flüeler-Grauwiler (Hg.): Geschichte des Kantons Zürich, Bd. 3, Zürich 1994.

Foucault, Michel: Überwachen und Strafen. Die Geburt des Gefängnisses, Frankfurt a. M. 1976.

Foucault, Michel: Der Wille zum Wissen. Sexualität und Wahrheit, Bd. 1, Frankfurt a. M. 1977.

Frevert, Ute: «Fürsorgliche Belagerung». Hygienebewegung und Arbeiterfrauen im 19. und frühen 20. Jahrhundert, in: Geschichte und Gesellschaft 11 (1985), S. 420–446.

Frevert, Ute: Krankheit als politisches Problem 1770–1880. Soziale Unterschichten in Preussen zwischen medizinischer Polizei und staatlicher Sozialversicherung, Göttingen 1984.

Fritzsche, Bruno, Max Lemmenmeier: Auf dem Weg zu einer städtischen Industriegesellschaft 1870–1918, in: Niklaus Flüeler, Marianne Flüeler-Grauwiler (Hg.): Geschichte des Kantons Zürich, Bd. 3, Zürich 1994, S. 158–249.

Fritzsche, Bruno, Max Lemmenmeier: Die revolutionäre Umgestaltung von Wirtschaft, Gesellschaft und Staat 1780–1870, in: Niklaus Flüeler, Marianne Flüeler-Grauwiler (Hg.): Geschichte des Kantons Zürich, Bd. 3, Zürich 1994, S. 20–157.

Fritzsche, Bruno: Vorhänge sind an die Stelle der alten Lumpen getreten. Die Sorgen der Wohnungsfürsorger im 19. Jahrhundert, in: Sebastian Brändli et al. (Hg.): Schweiz im Wandel. Studien zur neueren Gesellschaftsgeschichte. Festschrift für Rudolf Braun zum 60. Geburtstag, Basel, Frankfurt 1990, S. 383–396.

Fritzsche, Bruno: Mechanismen der sozialen Segregation, in: Hans Jürgen Teuteberg (Hg.): Homo habitans. Zur Sozialgeschichte des ländlichen und städtischen Wohnens in der Neuzeit, Münster 1985, S. 155–158.

Fritzsche, Bruno: Das Quartier als Lebensraum, in: Werner Conze, Ulrich Eberhardt (Hg.): Arbeiterexistenz im 19. Jahrhundert, Stuttgart 1981, S. 92–113.

Galliker, Hans-Rudolf: Tramstadt. Öffentlicher Nahverkehr und Stadtentwicklung am Beispiel Zürichs, Zürich 1997.
Göckenjan, Gerd: Wandlungen im Selbstbild des Arztes seit dem 19. Jahrhundert, in: Alfons Labisch, Reinhard Spree (Hg.): Medizinische Deutungsmacht im sozialen Wandel des 19. und frühen 20. Jahrhunderts, Bonn 1989, S. 89–102.
Gradmann, Christoph: Invisible Enemies. Bacteriology and the Language of Politics in Imperial Germany, in: Science in Context 13/1 (2000), S. 9–30.
Gradmann, Christoph: Ein Fehlschlag und seine Folgen: Robert Kochs Tuberkulin und die Gründung des Instituts für Infektionskrankheiten in Berlin 1891, in: Christoph Gradmann, Thomas Schlich (Hg.): Strategien der Kausalität. Konzepte der Krankheitsverursachung im 19. und 20. Jahrhundert, Pfaffenweiler 1999, S. 29–52.
Gradmann, Christoph: Bazillen, Krankheit und Krieg. Bakteriologie und politische Sprache im deutschen Kaiserreich, in: Berichte zur Wissenschaftsgeschichte 19 (1996), S. 81–94.
Gundermann, K.-O. et al. (Hg.): Lehrbuch der Hygiene. Umwelthygiene, Krankenhaushygiene, Individualhygiene, Sozialhygiene und öffentliches Gesundheitswesen, Epidemiologie, Stuttgart 1991.
Hahn, Susanne: Die Schulhygiene zwischen naturwissenschaftlicher Erkenntnis, sozialer Verantwortung und vaterländischem Dienst, in: Medizinhistorisches Journal 1 (1994), S. 23–38.
Hamlin, Christopher: Public Health and Social Justice in the Age of Chadwick. Britain, 1800–1854, Cambridge 1998.
Hamlin, Christopher: State Medicine in Great Britain, in: Dorothy Porter (Hg.): The History of Public Health and the Modern State, Amsterdam 1994, S. 132–164.
Hanselmann, Heinrich: Einführung in die Heilpädagogik. Praktischer Teil. Für Eltern, Lehrer, Anstaltserzieher, Jugendfürsorger, Richter und Ärzte, Erlenbach-Zürich 1946 (1930).
Hardy, Anne: The Epidemic Streets. Infectious Disease and the Rise of Preventive Medicine 1856–1900, Oxford 1993.
Heller, Geneviève: «Tiens-toi droit!» L'enfant à l'école au 19e siècle. Espace, morale et santé. L'exemple vaudois, Lausanne 1988.
Heller, Geneviève: «Propre en ordre». Habitation et vie domestique 1850–1930. L'exemple vaudois, Lausanne 1979.
Hindenmann, Hans: Geschichte der Pockenprophylaxe im Kanton Zürich, Zürich 1925.
Höpfliger, François: Verbände, in: Ulrich Klöti (Hg.): Handbuch politisches System der Schweiz, Bern 1984, Bd. 2, S. 163–188.
Hudemann-Simon, Calixte: Die Eroberung der Gesundheit 1750–1900, Frankfurt a. M. 2000.
100 Jahre Zürcher Stiftung in Unterägeri, hg. von der Stiftung Zürcher Sprachheilschule Unterägeri, Zug 1984.
Huerkamp, Claudia: Ärzte und Patienten. Zum strukturellen Wandel der Arzt-Patient-Beziehungen vom ausgehenden 18. bis zum frühen 20. Jahrhundert, in: Alfons Labisch, Reinhard Spree (Hg.): Medizinische Deutungsmacht im sozialen Wandel des 19. und frühen 20. Jahrhunderts, Bonn 1989, S. 57–73.

Huerkamp, Claudia: Der Aufstieg der Ärzte im 19. Jahrhundert, Göttingen 1985.
Huerkamp, Claudia: Die preussisch-deutsche Ärzteschaft als Teil des Bildungsbürgertums. Wandel in Lage und Selbstverständnis vom ausgehenden 18. Jahrhundert bis zum Kaiserreich, in: Werner Conze, Jürgen Kocka (Hg.): Bildungsbürgertum und Professionalisierung in internationalen Vergleichen, Stuttgart 1985, S. 358–387.
Huerkamp, Claudia: The History of Smallpox Vaccination in Germany. A First Step in the Medicalization of the General Public, in: Journal of Contemporary History 20 (1985), S. 57–73.
Hunziker Keller, Claudia: Badeanstalten in der Stadt Zürich. Geschlechterspezifische Raum- und Nutzungskonzepte, in: Monika Imboden, Franziska Meister, Daniel Kurz (Hg.): Stadt – Raum – Geschlecht. Beiträge zur Erforschung urbaner Lebensräume, Zürich 2000, S. 151–168.
Illi, Martin: Von der Schîssgruob zur modernen Stadtentwässerung, Zürich 1987.
Imboden, Monika: Die Tätigkeit von Ärzten in der Zürcher Volksschule 1893–1905, unveröffentlichte Lizentiatsarbeit, Universität Zürich 1996.
INSA. Inventar der neueren Schweizer Architektur 1850–1929, Bd. 10: Winterthur, Zürich, Zug, Zürich 1992.
Jenzer, Sabine: Das Vorasyl zum Pilgerbrunnen. Ein Zürcher Erziehungsheim für gefallene und gefährdete Mädchen (1889–1952), unveröffentlichte Seminararbeit, Historisches Seminar der Universität Zürich 2001.
Jordanova, Ludmilla: The Social Construction of Medical Knowledge, in: Social History of Medicine 8 (1995), S. 361–381.
Jütte, Robert: Geschichte der Sinne. Von der Antike bis zum Cyberspace, München 2000.
Jütte, Robert: Sozialgeschichte der Medizin. Inhalte – Methoden – Ziele, in: Medizin, Gesellschaft und Geschichte 9 (1990), S. 149–164.
Keller, C.: In memoriam Dr. Gottfried Leuch, Zürich, in: Correspondenz-Blatt für Schweizer Aerzte 1933, S. 435 f.
Koelbing, Huldrych M., Christoph Mörgeli (Hg.): Johann Friedrich Horner (1831–1886). Der Begründer der Schweizer Augenheilkunde in seiner Autobiographie, Zürich 1986.
Kofmehl-Heri, Katharina: Von der Armenspeisung zur Stadtküche. Entstehung und Entwicklung einer sozialen Institution der Stadt Zürich (Zürcher Beiträge zur Alltagskultur, hg. von Ueli Gyr, Walter Leimgruber, Bd. 5), Zürich 1997.
Kohl, F.: Emil Kraepelin (1856–1926). Der Systematiker der (deutschen) Psychiatrie, in: Deutsche medizinische Wochenschrift 124 (1999) S. 98–101.
Koller, Barbara: «Gesundes Wohnen». Ein Konstrukt zur Vermittlung bürgerlicher Werte und Verhaltensnormen und seine praktische Umsetzung in der Deutschschweiz 1880–1914, Diss., Zürich 1995.
Kopp, Ernst: Zur Schulgesundheitspflege in Kanton und Stadt Zürich, Sonderabdruck aus Gesundheit und Wohlfahrt 6 (1939).
Kost, Franz: Volksschule und Disziplin. Die Disziplinierung des inner- und ausserschulischen Lebens durch die Volksschule, am Beispiel der Zürcher Schulgeschichte zwischen 1830 und 1930, Zürich 1985.
Krabbe, Wolfgang R.: Kommunalpolitik und Industrialisierung. Die Entfaltung der

städtischen Leistungsverwaltung im 19. und frühen 20. Jahrhundert. Fallstudien zu Dortmund und Münster, Stuttgart 1985.

Krabbe, Wolfgang R.: Die Entfaltung der kommunalen Leistungsverwaltung in deutschen Städten des 19. Jahrhunderts, in: Hans-Jürgen Teuteberg (Hg.): Urbanisierung im 19. und 20. Jahrhundert. Historische und geographische Aspekte, Köln 1983, S. 373–392.

Künzle, Daniel: Stadtwachstum, Quartierbildung und soziale Konflikte am Beispiel von Zürich Aussersihl 1850–1914, in: Sebastian Brändli et al. (Hg.): Schweiz im Wandel. Studien zur neueren Gesellschaftsgeschichte. Festschrift für Rudolf Braun zum 60. Geburtstag, Basel, Frankfurt a. M. 1990, S. 43–58.

Kurz, Daniel, Thomas Schempp: Gemeindewerke und die Anfänge der Leistungsverwaltung auf kommunaler Ebene (1880–1914). Schweizer Städte im Vergleich, in: Itinera 21 (1999), (Sozialdisziplinierung – Verfahren – Bürokratie), S. 205–216.

La Berge, Ann: Mission and Method. The Early Nineteenth Century French Public Health Movement, Cambridge 1992.

Labisch, Alfons: History of Public Health – History in Public Health. Looking Back and Looking Forward, in: The Society for Social History of Medicine 1 (1998), S. 1–13.

Labisch, Alfons, Reinhard Spree: Neuere Entwicklungen und aktuelle Trends in der Sozialgeschichte der Medizin in Deutschland. Rückschau und Ausblick, in: Vierteljahrschrift für Sozial- und Wirtschaftsgeschichte 84 (1997), S. 171–210 (Teil I) und 305–321 (Teil II).

Labisch, Alfons, Jörg Vögele: Stadt und Gesundheit. Anmerkungen zur neueren sozial- und medizinhistorischen Diskussion in Deutschland, in: Archiv für Sozialgeschichte 37 (1997), S. 396–424.

Labisch, Alfons: Homo hygienicus. Gesundheit und Medizin in der Neuzeit, Frankfurt, New York 1992.

Labisch, Alfons: The Social Construction of Health. From Early Modern Times to the Beginnings of the Industrialization, in: Jens Lachmund, Gunnar Stollberg (Hg.): The Social Construction of Illness (Medizin, Gesellschaft und Geschichte, Beiheft 1), Stuttgart 1992, S. 85–105.

Labisch, Alfons: Gesundheitskonzepte und Medizin im Prozess der Zivilisation, in: Ders., Reinhard Spree (Hg.): Medizinische Deutungsmacht im sozialen Wandel des 19. und frühen 20. Jahrhunderts, Bonn 1989, S. 15–36.

Labisch, Alfons, Reinhard Spree (Hg.): Medizinische Deutungsmacht im sozialen Wandel des 19. und frühen 20. Jahrhunderts, Bonn 1989.

Labisch, Alfons: Gemeinde und Gesundheit. Zur historischen Soziologie des kommunalen Gesundheitswesens, in: Bernhard Blanke, Adalbert Evers, Hellmut Wollmann (Hg.): Die Zweite Stadt. Neue Formen lokaler Arbeits- und Sozialpolitik, Opladen 1986, S. 275–305.

Labisch, Alfons: «Hygiene ist Moral – Moral ist Hygiene». Soziale Disziplinierung durch Ärzte und Medizin, in: Christoph Sachsse, Florian Tennstedt (Hg.): Soziale Sicherheit und soziale Disziplinierung, Frankfurt a. M. 1986, S. 265–285.

Labisch, Alfons: Zur Sozialgeschichte der Medizin. Methodologische Überlegungen, in: Archiv für Sozialgeschichte 20 (1980), S. 431–470.

Lachmund, Jens, Gunnar Stollberg: Patientenwelten. Krankheit und Medizin vom späten 18. bis zum frühen 20. Jahrhundert im Spiegel von Autobiographien, Opladen 1995.

Lachmund, Jens, Gunnar Stollberg (Hg.): The Social Construction of Illness. Illness and Medical Knowledge in Past and Present (Medizin, Gesellschaft und Geschichte, Beiheft 1), Stuttgart 1992.
Legler, Angelika: Die Wohlfahrtspflege der Stadt Zürich seit 1893 unter besonderer Berücksichtigung ihrer finanziellen Tragweite, Diss., Zürich 1929.
Lenoir, Timothy: Politik im Tempel der Wissenschaft. Forschung und Machtausübung im deutschen Kaiserreich, Frankfurt a. M. 1992.
Linder, Wolf: Entwicklung, Strukturen und Funktionen des Wirtschafts- und Sozialstaates in der Schweiz, in: Alois Riklin (Hg.): Handbuch Politisches System der Schweiz, Bd. 1, Bern 1983, S. 255–382.
Link, Jürgen: Versuch über den Normalismus. Wie Normalität produziert wird, Opladen 1997.
Loetz, Francisca: «Medikalisierung» in Frankreich, Grossbritannien und Deutschland 1750–1850. Ansätze, Ergebnisse und Perspektiven der Forschung, in: Wolfgang U. Eckart, Robert Jütte (Hg.): Das europäische Gesundheitssystem. Gemeinsamkeiten und Unterschiede in historischer Perspektive, Stuttgart 1994, S. 123–162.
Loetz, Francisca: Vom Kranken zum Patienten. «Medikalisierung» und medizinische Vergesellschaftung am Beispiel Badens 1750–1850, Stuttgart 1993.
Looser, Heinz: Der Italienerkrawall von 1896. Widerstände gegen die Einführung bürgerlicher Verhältnisse in der Grossstadt, unveröffentlichte Lizentiatsarbeit, Universität Zürich 1983.
Mann, Gunter: Führende deutsche Hygieniker des 19. Jahrhunderts. Eine Übersicht, in: Walter Artelt et al. (Hg.): Städte-, Wohnungs- und Kleidungshygiene des 19. Jahrhunderts in Deutschland. Vorträge eines Symposiums, Stuttgart 1969, S. 1–16.
Mathieu, Jon, Jakob Messerli: Populäre Medien, in: Beatrix Mesmer (Hg.): Die Verwissenschaftlichung des Alltags. Anweisungen zum richtigen Umgang mit dem Körper in der schweizerischen Populärpresse 1850–1900, Zürich 1997, S. 19–36.
Mattmüller, Hanspeter: Die eidgenössische Bildungspolitik zwischen 1870 und 1903 und die Entstehung der schweizerischen Schulforschung, in: Schweizerische Zeitschrift für Geschichte 32 (1982), S. 401–420.
Matzerath, Horst: «Kommunale Leistungsverwaltung». Zu Bedeutung und politischer Funktion des Begriffs im 19. und 20. Jahrhundert, in: Hans Heinrich Blotevogel (Hg.): Kommunale Leistungsverwaltung und Stadtentwicklung vom Vormärz bis zur Weimarer Republik, Köln 1990, S. 3–24.
Mesmer, Beatrix: Die Verwissenschaftlichung des Alltags. Anweisungen zum richtigen Umgang mit dem Körper in der schweizerischen Popularpresse 1850–1900, Zürich 1997.
Mesmer, Beatrix: Umwelthygiene als Gegenstand der Naturwissenschaft. Begründung und Genese einer Programmatik, in: Hansjörg Siegenthaler (Hg.): Wissenschaft und Wohlfahrt. Moderne Wissenschaft und ihre Träger in der Formation des schweizerischen Wohlfahrtsstaates während der 2. Hälfte des 19. Jahrhunderts, Zürich 1997, S. 35–58.
Mesmer, Beatrix: Ausgeklammert – Eingeklammert. Frauen und Frauenorganisationen in der Schweiz des 19. Jahrhunderts, Basel, Frankfurt a. M. 1988.

Mesmer, Beatrix: Reinheit und Reinlichkeit. Bemerkungen zur Durchsetzung der häuslichen Hygiene in der Schweiz, in: Nicolai Bernard, Quirinus Reichen (Hg.): Gesellschaft und Gesellschaften. Festschrift zum 65. Geburtstag von Professor Dr. Ulrich Im Hof, Bern 1982, S. 470–494.

Milles, Dietrich: Die Physiologie als Grundlage ärztlicher Gutachten bei der Etablierung der deutschen Sozialversicherungen, in: Philipp Sarasin, Jakob Tanner (Hg.): Physiologie und industrielle Gesellschaft. Studien zur Verwissenschaftlichung des Körpers im 19. und 20. Jahrhundert, Frankfurt a. M. 1998, S. 369–398.

Müller, Bertold: Rechtliche und gesellschaftliche Stellung von Menschen mit einer «geistigen Behinderung». Eine rechtshistorische Studie der Schweizer Verhältnisse im 19. und 20. Jahrhundert (Zürcher Studien zur Rechtsgeschichte), Zürich 2001.

Münch, Peter: Stadthygiene im 19. und 20. Jahrhundert. Die Wasserversorgung, Abwasser- und Abfallbeseitigung unter besonderer Berücksichtigung Münchens, Göttingen 1993.

Murard, Lion, Patrick Zylberman: L'hygiène dans la République. La santé publique en France, ou l'utopie contrariée (1870–1918), Paris 1996.

Nikolow, Sybilla: Die Mathematizität von Blut und Urin. Statistische Methodik in der Medizin, in: Volker Hess (Hg.): Normierung der Gesundheit. Messende Verfahren der Medizin als kulturelle Praktik um 1900, Husum 1997, S. 33–38.

Oelkers, Jürgen: Physiologie, Pädagogik und Schulreform, in: Philipp Sarasin, Jakob Tanner (Hg.): Physiologie und industrielle Gesellschaft. Studien zur Verwissenschaftlichung des Körpers im 19. und 20. Jahrhundert, Frankfurt a. M. 1998, S. 245–287.

Opitz, Bernhard: Robert Kochs Ansichten von 1884 über die zukünftige Gestaltung des Kaiserlichen Gesundheitsamtes, in: Medizinhistorisches Journal 1 (1994), S. 363–377.

Otis, Laura: Membranes. Metaphors of Invasion in Nineteenth-Century Literature, Science and Politics, Baltimore and London 1999.

Pieper, Markus: Der Körper des Volkes und der gesunde Volkskörper. Johann Peter Franks System einer vollstaendigen medicinischen Polizey, in: Zeitschrift für Geschichtswissenschaft 2 (1998), S. 101–119.

Porter, Dorothy: Health, Civilization and the State. A History of Public Health from Ancient to Modern Times, London 1999.

Porter, Dorothy (Hg.): The History of Public Health and the Modern State, Amsterdam 1994.

Porter, Roy: Die Kunst des Heilens. Eine medizinische Geschichte der Menschheit von der Antike bis heute. Aus dem Englischen übersetzt von Jorunn Wissmann, Heidelberg 2000.

Puenzieux, Dominique, Brigitte Ruckstuhl: Medizin, Moral und Sexualität. Die Bekämpfung der Geschlechtskrankheiten Syphilis und Gonorrhöe in Zürich 1870–1920, Diss., Zürich 1994.

Rabinbach, Anson: Ermüdung, Energie und der menschliche Motor, in: Philipp Sarasin, Jakob Tanner (Hg.): Physiologie und industrielle Gesellschaft. Studien zur Verwissenschaftlichung des Körpers im 19. und 20. Jahrhundert, Frankfurt a. M. 1998, S. 286–312.

Ramsauer, Nadja: Verwahrlost. Kindswegnahmen und die Entstehung der Jugendfürsorge im schweizerischen Sozialstaat 1900–1945, Diss., Zürich 2000.
Ramsauer, Nadja, Thomas Meyer: Blinder Fleck im Sozialstaat. Eugenik in der Deutschschweiz 1930–1950, in: traverse 2 (1995), S. 117–121.
Ramsey, Matthew: Public Health in France, in: Dorothy Porter (Hg.): The History of Public Health and the Modern State, Amsterdam 1994, S. 45–118.
Raphael, Lutz: Die Verwissenschaftlichung des Sozialen als methodische und konzeptionelle Herausforderung für eine Sozialgeschichte des 20. Jahrhunderts, in: Geschichte und Gesellschaft 22 (1996), S. 165–193.
Reichesberg, Julian: Schulen, in: Naum Reichesberg (Hg.): Handwörterbuch der schweizerischen Volkswirtschaft. Sozialpolitik und Verwaltung, Bd. 3, Bern 1901–1911, S. 503–539.
Reulecke, Jürgen, Adelheid Castell Rüdenhausen (Hg.): Stadt und Gesundheit. Zum Wandel von Volksgesundheit und kommunaler Gesundheitspolitik im 19. und 20. Jahrhundert, Stuttgart 1991.
Reulecke, Jürgen: Geschichte der Urbanisierung in Deutschland, Frankfurt a. M. 1982.
Rheinberger, Hans-Jörg, Michael Hagner (Hg.): Die Experimentalisierung des Lebens. Experimentalsysteme in den biologischen Wissenschaften 1850/1950, Berlin 1993.
Rodenstein, Marianne: «Mehr Licht, mehr Luft». Gesundheitskonzepte im Städtebau seit 1750, Frankfurt a. M. 1988.
Rosen, George: Was ist Sozialmedizin? Analyse der Entstehung einer Idee (1947), in: Erna Lesky (Hg.): Sozialmedizin. Entwicklung und Selbstverständnis, Darmstadt 1977, S. 283–354.
Rosenberg, Charles E.: Explaining Epidemics and other Studies in the History of Medicine, Cambridge 1992.
Roth, Sabina: Im Streit um Heilwissen. Zürcher Naturheilvereine anfangs des 20. Jahrhunderts, in: Hans Ulrich Jost, Albert Tanner (Hg.): Geselligkeit, Sozietäten und Vereine, Zürich 1991, S. 111–138.
Rühl, Magdalena: Öffentliche Familienstuben mit servierenden Töchtern. Die Räume des Zürcher Frauenvereins für alkoholfreie Wirtschaften 1894–1920, in: Monika Imboden, Franziska Meister, Daniel Kurz (Hg.): Stadt – Raum – Geschlecht. Beiträge zur Erforschung urbaner Lebensräume im 19. und 20. Jahrhundert, Zürich 2000, S. 133–149.
Sachsse, Christoph, Florian Tennstedt (Hg.): Soziale Sicherheit und soziale Disziplinierung. Beiträge zu einer historischen Theorie der Sozialpolitik, Frankfurt a. M. 1986.
Saluz, Daniel: Die Institutionalisierung des schulärztlichen Dienstes unter spezieller Berücksichtigung des Kantons Graubünden, unveröffentlichte Seminararbeit, Historisches Seminar der Universität Zürich 1998.
Sarasin, Philipp: Reizbare Maschinen. Eine Geschichte des Körpers 1765–1914, Frankfurt a. M. 2001.
Sarasin, Philipp, Jakob Tanner: Physiologie und industrielle Gesellschaft. Bemerkungen zum Konzept und zu den Beiträgen dieses Sammelbandes, in: Dies. (Hg.): Physiologie und industrielle Gesellschaft. Studien zur Verwissenschaftlichung des Körpers im 19. und 20. Jahrhundert, Frankfurt a. M. 1998, S. 12–43.

Sarasin, Philipp: Subjekte, Diskurse, Körper. Überlegungen zu einer diskursanalytischen Kulturgeschichte, in: Geschichte und Gesellschaft 1996, Sonderband 16, S. 131–164.
Saunders, Peter: Soziologie der Stadt, Frankfurt a. M. 1987.
Schlich, Thomas: Wissenschaft. Die Herstellung wissenschaftlicher Fakten als Thema der Geschichtsforschung, in: Norbert Paul, Thomas Schlich (Hg.): Medizingeschichte. Aufgaben, Probleme, Perspektiven, Frankfurt, New York 1998, S. 108–129.
Schmid, F.: Impfwesen, in: Naum Reichesberg (Hg.): Handwörterbuch der schweizerischen Volkswirtschaft. Sozialpolitik und Verwaltung, Bd. 2, Bern 1901–1911, S. 639–662.
Schmidt, J. E.: Medical Discoveries. Who and When, Springfield 1959.
Schott, Heinz: Chronik der Medizin, Darmstadt 1993.
Schumacher, Beatrice: Ferien. Interpretationen und Popularisierung eines Bedürfnisses. Schweiz 1890–1950, Wien 2002.
Schwippe, Heinrich: Zum Prozess der sozialräumlichen innerstädtischen Differenzierung im Industrialisierungsprozess des 19. Jahrhunderts. Eine faktorialökologische Studie am Beispiel der Stadt Berlin 1875–1910, in: Hans Jürgen Teuteberg (Hg.): Urbanisierung im 19. und 20. Jahrhundert. Historische und geographische Aspekte, Köln 1983, S. 241–307.
Sieferle, Rolf Peter, Clemens Zimmermann: Die Stadt als Rassengrab, in: Manfred Smuda (Hg.): Die Stadt als «Text», München 1992, S. 53–71.
Siegenthaler, Hansjörg (Hg.): Moderne Wissenschaft und ihre Träger in der Formation des schweizerischen Wohlfahrtsstaates während der 2. Hälfte des 19. Jahrhunderts, Zürich 1997.
Siegenthaler, Hansjörg: Die Schweiz 1850–1914, in: Wolfram Fischer et al. (Hg.): Handbuch der europäischen Wirtschafts- und Sozialgeschichte, Bd. 5, Stuttgart 1985, S. 443–473.
Simson, John von: Kanalisation und Städtehygiene im 19. Jahrhundert, Köln 1983.
Spree, Reinhard: Soziale Ungleichheit vor Krankheit und Tod, Göttingen 1981.
Spree, Reinhard: Zur Bedeutung des Gesundheitswesens für die Entwicklung der Lebenschancen der deutschen Bevölkerung zwischen 1870 und 1913, in: Fritz Blaich (Hg.): Staatliche Umverteilungspolitik in historischer Perspektive. Beiträge zur Entwicklung des Staatsinterventionismus in Deutschland und Österreich (Schriften des Vereins für Socialpolitik, N. F. 109), Berlin 1980, S. 165–223.
Stolberg, Michael: Der gesunde und saubere Körper, in: Richard van Dülmen (Hg.): Erfindung des Menschen. Schöpfungsträume und Körperbilder 1500–2000, Wien 1998, S. 305–317.
Studer, Brigitte: Soziale Sicherheit für alle? Das Projekt Sozialstaat, in: Dies. (Hg.): Etappen des Bundesstaates. Staats- und Nationsbildung der Schweiz 1848–1998, Zürich 1998, S. 159–186.
Süssli, Peter: Otto Veraguth 1870–1944. Neurologe und Professor für physikalische Therapie. Inaugural-Dissertation zur Erlangung der Doktorwürde der Zahnmedizin der Medizinischen Fakultät, Zürich 1990.
Tanner, Albert: Arbeitsame Patrioten – wohlanständige Damen. Bürgertum und Bürgerlichkeit in der Schweiz 1830–1914, Zürich 1995.

Tanner, Jakob: Fabrikmahlzeit. Ernährungswissenschaft, Industriearbeit und Volksernährung in der Schweiz 1890–1950, Zürich 1999.
Tanner, Jakob: Heilendes Ritual und medizinische Wissenschaft. Zur «therapeutischen Revolution» in der Schweiz, in: Hansjörg Siegenthaler (Hg.): Moderne Wissenschaft und ihre Träger in der Formation des schweizerischen Wohlfahrtsstaates während der 2. Hälfte des 19. Jahrhunderts, Zürich 1997, S. 95–114.
Tecklenburg, André B.: Bürokratisierung und Demokratisierung. Verwaltung, Beamte und Beamtenorganisation in der Stadt Zürich 1870–1914, unveröffentlichte Lizentiatsarbeit, Universität Zürich 2000.
Walther, Erwin: Zur Geschichte des Schularztwesens in Basel. Mit besonderer Berücksichtigung des schulzahnärztlichen Dienstes, Diss., Basel 1937.
Weindling, Paul: Epidemics and Genocide in Eastern Europe, 1890–1945, Oxford 2000.
Weindling, Paul: Hygienepolitik als sozialintegrative Strategie im Deutschen Kaiserreich, in: Alfons Labisch, Reinhard Spree (Hg.): Medizinische Deutungsmacht im sozialen Wandel des 19. und frühen 20. Jahrhunderts, Bonn 1989, S. 37–55.
Wieler, Raffael: Die Zürcher Blindenschule. Existenzkämpfe einer Zwerganstalt seit 1809, Luzern 1988.
Witzler, Beate: Grossstadt und Hygiene. Kommunale Gesundheitspolitik in der Epoche der Urbanisierung (Medizin, Gesellschaft und Geschichte, Beiheft 5), Stuttgart 1995.
Wolfisberg, Carlo: Heilpädagogik und Eugenik. Zur Geschichte der Heilpädagogik in der deutschsprachigen Schweiz 1800–1950, Diss., Zürich 2002.
Worboys, Michael: Spreading Germs. Disease Theories and Medical Practice in Britain, 1865–1900, Cambridge 2000.
Wyss-Enz, Oskar: Oscar Wyss-Kienast 1840–1918, Zürich 1978.
Ziltener, Erika: Die Krippe – eine Gründung bürgerlicher Frauen als Ersatzfamilie für arme Arbeiterkinder, unveröffentlichte Lizentiatsarbeit, Universität Zürich 1999.